ADAPTIVE DESIGNS IN CLINICAL TRIALS : INNOVATION AND OPPORTUNITIES

어뎁티브 설계 임상시험: 혁신과 기회

ADAPTIVE DESIGNS IN CLINICAL TRIALS : INNOVATION AND OPPORTUNITIES

어뎁티브 설계 임상시험 : 혁신과 기회

임현자 지음

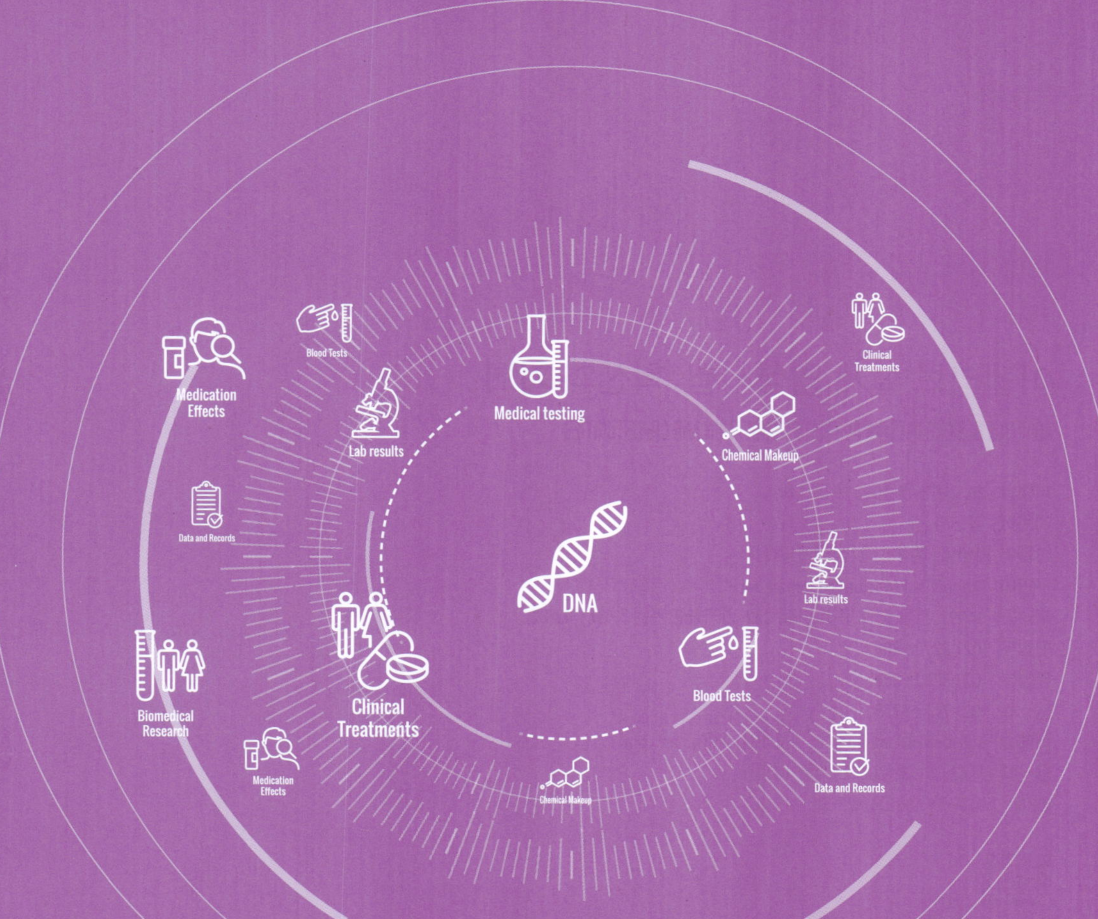

황소걸음 아카데미
Slow & Steady

어뎁티브 설계 임상시험 : 혁신과 기회

ADAPTIVE DESIGNS IN CLINICAL TRIALS : INNOVATION AND OPPORTUNITIES

펴낸날 2022년 5월 10일 초판 1쇄
지은이 임현자
만들어 펴낸이 정우진 강진영 신혜진
꾸민이 Moon&Park(dacida@hanmail.net)
펴낸곳 04091 서울 마포구 토정로 222 한국출판콘텐츠센터 420호
편집부 (02) 3272-8863
영업부 (02) 3272-8865
팩 스 (02) 717-7725
이메일 bullsbook@hanmail.net / bullsbook@naver.com
등 록 제22-243호(2000년 9월 18일)
ISBN 979-11-86821-73-2 93510

황소걸음
아카데미
Slow & Steady

머리말

제약업계의 R&D에 대한 투자 증가에도 불구하고, 신약개발에서의 고위험, 고비용 및 신약승인의 수 정체라는 생산성 저하는 제약산업의 현재 비즈니스 모델을 위협하고 있으며, 효율성 개선을 위한 출구가 절실하다. 특히 제약업계에서는 새로운 임상연구 방법을 강구해야할 필요성에 대한 방향 전환과 최근 경험한 변화를 따라야 한다는 일반적인 인식이 있다. 이는 곧 유연성을 높이고 축적된 정보/지식의 사용을 극대화하여 보다 통합된 신약개발 모델을 채택함으로써 효율성을 향상시킬 수 있는 새로운 접근 방식의 임상개발 및 임상시험 설계에 주목하게 되었다. 차세대 염기서열 분석(Next-Generation Sequencing, NGS, 차세대 시퀀싱) & 오믹스(Omics)의 지속적 발전에 따라, 동일한 연구에서 오믹스를 활용하는 개인맞춤형 치료는 임상시험 방법론에서 높은 장애물을 극복하게 되면 임상적으로 유의미하고 비용–효율적인 방법으로 환자의 치료 효과를 높일 수 있다.

생산성 향상을 위해 임상개발 패러다임을 바꿀 필요성을 인지하고 있는 제약업계, 규제기관 및 학계는 특정 바이오마커(biomarker) 프로파일(profile)을 기반으로 한 여러 치료 혹은 환자 하위집단에서의 약물 효과를 비교하는 임상 약물 개발의 전체 스펙트럼에서의 잠재력을 추구하고, 유연성과 효율성을 높이는 것으로 제안된 어뎁티브(adaptive) 설계 개발에 주목하고 있다. 어뎁티브 임상시험은 데이터가 수집되는 임상시험 동안 임상시험 구성 요소의 일부를 사전 계획된 결정 규칙을 사용하여 수정하는 것을 허용한다는 점에서 기존 무작위 제어 임상시험(RCT)과 크게 다르다. 이러한 어뎁티브 설계의 사용은 연구 중인 약물의 임상 효과를 확인하는데 있어서 유연성과 효율성으로 매우 매력적이며, 고정적인 기존 RCT 보다 더 많은 장점을 가지고 있다.

약물개발 분야에서 이 혁신적인 어뎁티브 설계를 도입하여 사용하려는 추세가 급증하고 있으며, 앞으로는 더욱더 어뎁티브 연구의 수와 그 관심은 계속 될 것으로 전망된다. 특히 개인맞춤형의학, 정밀의학(Precision Medicine, 정밀의료)에서 우산 임상시험, 바스켓 임상시험 그리고 플랫폼 임상시험은 급속한 관심과 함께 발전하고 있으며, 또한 새로운 어뎁티브 접근 방식의 기반을 강화하는 방법론적 토대가 되고있다. 앞으로 더 많은 제약기업들이 어뎁티브 설계를 사용하여 신약개발 및 의료기기개발 프로세스를 단축하고 비용을 절감하려고 할 것이다.

학계의 지지와 함께 최근 미국 FDA과 유럽 EMA 등의 규제기관은 신약승인 및 의료기기 라이선싱(licensing)을 위해 제출된 혁신 의료약품 수의 감소를 해결하기 위한 방안으로 어뎁티브 설계를 수용하고, 나아가 전반적으로 연구 효율성을 높힐 수 있는 유연한 어뎁티브 설계의 사용을 격려하면서 가이드라인을 발표하였다. 이 가이드라인들에서 어뎁티브 임상시험을 신약개발의 전체 기간을 단축하고 새로운 치료 솔루션에 신속하게 접근할 수 있는 효율성 향상과 최적화의 기회로 간주한다는 입장은 밝히고 있다. 그러나 연구자들이 어뎁티브 임상시험을 어떻게 적절하게 계획하고 실행해야 하는지에 대한 구체적인 가이드라인은 존재하지 않는다. 이 저서는 어뎁티브 임상시험의 공통적인 특성과 연구 설계 방법을 제시하며, 또한 어뎁티브 임상시험의 실행 및 운영, 연구결과의 올바른 해석을 위한 실용적인 안내서로 자리매김하려고 한다.

이 책에서는 다음과 같은 주제들을 다루고 있다.

1장에서는 어뎁티브 설계의 정의와 유형, 그리고 전형적 RCT와의 차이를 살펴본다. 2장에서는 주로 초기 학습 단계에서 용량 발견과 관련된 여러 어뎁티브 설계 방법을, 3장에서는 후기 확증 단계에서의 어뎁티브 집단순차 설계, 어뎁티브 무작위 배정, 표본수 재계산, 어뎁티브 강화 설계 등을 살펴본다. 4장에서는 1/2상 혹은 2/3상의 결합 단계에서 주로 사용되는 심리스 설계(Seamless Design), 드랍-더-루저 설계(Drop-the-Loser Design), 다단계-다집단 설계 등을 위주로 살펴본다. 5장에서는 혁신적 어뎁티브 설계로서 바이오마커-기반 어뎁티브 설계, 정밀의학에서의 어뎁티브 임상시험, 우산 임상시험, 바스켓 임상시험, 플랫폼 임상시험, 마스터 프로토콜을 사례들과 함께 자세히 다룬다. 6장에는 어뎁티브 임상시험 데이터의 통계 분석을 중점으로 통계분석계획(SAP), 편향(bias, 비뚤림), 통계적 접근 방법 및 추론 그리고 다중성(multiplicity) 조정과 통계분석에 대한 규제기관의 입장을 살펴본다. 7장에서는 어뎁티브 임상시험의 의사결정 규칙 및 프로세스, 임상시험 운영을, 8장과 9장에서는 FDA & EMA 중심으로 한 규제적 문제와 임상시험 모니터링을 각각 살펴본다. 또한 어뎁티브 설계에서 제기될 수 있는 윤리적 이슈와 연구의 타당성 및 순수성을 10장에서 다룬다. 마지막으로, 11장에서는 어뎁티브 임상시험의 현재와 미래 방향을 간략하게 전망하였다. 또한 부록으로 미국 FDA가 어뎁티브 설계에 대한 입장을 표명한 핵심 가이드라인 2편을 첨부한다.

- 약물 및 생물학적 제제의 임상시험을 위한 어뎁티브 설계(Adaptive Design Clinical Trials for Drugs and Biologics Guidance for Industry. FDA, 2019)
- 의료기기 임상연구를 위한 어뎁티브 설계(Adaptive Designs for Medical Device Clinical Studies. FDA, 2016)

이 책은 현재 한국 의료정보학의 리더로서 글로벌 임상시험 경쟁력을 강화하기 위한 '스마트 임상시험 플랫폼 기반 사업'을 주도하시는 서울대학교병원의 김경환 교수님께서 한국연구재단의 브레인풀 프로그램을 통해 연구팀 참여 기회를 제공해 주셔서 집필에 전념할 수 있었으며, 지면을 통해 감사 말씀을 드린다. 또한, 분당서울대학교병원의 빅데이터센터장이면서, 노인의료센터장이신 김광일 교수님의 넘치는 배려에도 감사드린다.

그리고 이 책의 출판을 허락하신 황소걸음 사장님과 편집팀에도 감사를 드린다. 무엇보다 책을 집필하는 동안 COVID-19 팬데믹의 어려운 상황에서도 끊임없는 격려를 보내고 집필 완성에 힘이 되어 준 가족(SOL!!)의 사랑과 믿음에 감사하며 이 책을 바친다.

마지막으로 이 책에 있을 수 있는 오류는 완전히 본 저자의 몫임을 밝힌다.

2022년 3월, 캐나다 사스캐츄완 대학교에서

임현자

차례

3 탐색 및 확증 단계에서의 어뎁티브 설계 47
Adaptive Designs in Confirmatory Phase

4 결합 단계 및 기타 설계 97
Designs in Combined Phases and Others

5 혁신적 어뎁티브 설계 139
Innovative Adaptive Designs

7 어뎁티브 임상시험 이행 253
Implementation of Adaptive Clinical Trial

8 규제 문제 271
Regulatory Concerns

9 모니터링 297
Monitoring

1

서론
Introduction

이 장의 주제

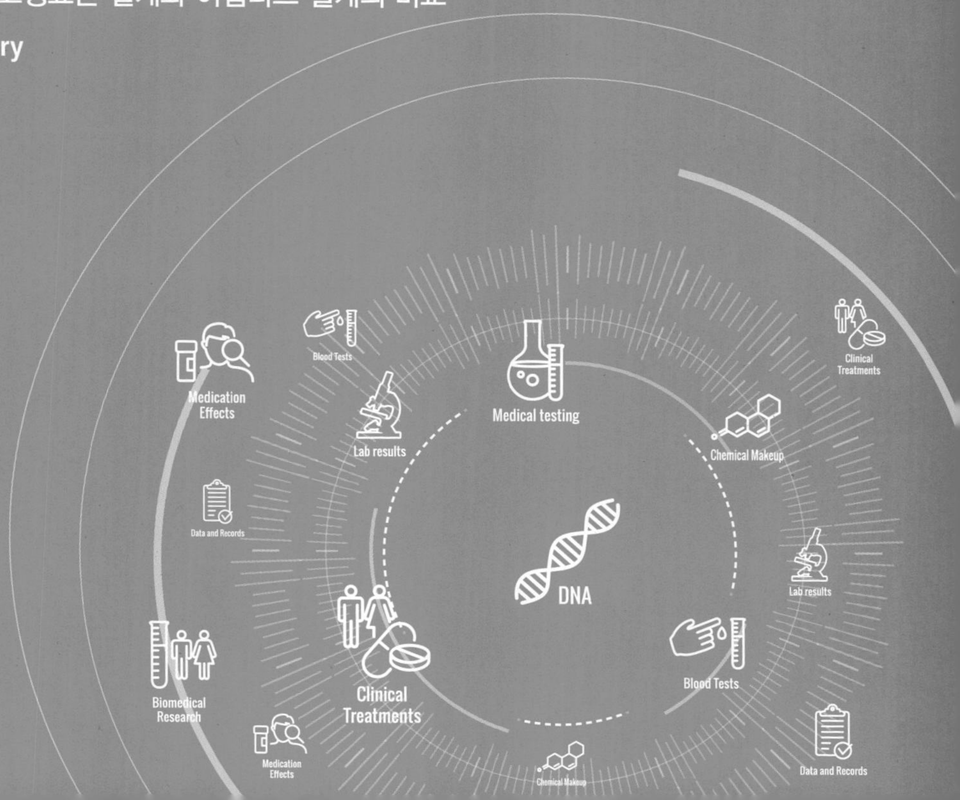

미국 식품의약국(United States Food and Drug Administration, FDA : 이하 FDA) FDA는 새로운 혁신신약 개발에 드는 시간과 비용을 감안하고 혁신적 치료제 승인의 지연을 인정하여 2004년 & 2006년에 임상시험의 최상경로계획 CPI(Critical Path Initiative)와 임상시험의 최상경로 기회 목록(Critical Path Opportunity List)을 각각 발표하였다. 또한 신약개발 속도를 높이기 위하여 바이오마커(Biomarker)를 기반으로 하는 중간 결과변수 사용 등과 같은 신약개발에서의 새로운 솔루션 구현으로 혁신적 임상시험 설계에 대한 관심이 한층 더 높아졌다. 이를 통하여 신약물질의 발견보다 비교적 더딘 속도의 개발의 한계성을 극복하고, 보다 경제적인 임상시험에 대한 제안의 일환으로 제시된 어뎁티브 설계(Adaptive Design Clinical Trials, 적응적 설계 임상시험)는 타당성(validity) 및 순수성(integrity)을 손상시키지 않으면서 임상시험을 보다 유연(flexible)하고 효율적(efficiency)이며 신속하게 만드는 설계로 주목을 받고 있다. 전형적인 무작위 임상시험 RCT(Randomized Controlled Trials) 임상시험과 달리, 어뎁티브 설계는 임상시험에서 사전에 명시된 규칙에 따라 축적된 데이터를 활용하여 임상시험 과정을 수정함으로써 연구의 검정력(power)을 향상시키고 표본수(sample size)와 임상시험의 제반 비용을 줄이는 것을 목적으로 임상시험을 보다 유연하고 효율적으로 수행할 수 있다.

1.1 개요

1948년 영국의학연구위원회 MRC(British Medical Research Council)에서 결핵 치료제인 아미노글리코사이드(aminoglycoside)계열의 항생제 스트렙토마이신(Streptomycin)의 효과를 평가하는 연구에 도입된 무작위 임상시험(RCT)은 오랫동안 임상시험의 표준(gold standard) 방식으로 간주되고 있으며, 현대의 신약 및 의료기기 개발의 토대가 마련되었다. 임상 연구에서 표준으로 인정받고 있는 무작위 임상시험은 편향(bias)과 오류(error)의 가능성을 최소화하여 최상의 타당성을 확보할 수 있으나, 큰 표본수가 필요하며, 많은 비용과 시간으로 실행가능성 측면에서 제한될 수 있다. 1990년대 중반부터는 개발 중인 신약 후보물질 수의 막대한 증가에도 불구하고, 신약 승인과 생물학적 제제(biologicals)의 연간 숫자는 정체되는 어려움 속에 있다. 또한 신약 연구개발 비용의 증폭 및 예산 상한선은 제약 산업의 현재 비즈니스 모델을 위협하고 있다. 따라서, 보다 효과적이고 비용을 절감하는 약물개발의 새로운 모델의 필요성이 요구되어 왔다. 일부 모델은 안전성(safety) 혹은 치료효과에 대한 예측을 개선하기 위하여 비임상연구 혹은 임상시험의 중간 데이터를 효율적으로 사용하는 데에 중점을 둔다. 다른 모델로는 새로운 생물학적 제제, 임상적 개념증명(Proof-of-Concept, PoC)을 위한 더 빠른 경로에 대한 표적치료(targeted therapy) 접근방식에 초점을 맞추는 것이다. 고비용의 후반 임상단계를 시작하기 전에 연구개발의 조기 종료를 고려하거나, 또는 보다 체계적인 포트폴리오를 검토함으로써 조기 종료의 가능성이 높은 신약 후보물질을 식별하려는 것이다. 이러한 새로운 모델은 약물발견과 약물개발의 생산성을 크게 향상시킬지는 논란의 여지가 있지만, 지금까지 많은 의학적 접근방식이 연구되고 있다는 사실로 미루어 볼 때 어느 것도 최선의 방법이 아니라는 사실을 암시한다. 주요 제약사의 기존 비즈니스 모델은 신약 출시 1개당 개발 비용 증가와 사회적 비용의 상한에서의 압력으로 인해서 이를 해결하기 위한 제약 혁신의 모델 및 전략 대안의 모색이 불가피하다. 신약개발에서의 또 다른 어려움은 신약물질을 발견하고 개발 및 연구하는 데에 소요되는 시간과 피험자(subject)에 대한 후보약물의 노출량에 있다. 효율적으로 잘 설계된 전통적인 임상시험(traditional clinical trials)이 신약개발에 있어서 전세계적으로 큰 도움을 주었던 것은 사실이지만, 여러 가지의 한계점이 있다는 주장이 나오기 시작하였다. 이러한 이유로 신약 개발 과정에서 순수성(integrity)과 타당성(validity)을 손상시키지 않으면서 약물개발의 효율성(efficiency)을 높일 수 있는 새로운 연구 설계 방법을 찾기 위한 많은 노력과 고민을 하고 있다. 특히 유연성(flexibility)을 높이고, 축적된 정보의 활용을 극대화하여 표본수를 줄이고, 선택된 환자 하위집단에 대한 개발약물의 효과 크기를 최대한 증가시키면서 임상시험의 효율성을 향상시킬 수 있는 통합된 접근방식을 채택할 필요가 있었다. 그 접근의 방안으로 지난 수년 동안 임상시험에서의 어뎁티브 설계 활용이 논의되며, 지금은 그 어느 때보다 더 많은 관심을 모으고 있다.

어뎁티브 설계 임상시험은 임상시험 과정 중에 수집되는 데이터를 활용하는 임상시험 설계의 한 유형이다. 어뎁티브 설계는 임상시험이 진행되는 동안에 수집된 데이터를 기반으로 전향적으로 계획된 임상시험의 일부 측면을 수정할 가능성을 통합함으로써 연구의 타당성 및 순수성을 손상시키지 않으려는 임상시험 설계이다. 이러한 어뎁티브 설계 방법은 연구 중인 테스트 약물의 임상적 혜택을 식별함에 있어서 잠재적 유연성과 더불어 약물개발 프로세스를 촉진하는 효율성을 제공하기 때문에 신약개발 및 신치료법 임상연구에서 많은 주목을 받고 있다. 또한 미국 FDA 및 유럽 연합(EU) 국가에서는 이 설계 방법을 사용하여 개발 승인된 의약품뿐만 아니라 그 적용에 대한 규제 및 지침문서를 이미 발표하였다(FDA 지침 및 EMA Discussion Paper). FDA의 어뎁티브 설계 임상시험 지침서에서는 어뎁티브 설계 연구를 임상시험 피험자로부터 얻은 데이터의 중간분석(interim analysis)을 기반으로 가설 및 연구 설계의 특정한 측면의 수정을 전향적으로 계획하는 기회를 포함하는 임상시험으로 정의하고 있다(FDA, 2010 & 2019). 임상시험에서 어뎁티브 설계 방법을 사용한다면, 연구자는 계획 단계에서 사용된 연구가설을 연구 도중에 수정할 수 있고, 유망한 치료 옵션이 나타난다면 보다 일찍 선택할 수 있다는 것을 많은 연구자들은 인정한다. 또한 어뎁티브 설계는 진행 중인 임상시험의 누적되는 데이터 정보를 활용하여 예기치 않은 결과(긍정적 혹은 부정적)에 반응할 수 있는 기회를 제공하므로 약물 개발 프로세스를 가속화할 수 있다.

1.2 어뎁티브 설계의 특성과 정의

1.2.1 어뎁티브 설계의 특성

어뎁티브 임상시험은 임상시험 과정 중에 수집되는 데이터를 활용하여 설계의 일부를 조정하는 임상시험 설계이다. 그러므로 어뎁티브 설계를 사용한 임상연구는 연구대상의 데이터 분석을 기반(일반적으로 중간분석 결과)으로 연구 설계 및 가설 중의 하나 혹은 그 이상의 지정된 요소를 변경하기 위하여 계획된 임상연구이다. 어뎁티브 임상시험은 정보가 들어올 때 데이터를 모니터링하고, 원래 계획한 설계를 고수하며 계속 수행하는 것 보다는 축적된 정보를 사용함으로써 보다 더 잘 수행될 것이라는 것이 명확해지면 임상시험 설계를 변경하려 한다. 그러므로 어뎁티브 설계의 최종 목적은 축적된 데이터를 통해 가능한 한 빨리 관찰된 내용을 어뎁션(adaption, 적용)하는 것이다. 여기서 어뎁션(adaption)이란 임상시험 수행 중에 실행 절차 또는 통계 절차에 대한 변경을 의미한다. 일반적으로 임상시험 설계 단계에서는 매개변수가 정확하게 알려지지 않기 때문에 임상시험 진행 과정 중 어뎁션을 통해 부적절한 가설을 발견하면 수정하여 임상시험의 성공 가능성을 극대화하고, 또한 전통적으로 다수의 개별 임상시험에서 다루어진 연구 목표를 단일 어뎁티브 임상시험을 통해서 해결할 수 있다. 서면 프로토콜(protocol)로 계획될 수 있는 연구 설계 요소의 수정은 광범위한 가능성을 커버한다. 중간분석의 결과를 바탕으로 이루어질 수 있는 임상시험 실행 절차에서의 어뎁션은 환자의 적격성(inclusion/exclusion) 기준, 실험약물 용량(dose), 치료기간, 치료방법, 결과변수, 진단절차, 임상적 반응평가, 전체 임상시험 일정 변경 등이 될 수 있다. 통계 절차의 어뎁션에는 무작위 배정률, 연구가설, 표본수, 새로운 치료군 추가/탈락, 데이터 모니터링 등이 포함된다. 축적된 데이터에 대한 연구는 미리 정한 특정 시점(전향적으로 계획)에서 연구 내에서 수행되며 블라인딩(blinding, 눈가림) 혹은 언블라인딩(unblinding, 눈가림 해제) 방식으로 수행될 수 있다.

어뎁티브 설계는 타당성 및 순수성을 손상시키지 않으면서 임상시험을 보다 유연하고 효율적이며 신속하게 만드는 설계이다. 즉, 임상시험 시작 후에도 임상시험 과정과 통계적 절차를 수정할 수 있는 설계로, 이러한 유연성 때문에 "유연한 설계(flexible designs)"라고도 한다. 물론 유연성을 부여한다고 해서 언제든지 임상시험을 수정할 수 있다는 의미는 아니다. 연구 설계 및 가설의 특정한 측면에 대한 수정 및 적용은 전향적으로 사전에 계획되어 연구 프로토콜에 서술되어야 하며, 또한 연구 자체로부터 수집한 데이터를 기반으로 중간분석의 결과에 따라 행해져야 한다. 여기서 '전향적(prospective)'이라는 용어는 데이터가 언블라인딩 방식으로 검토되기 전에 미리 변경/수정에 대해 세부사항이 구체화하여 계획되어 있어야 한다는 것을 의미한다. 언블라인드 연구 설계에서 중간분석 이후에 발생하는 연구 설계의 변경이나 전향적으로 계획되지 않은 연구 설계의 변경은 이 범위에 포함되지 않는다. 또한 특정 연구의 외부 출처로부터 얻은 정보를 바탕으로 수정된 연구 설계 측면은 그러한 어뎁션이 전향적으로 계획되었는지 또는 예상치 못한 외부 사건에 대한 반응으로 발생했는지에 관계없이 어뎁티브 설계로 간주되지 않는다. 그러나, 연구 외부 및 내부 출처에서 얻은 정보를 기반으로 한 전향적 연구 수정은 어뎁티브 설계로 간주될 수 있다.

1.2.2 어뎁티브 설계의 정의

어뎁티브 설계에 대한 관심의 급속한 확산과 용어의 일관성 없는 사용으로 인해서 여러 테크닉 간의 유사점과 차이점에 대한 혼란이 있으며, 현재 그 정의에 대한 명확한 합의는 없는 실정이다. '어뎁티브 설계(adaptive design)' 자체의 정의는 현재 다양한 상황에 응용되고 있어서 혼란의 원천이 되고 있다. 예를 들어, '어뎁티브'란 임상시험의 실행 혹은 임상시험의 설계의 특정 요소에 대한 광범위한 접근을 의미할 수 있다. 이 용어는 많은 다른 설계에도 적용되기 때문에, 최근 어뎁티브 설계를 기술하고 있지만 설계에 있어서의 공통점이 거의 없을 수도 있다. 그러므로 이 분야를 적극적으로 발전시키기 위해서는 과학공동체가 먼저 용어의 정의에 동의해야 한다. 그렇다면 글로벌 공동체에서는 어떻게 정의하고 있을까?

미국 제약협회(Pharmaceutical Research and Manufacturers of America Working, PhRMA)는 어뎁티브 설계의 정의를 "실험의 유효성과 무결성(integrity)을 손상시키지 않으면서 누적 데이터를 사용하여 연구의 측면을 수정/변경하는 방법을 결정하는 임상시험 설계"라고 제안했다(Gallo, 2006). 또한 수정/변경 계획이 임상연구 프로토콜에 미리 언급되어야 한다는 점을 "수정은 임시적인 것이 아니라 디자인에 의해 이루어진다"로 강조하였다. 그러므로 어뎁션은 임상시험의 부적절한 계획에 대한 해결책이 아닌 설계 기능이다. 비교적 간단한 수정의 일례로는 중간분석에서 평가된 치료 효능의 부족으로 인해서 연구를 조기 중지하는 것이다.

유럽의약품청 EMA(European Medicines Agency)는 통계학적 방법론으로 설계 요소(예 : 표본수 크기, 무작위 배정률, 치료집단 수)를 수정할 수 있고, 1형 오류율을 완전히 제어할 수 있는 중간분석을 허용하는 경우의 연구를 '어뎁티브'로 정의한다(EMA, 2007). EMA는 또한 어뎁티브 설계가 임상시험의 엄격한 계획의 부담을 경감시키는 수단으로 보여서는 안 된다고 언급하고 있다. 대신에 임상시험을 변경해야 할 상황에서 어려운 실험적 문제를 대처하는 연구 계획을 위한 도구로 잘 활용될 것이다. 이 정의는 시행착오에 대한 그러한 변경이 계획 단계에서 설명되어야 하며(즉, 사전에 지정 혹은 계획), 1형 오류율을 제어하기 위한 통계적 고려 사항을 포함해야 함을 강조하고 있다.

미국 FDA는 2010년에 발표한 "의약품 및 생물학적 제제에 대한 어뎁티브 설계 임상시험(Adaptive Design Clinical Trials for Drugs and Biologics)"이라는 가이드라인(guideline)에서 어뎁티브 설계를 "연구의 대상자로부터 얻은 데이터(보통 중간 데이터) 분석을 기반으로 연구 설계 및 가설의 특정한 측면을 수정할 기회를 전향적으로 미리 계획함을 포함하는 연구 설계"로 정의하였다. 여기에서 "전향적(prospective)"이란 데이터가 분석되기 전에 가능한 수정이 서술되어 있어야 함을 의미하는 것이다. 따라서, 어뎁티브 임상시험 설계는 연구 프로토콜에서 미리 지정되어야 하며 연구 수행 중에 추가해서는 안 된다. '어뎁티브 임상시험 설계(adaptive trial design)'는 일반적으로 임상시험의 사소한 측면(예 : 선정/제외 기준의 수정 혹은 명확화)을 다루는 고전적인 프로토콜 수정을 의미하지 않는다. 어뎁티브 임상시험 설계를 어뎁티브 라이선스(license)와 혼동되지 않아야 한다.

미국 FDA, 유럽 EMA, 혹은 미국 제약협회(PhRMA)와 같은 대표적인 규제기관에서 어뎁티브 설계의 정의를 보다 명확하게 묘사하고 있지만, 더 세심한 명료화가 필요하다. 특히, 어뎁티브 설계에 대한 FDA의 정의는 PhRMA 실무그룹이 내린 정의와는 사뭇 다르다. 또한 어뎁티브 설계의 정의와 "유연한 설계(flexible designs)"라고 언급되는 것과는 구별해야 한다. 중간분석 데이터가 임상시험 후반부의 설계를 결정하는 방법이 임상시험 개시에 앞서서 프로토콜에 완전히 사전에 서술되어야 한다는 점에서 그리 유연하지만은 않다(Brannath et al, 2007). 임상연구의 모든 수정이 사전에 전향적으로 확인되고 제안되기 어렵기 때문에 이러한 정의는 너무 엄격하다고 비판하는 학자들이 있다. 반면에 어뎁티브 설계에 대한 정의를 임상시험의 타당성과 순수성을 손상시키지 않으면서 임상시험 시작 후에도 임상시험 절차나 통계절차에 어뎁티브를 허용하는 것으로 전향적(prospective), 동시적(concurrent), 후향적(retrospective) 어뎁션을 허용하고, 확장하려는 학자들도 있다.

앞서 언급한 바와 같이, PhRMA 실무집단과 FDA 양쪽은 '설계에 의한 적응적(adaptive by design)'라는 일반적인 개념을 지지하지만, FDA의 정의는 다소 더 일반적이다. 여기에서 용어 '전향적(prospective)'은 언블라인드 데이터가 검토되기 전에 어뎁션이 계획되었고(세부사항이 구체화되어), 만일 변경 계획이 제안될 때 관련된 연구자의 블라인드 상태가 명백하게 유지된다면, 연구가 시작된 후에 도입된 계획을 포함할 수 있다는 것을 의미한다'. 이 정의는 분명히 더 많은 융통성을 허용하지만, 다른 연구자 개인이 임상시험에서 다른 시점에 언블라인드되게 됨으로 약간 혼란스러워질 수도 있다. 예를 들어, 중간분석 후에 통계학자와 데이터 안전성 모니터링 위원회(Data Safety Monitoring Board, DSMB)는 언블라인드 상태가 되지만, 책임연구자(Principal Investigator, PI)는 그렇지 않을 수 있다. 만일 언블라인드 데이터를 보지 못한 책임연구자가 언블라인드된 데이터를 본 데이터 안전성 모니터링 위원회(DSMB)에 의해 승인되어야 하는 설계 변경을 요청하면, 이것이 FDA 정의의 정신에 부합하는지는 분명하지 않다. 따라서 임상시험 계획을 위한 분류법을 정의하는데 실질적인 진전이 있었음에도 불구하고, 현존하는 문헌에 합의된 단일 분류체계가 존재하지 않는다. 어뎁티브 임상시험 설계 전문가들이 일관된 분류법에 동의할 수 없다면, 일반 과학공동체는 매우 혼란스럽게 되고, 지식과 경험이 풍부한 많은 임상시험자(investigator)들 마저 다른 종류의 어뎁티브 설계 사이에 중요하고 미묘한 차이점을 이해하지 못할 수 있다. 가장 중요한 사실은 많은 사람들이 FDA에서의 '덜 잘 이해된(less well-understood)' 것으로 분류된 어뎁티브 설계와 '잘 이해된(well-understood)' 어뎁티브 설계를 구별하지 못한다는 것이다. 따라서, 일반 과학공동체에서는 여전히 많은 혼란이 존재하며, 특정 종류의 어뎁티브 설계를 다른 어뎁티브 설계와 명확하게 구별되는 것이 무엇인지 이해하기 위해서는 앞으로 더 많은 논의가 필요하다.

1.3 어뎁티브 설계의 발전

축적된 데이터를 기반으로 진행중인 임상시험의 절차나 통계 절차를 수정하는 단순한 어뎁티브 설계 방법은 이미 수년간 임상연구에서 수행되어 왔다. 그 중에서 어뎁티브 설계의 개념은 어뎁티브 무작위화(adaptive randomization) 절차와 순차적 임상시험(sequential clinical trials)을 위한 일련의 설계가 도입된 1970년대로 거슬러 올라간다. 이러한 역사적 연계로 인해, 임상연구에서 대부분의 어뎁티브 설계방법은 어뎁티브 무작위화(adaptive randomization), 집단순차설계(group sequential design) 및 중간분석(interim analysis)에서 통계적 검정력(power)을 가지기 위한 표본수 재조정으로 언급되었다. 초기에는 이미 잘 정립된 집단순차설계의 연구자들은 어뎁티브 설계와 집단순차 설계간의 연결을 받아들이기를 꺼렸다고 한다. 그 이유로는 고전적 집단순차 설계도 중지규칙(stopping rule)의 도입을 통해 축적된 데이터 기반으로 한 표본수 변경에서 아주 유연하고 적응력이 뛰어나다는 점이다. 이와 같은 집단순차적 임상시험은 오늘날 어뎁티브 설계의 특별한 경우로 간주되고 있다. 1990년대 중반에 어뎁티브 임상시험 설계에 대한 전반적인 아이디어가 소개된 후에도 이 개념은 논란의 여지가 있어 왔지만, 어뎁티브 설계 분야에 대한 연구와 관심이 크게 증가되어 왔다. 이때부터 '어뎁티브 임상시험 설계(adaptive trial design)'라는 용어는 임상시험 내에서 관찰된 데이터를 기반으로(주로 언블라인디드) 임상연구의 주요 설계 기능을 변경하고 전체 1형 오류율을 동시에 제어할 수 있는 방법을 설명하는데 사용된다.

1990년대에 보다 발전된 어뎁티브 1상 임상시험 설계라고 할 수 있는 연속재평가방법(Continual Reassessment Method, CRM)이 소개되었다(O'Quigley, 1990). CRM은 임상시험 기간 동안에 관찰된 독성량을 보다 잘 제어할 수 있어서 용량제한독성(Dose Limiting Toxicity, DLT)의 목표 수준에서 유연하면서 최대허용용량(Maximum Tolerated Dose, MTD)에 대한 신뢰할 만한 측정량을 제공하였다. 미국약물정보학회(Drug Information Association, DIA) 어뎁티브 설계 실무그룹(DIA's Adaptive Design Scientific Working Group)이 실시한 사례 연구 조사에서는 2007년 이후 어뎁티브 설계 응용의 증가 추세를 보여주었으며, 연구 설계의 많은 요소에 적용될 수 있지만(예 : 피험자 등록기준, 치료효능 변수) 그 중에서도 용량 선택을 위한 어뎁티브 설계가 가장 주목을 받았다(Miller, 2017). 이 외에도 어뎁티브 설계의 사용이 임상시험의 여러 요인에서 고려되어 그 적용 영역이 다양하게 확장되었다. 어뎁티브 설계 방법론 개발은 크게 몇 가지 연구의 물결로 특징지을 수 있다. 초창기의 주요 초점은 표본수 재조정으로 이미 수십 년에 걸쳐 행하여 왔고, 어뎁티브 설계 방법 개발의 초기부터 핵심이기도 했다. 1999년 이후에는 치료 선택과 다중테스트였으며, 유럽과 미국의 규제 가이드라인 발표로 방법론적인 연구와 응용이 더욱 향상하게 되었다. 특히 2004년 FDA는 신약개발에 드는 시간과 비용을 감안하고 혁신적 의료 치료의 승인이 느려졌다는 사실을 인정하며 핵심경로계획(CPI)을 발표하였으며, 그 결과로 혁신적 임상시험 설계에 대한 관심이 높아졌다. 또한 2006 년에는 임상시험의 최상경로기회 목록(critical path opportunity list)을 발표함으로써 혁신적인 임상시험 설계 및 개발 속도를 높이기 위하여 바이오마커를 기반으로 하는 중간 결과변수 사용과 같은 신약개발에서의 새로운 솔루션 구현을 필요로 했다. 2016년 12월, 미국의회는 21세기 치료법(21st century cures act)을 통과하여 FDA에 5억 달러를 배정하여 의료치료의 규제 승인을 가속화하기 위해 국립보건원(National Institutes of Health, NIH) 기금에 "Innovation Account"를 설립했다. 또한 임상시험에서 어뎁티브 설계 방법의 잠재적 사용이 인정되고, 미국의 PhRMA(Pharmaceutical Research and Manufacturers of America)와 BIO(Biotechnology Industry Organization)는 어뎁티브 임상시험을 설계하기 위해 실무그룹을 만들었다. 종양학에서의 신약개발에 있어서 특히 2017년 바이오마커 컨소시움(Biomarkers Consortium)에서 실시한 유방암 치료를 위한 신약개발 프로젝트 중 하나인 I-SPY 2 임상시험은 어뎁티브 임상시험을 선구적으로 사용했다. 그 이후로도 FDA는 2010년 & 2019년의 어뎁티브 설계 가이드라인을 발표하여 어뎁티브 설계의 사용을 적극적으로 지지하고 있음을 보여주고 있다. 오늘날 생산성 향상을 위해 임상개발 패러다임을 바꿀 필요성을 인지하고 있는 제약업계는 첫 인간대상(First-In-Human, FIH) 임상시험에서 확증적 3상 임상시험에 이르기까지 임상 약물개발의 전체 스펙트럼에서의 잠재력을 추구하고, 유연성과 효율성을 높이는 것으로 제안된 어뎁티브 설계 개발에 주목하고 있다.

1.4 어뎁션 요소와 어뎁티브 설계 유형

1.4.1 어뎁션 요소

미국 FDA의 지침에서 어뎁티브 임상시험을 "축적된 데이터의 분석을 기반으로 (일반적으로 중간데이터) 연구 설계 및 가설 중 하나 이상의 특정한 측면을 수정하기 위한 전향적으로 계획된 기회를 가지는 연구"로 정의하고 있듯이 임상시험 설계의 다양한 어뎁티브 요소가 있을 수 있다. 연구초기의 축적된 데이터의 증거를 바탕으로 설계를 어뎁션하는 고전적인 중간 모니터링 방법은 오랫동안 매우 유용하다고 알려져 왔다. 이와 관련하여, 중간분석에서 연구를 중단하는 공식적인 이유는 다음과 같다.

- **안전성** : 중재치료(therapeutic intervention) 중 하나가 많은 부작용을 나타내는 경우
- **효능** : 중재치료 중 하나가 유의미한 효능을 나타내는 경우
- **무익성** : 목표에 달성할 수 없거나 통계적으로 유의미한 목표에 달성하지 못할 경우

어뎁티브 설계에서 만일 중간분석의 결과로 임상시험을 계속하기로 결정된다면, 임상시험의 핵심 구성요소인 치료집단 배정비율, 전체 표본수, 피험자 적격성 기준 등을 변경하거나, 임상시험을 2상에서 3상으로 연속진행, 치료집단 추가/탈락 등의 수정을 허용한다. FDA 지침에서 언급된 어뎁션 리스트로 수정될 수 있는 항목은 다음과 같다.

- 피험자 적격성 기준(후속연구 등록 혹은 분석 모집단의 하위 부분집합 선택)
- 무작위 배정 절차
- 다른 연구집단의 치료(예 : 용량레벨, 스케줄, 투약기간)
- 연구의 총 표본수(조기종료 포함)
- 병행치료
- 데이터 수집을 위한 계획된 피험자 반응평가 일정(예 : 중간분석 시점 및 횟수, 마지막 환자 관찰시점 및 피험자의 연구 참여 기간)
- 1차 결과변수(예 : 여러 유형의 결과변수 평가 중 특정 평가시점, 단일 vs 복합 결과변수 사용 혹은 복합 결과변수에 포함된 구성 요소)

- 2차 결과변수의 선택 및 선호 순서
- 결과변수를 평가하기 위한 분석 방법(예 : 최종 분석의 공변량(covariates), 통계방법, 1형 오류율 제어).

이러한 주요 연구 설계 구성 요소들이 임상시험 전반에 걸쳐 어뎁티브될 수 있으며, 어뎁션 적용 여부에 대한 결정은 엄격한 위험–이익(risk-benefit) 평가를 거쳐 과학적, 그리고 윤리적 측면에서 잠재적 혜택이 편향이나 임상시험 비효율의 리스크에 능가하도록 해야 한다.

1.4.2 어뎁티브 설계 유형

임상시험에서 채택된 어뎁션에 기초하여, 일반적으로 임상시험에서 고려되는 어뎁티브 설계방법은 어뎁티브 무작위 설계(adaptive randomization design), 집단순차설계(group sequential design), 표본수 재계산 설계(sample size recalculation design), 드랍–더–루저 설계(drop-the-loser design), 어뎁티브 용량–발견설계(adaptive dose-finding design), 바이오마커 어뎁티브설계(biomarker adaptive design), 어뎁티브 치료–전환설계(adaptive treatment-switching design), 가설–어뎁티브 설계(hypothesis-adaptive design), 어뎁티브 심리스 2/3상 설계(adaptive seamless phase 2/3 trial design) 및 다중 어뎁티브 설계(multiple adaptive design) 등이 있다.

어뎁티브 설계를 분류하는 또 다른 방법으로는 다음과 같은 5가지의 다른 룰에 따라 분류할 수 있다.

- **배정규칙(allocation rule)** : 배정규칙은 임상시험에서 환자 각각을 어떻게 집단에 배정할 것인가를 정하는 것으로서 반응–어뎁티브 무작위(response-adaptive randomization)와 공변수 어뎁티브 배정(covariate adaptive allocation)이 있다.
- **샘플링 룰(sampling rule)** : 샘플링 룰은 다음 단계에서 몇 명이 샘플링 될 것인가를 정하는 것으로 표본수 재계산 설계(both blinded and unblended)와 중도–탈락 설계(drop-the-loser design)로 구성된다.
- **중지규칙(stopping rule)** : 연구 중지규칙은 언제 임상시험을 중단할 것인지를 정하는 것으로 집단순차설계(group sequential design)와 어뎁티브 치료–전환 설

계(Treatment-Switching Design)로 구성된다.

- **결정 룰(decision rule)** : 결정 룰은 위에서 언급한 다른 세 가지 범주에서 다루지 않는 변경사항을 포함하며 가설-어뎁티브 설계(hypothesis-adaptive design), 제1 결과변수 또는 통계방법 또는 환자 모집단의 변경을 포함한다.
- **기타(other rule)** : 마지막 룰은 어뎁티브 심리스 2/3상 설계를 포함한 다중 어뎁션(multiple adaptations)으로 구성된다.

〈그림 1.1〉과 〈표 1.1〉은 각각 임상시험의 학습단계, 확증단계 혹은 결합단계를 기초로 어뎁티브 설계와 일반적으로 사용되는 어뎁티브 설계 이슈 및 관련 어뎁티브 설계 유형을 요약한 것이다. 이들 어뎁티브 설계의 특징은 2장~5장에서 보다 상세하게 다루어진다.

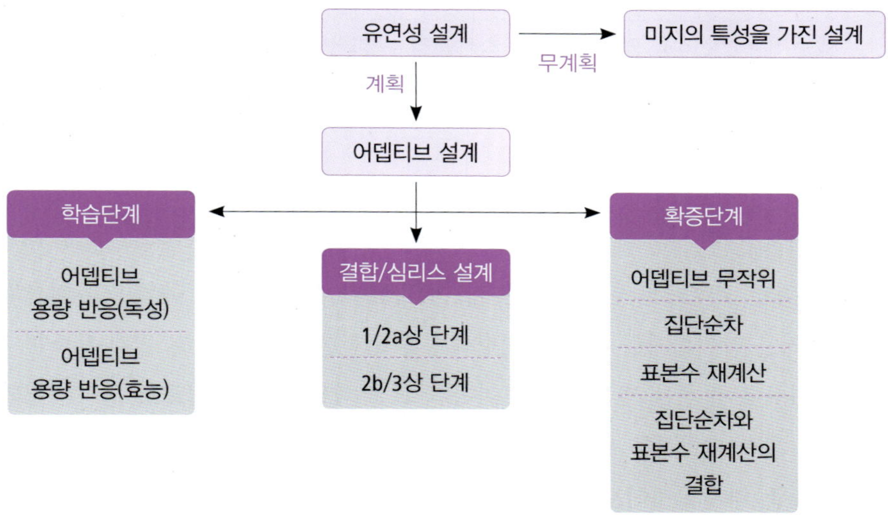

그림 1.1 임상시험의 학습단계, 확증단계 혹은 결합단계에서의 어뎁티브 설계 분류(Kairalla et al, 2012).

표 1.1 임상시험 계획에서의 설계이슈와 그 이슈에 대한 잠재적 어뎁티브 설계의 유형

임상시험 계획에서 확인된 연구 설계 이슈	이슈에 대한 어뎁티브 설계
제어집단 반응률 또는 응답변량의 부정확한 측정	표본수 조정
부정확한 치료효과 크기	표본수 조정; 예측 간격
약물 유효성이나 독성을 경험할 가능성이 가장 높은 환자에 관한 불확실성	모집단 강화
신약효능을 평가하기 위한 최적용량에 관한 불확실성	심리스(seamless) 2/3상 임상시험, 다집단-다단계 시험
여러 약물, 약물조합, 치료 또는 테스트 전략을 일관되고 효율적인 방식으로 평가 필요	다집단-다단계 임상시험, 플랫폼 임상시험
비범한 혹은 희귀한 조건으로 인해 충분한 피험자 모집 어려움	우산(umbrella) 혹은 바구니(basket) 임상시험
효능 혹은 안전성을 평가하기 위한 최적의 결과변수에서의 불확실성 또는 진화	결과변수 변경

1.5 전형적 고정표본 설계와 어뎁티브 설계의 비교

전형적인 고정표본 임상시험은 제1 결과변수, 임상적으로 유의미한 치료효과 차이, 연구 참여환자들 사이의 변량측정을 포함한 사전의 여러 설계 요소를 활용하여 연구를 설계한 후 데이터가 수집되고 분석된다. 궁극적으로 임상시험의 성공과 통계적 검정력은 원래의 추정한 측정치의 정확도에 따라 달라지며, 이 측정치는 종종 부정확하기도 하다. 이러한 전형적인 임상시험에서의 단점을 해결하고 효율성을 높이기 위하여 어뎁티브 설계가 개발되었다. 어뎁티브 설계 임상시험에서 표본수 조정, 치료집단에 대한 배정비율 변경, 치료집단의 추가/탈락, 통계적 가설의 변경, 임상시험 단계의 결합 등은 임상시험의 효율성과 성공 확률을 높이기 위해서 수정하는 부분이다. 〈그림 1.2〉는 전형적 고정표본 설계 및 어뎁티브 설계 임상시험의 실행 과정을 표현한 것이다.

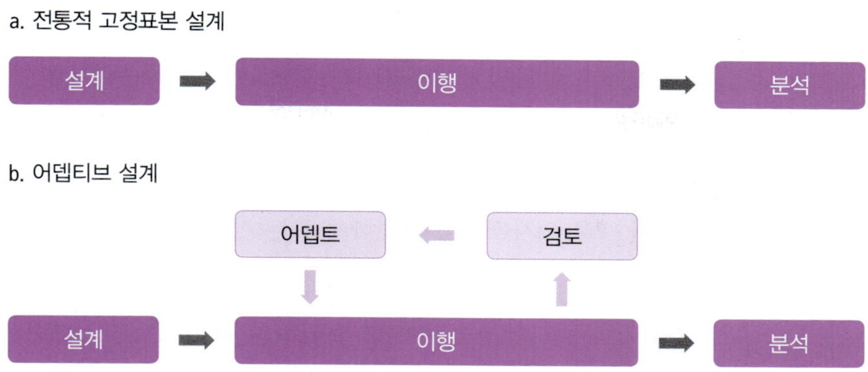

그림 1.2 전형적 고정표본 설계(a)와 어뎁티브 설계(b)의 임상시험 실행과정

표준 설계와 어뎁티브 설계의 차이점은 무엇인가?

첫째, 어뎁티브 설계는 표준설계의 중간분석과 같이 성공 혹은 효능 부족으로 초기 단계에서 전체 임상시험을 중단하는 것 외에도 임상시험 진행 중 그 어떤 시점에서도 설계의 어뎁션이 확장될 수 있음이다. 둘째, 임상시험 설계의 이러한 변경은 임상시험의 타당성과 순수성을 유지하기 위하여 프로토콜 단계에서 미리 지정되어야 함으로써 계획되지 않은 애드 혹(특별, 임시) 변경(unplanned ad hoc modifications)과는 다르다.

그렇다면 어뎁티브 설계의 장점은 과연 무엇인가?

(1) **효율성 측면** : 임상시험을 시작할 때 사용할 수 없었던 정보를 사용하여 효율성을 향상시키는 것으로 적은 표본수나 짧은 연구 기간에 치료약물의 참 효과를 감지할 수 있는 기회를 제공하며, 연구 목표를 달성할 가능성을 높일 수 있다. 또한 어떤 피험자의 부분집단이 더 큰 약물 효능을 보이는지 등과 같은 치료 효능에 대해서 보다 나은 이해를 제공할 수 있다.

(2) **윤리적 측면** : 어뎁티브 임상시험에서는 무익성이 나타나는 치료법이나 복용량은 일찌감치 제외되므로 임상시험 환자를 가능한 빨리 불필요한 위험에 노출될 피험자의 수를 줄일 수 있고, 반면에 효과적인 치료법에는 배정될 확률을 높임으로써 윤리적 장점이 있다. 이것은 곧 임상시험 참여자 측면에서 이러한 설계 유형의 임상시험에는 더 기꺼이 참여할 가능성을 높임으로써 빠른 피험자 모집으로 이어질 수 있다.

(3) **생산성 측면** : 임상시험 일정 단축, 표본수 감소 등 필요한 임상시험 자원을 줄일 수 있으므로 제약업계의 R&D에 대한 비용 축소는 곧 생산성 향상에 주요하게 기여할 수 있다. 어뎁티브 설계는 투자된 자원 단위당 생성되는 정보 가치를 높이는 것이며 궁극적으로 전반적인 임상개발 계획의 맥락에서 보다 빠르고 더 나은 의사결정을 가능하게 하는 것이다.

위와 같이 어뎁티브 설계는 많은 장점이 있고, 또한 상당히 광범위한 방법으로 신약개발 프로그램에 큰 영향을 줄 가능성으로 제약업계 및 학계의 지지에도 불구하고, 효율성이나 윤리적 측면에서 항상 이득을 주는 것만은 아니다. 보다 효율적인 임상시험을 수행할 수 있게 하지만, 어뎁티브 임상시험의 주요 단점으로는 전형적인 임상시험보다 적은 표본수와 짧은 기간의 데이터를 수집하므로 치료 약물 부작용 및 기타 안전성 문제를 밝힐 수 있는 기회가 감소된다는 우려가 있다. 또 다른 단점으로는 기존의 전통적 설계 임상시험과 비교해서 임상시험의 계획, 구현, 실행 및 보고에 있어서 훨씬 많은 노력과 시간이 필요하다. 어뎁티브 설계는 전통적인 설계보다 잘 이해되지 않기 때문에, 전통적 설계 임상시험에서는 필요하지 않은 임상시험 설계의 타당성 및 견고성을 테스트하는 시뮬레이션 연구가 요구되기도 한다. 무엇보다도, 임상시험을 계획하는 단계에서 시뮬레이션의 사용과 그 장점을 잘 이해하고 통계분석 계획의 고유한 측면뿐만 아니라 어뎁션(적응)에 대한 적절한 결정 규칙을 정하는 것이 어뎁티브 임상시험에서 성공의 핵심이라고 할 수 있다. 특히 블라인디드 표본수 재계산, 베이지안(Bayesian) 어뎁티브 설계, 반응/결과 어뎁티브 무작위배정, 미리 선정된 어뎁션 규칙으로 임계 경계값의 정확한 계산, 시뮬레이션으로 I형 오류 알파값 제어 등에 대해서는 여전히 논란의 여지가 남아있다.

〈표 1.2〉는 여러 측면에서 전형적인 설계의 임상시험과 어뎁티브 설계 임상시험의 특징을 비교한 것이다.

표 1.2 전형적 임상시험과 어뎁티브 설계 임상시험의 비교

특징	전통적 임상시험	어뎁티브 임상시험
설계	융통성 없음	유연함
치료집단	2~3집단	동시에 다수 집단
가설	고려하에 있는 가설을 테스트	데이터를 가설에 피팅(fitting)
수정	프로토콜 개정 없이는 허용하지 않음	사전 명시된 것은 허용
연구단계	1, 2상 단계는 분명하게 정의됨	심리스 2/3상 설계일 수 있음
통계분석	통상적 빈도주의자 (frequentist statistics) 방법을 사용	복잡한 베이지안(Bayesian) 접근 방법을 사용
조직	매우 심플	복잡하고, 시뮬레이션이 필요
중간분석	일반적이지 않음	일반적이고, 빈번하게 행함
DMC* 역할	임상시험이 끝났을 때 더 많은 역할	임상시험 과정 동안 적극적으로 역할
규제적 검토	잘 인정	여전히 심사숙고

* DMC : 데이터모니터링위원회(Data Monitoring Committee)

1.6 Summary

어뎁티브 설계는 임상시험이 진행되는 동안에 피험자에서 수집한 데이터의 중간 분석 결과에 따라 미리 계획된 설계의 하나 혹은 그 이상의 요소에 변경을 허용하는 임상시험 설계의 유형이다. 그러므로 더 짧은 연구 기간과 더 적은 수의 피험자를 이용할 수 있어 임상시험의 효율성을 증가시키는 접근방법으로 임상시험을 실행함에 있어서 경제적 리스크도 낮출 수 있는 잠재력을 지닌다. 또한, 통계적으로 유의하지 못한 약물은 조기 중단할 수 있는 기회로 연구비 및 피험자의 수를 줄일 수 있는 반면에, 유의한 효능을 보인 치료는 일찍 중단하여 시장출시까지의 임상시험 기간을 단축시켜 더 많은 환자에서 효과적인 치료를 더 신속하게 적용할 수 있다. 〈표 1.3〉은 어뎁티브 설계의 유형 및 그 장단점 요약한 것이다.

표 1.3 어뎁티브 설계 유형

연구단계	장점	단점
초기시작용량(first-in-human) 및 MTD* 발견을 위한 1상시험		
• 단일 혹은 복수 용량 증가	• MTD & 생물학적 활동 설정	• 잠정적 안전용량에 많은 코호트(Cohort) 사용
• 용량 증가, 3+3, CRM*, Bayesian logistic regression model*, Modified toxicity probability interval design	• 적은 수의 코호트로 보다 정확한 MTD 제공	• 단일 혹은 복수 용량 증가 설계보다 더 많은 독성 케이스 제공 가능
약물효능을 설정하고, 3상 임상시험을 위한 용량을 선택하려는 2상 시험		
• 고정 샘플 디자인, 전형적인 개념증명(proof-of-concept) 디자인, 용량 범위 디자인	• 디자인하기 쉽고, 연구 이행이 단순	• 어뎁티브 디자인 보다 정확성 감소
• 개념증명을 가진 어뎁티브 디자인, 조기연구중지와 표본수 재계산, 중간분석에서 용량범위 선택, 혹은 무작위 배정비율의 베이지안 어뎁션으로 용량 범위 조정	• 동일 표본수에 대해 보다 정확한 측정을 제공	• 이행하기가 복잡, 조직을 구성하기에 많은 시간 요구됨, 시뮬레이션에 의해서만 결정되는 작동 특성
심리스(seamless) 2/3상시험		
• 작동상 심리스(operationally seamless)	• 2상과 3상 사이의 시간 감소, 2상 종결에서 용량결정에 의뢰자(sponsor) 참여 허용, 통상적인 최종분석, 매개변수 측정 및 신뢰구간 사용	• 3상에서 나온 데이터만으로 최종분석
• 추론적 심리스(inferentially seamless)	• 최종분석에 2상과 3상 데이터 결합	• 2상 종결에서 용량결정에 의뢰자 참여 허용 않음, 부적절한 용량반응 모형의 리스크, 복잡한 최종분석, 비통상적 매개변수 측정과 신뢰구간 사용; 두 임상단계에서의 데이터가 동질이 아닐 수 있음

연구단계	장점	단점
표본수 재계산		
• 블라인디드(blinded, 눈가림) 데이터로	• 통상적인 최종분석 이용, 정부규제의 장애가 덜함	• 미지의 변량에만 기인한 표본수 조정 허용
• 언블라인디드(unblended, 눈가림 해제) 데이터로	• 미지의 치료효과 혹은 미지의 변량에만 기인한 표본수 조정 허용. 예비연구대신에 임상시험에서 나온 실제 데이터를 검토한 후 표본수 결정 가능	• 치료효과의 중간측정이 오도될 수 있음. 어뎁티브 규칙이나 결정에 관한 정보유출 방지를 위한 엄격한 보호막이 요구됨. 연구자의 행동이 변한다면 작동 편향(bias)가 잠재. 세심한 초기 계획이 요구됨; 표본수 재계산 전후에 선정된 가중치로 비통상적 분석. 두 임상단계에서의 데이터가 동질이 아닐 수 있음
집단 순차적 설계(group sequential design)		
• 전형적	• 효과 무익 혹은 유해로 조기 중지 가능. 유연한 알파소비함수. 블라인디드 방법에서 최대 표본수 변경가능	• 언블라인디드 방식에서 최대 표본수 혹은 이벤트 변경불가. 비통상적 매개 측정 및 신뢰구간 사용. 임상시험이 효과로 조기 중지한다면, 초과실행은 유의성에서 비유의성으로 하락 위험 제기. 조기 종결 전에 총체적 증거를 검토하기에 DSMB가 큰 부담
• 어뎁티브	• 전형적 집단순차 설계의 모든 장점을 포함; 언블라인디드 방식에서 최대 표본수 변경가능. 비열등성에서 우월성으로 결과점을 전환가능. 언블라인디드 중간분석을 근거로 중간분석 간격 및 횟수, 알파소비함수 변경 가능. 미지 혹은 미결정된 반응으로 역전 위험을 가지고 조기 종결되는 대신에 모든 환자의 등록과 환자의 반응을 증가하며 임상시험이 끝까지 가기 때문에 초과실행의 문제는 없음	• 언블라인드 데이터로 표본수 재계산의 모든 단점을 포함. 비통상적 매개 측정 및 신뢰구간 사용
모집단–강화 디자인(population-enrichment design)		
• 자료가 특정한 부분집단에서만 효율적이라면 중간분석에서 치료효과를 보이지 않는 부분집단을 탈락		
• 어느 부분집단을 대상으로 하는지 전향적으로(prospectively) 확인해야 함; 치료효과를 보이는 부분집단을 탈락할 수 있음. 대상 부분집단의 수가 증가함에 따라 검정력 상실. 만일 치료가 효율적인 부분집단의 유병율이 낮다면 검정력 상실. 부분집단을 나누는 바이오마커의 절단값은 알려지지 않음		

MTD : 최대허용용량(Maximum Tolerated Dose), 독성을 평가하여 부작용을 최소화하고 안전하게 투여할 수 있는 적정 용량

CRM : 연속재평가방법(Continual Reassessment Method)

Bayesian Logistic Regression Model : 베이지안 로지스틱 회귀모형

mTPI 설계 : 변형된 독성 확률 간격 설계(Modified Toxicity Probability Interval Design)

참고문헌

- Ajithkumar TV, Gilbert DC. Modern Challenges of Cancer Clinical Trials. Clinical Oncology. 2017. 29(12): 767-769.
- Bauer P, Brannath W. The advantages and disadvantages of adaptive designs for clinical trials. Drug Discov Today. 2004. 9(8): 351-357.
- Bauer P, Bretz F, Dragalin V, König F, Wassmer G. Twenty-five years of confirmatory adaptive designs: opportunities and pitfalls. Statist Med. 2016. 35:325– 347.
- Bhatt DL, Mehta C. Adaptive designs for clinical trials. N Engl J Med. 2016. 375(1):65–74.
- Bothwell LE, Avorn J, Khan NF, Kesselheim AS. Adaptive design clinical trials: a review of the literature and ClinicalTrials.gov. BMJ Open. 2018. 8: e018320.
- Bothwell LE, Greene JA, Podolsky SH, Jones DS. Assessing the gold standard — lessons from the history of RCTs. N Engl J Med. 2016. 374:2175-81.
- Brannath W, Koenig F, Bauer P. Multiplicity and flexibility in clinical trials. Pharm Stat. 2007 Jul-Sep;6(3):205-16.
- Bretz F, Gallo P, Maurer W. Adaptive designs: The Swiss Army knife among clinical trial designs? Clin Trials. 2017. 14(5):417-24.
- Chang M, Chow SC, Pong A. Adaptive design in clinical research: issues, opportunities, and recommendations. J Biopharm Stat. 2006. 16(3):299-312.
- Coffey CS, Kairalla JA. Adaptive Clinical Trials: Progress and Challenges. Drugs R&D, 2008, 9: 229-242.
- Chow SC. Adaptive clinical trial design. Annu Rev Med. 2014. 65:405-415.
- Curtin F, Heritier S. The role of adaptive trial designs in drug development. Expert Review of Clinical Pharmacology. 2017. 10(7): 727-736.
- Elman SA, Ware JH, Gottlieb AB, Merola JF. Adaptive Clinical Trial Design: An Overview and Potential Applications in Dermatology. J Invest Dermatol. 2016. 136(7):1325-1329
- European Medicines Agency(EMA). Reflection Paper on Methodological Issues in Confirmatory Clinical Trials Planned with an Adaptive Design(CHMP/EWP/2459/02). 2007.
- Emerson SS, Fleming TR. Adaptive methods: telling "the rest of the story". J Biopharm Stat. 2010. 20(6):1150-65.
- Flight L, Julious SA, Goodacre S. Can emergency medicine research benefit from adaptive design clinical trials? Emerg Med J. 2017. 34(4):243-248.
- Gasparini M, Chevret S. Intensive care medicine in 2050: clinical trials designs. Intensive Care Med. 2019. 45:668–670.
- He W, Gallo P, Miller E, et al. Addressing Challenges and Opportunities of "Less Well-Understood" Adaptive Designs. Ther Innov Regul Sci. 2017. 51(1):60-68.
- Huber M, Huber B. Innovation in Oncology Drug Development. J Oncol. 2019. 2019:9683016.
- Huskins WC, Fowler VG, Evans S. Adaptive Designs for Clinical Trials: Application to Healthcare Epidemiology Research. Clinical Infectious Diseases. 2018. 66(7):1140-46.

- Kairalla JA, Coffey CS, Thomann MA, Muller KE. Adaptive trial designs: a review of barriers and opportunities. Trials. 2012. 13:145.
- Kesselmeier M, Scherag A. Commentary: Arguing for Adaptive Clinical Trials in Sepsis. Front Immunol. 2018. 9:2507.
- Korn EL, Freidlin B. Adaptive Clinical Trials: Advantages and Disadvantages of Various Adaptive Design Elements. JNCI: Journal of the National Cancer Institute. 2017. 109(6):djx013
- Lai TL, Lavori PW, Lai TL, et al. Innovative Clinical Trial Designs: Toward a 21st-Century Health Care System. Stat Biosci. 2011. 3(2):145-168.
- Liu Q, Chi GY. Understanding the FDA guidance on adaptive designs: historical, legal, and statistical perspectives. J Biopharm Stat. 2010; 20(6):1178-1219.
- Mahajan R, Gupta K. Adaptive design clinical trials: Methodology, challenges and prospect. Indian J Pharmacol. 2010. 42(4): 201-207
- Mandrekar SJ, Dahlberg SE, Simon R. Improving Clinical Trial Efficiency: Thinking outside the Box. Am Soc Clin Oncol Educ Book. 2015. e141-e147.
- Menis J, Hasan B, Besse B. New clinical research strategies in thoracic oncology: clinical trial design, adaptive, basket and umbrella trials, new end-points and new evaluations of response. European Respiratory Review. 2014. 23(133):367-78.
- Pallmann P, Bedding AW, Choodari-Oskooei B, Dimairo M, Flight L, et al. Adaptive designs in clinical trials: why use them, and how to run and report them. BMC Med. 2018. 28:16(1):29.
- Park JJH, Thorlund K, Mills EJ. Critical concepts in adaptive clinical trials. Clin Epidemiol. 2018. 10:343-351.
- Parke T, Marchenko O, Anisimov V, et al. Comparing oncology clinical programs by use of innovative designs and expected net present value optimization: Which adaptive approach leads to the best result? J Biopharm Stat. 2017. 27(3):457–76.
- Quinlan J, Gaydos B, Maca J, Krams M. Barriers and opportunities for implementation of adaptive designs in pharmaceutical product development. Clin Trials. 2010. 7(2):167-73.
- Thorlund K, Haggstrom J, Park JJ, Mills EJ. Key design considerations for adaptive clinical trials: a primer for clinicians. BMJ. 2018. 360:k698.
- Triphaty V. Adaptive clinical trials: challenges and opportunities. 2013. ww.tcs.com/SiteCollectionDocuments/White%20Papers/LS-WhitePaper-Adaptive-clinical-trials-challenges-opportunites-0713%20-1.pdf.
- US FDA. Adaptive Design Clinical Trials for Drugs and Biologics. Guidance for Industry. 2019. https://www. fda.gov/regulatory-information/search-fda-guidance-documents/adaptive-design-clinical-trials-drugs-and-biologics-guidance-industry
- US FDA. Adaptive design clinical trials for drugs and biologics. Guidance for industry. 2010. www.fda.gov/ downloads/ Drugs/GuidanceComplianceRegulatoryInformation/Guidances/UCM201790.pdf
- US FDA. Adaptive designs for medical device clinical studies. 2016. https://www.fda.gov/regulatory-information/search-fda-guidance-documents/adaptive-designs-medical-device-clinical-studies
- van der Baan FH, Knol MJ, Klungel OH, Egberts AC, Grobbee DE, et al. Potential of adaptive clinical trial

designs in pharmacogenetic research. Pharmacogenomics. 2012. 13(5): 571–8.

- Wason JMS, Brocklehurst P, Yap C. When to keep it simple - adaptive designs are not always useful. BMC Med. 2019. 17(1):152.
- 임현자. 임상시험 연구의 설계와 응용. 황소걸음 출판사. 2015.
- 임현자. 신약개발과 임상시험. 황소걸음 출판사. 2018.

2

초기 학습단계에서의 어뎁티브 설계

Adaptive Designs in Early Learning Phase

이 장의 주제

2.1 개요

2.2 베이지안 어뎁티브 접근방법

2.3 어뎁티브 용량 발견 설계

2.4 연속재평가, 수정 연속재평가, TITE–연속재평가 방법

2.5 EWOC 방법

2.6 Summary

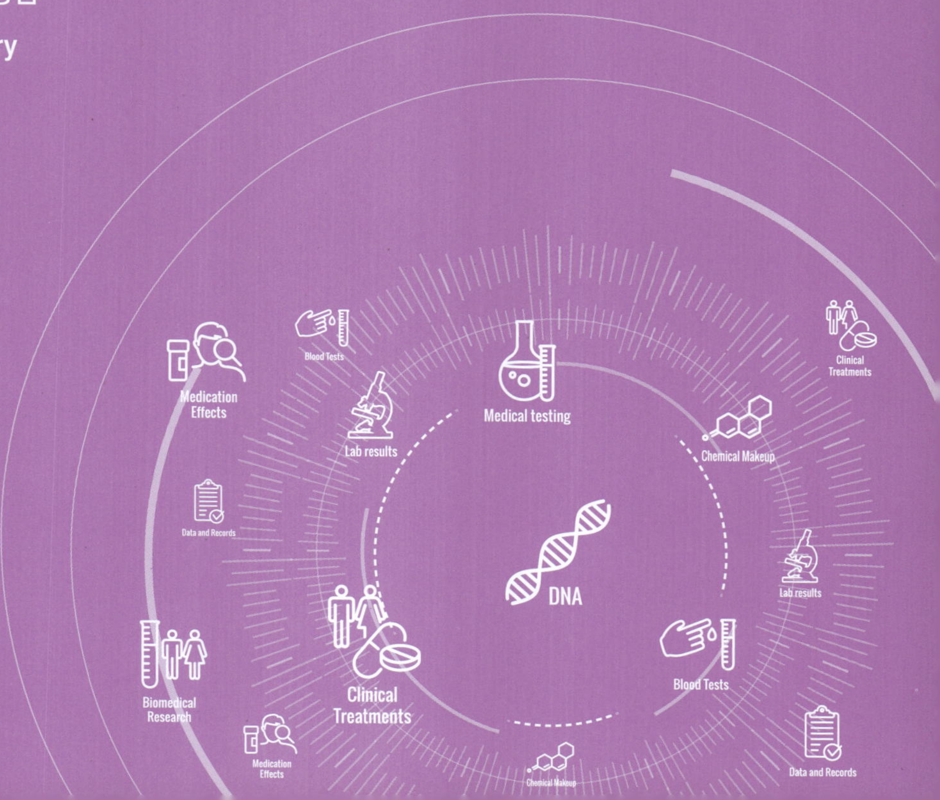

신약개발에서 초기 학습단계에서의 어뎁티브 설계 임상시험은 용량선택을 촉진하고, 약물효능이 없거나 혹은 잠재적으로 유독성 용량에 노출될 환자수를 줄이며, 보다 정확한 표본수 계산을 도출하게 함으로써 임상개발 기간 및 비용의 감소로 임상시험의 효율성을 높일 수 있다. 초기 약물개발에서의 이러한 새로운 설계는 전임상 데이터를 통합하고, 전형적인 용량제한독성(Dose Limiting Toxicities, DLT) 기간 이후의 정보를 통합하며, 타 임상시험으로부터 발표된 발견/결과나 새로 나타난 안전성 데이터를 통해 중재약물의 혜택을 정확하게 결정할 가능성을 높임으로써 약물효능과 안전성에 대한 규제 요건을 보다 신속하게 준수할 수 있다.

2.1 개요

약물개발은 일반적으로 동물 연구에서 얻은 정보를 바탕으로 인간대상 첫 임상시험(first-in-human trial)인 소규모 자원자로 구성된 독성 및 용량 발견의 임상시험(1상)에서 다소 더 큰 규모의 해당 질병 피험자에 대한 개념증명(Proof-of-Concept, PoC) 및 안전성 임상시험(2상)으로 진행되며, 마지막으로 대규모 피험자 집단으로부터 중재약물의 임상적 효과를 결정하기 위한 무작위 임상시험(3상)으로 나아간다. 혹은, 크게는 새로운 중재치료(therapeutic intervention)의 개발 초기에서의 탐색적 임상시험(예 : 1상 혹은 2상 임상시험의 일부 파일럿 임상시험)과 확증적 임상시험(3상)으로 나눌 수 있다. 그러므로 탐색적 임상시험에서의 발견은 향후의 임상시험에서 검증될 것인 반면에, 확증적 임상시험의 결과는 약물승인 여부의 의사결정에 필요한 정보를 제공하는 증거를 생성하기 위하여 사전에 명시된 주요 연구가설을 다룬다. 즉, 확증적 임상시험은 신약 치료제의 허가를 포함하여 최종 결정을 내리기 위한 의도로 특정 가설에 대한 결정적인 답을 찾도록 고안되었다는 점이다. 확증적인 것으로 설계된 임상시험 결과는 연구에서의 발견에 따라 향후 임상시험에서 확증 혹은 반증이 필요할 수 있다. 탐색적 임상시험과 확증적 임상시험 모두에 적용할 수 있는 어뎁티브 설계는 사전에 명시된 계획에 따라 임상시험 진행 중에 축적되는 데이터를 분석하고, 설계의 일부 요소를 변경함으로써 잠재적으로 큰 효율성을 제공한다. 이론적으로는 적용될 수 있는 많은 어뎁티브 설계 유형이 있으며 임상시험의 여러 측면이 잠재적으로 변경 요소의 후보가 될 수 있다.

임상개발의 초기단계에서는 신약의 안전한 복용량을 확인하고, 관심 있는 지표(indication : 결과변수로 이용될 수 있음)에서 약물의 효능에 대한 개념증명을 획득하고, 효능을 최적화하는 적정 투여 용량을 결정한다. 만일 약물의 효능이 너무 낮거나(무익성), 중대한 안전성 문제가 있는 경우에는 임상개발의 계속 진행 혹은 중지 여부와 더불어 향후 개발에 관한 적절한 결정으로 이어져야 한다. 환자에 대한 신약의 접근성을 개선하고 개발 비용을 줄이기 위해서는 이러한 질문에 대한 답변과 결정을 신속하게 찾아서 약물개발을 단축할 수 있는 솔루션을 찾아야 한다. 실제로 약물의 임상개발은 제한된 시간과 자금을 가지고 프로젝트를 수행하는데, 특히 초기 단계 임상 프로그램을 시작하는 회사는 종종 적은 자금의 소규모 바이오 벤처회사이기 때문에 더욱더 재정 자원을 최적화하는 것이 중요하다. 이는 비용–효과(cost-effect)의 접근 방식으로 수행하여 모든 다른 자원을 더 잘 활용할 수 있는 의사결정이 필요하다.

독성연구 1상 임상시험에서 표준접근법은 최대허용용량(maximum-tolerated dose, MTD)을 찾는데 사용되는 일종의 무기억(memoryless) 설계인 '3+3' 방법이다. 이 설계에서는 3명의 자원자로 구성된 하나의 코호트(cohort) 집단은 처음에는 가장 낮은 용량의 중재약물을 투여한다. 중대한 이상반응(serious adverse event)이 기록되지 않은 경우, 동일한 수의 또 다른 코호트가 그 다음 단계의 용량을 투여한다. 이 과정이 반복되며 3명의 코호트에서 관찰된 독성의 수에 따라 용량레벨을 올리거나 내린다. 부작용 혹은 중증도의 수에 관한 규칙은 다음 용량으로 계속할 것인지 아닌지에 대한 결정을 나타낸다. 코호트 내에서 주어진 수의 피험자가 중대한 부작용이 나타난 경우, 임상시험은 중단되고 바로 그 용량 아래의 용량이 MTD로 간주된다. 임상시험이 중단되면 MTD가 결정되지만, 만일 MTD에 도달하지 않으면 임상시험은 계획된 최고 용량에서 중단된다(임현자, 2015). 이 설계는 단순하지만, 총 피험자 수가 고정되어 있지 않아서 MTD의 좋은 측정값을 산출하지 못할 수도 있다는 단점이 있다. 이에 비해서 어뎁티브 설계 임상시험은 초기 임상개발에서 여러 용량을 탐색하고 최소유효용량 및 최대허용용량을 확인하여 이들 용량의 안전성과 효능을 평가할 필요가 있는 경우에 임상개발의 학습(혹은 탐색) 단계에 특히 적합하다. 임상시험에서 잘 알려진 어뎁티브 용량 측정의 사례에는 수용할 수 없는 독성이 나타난 경우에 조기중지 규칙이나 효능–독성 프로파일(efficacy-toxicity profile)을 개선하기 위해서 약물 용량 혹은 약물 투여 일정을 변경하는 것이 포함된다. 그 중에서 베이지안(Bayesian) 접근방식은 새로운 데이터가 들어올 때 이를 처리하고, 조사 중인 확률을 업데이트하므로, 약물효능이 우연히 발생할 수 있는 가능성(likelihood)을 결정하는 대신에 약물이 효과적일 확률을 제공하는 베이지안 방법을 구현할 수 있다.

2.2 베이지안 어뎁티브 접근방법

2.2.1 베이지안 무작위 임상시험(Bayesian RCT)

베이지안(Bayesian) 접근방식은 제한된 선행 임상시험 데이터의 정보와 기존의 정보를 결합하여 미리 가정한 매개변수(parameter, 모수)의 사전분포(priori distribution, prior information)를 데이터가 누적될 때마다 지속적으로 업데이트되는 정보로 사후분포(posteriori distribution, updated priori distribution)를 만드는 것이다. 새로운 데이터가 들어올 때 이를 정보처리하고, 조사 중인 확률을 업데이트하기 위해서 특별히 개발된 베이지안 방법은 우연히 약물효과가 발생할 가능성을 결정하는 대신에, 새로운 데이터가 생성될 때마다 조사 중인 확률을 업데이트하여 약물이 효능이 있을 확률을 제공한다. 이러한 접근방식을 이용하는 베이지안 무작위 임상시험(Bayesian RCT) 설계는 임상시험 연구 과정 동안 축적되어 이용 가능한 모든 데이터를 결합해서 불확실성의 확률값을 계산하고, 그에 따라 연구 설계를 변경하는 특성상 다이내믹하고 학습적이며 적응적이다.

베이지안 무작위 임상시험은 무작위 배정, 모니터링, 중간분석, 최종분석, 어뎁티브 적용 여부에 대한 의사결정 등을 포함한 임상시험 과정의 일부 또는 전체에 적용할 수 있다. 이때 사용되는 베이지안 통계는 낙관주의에서 비관주의, 또는 높은 불확실성에서 낮은 불확실성까지 스펙트럼에 어떤 것을 반영하는 사전정보가 다양할 수 있다는 장점이 있다. 따라서 임상시험의 성공 가능성에 대한 연구자들의 의견이 임상시험 계획 단계에서 서로 다른 경우에 베이지안 통계는 가정된 성공 확률의 스펙트럼이 임상시험 완료 시 실제 성공 확률에 영향을 미치는 정도를 평가하는 방법을 제공한다. 목표한 표본수가 다양한 시나리오 분석은 언제 최적(추가적) 표본수에 도달할 것 같은 균형 있는 전망을 줄 수 있다. 동시에, 치료효과에 대한 시나리오 분석의 다양한 믿음(사전분포)은 어디에서 우월성(superiority), 열등성(inferiority) 또는 동등성(equivalence)에 대한 반응–어뎁티브 치료 배정 또는 치료종료가 적용되어야 하는지에 전망을 할 수 있다.

최근 점차 많은 연구자들이 임상시험에서 베이지안 분석에 관심을 갖게 되었지만, 베이지안 RCT는 지나치게 주관적이며 임상시험을 미리 잘 계획하기 어렵고, 데이터가 업데이트될 때마다 이행해야 하는 계산이 너무 복잡해 이용하기에 제한적이라는 단점도 있다. 예를 들면, p–값(유의확률, p-value)이나 신뢰구간과 같은 임상시험에서 사용되는 기존의 통계는 빈도주의자(frequentist) 통계 패러다임에서 나왔는데, 이는 통계적 추론이 실행되는 연구의 가상적 사례들 시리즈에서 유사한 데이터를 관찰될 확률에서 나와야 한다는 철학에 뿌리를 두고 있다. 반면에, 치료효과에 대한 미래의 믿음은 현재의 믿음과 새로 수집된 증거의 산물이라는 철학에 뿌리를 둔 베이지안 통계 패러다임도 있다. 어뎁티브 설계는 보다 유연한 의사결정 규칙을 사용하지만, I형 오류를 여전히 유지하는 혁신적인 테스트 혹은 베이지안 추론을 사용한다. 베이지안 프레임에서, 사전정보(이전의 임상시험, 과학연구 혹은 전문가 의견에서 나오는)는 임상시험 동안의 현재 정보와 결합된다. 그러므로 그 어떤 임상시험도 그 자체로 재현이 안되고, 설계의 어뎁션이 이전의 믿음과 최근에 수집된 모든 증거에 따라 달라지는 어뎁티브 임상시험에서 베이지안 프레임워크(framework)는 이상적일 수 있다.

2.2.2 베이지안 어뎁티브 임상시험(Bayesian Adaptive RCT)

누적된 데이터를 사용하여 임상시험 과정을 수정한다는 점에서 베이지안 접근방식은 어뎁티브 설계를 구축하기 위한 이상적인 도구가 된다. 베이지안 어뎁티브 RCT 설계는 어뎁티브 임상시험의 맥락에서 베이지안 방법을 이용하는 설계로서 언제든지 중간분석 결과를 검토하고, 언제 어뎁션이 이루어져야 하는지를 평가할 수 있는 유연성을 준다. 그러므로 베이지안 어뎁티브 RCT 설계는 여러 활성치료들을 비교할 수 있을 뿐만 아니라, 임상시험 진행 중에도 새로 나타난 효과적인 중재치료를 추가하거나 축적된 임상시험 데이터에서 비효과적인 중재치료를 중단할 수도 있다. 또한 특정한 바이오마커에 의해 중재치료가 더 효과적인 것으로 확인된 피험자 특정 하위집단에 중점을 두어 중재치료의 임상적 관련성을 개선하기도 한다. 특히 업데이트된 사후분포는 다른 임상시험이 동일한 설계로 계속될 경우 발생하는 관심 있는 다른 결과변수의 확률을 모으는데 이용된다. 예를 들어, 베이지안 통계에서 매우 낮은 확률의 치료가 우월한 경우, 치료군이 제거되거나 적어도 열등한 치료에 노출되는 피험자의 수를 최소화하기 위한 치료집단의 무작위 배정률의 변경을 알려줄 수 있다. 그러나 모든 어뎁티브 설계가 베이지안 설계는 아니다. 베이지안 어뎁티브 임상시험 설계를 사용하는 많은 연구가 이미 유방암 치료에서 2개의 유망한 후보약물을 확인하는 것을 포함하여 여러 질병에서 희망적인 발견으로 이끌어 냈다. 이러한 연구는 반응-어뎁티브 무작위, 하위 집단 강화방법, 임상시험 단계 간 심리스 전환, 후보치료의 지속적인 평가를 위한 영구적 플랫폼, 전자의무기록(Electronic Medical Record, EMR) 내의 통합 등 어뎁티브 설계의 몇 가지 주요 기능을 활용한다. 이러한 기능은 복잡하고 이질적인 질병에 의해 나타나는 많은 문제를 해결하는데 매우 적합하며 유망한 치료를 효과적으로 식별하는데 도움이 될 수 있다.

미국 FDA와 유럽 EMA는 신약개발 임상시험에서의 어뎁티브 설계 방법의 사용과 임상연구 및 개발에서의 베이지안 접근법의 잠재적 사용을 허용하고 있다. 특히 미국 FDA의 어뎁티브 설계 가이드라인(2010년 & 2019년)에서는 어뎁티브 임상시험의 설계, 실행 및 결과보고를 위한 전반적인 원칙을 설명한다. 이 문서에서는 또한 의뢰자(sponsor)에게 설계를 위해 컴퓨터 시뮬레이션에 의존하는 베이지안 어뎁티브 임상시험을 포함해 어뎁티브 설계를 사용한 임상시험 결과를 평가하는데 필요한 정보 유형에 대해서도 조언한다. 어뎁션(적응)의 목적은 의도된 연구의 타당성과 완전성을 손상시키지 않으면서 연구 중인 시험 치료의 최적의 임상적 장점을 확인하는 유연성을 제공하는 것이다. FDA 지침에 의하면 베이지안 어뎁티브 임상시험은 '덜 잘 이해되는(less well-understood)' 것으로 분류되며, 논란의 여지가 여전히 존재한다.

2.3 어뎁티브 용량 발견 설계

어뎁티브 용량 발견 설계(adaptive dose-finding design)는 초기 임상개발에서 약물의 최소유효용량 및 최대허용용량을 확인하여 다음 단계의 임상시험을 위한 용량레벨을 결정하기 위해서 자주 사용되는 설계이다. 이 설계는 용량연구에서의 정확성과 효율성을 향상시키기 위하여 임상개발 프로그램의 다양한 단계에서 용량-반응 관계(dose-response relationship)의 측정, 표적용량의 확인, 위험-이익 비율(risk-benefit ratio)과 같은 다른 연구목적을 다룬다. 어뎁티브 용량측정 연구에서의 일반적인 어뎁션은 일부 용량을 탈락시키거나, 새 용량을 추가하거나, 혹은 무작위 배정비율에서의 변경 등을 포함한다. 어뎁티브 용량 발견 설계는 용량 범위에 따라 여러 용량을 테스트하기도 하며, 이때 용량별 치료집단 수는 미리 정해진 계획에 따라 연구과정 동안에 약물의 누적 효과 혹은 안전성 데이터를 사용하여 결정된다.

가령 무릎 통증 약물개발을 위한 임상시험에서 이용한 용량-반응 어뎁티브 2상 케이스를 보자(Thorlund, 2018). 이 임상시험의 목적은 첫째로 용량 90mg이 위약(placebo)보다 우월한 효과를 보이고(2a상), 그리고 용량-반응 모델링을 사용하여 중간유효복용량(ED50)을 발견하는 것이다. 일단 약물용량 10mg이 효과가 있는 것으로 전임상모델(모형 1)에서 나타났고, 1상 임상시험의 약동학 및 약력학 모델에서는 30~90mg이 효과가 있는 것으로 나타났다(모형 2). 가정된 모델(모형 1 혹은 모형 2)이 정확하다면, N=400명의 환자등록에 해당하는 예산 및 시간 제한을 감안할 때 동일 배정률로 4개의 치료집단을 테스트하는 것이 ED50 및 용량-반응 모델을 설정하는데 최적임이 예비 시뮬레이션에서 나타났다. 그러나 용량-반응에 대한 가정이 잘못이라면, 비효율성을 초래할 수 있기에 제약사는 어느 모델이 가장 정확한 모델이냐에 따라 0mg, 10mg, 30mg 및 90mg, 또는 0mg, 30mg, 60mg 및 90mg을 테스트하려고 계획했다. 1상 임상시험의 결과(모형 2)에서 기대되는 치료효능을 감안할 때, 표본수 계산에 따르면 20%의 일방향 알파레벨에서 각 치료집단에 40명의 환자가 필요하다. 따라서 80명 환자를 가지고 첫 번째 중간분석에서 90mg이 어떤 치료효과를 나타내지 않는다면, 임상시험을 중단하는 중지규칙이 계획되었다. 2b상 임상시험은 나머지 3개의 용량 중에 2개 용량을 사용해야 한다는 것을 알려줄 수 있다.

이와 같이 어뎁티브 용량 발견 설계에서는 중간분석 결과를 근거로 부적절하거나 유익하지 못한 용량을 제거할 수 있지만 또한 보다 바람직한 용량을 추가할 수도 있다. 따라서 연구의 후반에 등록된 피험자의 용량배정은 이전 피험자의 약물반응(결과)에 근거한다. 이런 설계를 통해 더 많은 피험자가 더 유의미한 데이터로 약물용량에 등록될 수 있다는 궁극적인 목표에 맞추어 약물배정을 할 수 있다. 이러한 설계는 1상 임상시험에서 최대허용용량(MTD)을 확인하기 위해 사용되어, 극단적인 복용량에 배정된 피험자 수가 적어 약물의 독성 및 비효율성을 피할 수 있으므로 윤리적 장점이 있다. 그러나 이는 곧 임상시험 초기에 등록된 사람들이 극단적인 독성 혹은 비효율의 약물용량에 배정될 가능성이 있다는 단점을 함축한다.

사례

BOLD 임상시험

BOLD 임상시험은 다발성경화증(Multiple Sclerosis, MS) 치료를 위해 노바티스 제약사가 개발한 약물인 시포니모드(Siponimod)의 어뎁티브 용량범위 선택을 위한 2상 임상시험이다(Selmaj, 2013). 제1 결과변수는 MRI에 의해 평가된 뇌병변의 수의 계산이었다. 이 연구의 1단계에서는 188명의 환자가 매일 시포니모드 용량 0.5mg, 2mg, 10mg 혹은 위약으로 1 : 1 : 1 : 1 비율로 무작위 배정되었다. 1단계 코호트의 3개월의 추적조사 후, 중간분석은 무익성으로 멈추거나, 표본수를 증가시키거나 혹은 용량선택의 개선을 위한 새로운 용량을 추가하기 위해서 실행되었다. 2단계에서는 109명의 환자가 용량 1.25mg, 0.25mg 혹은 위약에 4 : 4 : 1 비율로 무작위 배정되었다. 다중비교절차-모델링(Multiple Comparison Procedure-Modelling, MCP-Mod) 테크닉에 기초하여, 5가지 약리학적 용량-반응 모델 세트가 사전 정의되었다. Flat 용량-반응을 기각하기 위한 첫 번째 전체 테스트가 수행되었으며, 이 귀무가설의 기각에 최적의 약리학적 용량-반응 모델이 통계 테스트를 기반으로 선택되었는데 소위 Emax(최대효과, Maximum Effect) 모델이 최고의 성능으로 확인되었다. 2단계를 위해서 이 모델에 상응하는 시포니모드의 최적용량(시포니모드 0.25mg, 1.25mg)이 용량 발견을 개선하고, 약물의 가능한 최저 유효량을 확인하기 위해 선택하였다. 마지막으로, 결과변수 관찰에 기초하여, 3개월에서의 전체 용량-반응을 모델링 하기 위해서 베이지안 종단(longitudinal) 모델을 사용되었다. 시포니모드 10mg에서 병변(lesion)수의 82% 감소하고, 2mg에서 72%, 1.25mg에서 66%, 0.5mg에서 50%, 0.25mg에서 35% 감소가 각각 관찰될 수 있었다. 시포니모드는 대규모 3상 임상시험인 EXPAND(Exploring the efficacy and safety of Siponimod in patient with secondary progressive multiple sclerosis) 연구에서 매일 용량 2mg vs 위약으로 테스트되고 있다(Kappos, 2018).

2.4 연속재평가, 수정 연속재평가, TITE-연속재평가 방법

2.4.1 CRM(Continual Reassessment Method, 연속재평가방법)

제1상 임상시험에 자주 쓰이는 어뎁티브 용량 발견 설계는 차후 단계의 임상시험을 위한 용량레벨을 결정하는 최소유효용량 및 최대허용용량을 확인하기 위해서 사용된다. 어뎁티브 용량 발견 설계의 경우에 베이지안 접근법과 함께 1990년대에 발전한 1상 임상시험 설계인 연속재평가방법(continual reassessment method, CRM)으로 O'Quigley(1990)이 제안한 베이지안 모형(Bayesian Model)을 기초로 하는 방법이다. CRM의 기본 아이디어는 데이터를 적절한 작동모형(working model)으로서의 용량-반응(독성) 관계 곡선에 피팅(fitting)하며, 개별 피험자에 가장 잘 어울릴 것 같은 최대허용용량인 독성반응 목표수준(target toxicity level)에 배정하는 모형중심의 베이지안 방법을 적용시킨 임상시험 설계이다. 이러한 CRM 방법은 피험자 한 명씩 테스트하는 방법으로 임상시험을 시작하기 전에 가정된 사전 용량-독성곡선(prior dose-toxicity curve)과 독성반응 목표수준(보통 15%~25%)을 가지고 시작한다. 한 사람씩 피험자의 정보가 더해갈 때마다, 현재 가지고 있는 용량-독성 곡선에 대한 정보를 수정하여 특정 모수(parameter)의 사후분포(posteriori distribution)를 구하므로, CRM설계에서는 특정 모수에 대한 사전정보(prior information)가 필요하다. 그 다음 피험자에게는 모형중심의 베이지안 방법을 적용시켜서 투여할 용량의 증가 혹은 감소는 이 사후분포에 따라 결정하게 된다. 이와 같은 절차로는 첫 번째 피험자를 사전정보에 의해 '최선'의 용량을 투여함으로써 연구가 개시된 후에 피험자의 데이터를 반복적으로 피팅하여 매번 업데이트된 '최선'의 용량이 정해진다. 각 단계에서 그 다음 피험자는 최대허용용량(MTD)에 가장 가까운 것으로 측정된 용량을 투약하고, 미리 정해진 피험자 수로 임상시험을 실시한 후 조건에 가장 적합한 용량레벨을 MTD로 정한다. 〈그림 2.1〉은 일반적인 CRM 임상시험 이행을 나타내는 플로 차트(flow chart)이다.

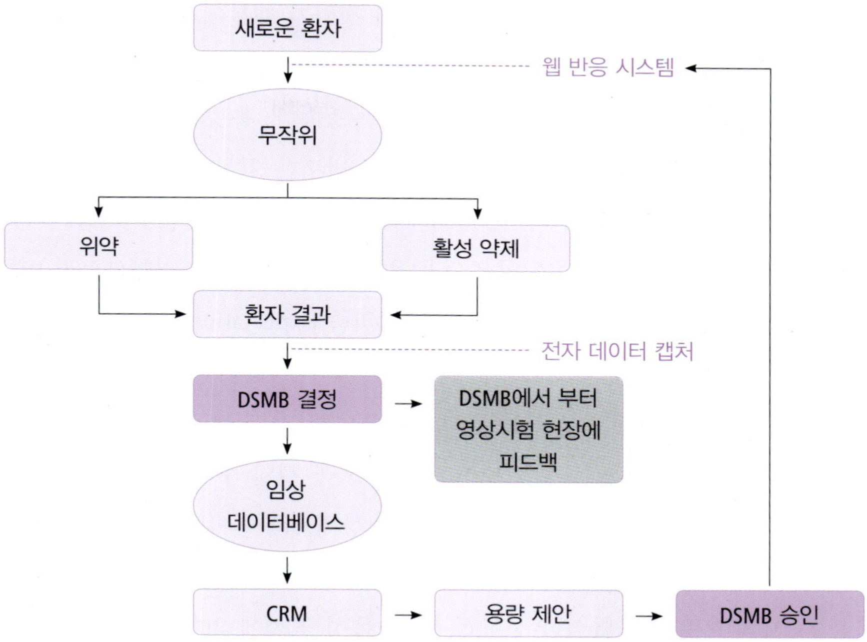

그림 2.1 CRM 임상시험 이행을 나타내는 플로 차트

어뎁티브 용량-발견 방법에서 용량-반응 관계성을 배우는 보다 효율적인 방법인 CRM의 이론적 근거는 많은 환자를 최대허용용량(maximum tolerated dose, MTD) 혹은 그에 가까운 용량에 집중시키는 것이다. 이는 연구에서 잠재적 치료효과가 있는 용량에 치료되는 환자의 수를 최대화하며 독성위험을 제한하는 반면에 MTD의 효율적 측정값을 제공한다. CRM은 임상시험 기간 동안에 관찰된 독성량을 보다 잘 제어할 수 있으므로 최대내성독성의 목표수준에서 유연하면서 최대허용용량(MTD)에 대한 신뢰할 만한 측정량을 제공하였다. 이 설계는 MTD, 즉 치료받은 피험자 중에서 용량과 관련된 독성율이 특정 비율보다 적은 최고용량을 측정하는데 사용되고, 용량이 결정된 후에 후기 학습단계는 일반적으로 관심 있는 임상적 결과에 영향을 줄 가능성이 가장 높은 용량(MTD보다 작거나 같음)을 선택하는 것을 목표로 한다.

CRM은 전통적 설계와 비교하면 개발 초기에 용량-반응에 대한 보다 더 많은 정보를 제공할 수 있다. 용량-독성관계 모수 모형 피팅(parameter model fitting)을 해서 업데이트 함으로써 정확한 MTD를 측정하는 CRM은 임상시험의 효율성을 개선하며 융통성이 있고, MTD에서의 독성반응 목표수준을 임상시험 이전에 정할 수 있다. 또한 피험자수를 미리 정하기 때문에 총 연구기간을 추측할 수 있으며, 피험자가 확보되는 대로 진행할 수도 있어서 '3+3' 설계보다는 빠르게 진행된다. 또한 CRM은 코호트 규모, 목표독성, 용량 증가 규칙 및 중단기준 측면에서 융통성이 있다. 이러한 어뎁티브 방법은 임상시험의 학습(탐색)단계의 일부일 때 잘 받아들여진다. 실제로 CRM 방법의 근본적인 어려움은 후기발현 독성의 발생이다. 관찰되지 않은 독성을 결측 데이터로 처리함으로써 이 문제는 측정값 계산에 유용한 방법인 E-M 알고리즘(Expectation Maximization algorithm)을 사용하여 극복된다.

그러나 CRM은 시작용량 레벨을 모수적 사전분포에 의존하며, 피험자 한 명씩 실시하므로 임상시험 소요기간이 오래 걸릴 수 있다는 단점이 있다. 또한 다음 피험자의 용량 선택 시 두 단계 이상의 급격한 용량레벨의 상승이 가능하므로 피험자가 과도한 용량에 노출될 위험으로 안전성 문제가 제기된다. 특히, 첫 환자의 용량은 불확실한 선험적 용량-독성 곡선에 의해 적절하다고 추정한 것이기 때문에, 결과가 의문스러울 수 있으며 위험할 수도 있다. MTD 부근에 적은 수의 용량으로 환자를 집중시키는 것은 적절한 용량-독성 곡선을 측정하기 어렵다는 것도 단점이 될 수 있다. 또한 베이지안 방법을 이용하기 때문에 통계모형에 대한 전문적 지식이 필요하고, 매 피험자의 결과에 따라 다음 피험자에게 투여할 용량을 결정해야 하는 계산상의 복잡성으로 이행하기가 쉽지 않다. 이에 CRM 방법을 개선하여 과격한 증가나 감소를 피하고, 현재의 용량레벨에서 오직 한 용량레벨씩 증가하거나 감소하는 것에 국한시키는 방법이 제시되었다. 또한 MTD로 추정된 용량레벨에서의 용량제한독성(Dose-Limiting Toxicity, DLT) 확률의 정확성(precision)을 원하는 레벨에 도달된 시점에서, 또는 용량레벨이 더 이상 변하지 않을 때 멈추는 접근방법도 제시되었다.

사례 방사선 용량 CRM 임상시험

비소세포 폐암환자 치료의 방사선 MTD와 권장 용량(recommended dose)을 결정을 위한 1상 임상시험에서 피험자에게 할당될 용량레벨을 결정하고 MTD를 측정하기 위하여 CRM 방법을 이용했다(Onimaru, 2015). 용량-반응 곡선 및 MTD의 사전 분포는 2등급 방사선 폐렴(radiation pneumonitis, RP)의 예상빈도에 기초하여 산출하였다. 이 연구에서 MTD와 권장 용량을 결정하기 위한 계획된 결정규칙은 다음과 같다. MTD는 2등급 방사선 폐렴의 사후분포의 예상은 약 25%인 용량레벨이다. 예측된 MTD 레벨에 대한 95% 신뢰구간(Confidence Interval, CI)의 상한 및 하한 값은 인접한 용량레벨을 포함해서는 안 된다. 권장 용량은 MTD 동일한 것으로 정의하였다.

사례 클로파라빈과 시클로포스파미드의 용량 CRM 임상시험

재발/불응성 급성 림프 백혈병 환자의 클로파라빈(Clofarabine)과 시클로포스파미드(Cyclophosphamide)의 DLT와 MTD를 결정하는 1상 임상시험에서 4가지 용량레벨의 MTD를 평가하기 위하여 CRM 방법을 이용하였다(Faderl, 2014). 각 코호트는 2명의 피험자로 구성하였다. 만일 독성확률이 30% 초과한다면 환자들이 현재의 용량레벨에서 계속하지 않거나 혹은 다음 높은 용량레벨에 허용되지 않을 것이라는 운영특성(Operating Characteristics, OC)을 정했다. 현재 용량레벨에서 DLT의 확률이 0.30보다 더 크다는 것이 95% 이상의 확률이 있다면 환자등록은 중지하고, 그 아래 용량레벨을 MTD로 정하기로 하였다.

사례 아비스큐민 용량 CRM 임상시험

고형 종양 환자의 정맥 아비스큐민(Aviscumine, rViscumin)의 안전성, DLT 및 MTD, 약동학을 연구하고 후속 임상시험에서의 권장 용량을 정립하기 위한 1상 임상시험에서 각 용량레벨에 필요한 환자 수를 결정하기 위하여 CRM 방법을 사용하였다(Schoffski, 2004). 이 연구에서 CRM 방법을 사용한 주목적은 시험에서 낮은, 비독성 용량레벨에서의 환자 수를 감소하려는 것이다. 프로토콜은 중간 용량레벨들을 평가하도록 허용했으며, 사용될 총 용량레벨 수는 미리 고정되지 않았다. 초기 프로토콜에서는 아비스큐민을 투여 당 10, 20, 40, 100, 200, 400, 800, 1,600ng/kg하는 것으로 예상했다. 이후에 1,600ng/kg 투여 용량까지 허용되는 것으로 밝혀져 더 높은 투여 용량 레벨이 허용하는 프로토콜로 수정되었다. 이 연구에서 MTD는 첫 번째 치료 사이클 동안에 특정 용량레벨에서 환자의 최대 20%가 DLT를 경험하는 최고 용량으로 정의하였다.

2.4.2 mCRM(modified Continual Reassessment Method, 수정 연속재평가방법)

CRM 설계에서는 만일 용량-독성반응 곡선에 대한 모형이 잘못 가정된 경우에, 고용량 레벨에 피험자가 할당되기 쉽기 때문에 안전성 문제를 개선하기 위해 제안된 mCRM(modified continual reassessment method) 설계가 있다. 이 설계는 첫 피험자 그룹에 가장 낮은 용량을 투여하고 용량 상승 시에 한 단계씩만 올라가게 하는 보수적인 방법을 사용함으로써 급작스러운 용량 상승에 따른 위험을 줄이고, 하나의 코호트에 다수의 피험자를 배치함으로써 임상시험 시간을 줄이려고 한다. mCRM은 O'Quigley이 제한한 원래의 CRM 설계와는 다음과 같은 차이가 있다.

- mCRM은 수학적 모델만으로 용량 증가를 결정하지 않고, 용량 증가가 연구 설계에 의해 제한된다는 것이다.
- O'Quigley의 CRM은 한 명의 피험자로 코호트를 구성하지만 mCRM은 일반적으로 2~3명으로 코호트로 구성된다.
- 사전(prior) 용량-독성반응 곡선에 따라 MTD에 가장 가까운 용량으로 시작하는 원래의 CRM과 달리 대부분의 mCRM은 시작 용량을 가장 낮은 용량 레벨에서 출발한다.

사례 이니파립 용량 mCRM 임상시험

새로 진단된 악성 신경교종 환자에서 테모졸로마이드(Temozolomide)의 매월 투여 혹은 연속적인 투여와 함께 이니파립(Iniparib)의 MTD를 연구하기 위한 1상 임상시험에서 MTD를 측정하기 위하여 미리 지정된 로지스틱(logistic) 용량-독성 상관성과 미리 정의된 DLT 확률을 이용한 mCRM 방법을 사용하였다(Blakeley, 2015). 각 용량레벨은 5명의 환자 코호트로 치료되었으며 3/5의 환자가 관찰 윈도우 기간을 완성했을 때, 용량 증가를 위한 독성평가를 실시한다. 용량의 최대 증가는 바로 직전 용량 레벨의 50%로 제한한다. mCRM을 기초로 하여 두 권장 용량이 서로의 10% 이내에 있게 될 때, MTD를 결정하는 것으로 설계했다.

사례 세디라닙 용량 mCRM 임상시험

청소년 중추신경계 종양 항암제 세디라닙(Cediranib)의 독성 프로파일, DLT, MTD, PK(Pharmacokinetics, 약동학)/PD(Pharmacodynamics, 약력학)를 연구하는 1상 임상시험에서 25%의 목표 DLT 확률로 MTD를 측정하기 위하여 mCRM 방법을 사용하였다(Kieran, 2015). MTD 용량으로 치료된 12명 환자 중에서 6명이 12세 이하의 환자로 하는 코호트 확장을 계획했다. 환자의 독성평가는 처음에 첫 4주 동안에 결정하였으나, 지연된 독성에 대한 우려 때문에 DLT 관찰 기간이 첫 6주로 연장되었다.

2.4.3 TITE-CRM(Time-To-Event Continual Reassessment Method, 관측된 기간의 자료를 모두 감안한 연속재평가방법)

mCRM 설계의 연장으로 생존기간 데이터, 무질병 기간 데이터, 센서링(censoring, 중도절단) 데이터에서 피험자에게 발생하는 DLT의 관측기간을 데이터 평가에 감안하는 TITE−CRM(time-to-event continual reassessment method) 설계가 있다. 이것은 아직 DLT가 관측되지 않은 피험자의 경우에는 임상시험에서 미리 정해진 관측기간까지 도달하지 않은 부분을 적용한 mCRM 방법이다. TITE−CRM의 가장 단순한 형태에서는 독성이 있는 피험자에게는 온전한 가중치를 주고, 독성이 없는 피험자에게는 관찰된 시간에 따른 비율로 가중치를 준다. 그 가중치는 업데이트된 MTD 값을 결정하는 사후(posterior) 평균을 계산하는데 적용된다. 이 설계는 피험자 각각이 임상시험 대상의 자격이 되는 순간부터 임상연구에 투입될 수 있어서, 임상시험 연구 전체기간에 걸쳐 피험자의 정보를 효율적으로 사용하므로 연구시간을 단축할 수 있다. 그러나 실질적 가중치가 독성을 가진 피험자들에게는 독성이 나타난 시간에 달려있기 때문에 각 피험자에게 적절한 가중치를 선택하는 것은 결코 쉬운 일이 아니다. 예를 들면, 추적시간이 짧은 피험자는 독성이 추적기간 시작에 일어난다기 보다는 추적시간 끝에 일어날 것으로 기대되기 때문에 적은 가중치를 받아야 한다. 그러나 투여 용량이 클수록 독성도 빨리 나타난다는 가정 하에서 평균 독성시간은 용량에 따라 차이가 난다고 가정하는 것이 합리적이기 때문에 적절한 가중치는 투여 용량의 함수이다.

이 TITE−CRM는 제1상 임상시험 설계로 임파종을 포함한 진행성 악성종양 환자가 기존치료에 반응이 없거나 효과적인 치료가 없는 경우에 SAM486A라는 새로운 억제제로 치료하는 연구에 도입하였다(Siu, 2002). 이러한 mCRM설계로 실시된 백혈병 환자 대상의 제 1상 임상시험 연구가 최근에 증가하는 추세에 있다(O'Donnell, 2002 : Song, 2003 : Lonial, 2010). 하지만 아직도 많은 임상 연구자들은 베이지안 방법이 익숙하지 않고, 1상 임상시험을 설계하는 데에 TITE-CRM 방법이 다른 표준설계보다 안전하지 않을 것을 두려워한다. 또한 이 새로운 접근 방법의 타당성을 임상시험 관리감독위원회에게 확신시켜야 하는 부담 때문에 잘 사용하지 않으려고 한다. 임상연구자는 베이지안 방법에 순응할 수 있다는 것을 실제로 증명하고, 그 TITE−CRM방법이 초과 위험에 피험자를 배정하지 않음을 구체적으로 설명하고 납득시킬 수 있을 때에만 임상시험 관리감독위원회는 베이지안 설계 방법을 허용할 것이다.

사례 독소루비신과 식스튜뮤맙 용량 TITE−CRM 임상시험

연부조직육종(soft tissue sarcoma)에서의 독소루비신(Doxorubicin)과 IGF−1R 표적 단일클론항체인 식스튜뮤맙(Cixutumumab)의 내성과 안전성을 결정하기 위한 1상 임상시험은 DLT의 확률을 측정하고 DLT가 20%보다 낮은 확률의 용량에 환자를 할당하기 위하여 TITE−CRM 모델을 사용하였다(Chugh, 2015). 초기 용량 이후에 지속적인 상승 등록을 허용하고, 최대로 많은 환자가 MTD에 치료될 수 있도록 하기 위하여 TITE−CRM 설계가 선택되었다. 용량−독성 함수를 측정하기 위한 표본수는 30명이었으며, 투여 용량과 독성 사이의 상관관계는 단일 파라미터 로지스틱 모델로 요약되었다. 현재 데이터에 기초로 주어진 용량에서 독성을 경험할 확률을 나타내는 독성의 사후분포는 각 용량레벨에 대한 95% 신뢰간격으로 계산되었다. 목표율 20%에 가장 가깝지만 20%를 넘지 않는 용량을 MTD로 추정하였다.

사례 클로파라빈과 부술판 병행치료 용량 TITE−CRM 임상시험

혈액종양에서 클로파라빈(Clofarabine)과 부술판(Busulfan)의 병행치료가 항종양 활동성을 연구하기 위한 1/2상 임상시험에서 환자의 20%에서 독성(DLT)이 나타나는 클로파라빈과 부술판의 병행치료의 적정용량을 결정하기 위하여 TITE−

CRM 설계방법을 사용하였다(Magenau, 2011). TITE-CRM은 용량의 함수로서 DLT의 확률에 대한 모델을 가정하고, 환자에게서 DLT가 발생하면 어떤 용량이 MTD가 될 것인지를 순차적으로 결정하여 새로운 환자에게 그 투여량을 배정했다. 30mg/m^{2}을 투여 받은 첫 번째 환자에게서 DLT(등급 IV의 transaminitis, 간 염증 및 트랜스아미나제 증가증)가 나타나 클로파라빈은 다음 6명 환자에게 20mg/m^{2}으로 용량을 감소하였다. 클로파라빈 20mg/m^2 투여 6명 중 4명에게서 일시적 등급 III의 transaminitis가 있었다. 다시 다음 6명 환자를 30mg/m^2 용량에 등록하였으며, 4명에게서 일시적 III transaminitis가 보였다. 모든 등급 III과 IV 환자는 2주 내에 등급 I 이하로 해결되었다. 따라서, 일시적 등급 III의 transaminitis는 2주 내에 등급 I 이하로 된다면 나머지 연구기간 동안에 DLT에서 제외시켰다. 나머지 환자들은 30mg/m^{2}와 40mg/m^2 용량의 코호트로 배정하였다. 이 연구에서 총 46명 환자의 데이터는 클로파라빈과 부술판의 병행치료는 항종양 활성을 보였지만 클로파라빈 용량과 transaminitis의 정도 사이의 상관관계를 찾을 수 없었다.

사례 보르테조밉 용량 TITE-CRM 임상시험

보르테조밉(Bortezomib) 및 전체 뇌 방사선치료를 동시 접근방식의 내성과 안전성을 결정하기 위해서 이전에 치료를 받지 않은 뇌 전이 환자를 대상으로 하는 1상 임상시험에서 1일, 4일, 8일, 11일에 전체 뇌 방사선치료에 주어질 때, 보르테조밉(Bortezomib) 0.9mg/m^2, 1.1mg/m^2, 1.3mg/m^2, 1.5mg/m^2, 1.7mg/m^{2}의 안전성을 평가하였다(Lao, 2013). 치료 시작부터 종료 후 1개월까지의 3등급 이상의 비혈액학적 독성 혹은 4등급 이상의 혈액학적 독성을 DLT로 정의하고, 용량 증가를 결정하는데 TITE-CRM 설계방법을 사용하였다. 다른 모든 CRM 및 TITE-CRM 연구와 같이, 이 임상시험에서도 첫 환자 등록 이전에 각 투여 용량에서 DLT의 예상 확률이 의학통계학자와 임상연구원에 의해 단일 매개변수 로지스틱 용량-독성함수의 사전(prior) 추정치에서 유도된다. 각각의 환자가 시험을 완료할 때, 용량-독성함수가 재측정되고, 재측정된 용량-독성함수가 다음 환자의 투여 용량에서 DLT 추정확률을 계산하는데 사용된다. 새로 등록된 환자는 목표율인 0.20에 가장 가깝지만 0.20를 넘지 않는 보르테조밉 용량을 할당하였다.

2.5 EWOC 방법

EWOC(escalation with overdose control) 설계는 허용불가 고용량에 피험자를 치료할 가능성을 최소화하려는 윤리적 제약을 직접적으로 통합하는 투여 용량 발견을 위한 1상 임상시험 설계 방법이다. EWOC 설계 방법은 피험자가 투여 용량이 과용되는 확률을 제어하면서 용량의 일관된 시퀀스를 생성하는 베이지안식으로 용량을 찾는 설계이다. EWOC 방법은 기본적으로 CRM과 같지만, CRM의 단점인 환자를 너무 급하게 높은 독성용량에 노출시킨다는 것을 방지하기 위하여 특정한 용량으로 코호트의 치료가 끝난 후, 다음 단계의 용량을 정할 때 원래의 CRM에서의 목표독성의 확률 외에도 과도용량투여의 확률을 이용한다. 이런 방식은 MTD 이상의 투여 용량에 노출될 피험자 예상 비율이 지정된 값과 동일하게 하려는 것이다. 이 지정된 확률값은 주로 임상의사에 의해 선정되며, 과잉 투약에 대한 임상의사들의 우려 수준을 반영한다. EWOC 설계는 피험자에게 저용량으로 투여됨으로써 평균 투여 용량을 최소화하고, 과용량으로 투여될 피험자들의 지정된 확률을 유지하면서 가능한 한 빨리 MTD에 도달한다는 것을 의미한다. EWOC설계는 임상시험이 진행됨에 따라, EWOC 의해 정해진 용량 시퀀스(순서, sequence)는 MTD로 접근하게 되고, 즉 권유된 용량 시퀀스는 확률적으로 MTD에 수렴함으로써 결국에 모든 환자가 특정 시간 이후에는 MTD에 가까운 용량으로 치료될 것이다. EWOC 방법은 CRM의 모든 장점을 포함하며 과용량 확률을 조절하여 MTD 정확도와 임상시험 효율성을 더욱 개선하지만, 고강도 컴퓨터 계산이 필요하기 때문에 사용하기가 쉽지 않다.

사례 트라스투주맙 용량 EWOC 임상시험

트라스투주맙(Trastuzumab)기반의 치료에서 암 진행이 있는 HER2 양성 전이성 유방암 환자의 과잉 PI3K 억제제인 부파리십(Buparlisib)의 임상적 활성을 결정하기 위한 임상시험에서 EWOC 설계를 사용하였다(Saura, 2014). 베이지안 로지스틱 회귀 모델의 결과를 근거로 시작용량은 50mg/day가 선택되었으며, 이때 50mg/day는 부파리십과 트라스투주맙이 단일약물로 결합될 때의 잠재적 높은 독성을 고려하여 DLT의 사전(prior) 분포로부터 유도된 가장 높은 시작용량 값이었다. 부파리십 용량 증가도 EWOC 접근방법으로 베이지안 로지스틱 회귀 모델에 따라 행해졌다. 각 용량 코호트는 새로 등록된 환자들로서 용량결정을 위해서는 3~6명에 대한 평가가 있어야 한다. MTD는 첫 번째 치료 주기(cycle) 동안에 치료된 환자의 33% 이상에서 허용할 수 없는 DLT을 발생하지 않는 가장 높은 용량으로 정의하였다. 이 임상시험은 부파리십 100mg/day과 트라스투주맙 2mg/kg/week의 병용치료가 내약성이 좋은 것으로 나타났다.

2.6 Summary

제1상 어뎁티브 임상시험은 여러 다른 용량을 탐색하여 향후의 임상시험에 사용될 적정용량을 결정하는 것이다. 이들 용량의 안전성과 효능을 평가할 필요가 있는 경우에 초기 학습단계의 관련 설계들을 〈표 2.1〉에 요약하였다.

표 2.1 초기 적정용량 및 MTD 발견을 위한 어뎁티브 1상 임상시험 설계

연구 설계	장점	단점
어뎁티브 용량 발견	• 일부 용량을 탈락 혹은 새 용량 추가 가능 • 용량의 정확성과 효율성 • 연구과정 동안에 누적된 효율성 혹은 안전성 데이터 사용으로 피험자 수 감소 • 적은 수의 코호트로 보다 정확한 MTD 제공	임상초기에 등록된 피험자들이 높은 독성에 노출 가능 또는 비효율 가능
CRM	• MTD 측정을 위한 모델-기반 용량 증가 • 사전(prior) 용량-반응곡선에 따라 MTD가 까운 용량에서 시작 • 독성위험을 제한 • 코호트 규모 및 용량 증가 규칙의 융통성 • 효율적 MTD 값 측정	• 피험자 한 명씩 실시로 오랜 소요시간 • 급격한 용량 증가로 과도한 용량위험 • 통계모형에 대한 전문지식 필요 • 계산의 복잡성
수정 CRM (mCRM)	• CRM에서의 안전성 개선 • 피험자 2~3명 코호트로 실시 • 가장 낮은 용량에서 시작 • DLT 발견을 못할 경우 표준 3+3 설계로 전환	• 통계모형에 대한 전문지식 필요 • 계산의 복잡성
TITE-CRM	• 생존기간과 같이 관측기간에서 센서링이 발생하는 데이터에 적용하는 수정 CRM의 연장 • 관측기관과 센서링 여부에 따라 가중치 부여	• 적절한 가중치 계산이 용이하지 않음 • 설계에 대한 이해 부족으로 DSMB 혹은 규제당국 납득시키기 어려움 • 통계모형에 대한 전문지식 필요 • 계산의 복잡성

참고문헌

- Aouni J, Bacro JN, Toulemonde G, Colin P, Darchy L, Sebastien B. Design optimization for dose-finding trials: a review. J Biopharm Stat. 2020. 17:1-12.JS, Rogatko A. Patient specific dosing in a cancer phase I clinical trial. Stat Med. 2001. 20:2079-90.
- Blakeley JO, Grossman SA, Mikkelsen T, Rosenfeld MR, et al. Phase I study of iniparib concurrent with monthly or continuous temozolomide dosing schedules in patients with newly diagnosed malignant gliomas. J Neurooncol. 2015. 125:123-31.
- Burman CF, Burman CF. Discussion of the paper "Adaptive dose-ranging designs". J Biopharm Stat. 2007. 7(6):1005-11; discussion 1029-32.
- Chi Y, Yang J, Yang S, Sun Y, Jia B, Shi Y. Phase I dose-finding study of sorafenib with FOLFOX4 as first-line treatment in patients with unresectable locally advanced or metastatic gastric cancer. Chin J Cancer Res. 2015. 27:239-46.
- Chiuzan C, Shtaynberger J, Manji GA, et al. Dose-finding designs for trials of molecularly targeted agents and immunotherapies. J Biopharm Stat. 2017. 27(3):477-494.
- Chu PL, Lin Y, Shih WJ. Unifying CRM and EWOC designs for phase I cancer clinical trials. J Stat Plan Inference. 2009. 139:1146-63.
- Chugh R, Griffith KA, Davis EJ, Thomas DG, et al. Doxorubicin plus the IGF-1R antibody cixutumumab in soft tissue sarcoma: a phase I study using the TITE-CRM model. Ann Oncol. 2015. 26:1459-64.
- Cole M, Stocken D, Yap C. A pragmatic approach to the design and calibration of a Bayesian CRM dose finding trial. Trials. 2015. 16(Suppl2): 210.
- Doussau A, Geoerger B, Jimenez I, Paoletti X. Innovations for Phase I dose-finding designs in pediatric oncology clinical trials. Contemp. Clin. Trials. 2016. 47:217–227.
- Eisenhauer EA, O'Dwyer PJ, Christian M, Humphrey JS. Phase I clinical trial design in cancer drug development. J Clin Oncol. 2000;18(3):684-692.
- Faderl S, Balakrishnan K, Thomas DA, Ravandi F, et al. Phase I and extension study of clofarabine plus cyclophosphamide in patients with relapsed/refractory acute lymphoblastic leukemia. Clin Lymphoma Myeloma Leuk. 2014. 14:231-8.
- Garrett-Mayer E. The continual reassessment method for dose-finding studies: a tutorial. Clin Trials. 2006. 3:57-71.
- Gelmon KA, Latreille J, Tolcher A, Génier L, Fisher B, Forand D, et al. Phase I Dose-Finding Study of a New Taxane, RPR 109881A, Administered as a One-Hour Intravenous Infusion Days 1 and 8 to Patients With Advanced Solid Tumors. JCO. 2000. 18(24):4098-108.
- Harrington JA, Hernandez-Guerrero TC, Basu B. Early Phase Clinical Trial Designs – State of Play and Adapting for the Future. Clinical Oncology. 2017. 29(12):770-7.
- Harvey RD, Owonikoko TK, Lewis CM, Akintayo A, Chen Z. A phase 1 Bayesian dose selection study of bortezomib and sunitinib in patients with refractory solid tumor malignancies. British Journal of Cancer. 2013. 108:762-5.

- Hoffman LM, Fouladi M, Olson J, Daryani VM, Stewart CF, et al. Phase I trial of weekly MK-0752 in children with refractory central nervous system malignancies: a pediatric brain tumor consortium study. Childs Nerv Syst. 2015. 31:1283-9.
- Iasonos A, O'Quigley J. Adaptive dose-finding studies: a review of model-guided phase I clinical trials. J Clin Oncol. 2014. 32(23):2505-11.
- Iasonos A, Wilton AS, Riedel ER, et al. A comprehensive comparison of the continual reassessment method to the standard 3+3 dose escalation scheme in Phase I dose-finding studies. Clin Trials. 2008. 5:465-77.
- Ivanova A, Montazer-Haghighi A, Mohanty SG, et al. Improved up-and-down designs for phase I trials. Stat Med. 2003. 22:69-82.
- Ivanova A. Escalation, group and A + B designs for dose-finding trials. Stat Med. 2006. 25:3668-78.
- Jaki T, Clive S, Weir CJ. Principles of dose finding studies in cancer: a comparison titration designs for phase-clinical trials in oncology, Journal of the National Cancer Institute. 2013. 89:1138–47.
- Jimeno A, Rudek MA, Kulesza P, Ma WW, et al. Pharmacodynamic-guided modified continuous reassessment method-based, dose-finding study of rapamycin in adult patients with solid tumors. J Clin Oncol. 2008. 26:4172-79.
- Kappos L, Bar-Or A, Cree BAC, Fox RJ, Giovannoni G, Gold R, Vermersch P, Arnold DL, Arnould S, Scherz T, Wolf C, Wallström E, Dahlke F; EXPAND Clinical Investigators. Siponimod versus placebo in secondary progressive multiple sclerosis (EXPAND): a double-blind, randomised, phase 3 study. Lancet. 2018 Mar 31;391(10127):1263-1273.
- Kieran MW, Chi S, Goldman S, Onar-Thomas A, et al. A phase I trial and PK study of cediranib (AZD2171), an orally bioavailable pan-VEGFR inhibitor, in children with recurrent or refractory primary CNS tumors. Childs Nerv Syst. 2015. 31:1433-45.
- Kuzuya K, Ishikawa H, Nakanishi T, Kikkawa F, et al. Optimal doses of paclitaxel and carboplatin combination chemotherapy for ovarian cancer: a phase I modified continual reassessment method study. Int J Clin Oncol. 2001. 6:271-8.
- Lassen UN, Meulendijks D, Siu LL, Karanikas V, et al. A phase I monotherapy study of RG7212, a first-in-class monoclonal antibody targeting TWEAK signaling in patients with advanced cancers. Clin Cancer Res. 2015. 21:258-66.
- Lonial S, Kaufman J, Tighiouart M, et al. A phase I/II trial combining high-dose melphalan and autologous transplant with bortezomib for multiple myeloma: A dose- and schedule-finding study. Clin Cancer Res. 2010, 16:5079–5086.Karen A. Gelmon,
- Magenau J, Tobai H, Pawarode A, Braun T, et al. Clofarabine and busulfan conditioning facilitates engraftment and provides significant antitumor activity in nonremission hematologic malignancies. See comment in PubMed Commons belowBlood. 2011. 118:4258-64.
- Mahalingam D, Nemunaitis JJ, Malik L, Sarantopoulos J, Weitman S, et al. Phase I study of intravenously administered ATI-1123, a liposomal docetaxel formulation in patients with advanced solid tumors. Cancer Chemother Pharmacol. 2014. 74:1241-50.
- Muler JH, McGinn CJ, Normolle D, et al. Phase I trial using a time-to-event continual reassessment

strategy for dose escalation of cisplatin combined with gemcitabine and radiation therapy in pancreatic cancer. J Clin Oncol. 2004. 22:238-43.

- North B, Kocher HM, Sasieni P, North B, et al. A new pragmatic design for dose escalation in phase 1 clinical trials using an adaptive continual reassessment method. BMC Cancer. 2019. 19(1):632.
- Onimaru R, Shirato H, Shibata T, Hiraoka M, et al. Phase I study of stereotactic body radiation therapy for peripheral T2N0M0 non-small cell lung cancer with PTV<100cc using a continual reassessment method (JCOG0702). Radiother Oncol. 2015. 116:276-80.
- O'Quigley J, Pepe M, Fisher L. Continual reassessment method: a practical design for phase 1 clinical trials in cancer. Biometrics. 1990. 46:33-48.
- O'Quigley J. Theoretical study of the continual reassessment method. J Stat Planning Inference. 2006. 136:1765-80.
- Oron AP, Hoff PD. The k-in-a-row up-and-down design, revisited. Stat Med. 2009. 28:1805-20.
- Pinheiro J, Sax F, Antonijevic Z, Bornkamp B, Bretz F, Chuang-Stein C, et al. Adaptive and Model-Based Dose-Ranging Trials: Quantitative Evaluation and Recommendations. White Paper of the PhRMA Working Group on Adaptive Dose-Ranging Studies, Statistics in Biopharmaceutical Research. 2010. 2(4):435-54.
- Rahma OE, E Gammoh, R M Simon, S N Khleif. Is the "3+3" Dose-Escalation Phase I Clinical Trial Design Suitable for Therapeutic Cancer Vaccine Development? A Recommendation for Alternative Design Clin. Cancer Res. 2014. 4758-67.
- Rogatko A, Cook-Wiens G, Tighiouart M, Piantadosi S. Escalation with Overdose Control is More Efficient and Safer than Accelerated Titration for Dose Finding. Entropy. 2015. 17:5288-303.
- Selmaj K, Li DK, Hartung HP, Hemmer B, Kappos L, et al. Siponimod for patients with relapsing-remitting multiple sclerosis (BOLD): an adaptive, dose-ranging, randomised, phase 2 study. Lancet Neurol. 2013 Aug;12(8):756-67.
- Siu LL, Rowinsky EK, Hammond LA, Weiss GR, et al. A phase I and pharmacokinetic study of SAM486A, a novel polyamine biosynthesis inhibitor, administered on a daily-times-five every-three-week schedule in patients with advanced solid malignancies. Clin Cancer Res. 2002. 8(7):2157-66.
- Song DY, Jones RJ, Welsh JS, et al. Phase I study of escalating doses of low-dose-rate, locoregional irradiation preceding Cytoxan-TBI for patients with chemotherapy-resistant non-Hodgkin's or Hodgkin's lymphoma. Int J Radiat Oncol Biol Phys. 2003. 57(1):166-71.
- Storer BE. An evaluation of phase I clinical trial designs in the continuous dose-response setting. Statistics in Medicine. 2001. 20:2399–408.
- Stylianou M, Flournoy N. Dose finding using the biased coin up-and-down design and isotonic regression. Biometrics. 2002. 58:171-7.
- Thorlund K, Haggstrom J, Park JJ, Mills EJ. Key design considerations for adaptive clinical trials: a primer for clinicians. BMJ. 2018. 360:k698.
- Tighiouart M, Rogatko A. Dose Finding with Escalation with Overdose Control (EWOC) in Cancer Clinical Trials. Statistical Science. 2010. 25:217–226.
- van Meter EM, Garrett-Mayer E, Bandyopadhyay D. Dose-finding clinical trial design for ordinal toxicity

grades using the continuation ratio model: an extension of the continual reassessment method. Clin Trials. 2012. 9:303-13.

- Wages NA, Bagley E. Evaluation of irrational dose assignment definitions using the continual reassessment method. Clin Trials. 2019. 16(6):665-72.
- Wei L, Pan X, Fernandez S. Practical considerations for the implementation of adaptive designs for oncology Phase I dose-finding trials. Future Drug Discov. 2019. 1(2):FDD18.
- Wheeler GM, Mander AP, Bedding A, Brock K, Cornelius V, Grieve AP, Jaki T, Love SB, Odondi L, Weir CJ, Yap C, Bond SJ. How to design a dose-finding study using the continual reassessment method. BMC Med Res Methodol. 2019. 19(1):18.
- Yap C, Craddock C, Collins G, Khan J, Siddique S, et al. Implementation of adaptive dose-finding designs in two early phase haematological trials: clinical, operational, and methodological challenges. Trials. 2013. 14(Suppl 1): O75.
- Yuan Y, Yin G. Robust EM continual reassessment method in oncology dose finding. J Am Stat Assoc. 2011. 106:818-31.
- Zhang J, Braun TM, Taylor JM. Adaptive prior variance calibration in the Bayesian continual reassessment method. Stat Med. 2013, 32:2221-34.
- Zohar S, O'Quigley J. Re: Dose escalation methods in phase I cancer clinical trials. J Natl Cancer Inst. 2009. 101(24):1732-3.
- 임현자. 임상시험 연구의 설계와 응용. 황소걸음 출판사. 2015.
- 임현자. 신약개발과 임상시험. 황소걸음 출판사. 2018.

3

탐색 및 확증 단계에서의 어뎁티브 설계

Adaptive Designs in Confirmatory Phase

이 장의 주제

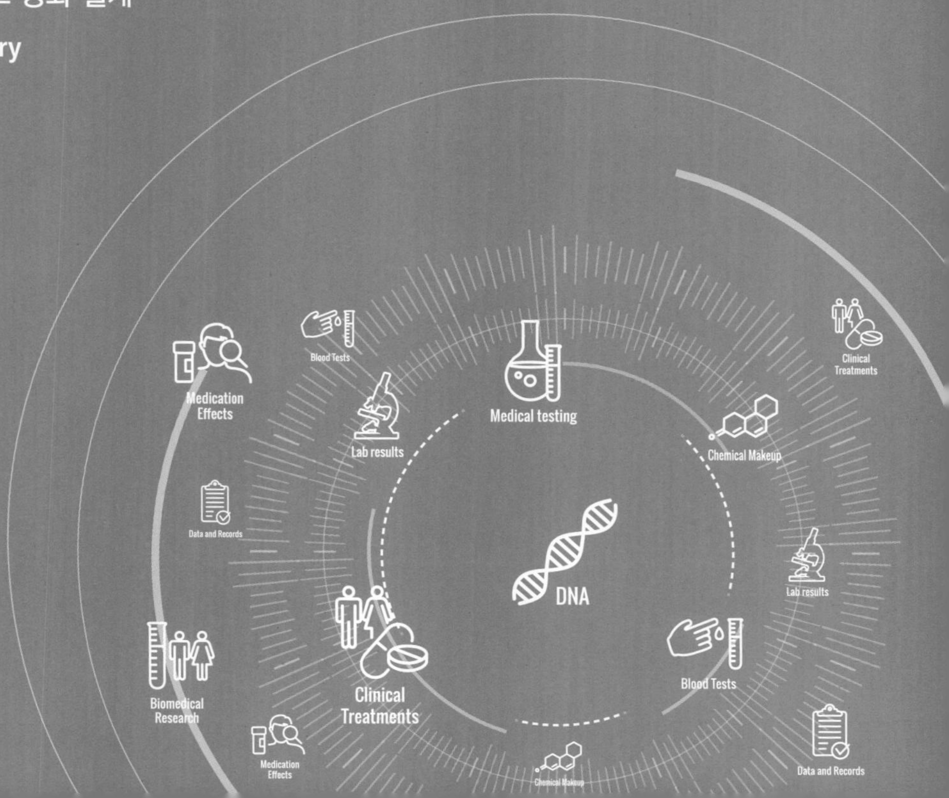

신약개발에서 임상시험의 탐색 단계 2상 연구에서는 신약의 효능을 입증하여 후속 단계인 확증적 3상 연구에서 테스트될 최적의 복용량을 식별하려는 목표를 가진다. 이 목표를 달성하는 것은 어려울 수 있으며, 3상에서 테스트된 용량 선택이 부적절하여 규제기관으로부터 마케팅 승인 후에도 용량 조정이 필요한 경우가 종종 있다. 이런 곤란한 상황을 사전에 예방할 수 있는 방법으로 유연한 어뎁티브 설계의 사용이 권장된다. 이 탐색 & 확증 단계에서는 시간 단축, 자원 절약, 피험자의 열등한 치료약물 노출 감소, 혹은 임상시험 성공 가능성을 향상하기 위해서 노력하며, 그 일환으로 보다 유연한 임상시험 설계에 대한 관심이 더욱 높아지게 된다. 어뎁티브 설계 중에서 특히 확증적 3상 임상시험에서 가장 많이 사용되는 설계 방법으로는 어뎁티브 집단순차 설계, 어뎁티브 무작위 배정, 표본수 재계산, 어뎁티브 강화 설계 등이 있다.

3.1 개요

초기 학습단계인(주로 1상, 2a상) 임상시험에서의 고전적 용량–발견 접근법은 주로 경험적이며, 독성레벨보다 낮을 것으로 예상되는 2개 혹은 그 이상의 활성용량을 선택하여 위약(placebo)과의 병행집단 비교연구로 테스트하기도 한다. 반면에 어뎁티브 용량–범위를 발견하기 위한 1상 임상시험 설계는 용량추가/용량탈락, 표본수 변경, 용량 간의 불균형한 무작위 배정 구현과 같은 다양한 접근 방식을 다루어 최적용량을 보다 잘 식별할 수 있다. 초기 학습단계 후에는 중재치료의 효능과 안전성을 검증하는 탐색단계(2상)와 치료의 효율성을 확인하는 확증단계(3상) 임상시험이 진행된다. 탐색단계인 2상 연구에는 두 가지 주요 목표를 가진다. 첫 번째는 환자의 약물효능 반응에 대한 첫 입증이고, 두 번째는 확증적 3상 연구에서 테스트할 최적의 위험–이익(risk-benefit) 복용량을 식별하는 것이다. 특히 후자의 목표를 달성하는 것은 어려운 일이며, 3상에서 테스트된 용량선택이 부적절하여 규제기관으로부터 마케팅 승인 후에도 용량조정이 필요한 경우가 있다. 탐색단계인 2상과 확증단계인 3상의 기존 표준설계는 광범위한 피험자를 등록하고, 새로운 치료로 혜택을 볼 수 있는 피험자 구성을 결정하기 위해 피험자의 추적이 끝난 후 하위집단 분석을 실행하기 때문에 무익한 치료를 조기에 중지하는 것이 어렵다. 반면에 어뎁티브 설계는 임상시험 중에 효능이 없을 것 같은 치료를 조기에 제외하거나 피험자의 적격성 기준을 조정하는 등 유연하게 업데이트할 수 있다. 〈그림 3.1〉은 탐색단계 및 확증단계에서의 기존 임상시험과 어뎁티브 임상시험의 과정을 비교한 것이다.

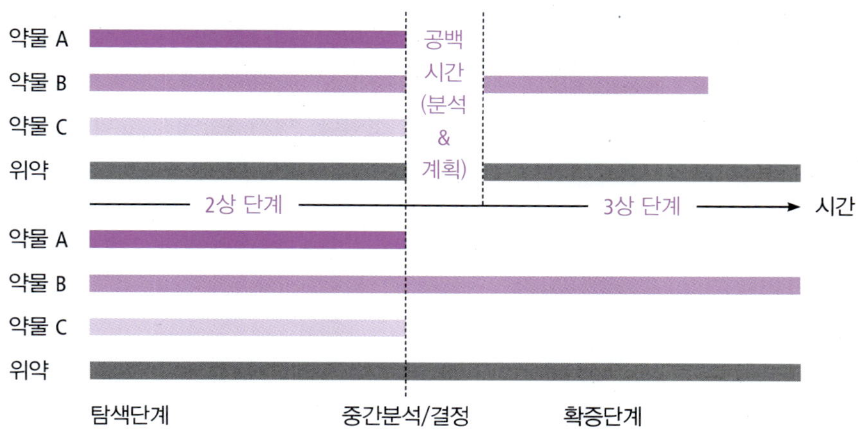

그림 3.1 피험자 등록 도식(기존 임상시험 vs 어뎁티브 임상시험)

미국 FDA & 유럽 EMA 등의 규제기관은 신약승인을 위해 제출된 혁신 의료약품 수의 감소를 해결하기 위한 방안으로 어뎁티브 설계를 수용하고, 나아가 전반적으로 연구 효율성을 높일 수 있는 유연한 어뎁티브 설계의 사용을 격려하고 있다. 어뎁티브 설계 중에서도 특히 확증적 3상 임상시험에서 가장 많이 사용되는 설계는 어뎁티브 집단순차 설계, 어뎁티브 무작위 배정, 표본수 재계산, 어뎁티브 강화 설계가 있다. 어뎁티브 집단순차 설계는 표본수 재계산 및 연구 집단의 수(수정, 삭제 또는 추가), 연구결과변수, 투여 용량, 치료기간 또는 무작위 배정 일정 등에서의 변경과 같이 중간분석 시에 미리 계획된 어뎁티브 기능을 통합할 수 있다. 어뎁티브 표본수 재조정은 실질적 검정력을 결정하기 위하여 임상시험 동안의 데이터 중간분석 평가를 기반으로 표본수를 재조정할 수 있다. 중간분석에서 예상보다 나쁜 결과가 나타나면 표본수를 재계산하여 임상시험이 적절한 검정력을 가지도록 표본수를 증가시킬 수 있다. 어뎁티브 무작위 배정은 임상시험 동안 무작위로 배정률을 변경할 수 있으므로, 진행 중인 임상시험의 축적된 데이터의 결과를 기반으로 새로 등록한 피험자를 더 효능이 높은 치료 집단에 더 높은 비율로 무작위 배정되도록 하는 배정률을 조정하는 데 사용된다. 어뎁티브 강화(adaptive enrichment)란 임상시험의 피험자 자격기준 혹은 결과변수에 대한 변경을 말한다. 중간분석 결과에서 치료가 특정한 하위(부분)집단의 환자에서 더 유의한 결과를 보이는 경우에, 이 집단에 환자를 더 많이 등록하도록 자격기준을 수정함으로써 해당 하위집단에서의 중재약물 효능을 조사할 수 있도록 하여 임상시험을 "풍부하게(enriched)" 할 수 있다. 이때 '수정' 혹은 '변경'은 축적한 데이터에 근거하여 피험자 대상자의 인구학적, 임상적 특징이나 바이오마커 분석, 또는 치료 반응에 영향을 미칠 것으로 알려진 기타 요인(예 : 게놈마커, 항생제내성 유전자형)에 관한 것일 수 있다. 〈그림 3.2〉는 일반적으로 2상 & 3상 임상시험에서 사용되는 어뎁티브 설계를 나타낸 것이다. 여기 3장에서는 탐색단계 및 확증단계 임상시험에서 사용되는 어뎁티브 설계를 상세히 살펴보기로 한다.

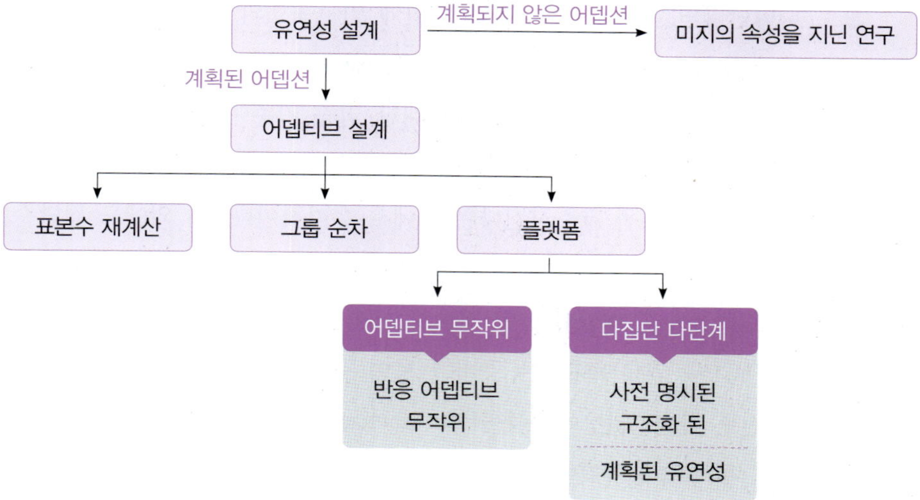

그림 3.2 일반적인 어뎁티브 임상시험 설계

3.2 어뎁티브 집단순차 설계

집단순차 설계(group sequential design)는 임상시험에서 지난 수십 년 동안 사용되어 왔다. 이 고전적 집단순차 설계는 축적한 데이터 기반으로 사전에 계획된 중지규칙의 도입을 통해 표본수 변경이나 열등한 치료 집단 탈락 등에서 다른 어떤 설계보다도 유연하고 적응력도 뛰어나다. 집단순차 설계 연구자들은 초기에는 어뎁티브 설계와 집단순차 설계 간의 연결을 받아들이기를 주저하였으나, 현재는 집단순차 임상시험을 어뎁티브 설계의 특별한 경우로 간주하고 있다. 먼저 고전적 집단순차 설계에 대해서 살펴본다.

3.2.1 고전적 집단순차 설계

고전적 집단순차 설계(group sequential designs)는 사전 계획된 시점에서 축적된 데이터를 분석하여 약물의 효능 및 안전성을 평가하고, 치료 효능의 부족(즉, 무익성)을 식별하려는 설계이다. 중간분석 결과를 근거로 사전 명시된 기준/규칙을 사용하여 임상시험 중지 여부의 전략이나 표본수 조정을 통해 통계적으로 1형 오류율을 보존하면서 임상시험을 유효성 혹은 무익성으로 인하여 일찍 종결해야 하는 지의 여부를 결정한다. 이때 중간분석에서의 연구결과가 충분히 유의한 효능으로 나타난다면, 계획된 연구기간 이전에 연구목표의 충족으로 임상시험의 성공을 주장하여 조기에 중지할 수 있으므로, 연구자원을 절약할 수 있다는 점에서 경제적이다. 또한 중재치료의 효능에 대한 입증 기준이 달성될 때, 임상시험을 계속 진행하여 일부 피험자들에게 열등한 약물치료에 노출시키는 것은 비윤리적이므로 조기에 위험을 감소시킨다는 점에서 윤리적이다. 이 외에도 집단순차 임상시험에서는 무익성으로 인한 임상시험 중지, 즉 중간분석 결과에서 중재약물의 효능이 목적을 달성하지 못할 것으로 보이는 경우 혹은 중간데이터가 연구의 대안가설(H_1)이 참이 아니라는 증거를 보여주는 경우에 연구를 중지할 수 있다. 이때, 조건부 확률 또는 예측확률(예 : stochastic curtail) 계산 등을 포함한 다양한 방법이 무익성 평가기준을 정의하는데 사용되고 있으며, 이런 경우에는 약물효능 데이터를 접하기 이전에 미리 임상시험 변경계획서(protocol amendment)에 중간분석의 계획과 분석방법을 기술하는 내용이 추가되어 있어야만 한다. 집단순차 임상시험에서는 언블라인드된 중간분석에서의 약물 효율성과 안전성 결과에 대한 치료 집단 간의 비교를 모니터링할 책임은 주로 외부의 독립적 자료점검위원회(Data Monitoring Committee, DMC) 혹은 데이터 안전성 모니터링 위원회(Data and Safety Monitoring Board, DSMB)에게 맡겨진다. 이 위원회는 임상

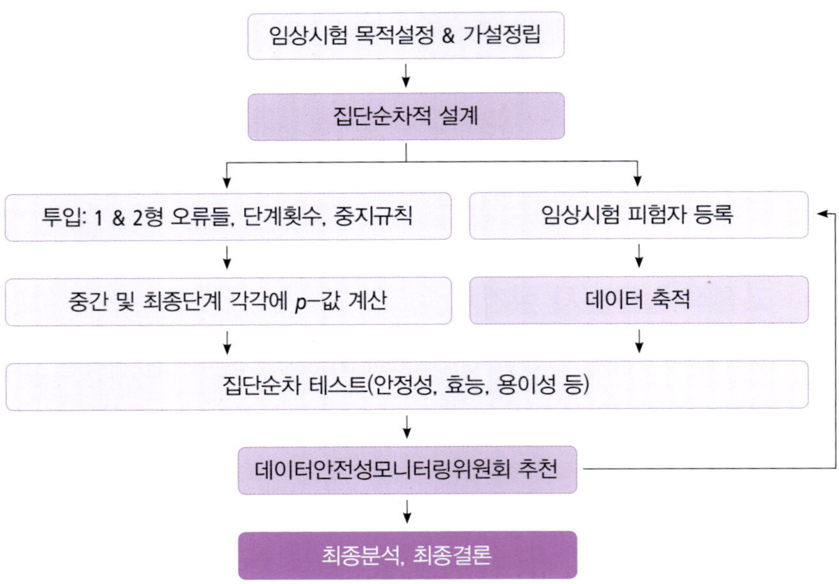

그림 3.3 고전적 집단순차 설계의 플로 차트

시험에서 약물의 안전성을 모니터링하고, 중간분석 결과를 근거로 임상시험을 중단할지 또는 계속할지의 여부도 결정한다. 〈그림 3.3〉은 고전적 집단순차 설계를 나타낸 플로 차트이다.

이와 같이 집단순차 임상시험에서의 중간 데이터는 안전성, 유효성 또는 무익성으로 인해 임상시험을 조기에 중단시키는 데 사용할 수 있으며, 유효성 임상시험을 중단하는 조건은 전체 1형 오류율을 제어하기 위해 사전에 명시되어야 한다. 집단순차 설계에서 중간분석 및 최종분석의 기준은 임상시험의 전체 거짓 양성율(false positive rate)을 원하는 수준(일반적으로 2.5%)으로 제어한다. 표본수는 중요한 것으로 판단되는 특정 치료 효과 크기를 검출하기 위해 원하는 검정력(일반적으로 80% 혹은 90%)을 달성하도록 선택된다. 집단순차 설계에서의 문제점은 데이터를 여러 번 살펴보면 1형 오류의 위험이 증가하고(적절하게 제어되지 않는 한) 중간분석에 대한 지식정보가 있는 경우에 운영 편향이 발생할 수 있고, 너무 많은 중간분석을 구현하는 것은 현실적으로 쉽지 않다. 알려진 집단순차 설계에서의 1형 오류율 제어 방법으로는 Peto(1976), Pocock(1977), O'Brien and Fleming(1979), Lan and DeMets(1983) 등이 제안한 방법이 주로 사용되고 있다. Peto는 최종분석에서 0.05 이하의 p−값(유의확률)을 사용할 수 있도록 매우 엄격한 알파수준을 유지하기 때문에 이 방법을 사용하면 임상시험을 조기중단하기가 어려울 수 있다. 오브라이언 & 플레밍(O'Brien and Fleming)은 매번의 분석에서 유의성 기준을 덜 엄격하게 만드는 접근법을 사용하면서도 최종분석을 위해 대부분의 알파레벨을 유지한다. 이 접근법의 장점은 Peto의 접근법보다 임상시험이 조기 중단될 가능성이 높지만 중간분석의 초기 단계에는 아주 작은 유의성만을 할당한다는 것이다. Lan & DeMets 알파지출함수(alpha-spending function)는 집단순차 설계에서 중간분석 수를 미리 지정할 필요가 없기 때문에 중간분석 스케줄 측면에서 유연하며, 1형 오류율을 유지하기 위한 접근방법으로 보다 실질적 임상시험 환경으로 확장될 수 있다는 장점을 가진다.

FDA 가이드라인(2010년)에 의하면 집단순차 설계는 계획적이고, 축적된 연구 데이터로 1형 오류율을 제어하고, 연구의 순수성을 유지하면서 블라인디드(눈가림된) 중간분석을 기반으로 하는 경우 "잘 이해된" 것으로 분류하며, 적절히 구현된다면 논란의 여지가 별로 없다고 언급한다. 즉, 집단순차 설계가 전반적인 1형 오류율(알파)을 통제하기 위한 통계적 방법이 잘 정립되어 적절히 제어되고, 계획된 블라인드 방식으로(예를 들어, DMC/DSMB에 의해) 연구 데이터를 사용하여 연구 순수성을 유지한다면, "잘 이해된(well-understood)" 설계로 간주된다. 여기서 블라인드 분석은 "피험자의 치료집단 배정이 알려지지 않았으므로 분석에서 어떤 방식으로도 사용되지 않는 것"이고, 언블라인디드(눈가림 해제된) 분석은 "피험자의 치료 집단 배정이 어떤 방식으로 알려지고, 치료집단 간의 공식적인 비교로서(항상 그런 것은 아니지만) 분석에 사용되는 것"이다. 예를 들어, 명백한 치료 효과에 대한 하나 혹은 그 이상의 언블라인드된 중간분석이 수행될 수 있고, 전향적으로 정의된 무익성 기준을 충족시키는 집단은 연구에서 일찍 종료될 것이다. 집단순차 방법이 타당하기 위해서는, 만일 무익성 기준이 충족되면 치료 집단의 연구를 종료하고, 혹은 만일 전향적으로 정의된 효능 기준이 충족되지 않는다면 효능에 대한 연구를 종료하지 않는 전향적 분석 계획을 준수해야 한다고 가이드라인에 명시하고 있다. 그러나 FDA 가이드라인에 따라 임상시험이 이행되지 않으면, 집단순차 설계는 "잘 이해된" 것으로 간주되지 않을 것이다.

사례 HER2-양성 유방암 치료 임상시험

HER2(ErbB2)-양성의 악성 유방암 환자들의 치료 요법으로 라파티닙(Lapatinib)+카페시타빈(Capecitabine) 병행 투약과 카페시타빈 단독 투약과의 치료 효능을 비교하기 위하여 3상 오픈라벨 집단순차 임상설계 연구가 실행되었다(Geyer, 2006). 결과변수는 종양 진행시간 혹은 유방암으로 인한 사망이다. 카페시타빈 단독 투약에 비교해서 라파티닙+카페시타빈 병행 투약의 우월성 혹은 무익성을 평가하기 위하여 일방향 오브리엔-플래밍 경계의 유의값 2.5% 기준을 사용하였다. 총 528명 환자 모집을 계획한 이 연구는 만약 중간분석에서 중지 경계값을 건너 넘지 않는다면, 최종분석까지 계속된다. N=324명의 환자의 초기 중간분석에서 종양 진행시간 결과변수의 중간분석은 병행 투약군에서 우월성에 대한 경계선를 넘는 분석 결과를 토대로, HER2-양성의 악성 유방암 환자 치료에 라파티닙+카페시타빈의 병행 투약이 카페시타빈 단독 투약보다 유방암 진행 측면에서 우월한 약효를 가지는 것으로 결론 내렸다.

3.2.2 어뎁티브 집단순차 설계

집단순차 설계에서는 조기중지를 위해 오브라이언-플레밍 모니터링 경계(O'Brien-Fleming monitoring boundaries)와 같이 사전에 정해진 규칙을 사용하며, 분석결과에 따라 임상시험의 조기중지 여부를 결정한다. 이러한 기존의 집단순차 임상시험의 주요 한계는 초기에는 큰 표본수로 시작하지만 데이터 분석에서 예상치 못한 유효성 혹은 무익성으로 임상시험의 조기 중단되어, 표본수와 임상시험 기간 및 후속 추적 기간의 감소와 안전성 데이터의 손실이 있을 수 있다는 점이다. 이런 감소된 표본수로 추정된 치료 효과가 상당히 가변적일 때 치료 효과의 참값을 과대평가할 수 있다. 이 한계는 부분적으로 중간분석에서 일부 알파소비함수가 초기 단계에서 임상시험을 중단하기 더 어렵게 만들고, 사전 명시된 중요한 하위집단 분석에 사용할 수 있는 피험자 수가 더 적을 수 있다. 또한, 가령 추가로 설계를 변경하는 어뎁션이나 프로토콜 변경 때문에 타겟 모집단에서 어떤 변화(shift)가 일어난다면, 전체 1형 오류율(알파)을 원하는 수준인 5%로 제어하지 못하는 경우에 고전적 집단순차 설계는 적절하지 않을 수 있다.

최근 몇 년 동안 관심이 급증하고 있는 집단순차 어뎁티브 설계는 본질적으로 표본수가 고정되어 있지 않은 집단순차 설계이며, 어뎁션되는 추가옵션으로 표본수 재계산, 치료 집단 수정, 용량 선택, 결과변수의 변경, 또는 치료약물의 사용 및 사용 기간 변경 등이 있다. 이 설계는 집단순차 방법의 기본으로 임상시험이 진행될 때 축적한 데이터로 임상시험을 계속할 지의 여부와 임상시험 설계 측면을 수정할 수 있기 때문에 고전적 집단순차 설계를 포괄하는 보다 강력하고 유연한 보완책이다. 어뎁티브 설계의 속성에 관한 FDA의 첫 번째 가이드라인 발표 시점인 2010년에는 "덜 잘 이해된(less well-understood)"것으로 간주되었지만(8.2절의 규제지침 참조), "거짓양성 결론과 양성 연구결과 확률"에서의 잠재적 증가에 대한 우려는 이미 1형 오류율의 통계분석적 제어를 보장하는 현재의 통계방법론으로 해결되었다. 게다가 최근의 방법론 개발은 이러한 어뎁티브 설계에 대한 조정된 측정치와 신뢰구간을 제공한다. 하지만 추가 어뎁티브 기능들이 통합될 때, 어뎁션에 따라 여전히 "덜 잘 이해된" 것으로 간주될 수 있다. 나아가 FDA는 강력한 윤리적 우려의 발생(생존 개선 또는 회복 불가능 장애 회피)과 강력한 통계적 증거가 결합된 경우에 임상시험의 조기종료를 지지한다. 그러나 FDA는 관찰된 치료 효과가 임상시험 초반에 제한된 데이터 분량과 관련된 "높은 랜덤(random highs)"을 반영하는지를 결정하기는 어렵다고 지적하고 있다.

사례 소아 클로니딘 약물 임상시험

소아 클로니딘 약물 임상시험은 총 210명의 인공호흡기가 필요한(ventilated) 신생아와 영아에서 펜타닐 & 미다졸람+클로니딘((Fentanyl & Midazolam+Clonidine)이 펜타닐 & 미다졸람(Fentanyl & Midazolam alone)보다 월등한지 연구한 위약대조 집단순차 임상시험으로 2회의 중간분석을 갖고 결과변수를 선택하려는 것이다(Hünseler, 2014). 총 3개의 공동 1차 결과변수를 비교하는 3개의 가설이 테스트되었다. 위약 vs 클로니딘을 비교한 2개의 우월성 가설은, (a) 펜타닐의 총소비량과(b) 미다졸람의 총 소비량과 구조약물(rescue medication) 티오펜톤(Thiopentone)의 필요성에 의해 평가되는 위약 vs 클로니딘의 비열등성 가설이다. 2개의 우월성 가설과 하나의 비열등성 가설 중에서 적어도 하나가 통계적 유의성을 달성하는 것이 목표였다. 이 연구는 O'Brien and Fleming 중지규칙에 따라 조정된 유의수준으로 0.0003, 0.0071 및 0.0225의 3단계로 계획되었다. 3단계의 결과는 역정규 조합 함수(inverse normal combination function)를 사용하여 결합되었고, 폐쇄테스트 절차(closed testing procedure)는 3가설 집단에 적용되었다. 표본수 재평가, 테스트 통계 재정의(redefining) 가능성, 그리고 이 결과변수에서 효과 크기가 너무 낮은 경우에 우월성 결과변수 삭제라는 3가지 유형의 어뎁션이 사전 계획되었다.

- 첫 번째 중간분석에서, 전체 p−값은 0.0009이고, O'Brien 및 Fleming 유의한계에 근접하고, 미다졸람의 p−값은 p=0.047, 펜타닐 p=0.005, 티오펜톤 p=0.001 이었다.
- 두 번째 중간분석에서, 미다졸람은 p=0.68으로 통계적으로 유의하지 않았지만, 글로벌 다변량가설에 대한 일반 least squares test는 p−값=0.002로 나타났는데, 이는 O'Brien-Fleming 경계와 비교될 때 통계적으로 유의했다. 펜타닐 우월성이 입증되지 않았고, 미다졸람은 더 이상 테스트되지 않았기 때문에 어쨌든 연구가 계속 진행되었다.
- 마지막으로, 이 연구는 펜타닐 총소비량은 통계적으로 유의미한 감소(p=

0.011)를 보였지만, 미다졸람의 통계적 유의미한 감소는 보여주지 않았다($p=0.117$).

이 임상시험에서는 폐쇄테스트 절차(closed testing procedure)에 근거하여, 위약 대비 클로니딘의 비열등성만이 확인되었다.

3.3 어뎁티브 무작위 배정(Adaptive Randomization)

임상시험 방법론의 초석으로 견고하게 확립된 무작위 배정은 표준 설계에서는 고정 배정률을 사용하지만, 어뎁티브 무작위 배정은 연구의 성공률을 높이기 위하여 임상시험이 시작된 후 무작위 배정 체계를 변경할 수 있는 매개 변수를 설정하여 확률에 따라 다양한 치료 배정률의 변경을 허용한다. 어뎁티브 무작위 배정은 특정 설계에 따라 다음 피험자를 배정할 때 이전 피험자의 공변수(피험자의 인구학적 내지 임상적 특성)의 배정 또는 결과 데이터의 배정을 고려할 수 있다. 즉, 이미 수집된 데이터는 치료 배정에 영향을 미치며, 약물이 반응하는 하위집단을 확인하여 사전 계획된 방식에 따라 치료 집단을 탈락하거나 추가한다. 어뎁티브 설계 임상시험은 약물용량, 약물스케줄, 병용치료를 다루는 연구에서 유용하며, 무작위 배정 전략은 어뎁션의 수(빈도), 구현될 어뎁션 유형, 피험자 등록 속도와 같은 요소에 달려있다. 어뎁티브 무작위 배정으로 보다 복잡한 연구 설정이 가능하며, 복잡한 다중집단 혹은 복잡한 환경설정에서 잠재적 장점이 가장 크다고 할 수 있다. 그러나 이 설계는 무작위 배정률을 업데이트하므로 증거가 누적될수록 가장 유망한 치료에 더 많은 피험자를 배정하기 때문에 임상시험 후반의 피험자들만이 어뎁티브의 혜택을 더 받을 수 있다는 윤리적 논쟁의 여지가 남아있다.

어뎁티브 배정 알고리즘은 사람이 중재하지 않아도 실행되도록 미리 프로그래밍할 수 있는 알고리즘을 사용하여 피험자 각각의 방문 시 연구사이트는 시스템에 연결된다. 대부분의 시스템은 피험자가 어떤 치료에 얼마나 잘 반응하는지를 반영하는 간단한 정보를 수집할 수 있어 의사결정 규칙에서 실시간으로 누적해야 하는 데이터를 허용한다. 피험자의 무작위 배정을 실행하고 임상시험 약물 공급 관리 전략으로 사용되며, 중앙집중식 대화형 대응시스템 사용이 가능하여 변경이 발생했음을 밝히지 않고서도 신속하게 치료 배정을 변경할 수 있다. 이러한 시스템은 치료 반응이 빠르며 각 피험자 또는 아주 작은 코호트(cohort) 테스트 후 수정이 필요할 때 요긴하다. 무작위와 알고리즘 소프트웨어와 통합될 수 있는 피험자 치료 반응을 수집하는 대화형 대응시스템은 다이내믹한 완전 자동화된 시스템을 제공할 수 있다. 일반적으로 이들을 IVR(대화형 음성 대응, interactive voice response), IWR(대화형 웹 대응, interactive web response) 또는 IXR(대화형 음성 및 웹 대응, interactive voice and web response) 시스템이라고 한다. 피험자가 무작위로 배정될 준비가 되었을 때, 연구사이트는 시스템에 연결하고 피험자에 대한 정보를 요구하는 자동 안내메시지에 응답하면, 자동으로 무작위 배정되며 임상시험 의약물품이 지정된다. 그러나 실시간 대화형 대응시스템이 변경될 때는 오류가 발생할 수 있으므로 적절한 변경 제어가 중요하다. 이러한 시스템 내의 어뎁션 기능에 대한 변경은 규제지침에 따라 구현하기 이전에 문서화하고 테스트하여 검증해야 한다.

어뎁티브 무작위 설계는 무작위가 어떻게 변경되는지 결정하는 데 사용되는 데이터 유형에 따라 크게 3가지 범주로 분류될 수 있다.

- 공변수–어뎁티브 무작위(covariate-adaptive randomization)
- 치료–어뎁티브 무작위(treatment-adaptive randomization)
- 반응–어뎁티브 무작위(response-adaptive randomization)

이 중에서도 반응–어뎁티브 무작위가 현재 가장 많이 사용되고 있다. 다음 절에서 이들 각각을 살펴보기로 한다.

3.3.1 공변수–어뎁티브 무작위(Covariate-adaptive Randomization)

어뎁티브 계층화(adaptive stratification)로도 알려진 공변수–어뎁티브 무작위(covariate-adaptive randomization)는 이전의 치료 배정과 환자의 공변량 값을 사용하여 미래 치료 배정의 확률을 선택하는 무작위 절차로 공변량 프로파일(profile) 내에서 치료 집단 간의 균형을 맞추는 것을 목표로 한다. 공변수에서의 치료 집단 간의 불균형은 임상시험의 신뢰성을 손상시킬 수 있으며(불균형을 다루기 위한) 조정된 통계분석은 해석에 어려움을 야기할 수 있다. 그러므로 특정 공변수의 균형은 임상시험의 최종 결과에 영향을 미칠 수 있고, 따라서 예후적 중요성을 가질 때 특히 더 중요하다. 또한, 통계적 조정이 사전에 계획되지 않아서, 조정이 사후분석(post-hoc)으로 이루어질 때는 편향(bias)의 위험이 발생할 수 있다.

공변수의 균형은 여러 가지 방법을 사용하여 달성될 수 있으며, 대표적인 예로는 최소화 모델(minimization model), Wei의 주변 항아리 설계(marginal urn design), Frane의 방법 등이 있다(〈표 3.1〉 참조). 가장 일반적인 공변수-어뎁티브 무작위 방법인 최소화 방법은 다른 무작위 배정 전략으로는 달성할 수 없는 많은 공변수의 균형을 맞출 수 있기 때문에 중소 규모의 임상시험에 유용하다. 공변수-어뎁티브 무작위에서 최소화 접근법의 몇 가지 변형이 있으며, 이들 모두는 공변수의 불균형을 최소화하도록 설계된다.

예를 들어, 3가지(A, B, C)의 실험 치료를 사용한 임상시험을 고려해 보자. 임상시험의 첫 단계에는 모집된 모든 환자는 동일한 확률(1/3, 1/3, 1/3)로 치료 집단에 무작위 배정된다. 각 중간분석에서는 무작위 확률 설정에 사용된 베이지안 모델을 업데이트한다. 치료 효능이 더 좋은 집단에 무작위 배정될 환자의 비율은 증가하고, 효능이 좋지 않은 치료 집단에는 배정될 환자는 감소한다(〈그림 3.4〉 참조).

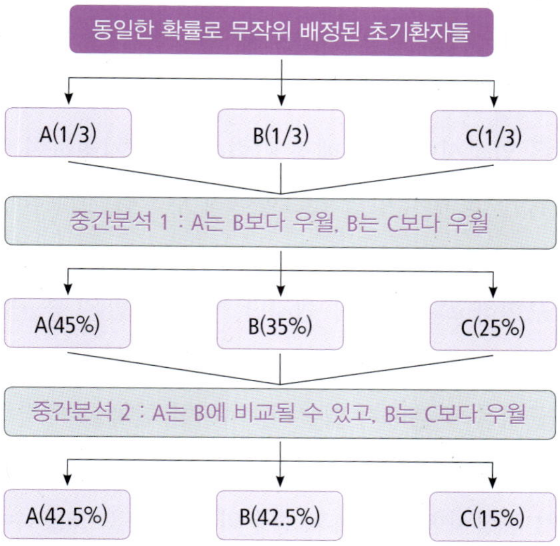

그림 3.4 어뎁티브 무작위 설계 개요

이와 같이 예후인자의 균형을 위한 공변수-어뎁티브 무작위는 효율성이 있지만 피험자의 배정은 임상시험에 이미 참여한 피험자들의 공변수 균형에 의존한다는 점을 감안할 때 치료 배정을 예측할 수 있다. 즉, 임의의 프로세스를 사용하지 않으며 완전히 결정적 진행 절차를 가지므로 모집된 피험자 각각은 집단의 불균형을 최소화하는 치료 집단에 배정된다. 피험자가 배정될 치료 집단을 예측할 수 있음은 곧 임상시험 등록여부의 결정에 영향을 주고, 그에 따라 선택 편향이 있을 수 있다는 단점이 있다. 또 다른 한계는 피험자의 예후인자의 올바른 결정에 달려 있다는 것이다. 공변수에 대한 잘못된 정보로 데이터의 양질이 좋지 않으면 피험자를 잘못된 치료 집단에 무작위 배정할 수 있다. 또한 최소화를 사용하게 되면, 치료에서 무작위 배정된 후 연구에서 탈퇴하거나 추적 관찰을 놓치게 되는 피험자들 때문에 여전히 불균형이 발생할 수 있다. 공변수-어뎁티브 무작위 배정의 중요한 단점은 어뎁티브 무작위 배정에 사용되는 전략으로 인해 발생하는 복잡한 확률 구조 때문에 표준 통계 테스트의 통계추론의 가정을 만족시키기가 어렵다는 점이다.

3.3.2 치료-어뎁티브 무작위(Treatment-adaptive Randomization)

공변수에 관계없는 치료-어뎁티브 무작위 배정은 다양한 배정률을 사용하여 치료 배정의 균형을 유지하기 위한 것이다. 치료-어뎁티브 무작위 배정 하에서, 배정 확률은 임상시험 내의 배정 이력/역사에 기초하여 업데이트된다. 치료 균형을 높이기 위한 몇 가지 방법으로 항아리 무작위, 에프론(Efron)의 편향동전, 어뎁티브 동전 무작위가 있다(〈표 3-1〉 참조). Efron의 편향동전 방법은 무작위의 일부 측면을 구현하고 유지하기 쉽지만, 이 접근법은 불균형에 상관없이 동일한 확률의 상수가 균형을 회복하는데 도움을 주기 위해서 사용되기 때문에 큰 불균형과 작은 불균형을 구분하지 않는다. 이러한 한계를 해결하기 위해서 어뎁티브 편향동전 모델이 개발되었다. 그러나 공변수가 균형 알고리즘에서 고려되지 않으므로 소규모의 임상시험에서 예후 변수의 불균형을 만들 수 있다는 것이 치료-어뎁티브 무작위의 단점이다. 또한 치료 배정에 대한 확률이 사전에 알려져 있기 때문에 예측 가능성이 더 높으며, 선택편향으로 이어질 수 있다. 공변수-어뎁티브 무작위와 비슷하게, 치료-어뎁티브 무작위 하에서 치료 배정이 완전히 무작위가 아니기 때문에 표준 통계 테스트를 이용한 추론적 통계 테스트를 적용하기가 다소 어렵다.

3.3.3 반응-어뎁티브 무작위(Response-adaptive Randomization)

현재 가장 많이 사용되고 있는 반응-어뎁티브 혹은 결과-어뎁티브 무작위(Response-adaptive Randomization, RAR)는 과거 치료 배정과 환자의 치료 반응을 사용하여 미래 치료 배정의 가능성을 선택하는 무작위 배정 절차이며, 검정력을 최대화하고 예상되는 치료 실패를 최소화하는 것을 목표로 한다. 참가자를 1:1 비율로 치료 집단들에 배정하는 무작위 배정 전략과 달리 반응-어뎁티브 무작위는 중간분석 결과를 토대로 임상시험이 진행됨에 따라 유의한 반응을 보인 치료에 피험자를 더 배정한다. 예를 들어 〈그림 3.5〉와 같이 첫 중간분석은 고용량 집단에 심각한 독성, 중간용량에 유망한 결과를 보인다고 하자. 반응-어뎁티브 무작위 설계는 첫 중간분석 후에 고용량 집단의 배정률을 0%으로 변경하여 피험자가 더 이상 이 치료 집단에 배정되지 않게 한다. 반면에, 중간용량에 대한 배정률을 늘리면서 더 많은 피험자가 이 집단에 등록될 수 있게 한다. 그런 다음 중간용량이 저용량 집단보다 우월한 것으로 입증된 후에 임상시험은 중단된다. 이 RAR 설계는 더 많은 수의 피험자가 우월한 치료에 배정될 수 있지만, 우연하게 발생할 수 있는 초기 결과에서 좀 더 유망한 치료에 극단적인 배정의 위험이 높다.

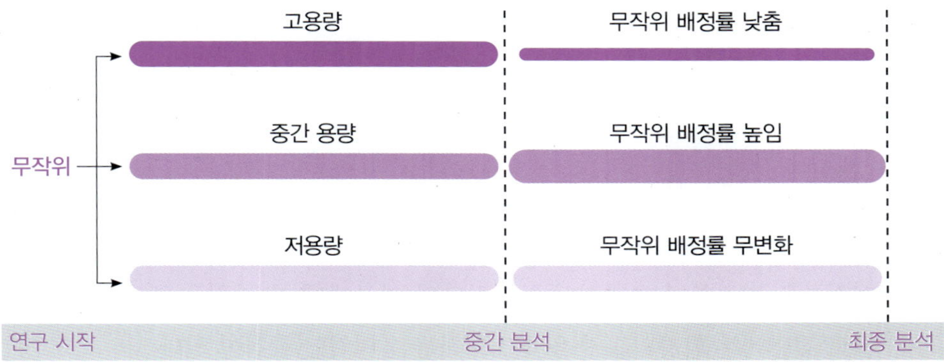

그림 3.5 반응-어뎁티브 무작위 설계

반응-어뎁티브 무작위로 가장 잘 알려진 "승자 플레이(play the winner)" 와 "무작위 승자 플레이(randomized play the winner)"는 실제로 사용된 반응-어뎁티브 무작위 임상시험을 수행하는 방법이다. 가장 단순한 이 반응-어뎁티브 무작위 설계에서는 치료를 나타내는 공으로 처음 1:1 배정률을 나타내기 위해 각각 하나의 다른 색깔 공 2개가 들어있는 항아리로 시작한다($P_1=P_2=0.5$). 특정 치료가 성공으로 관찰될 때마다 그 치료에 해당하는 색깔의 공이 항아리에 추가되고, 다음 피험자의 등록 비율은 변경된다(〈그림 3.6〉 참조). 이 설계는 언블라인드 데이터를 사용하여 모집단를 강화하는 접근방식을 취하며, 일반적으로 귀무가설을 수락 또는 거부하기 위한 확률 임계값(threshold)은 사전에 정해지고, 그 확률에 다다를 때에는 임상시험이 끝난다.

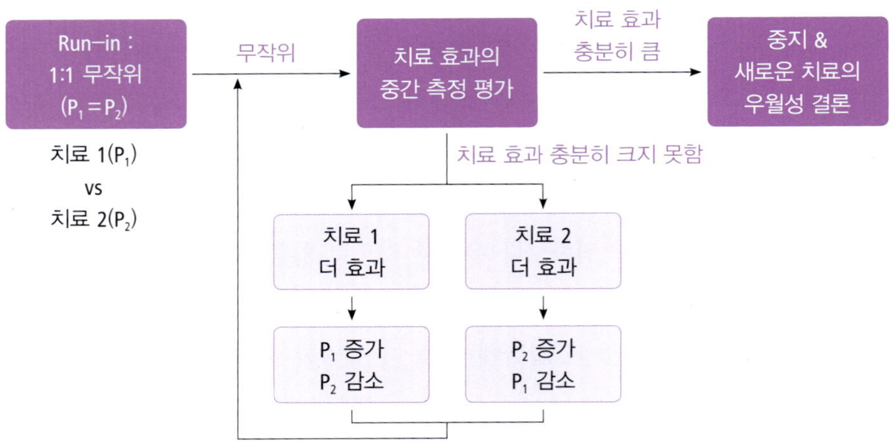

그림 3.6 반응-어뎁티브 무작위 과정

반응-어뎁티브 무작위 임상시험은 일반적으로 보다 정교한 규칙을 사용하고, 배정률이 극단적으로 되지 않고 보다 안정적인 속도로 수렴하도록 하는 계산 알고리즘(예 : 베이지안 예측확률)을 적용할 수 있다. 이 설계는 기존 환자의 결과를 바탕으로 피험자에게서 관찰된 치료 반응에 따라 임상시험 기간 동안 무작위 배정률을 변경하여 효과적인 약물집단의 연구에 추가 자원을 주고, 덜 효과적인 치료 집단에는 환자의 노출을 최소화하는 윤리적인 장점이 있다.

반응-어뎁티브 무작위 설계는 질병이 희귀하고, 치료 간의 예상되는 차이가 클 때 가장 효율적이다. 그러나 반응-어뎁티브 무작위를 적용할 때 다음과 같은 문제를 추가적으로 고려해야 한다.

- 피험자 배정을 적용하기 위한 결정 규칙은 연구 개시의 선행으로 계획되어야 한다. 그렇지 않으면, 통계적, 운영적 및 연구조사자 중심의 편향이 도입될 가능성이 있으며, 이는 식별하기도 또한 제거하기도 어렵다.
- 불안정한 추정치(특히 임상시험 시작에서), 극도로 불균형한 배정률 및 임상시험 집단의 잘못된 제거(dropping)를 피하기 위해 무작위 추산 업데이트에 특별한 주의를 기울여야 한다.

RAR은 통계적 관점에서도 비효율적 일 수 있다. 무작위 배율이 1:1 일 때 임상시험 검정력이 최대화된다. 1:1 비율에서 벗어나는 것은 원하는 검정력 유지에 더 큰 표본수가 필요하고, 비용을 높이며 임상시험 기간을 연장한다. 이것은 잠재적으로 열등한 치료 집단에 더 적은 피험자를 무작위 배정되는 장점도 제거한다. RAR은 관찰된 무작위 비율로부터 치료 효과가 추론될 수 있다는 점을 감안할 때 오픈라벨 임상시험에서 운영편향을 유도할 수 있다. 임상시험 시작 이전에 무작위 배정 스케줄이 수행될 수 없으므로 RAR를 적용하기가 다소 복잡하다. 또한 반응–어뎁티브는 실행이나 관리에 있어서 어려울 수도 있다. 특히 반응–어뎁티브 무작위는 치료 결과를 단기에 얻을 수 있어야 한다. 대규모 임상시험 혹은 치료 기간이 긴 임상시험의 경우, 참가자의 무작위 배정이 이전 피험자의 치료 반응에 의존하게 되면, 이 과정은 선택편향의 위험과 실행 가능성이 문제되며, 최근의 결과가 특정 집단에 배정될 확률에 영향을 미치기 때문에 예측 가능성이 있다. 또한 반응–어뎁티브 무작위 배정의 경우, 치료 집단의 배정 및 크기가 참가자 결과에 의존하기 때문에 연구 이전에 적절한 표본수 계산이 어려우며, 1형 오류율에 대한 제어를 유지하는 것도 복잡하다. 그러므로 검정력을 고려할 때, 반응–어뎁티브 무작위는 단일 실험집단과 제어집단을 사용한 균형된 RCT 임상시험보다 효율성이 떨어질 수 있으며, 대조군에 배정을 업데이트하지 않으면서 실험집단에만 반응–어뎁티브 무작위을 적용하는 설계가 더욱 효율적으로 이루어질 수 있다.

반응–어뎁티브 무작위의 또 다른 한계는 임상시험 종료 시 집단 간에 공변수의 상당한 불균형이 존재할 수 있다는 것이다. 열등한 치료 집단에서 샘플수가 작을수록 공변수의 불균형이 더 커지게 된다. 만일 우월한 치료를 받을 가능성을 높이기 위해 더 건강한 참가자가 임상시험 등록을 연기하기로 결정한다면, 반응-어뎁티브 무작위 배정을 사용하는 연구에 편향이 도입될 수 있다. 임상시험 후반에 참여하는 더 건강한 참가자를 등록하면, 후반에 모집된 건강한 참가자는 연구의 주된 이벤트까지의 시간이 길고 그로 인해서 연구결과의 공개가 지연될 수 있으므로 연구기간이 더 늘려질 가능성이 있다. 그러나 더 아픈 또는 잘 낫지 않는 참가자는 임상시험 초기에 등록하는 경향이 있는 상황은 우수한 치료에 무작위 배정될 확률이 어뎁티브 무작위 임상시험 후반에 증가하게 되고 결과의 일반화 가능성을 감소시키기 때문에 참가자의 불균형과 편향된 효과 측정값을 만들 수 있다. 또한 질병의 시간적 혹은 지리적 변화, 또는 완화 치료에 있어서 변화가 있을 때는 편향된 측정치를 산출할 수 있다. 만일 연구사이트들이 무작위 비율이 어뎁션된 후에 시작되거나 혹은 무작위 비율이 어뎁티브되기 전에 완료된다면, 지리적 요인으로 인한 혼란(confounding)이 발생할 수도 있다. 이 외에도 특정 치료 집단을 잘못하여 조기에 제거하지 않았는지를 확인하려면 엄격한 계획이 필요하다. 옵션으로 반응-어뎁티브 무작위 대신에 적용할 수 있는 효과적인 치료법의 수에 따라 유연한 다중치료 집단, 다단계 순차 임상시험 설계로 확장될 수 있다.

FDA의 가이드라인에서는 반응-어뎁티브 무작위 설계에 대한 논평이 포함되어 있지만, 공변수-어뎁티브 또는 치료-어뎁티브 임상시험 설계에 대한 논평은 포함되어 있지 않다. FDA에 따르면, 어뎁티브 무작위 치료 배정 전략에 대해 "승자놀이(play the winner)" 모델과 같은 반응-어뎁티브 무작위 설계는 "덜 잘 이해된(less well-understood)"다고 한다. 그러나 이런 방법으로 더 많은 약물용량 옵션을 연구할 수 있기 때문에 탐색적 연구에서는 가치가 있다고 지적하지만, 그러한 설계는 확증연구에서 주의해서 사용해야 한다고 명시하고 있다. FDA는 몇 가지 주요 제한점을 강조하고 있는데, 그 중 하나는 고정 무작위 배정률을 사용하는 경우와 비교해서 분석을 쉽게 해석할 수 없다는 점과 1형 오류율 제어 및 편향을 피해야 함의 필요성을 강조한다. 배정률을 변경하면 임상시험 참가자의 특성들(알려진 혹은 알려지지 않은)의 불균형이 발생하며, 이러한 특성이 결과와 관련 있을 경우에 치료 집단 간의 치료 효과에서 측정값 차이는 편향될 수 있다는 우려가 제기된다. 〈표 3.1〉는 어뎁티브 무작위 설계의 종류와 특징을 요약한 것이다.

표 3.1 어뎁티브 무작위 설계의 종류 및 특징

설계	특징
1. 공변수-어뎁티브 무작위	현재 분포된 공변수에 따라 배정률 변경
Taves (1974)	• 각 치료 집단에 대한 해당 공변량의 주변 합계(marginal total)를 비교하는 최소화 알고리즘 • 다음 피험자는 주변 합계가 가장 낮은 치료 집단에 배정
Pocock and Simon (1975)	• Taves가 제안한 모델을 기반으로 하는 최소화 알고리즘 • 이 방법은 한 피험자를 두 집단에 임시로 배정한 다음에 비교를 위해 주변 합계의 절대 차이를 계산 • 다음 피험자는 공변량 간의 절대 차이의 합계가 가장 낮은 집단에 배정
Zelen (1974)	• 단순 무작위 시퀀스(sequence)를 따르는 최소화 모델 • 그러나 일단 균형에 대한 사전 결정된 임계값이 충족되면 다음 피험자는 더 적은 피험자 수의 치료 집단그룹으로 배정
Chen (2011)	• '총 피험자 수의 불균형'과 '예후인자 분포의 불균형'을 평가하여 양방향(two-way) 최소화 절차로 공변량-어뎁티브 및 치료-어뎁티브 둘 모두를 고려 • 피험자를 치료 그룹에 배정할 때 확률로서 이 두 불균형 중 하나를 최소화하도록 선택 • 올바르게 수행 될 때 적절한 1형 오류율 가짐 • 소규모 임상시험에 가장 유용
Wei's 주변(marginal) 항아리 설계	• 수정된 항아리 설계를 사용하여 작은 계층(strata) 크기로 많은 수의 계층이 있는 경우에 계층화된 절차에서 발생할 수 있는 치료 불균형 가능성을 해결하려는 방법
France et al (1998)	• 치료 그룹 간의 불균형을 평가하기 위해 *p*-값을 사용하는 연속형 및 범주형 변수 모두에 대한 공변수-어뎁티브 무작위 방법 • *p*-값이 작을수록 치료 그룹 사이의 불균형이 큼 • 이 방법은 새 피험자를 치료 집단 또는 제어 집단에 배정하여 시작 • 연속형 변수에 대한 ANOVA(analysis of variance, 분산분석)로 t-test 사용하고, 범주형 변수에 대한 카이제곱-test을 사용하여 각 공변량에 *p*-값을 계산 • 이 피험자를 다른 치료 그룹 각각에 임시로 배정하여 이 과정을 반복 • 그런 다음 모든 테스트 통계량에서 최소 *p*-값을 확인하여 피험자를 궁극적으로 이 그룹에 배정

설계	특징
2. 치료-어뎁티브 무작위	다양한 배정률을 이용하여 치료 배정 관련 균형유지
항아리무작위 (Friedman, 1949)	• 같은 수의 두 치료군을 나타내는 색깔의 공을 항아리에 넣음 • 공 선택된 공에 따라 무작위 배정 • 선택된 공을 다시 항아리에 넣고, 반대 색깔의 공을 하나 더 항아리에 추가 • 치료 균형의 가능성으로 다음에 반대 색깔의 치료가 선택될 확률 증가 • 이 방법은 소규모 임상시험이나 대규모 임상시험 초반에 균형유지에 도움 • 임상시험이 특정 크기에 도달하면 항아리(urn) 무작위는 단순 무작위처럼 작동하므로 표본수가 증가함에 따라 선택편향의 가능성 감소
Efron의 편향동전	• 현존 치료균형은 향후 치료 배정에 영향을 줌 • 균형인 상태에서는 다음 피험자가 둘 중 하나의 그룹에 배정될 확률은 0.50 • 한 치료 그룹에 더 많은 피험자가 있는 경우에 다음 피험자가 반대 치료 집단에 배정될 확률은 0과 1.0 사이의 상수($0<\Theta<1.0$) • 2/3이 최적으로 생각되지만 어떤 상수도 사용될 수 있으며 항아리 모델과 달리 이 확률은 불균형 정도의 함수로서 변경되지 않음
어뎁티브 편향동전 설계	• 이 설계는 Friedman의 항아리 모델을 기반으로 하지만 현재의 균형은 지금까지의 총 표본수에 의해서 조정됨 • 그런 다음 전체 표본수에 대한 불균형 비율은 사용될 확률을 결정하기 위하여 사용됨 • 불균형이 클수록 다음 피험자는 피험자 수가 적은 그룹에 배정될 가능성 높음
3. 반응-어뎁티브 무작위	이전 피험자에서 관찰된 치료 결과에 따라 배정률 변경
승자게임	• 임상시험은 간단한 무작위 배정 절차를 사용하여 시작하며 각 피험자의 반응은 '성공' 또는 '실패'로 표시 • 피험자의 반응이 성공이면 그 다음 후속 피험자는 동일한 치료에 배정 • 반응이 실패이면 그 다음 후속 피험자에게 반대 치료에 배정 • 사전 정의된 수의 실패가 기록되거나 임상시험이 목표한 표본수에 도달하면 임상시험 중지
승자게임 무작위	• 항아리에는 "T"(치료) 또는 "C"(대조군)라고 표시된 공이 채워져 있음 • 임상시험 시작에는 동일한 수의 T와 C • 피험자가 모집되어 치료에 성공했거나 제어가 실패한 것으로 간주되면 미리 선정된 수의 "T" 공을 항아리에 추가 • 이 프로세스는 제어군에 배정될 가능성을 유지하면서 더 유망한 치료를 받을 확률을 높임

사례 ASTIN 임상시험

ASTIN(Acute Stroke Therapy by Inhibition of Neutrophils, 호중성 백혈병 억제 급성뇌졸중 치료)은 용량–반응 위약–대조 임상시험(dose-response placebo-controlled trial)으로 rNIF(recombinant neutrophil inhibitor factor)을 10mg에서 120mg까지 15개 레벨의 복용량을 급성 허혈성 뇌졸중 피험자에게 투약하여 최적용량을 결정하기 위하여 반응–어뎁티브 설계를 사용하였다(Krams, 2003). 제1 결과변수는 베이스라인에서 90일까지의 급성 뇌졸중의 회복을 나타내는 점수인 스칸디나비아 뇌졸증 척도(Scandinavian Stroke Scale)의 변화(ΔSSS)였다. 이 임상시험에서는 용량–반응 모델로 연속재평가방법(CRM)을 사용하여 반응에 따라 피험자 배정을 갱신한다. 치료 반응 배정을 위한 번인(Burn-in) 위약 및 모든 용량집단에 동일한 배정률로 고정된 15%로 200명의 피험자를 배정하였다. 유효용량 95%(ED95)와 그 분산을 구하기 위해 베이지안 사후 용량–반응곡선 추정치를 사용하였고, 번인(burn-in) 후의 치료 배정은 ED95의 분산(variance)을 최소화하는 용량으로 결정했다. 피험자의 90일 점수가 있기 전에 반응 배정을 업데이트하기 위해서 피험자의 중간점수를 기준으로 90 SSS 점수를 추정하는 종단모델링을 사용했다. 연구 프로토콜에서는 1,300명의 피험자를 최대 표본수로 최소 15%의 피험자가 위약에 배정되는 것을 미리 지정했다. 이 임상시험은 총 966명의 피험자를 등록하였고(위약의 26%), rNIF를 투여 받은 피험자의 40% 이상은 상위 용량(96mg, 108mg, 120mg)에 배정되었다. 이 임상시험에서는 rNIF가 급성 허혈성 뇌졸중으로부터 회복되는 방향으로 개선되지 않는 것으로 나타났기 때문에 연구는 조기 중단되었다.

사례 BATTLE–2 임상시험

BATTLE–2 연구는 무작위 다중–치료 집단 2상 임상시험으로 진행성 NSCLC (Non small cell lung cancer, 비소세포 폐종양) 환자에 대한 치료로 다음의 4개 집단에 무작위로 배정했다.

- 집단1(대조집단)=엘로티닙(Erlotinib)
- 집단2=Erlotinib+MK–2206
- 집단3=MK–2206+AZD6244(세루메티닙, Selumetinib)
- 집단4=소라페닙(Sorafenib)

상피세포 성장인자수용체(epidermal growth factor receptor, EGFR) 민감도 돌연변이 혹은 ALK(anaplastic lymphoma kinase) 유전자 융합이 있는 환자를 제외하고, 이전에 엘로티닙(피험자의 약 40%인 프로토콜로 평가)을 투약 받은 피험자는 치료 집단2, 치료 집단3, 치료 집단4에 무작위 배정되었다. 제1 결과변수는 8주간의 질병조절률(disease control rate, DCR)이며, 제1 분석은 각 실험집단과 대조집단의 질병조절률(DCR)의 비교이다. 이 임상시험은 2단계로 계획되었으며, 각각 200명의 피험자가 구성되었다. 첫 번째 단계에서, 환자들은 4가지 치료 중 하나를 받도록 동일한 비율로 무작위 배정되고, 종양간 DCR 효능 비교 외에 두 번째 단계에서 피험자 배정을 유도하는 데 사용될 수 있는 예측 바이오마커를 확인하는 것이 목적이었다. 두 번째(적응) 단계에서, 바이오마커 테스트의 효능 결과에 기초하여 치료를 무작위로 배정을 계획, 즉, 치료 배정 결정은 여전히 무작위 배정하지만 가중치는 실시간으로 생성된 분자 프로파일링 결과에 근거하였다. 이 임상시험에서는 처음 70명의 피험자에게 동등한 무작위 배정이 사용되었고, 나머지 130명의 피험자는 반응-어뎁티브 무작위 배정(KRAS 변이와 EGFR 저항 상태에 맞게 조정된 결과를 기반으로 함)이 사용되었다. 4개의 치료 집단에서 평가 가능한 피험자 186명의 DCR은 각각 32%(6/19), 50%(18/36), 53%(37/70), 46%(28/61)였다. 1단계 데이터 분석 후에 명확한 예측 바이오마커는 발견되지 않았으므로 임상시험의 두 번째 단계는 시작되지 않았다.

사례 급성 골수성백혈병 어뎁티브 무작위 임상시험

Giles(2003)은 변이 핵염색체, 급성 골수성백혈병의 유도요법을 연구하기 위하여 이전에 치료받지 않은 노인환자를 다음과 같은 3가지 병용치료법에 어뎁티브 무작위 배정하여 치료 효과를 비교하는 2상 임상시험을 실시했다.

병용요법

(표준) IA = 이다루비신(Idarubicin) + 사이토신 아라비노사이드 (ara-C, cytosine arabinoside)

TI = 트록사시타빈(Troxacitabine) + Idarubicin

TA = Troxacitabine + ara-C

임상시험은 위의 3개 치료 집단에 동등한 무작위 배정으로 시작하고, 관측된 결과에 따라 무작위 배정률의 변경을 허용하는 반응-어뎁티브 무작위(RAR)를 사용하여, 임상시험 기간 동안에 치료 효능이 저조한 집단은 완전 중지하고, 치료 효능이 유망한 것은 무작위 확률을 올렸다. 제1 결과변수는 50일 동안에 비-혈액학적 4급 독성이 없는 완전한 회복(complete remission, CR)이다. 이 임상시험에서, 24번째 피험자가 배정된 후, 24명의 피험자 중 5명이 TI집단에 등록되었고, 그 중 누구도 CR에 달성되지 않았기에 이 TI집단은 종결되었다. 나머지 IA 집단과 TA집단에 대한 무작위 배정률이 재계산되었다. 34번째 피험자가 배정된 후, 11명의 피험자에서 3명(27%) CR을 달성한 TA집단도 탈락되었다. 따라서 임상시험은 34명의 피험자로 끝났다. 최종 CR은 IA집단=10/18(56%), TA집단=3/11(27%), TI집단=0/5(0%)였다. RAR 설계로 인해, 환자의 절반 이상(18/34)이 관찰된 데이터 결과에서 IA병용치료가 가장 우수한 치료법으로 나타났다. 이 임상시험은 계획했던 최대 75명의 무작위 배정의 절반인 환자 34명 이후 중단될 수 있었다.

3.4 표본수 재계산(Sample Size Re-estimation)

표본수는 일반적으로 임상시험이 시작되기 전의 계획 단계에서 미지의 혹은 부정확하게 측정된 결과변수와 관련된 여러 매개변수의 측정치를 기반으로 중재집단과 대조집단 간의 임상적으로 유의미한 효과 크기와 임상시험 대상자 간 분산의 측정치로 이전 연구나 문헌, 또는 전문가와의 의견을 통해 얻은 값을 근거하여 결정된다. 이러한 변수에 대한 추정치가 정확하지 않다면, 검정력이 부족한 임상시험 설계로 되어 연구결과가 저조하고 비효율적인 자원 소비로 이어질 수 있다. 최근 어뎁티브 설계의 표본수 재계산은 연구에서 관찰된 데이터의 중간분석을 기반으로 표본수를 조정하거나 재계산 할 수 있는 유연한 설계로서 어뎁티브 설계 방법이 소개된 초창기부터 핵심 초점이기도 했다. 기존 임상시험에서와 달리 어뎁티브 임상시험의 표본수 재계산 개발의 동기는 원래 계획된 표본수에 도달하더라도 초기 계획 단계에서 잘못된 표본수 측정으로 인해 검정력이 부족할 수 있으므로 실질적 검정력을 결정하기 위하여 진행 중인 임상시험에서 누적된 데이터를 기반으로 매개변수 추정치를 업데이트하여 보다 정확한 표본수를 계산하려는 것이다. 〈그림 3.7A〉에서 나타낸 것처럼, 표본수 재계산은 기존의 비-어뎁티브 임상시험에서 허용되지 않으므로, 원래 계획된 표본수에 도달하더라도 임상시험의 검정력이 부족할 수 있다(〈그림 3.7A〉 참조). 그러나 첫 중간분석이 예상보다 나쁜 결과를 나타내는 경우에 중간결과를 사용하여 표본수 재계산을 실행하여 임상시험이 적절한 검정력을 가지도록 피험자 등록수를 늘릴 수 있다(〈그림 3.7B〉 참조).

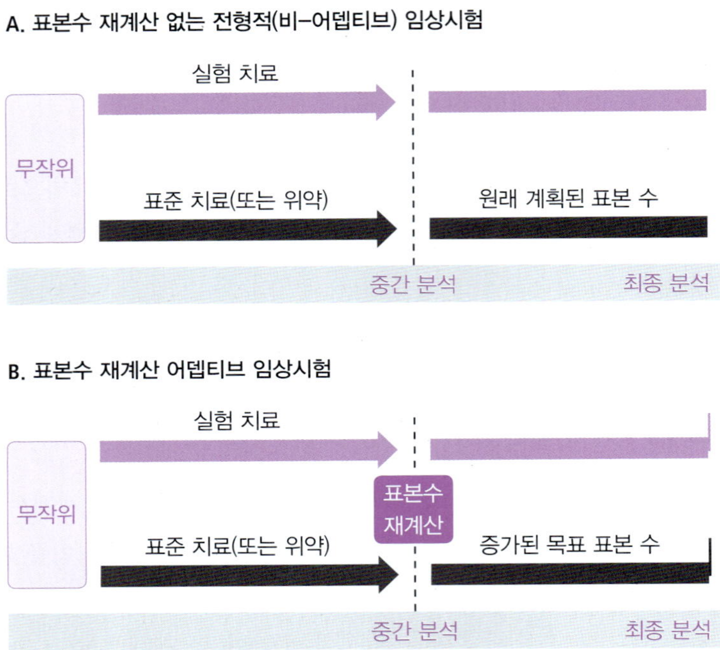

그림 3.7 전형적 비-어뎁티브 임상시험(A) vs 표본수 재계산 어뎁티브 임상시험(B)

기존의 집단순차 설계와 달리, 중간분석에서 관찰된 데이터가 표본수 어뎁션에 타당성이 있다고 암시하면 치료 효과크기, 검정력 또는 재현 가능성의 기준에 근거하여 표본수를 증가할 수 있는 옵션이 있다. 초기 샘플수가 작으면 비용을 줄이고 효율성을 높일 수도 있으나 진행 중인 임상시험의 임상적 유의한 치료 효과 차이를 놓칠 수 있기 때문에, 초기에 너무 적은 표본수로 시작해서 중간분석을 통해 표본수를 재계산해서는 안 된다. 왜냐하면 적은 수의 피험자를 이용한 중간분석에서 보여진 차이는 통계적으로 유의하지 않을 수 있고, 따라서 한정된 수의 피험자에서 관찰된 치료 효과 차이에 기초한 표준 표본수 재계산 방법은 편향되고 오해를 일으킬 수 있음을 주목해야 한다. 그러므로 임상시험의 검정력이 미흡하거나 과한 검정력(under-or over-powered)의 위험을 애초에 최소화하는 것으로 필요한 표본수는 미리 정한 계획에 따라 데이터를 한 번 이상 검토한 다음에 조정될 수 있다. 이 외에도 표본수 재계산은 임상시험을 계속할 것인지 혹은 중간에 중지할 것인지 결정하는데 사용될 수 있다. 예를 들어, 표본수 재계산에서 너무 많은 표본수가 새로 더 필요하다면, 연구자는 임상시험을 일찍 끝내거나 임상시험 목적을 우월성에서 비열등성으로 전환할 수 있다, 그러나 표본수 재계산은 실패한 임상시험을 구제하기 위한 것이 아님을 인지해야 한다.

표본수를 재계산하는 경우에는 데이터 분석에서 조정해야 하는 1형 오류율 팽창(인플레이션)의 리스크가 있기 때문에 1형 오류율을 제어하는 통계기법이 반드시 적용되어야 한다. 또한 중간분석에서의 단기 데이터에서 치료의 우월성이 나타난다 하여도 치료 효과가 시간이 지남에 따라 달라질 수 있음을 고려하는 것도 중요하다. 따라서, 중간분석으로부터의 치료 효과는 연구의 마지막 결과에서 예상되는 치료 효과와 잠재적으로 다를 수 있으므로 초기 측정치를 근거로 표본수를 변경하기로 결정할 때는 다소 보수적 입장에서 행동할 것을 권장한다. 표본수 재계산에 대한 또 다른 우려는 블라인드된 연구조사관이 치료 효과를 예측할 수 있는 능력이다. 즉, 연구자들은 선택편향에 대한 모든 관련 위험과 표본수 크기의 변화에 근거한 잠재적으로 팽창된 측정치에 대해 효과적으로 언블라인드될 수 있다. 또한, 제한된 수의 피험자를 기반으로 한 임상시험의 중간분석 결과가 실제로는 상당히 다를 수 있는 연구 완료 시에 “참”치료 효과를 나타내는 것으로 간주될 위험이 있다. 연구 타임라인의 여러 시점에서 주요 이벤트 발생률 또는 치료 효과의 변동성은 상당할 수 있다. 따라서 잘못된 해석으로 인해 표본수가 잘못 추정되거나 왜곡될 수 있으므로 이러한 초기 데이터는 신중하게 해석해야 한다. 이것은 곧 표본수를 재계산 했음에도 불구하고, 임상시험이 완료될 때 잠재적으로 낮은 검정력 상태로 남아있을 수도 있다. 이러한 여러 가지 위험을 감소하기 위하여 표본수 조정 분석방법이나 시뮬레이션을 이용한 시나리오 분석으로 사전 계획을 알리는 것이 바람직하다.

표본수 재계산 설계는 어떤 매개변수가 재검토되고 있는지에 달려 있고, 이는 중간데이터의 검토를 기초로 표본수를 조정할 수 있지만 관찰된 치료 효과의 재검토에 근거한 어뎁티브 설계의 사용을 둘러싸고 많은 논란이 있다. 제한된 초기 자금 조달과 같은 특정 상황에 사용하기 위해 이 방법을 사용하는 경우도 있다. 반대로, 많은 저자들은 1형 오류율에 영향을 미치지 않으면서 부수적인 매개변수를 재계산하고 적절한 표본수를 수정하기 위해 대규모 무작위 임상시험에 내부 파일럿(internal pilot, IP)설계를 사용할 수 있음을 보여주었다. 규제적 관점에서, 중간 표본수 재계산 시점에 치료 배정의 블라인드는 가능할 때마다 선호되는 방법이므로 FDA는 블라인드된 IP 설계를 '잘 이해된(well understood)' 것으로 분류하고 있다. 만일 언블라인드 정보를 알고 있는 연구관계자의 수를 최소화하기 위한 충분한 절차를 구현하고(예 : 중간 보고서에서 A/B로 유사 블라인드 사용한다든지), 어뎁션과 관련된 1형 오류율의 증가 혹은 치료 효과 편향의 확대 가능성을 정의하고 교정하기 위하여 섬세한 시뮬레이션이 실행된다면, FDA는 언블라인드 과정도 수용한다. FDA는 다른 어뎁티브 설계와 마찬가지로 관찰된 데이터가 주어진다면, 조건부 1형 오류율(conditional type I error)이 원래 설계와 수정된 설계에 동일할 것을 권고한다.

사례 HEMANGIOL 임상시험

1개월에서 5개월 사이의 영아에서 영아 혈관종(infantile hemangiomas)을 치료하기 위한 다양한 프로프라놀롤(Propranolol) 액의 효과를 조사하는 HEMANGIOL 임상시험은 무작위 이중블라인드 어뎁티브 2/3상 연구이다(Leaute-Labreze, 2015). 이 임상시험은 460명의 영아를 다음의 다섯 5치료집단에 비율 1:2:2:2:2로 무작위 배정했다.

위약
3개월간 프로프라놀롤 1mg/kg
3개월간 프로프라놀롤 3mg/kg
6개월간 프로프라놀롤 1mg/kg
6개월간 프로프라놀롤 3mg/kg

중간분석에서의 어뎁션은 하나 혹은 두 개의 치료선택, 가능한 표본수 재평가, 무익성으로 인한 연구중지를 포함하였다. 제1 결과변수는 24주 차의 치료 성공으로, 당시 타깃 혈관종의 완전 혹은 거의 완전한 해결로 정의되었다. 위약 대비 선택된 치료(들) 우수성은 폐쇄 테스트 절차(closed testing procedure), 가설들의 조합테스트, Simes 조정을 적용하여 테스트되었다. 첫 188명의 환자가 24주 동안 관찰된 후, 독립 데이터모니터링위원회는 중간분석에서 데이터를 평가했다. 분석결과로 6개월 동안 프로프라놀롤 3mg/kg이 최고의 효능을 보였으며(63% 성공과 위약의 8%, p<0.001) 안전성에 대한 우려는 없었다. 따라서, 이 치료가 임상시험의 두 번째 단계로 진행하도록 선택되었으며 표본수의 변경은 권고되지 않았다. 의뢰자는 n=188명의 중간목표에 도달한 후에도 치료에 대한 안전성 데이터를 갖고자 피험자 모집을 중단하지 않기로 하였다. 최종분석에서 선택된 치료는 24주차에 60%의 성공 대비 위약 4%의 성공을 나타냈다(p<0.001). 이 임상시험으로 6개월 동안 3mg/kg의 프로프라놀롤이 유아 혈관종 치료에 효과적임을 입증하여 신약 등록을 하였다.

사례 CARISA 임상시험

협심증 환자의 운동량에 대한 라놀라진(Ranolazine)의 약물효과를 조사하기 위한 CARISA(Combination Assessment of Ranolazine in Stable Angina) 연구는 다기관 무작위 이중 블라인드 임상시험이다(Chaitman, 2004). 피험자들은 의사의 재량에 따라 아테놀롤(Atenolol), 암로디핀(Amlodipine) 또는 딜티아젬(Diltiazem)의 표준용량과 함께 위약 또는 라놀라진 750mg 또는 1000mg에 무작위 배정되어 12주 동안 1일 2회 투약한다. 제1 결과변수는 투약 12시간 후 트로프통(trough)에서의 러닝머신 운동 지속 시간이다. 90% 검정력을 달성하는데 필요한 표본수는 462명으로 계산되었으나 중도이탈을 고려하여 표본수를 총 577명으로 하였다. 먼저 231명의 환자가 무작위 배정되어 12주 동안 추적조사가 끝난 후에, 계획한 표본수 재계산을 수행하였으며, 이것은 초기 표본수 계산의 기초가 되는 가정이 틀린 경우에도 90 % 검정력을 유지하기 위해서다. 제1 결과변수의 표준편차는 애초에 가정한 것보다도 많이 높았기 때문에 모집 피험자의 수는 40% 증가한 총 810명으로 나타났다. 어뎁션은 임상시험의 부족한 검정력을 방지하였으며, 블라인드된 상태로 실행되어 1형 오류율은 증가하지 않았다. 결국 총 823명의 피험자가 무작위 배정되고, 임상시험은 1차 결과변수를 충족시켰으며 라놀라진의 750mg과 1000mg 두 용량 모두가 운동 시간을 크게 향상시킨 것으로 나타났다.

3.5 어뎁티브 강화 설계(Adaptive Enrichment Design)

약물효과를 가장 극대화하는 전통적인 강화 설계(enrichment design) 전략은 약물이 많은 사람들에게 비교할 만한 효과가 있는 경우에는 전체 모집단을 대상으로 하는 것이며 하위집단을 평가하는 옵션은 대부분 임상시험 완료 후의 사후분석(post-hoc analysis)으로 실행해 왔다. 이런 전략은 최악의 경우에 약물이 환자의 특정 하위집단에서만 가장 잘 작용할 때, 광범위한 집단으로 적용 대상을 넓히면 전체 치료 효과가 희석되어 임상시험을 실패하게 할 수 있다. 이는 곧 결과적으로 재작업에 비용이 많이 소비되고, 제품의 시장출시 및 피험자에게 가장 혜택을 줄 수 있는 효과적인 약물 제공에 있어서 상당한 시간적 지연이 발생하게 한다. 반대로, 불필요하게 너무 좁은 범위의 피험자 대상을 목표로 삼는 것도 윤리적으로나 제약사 입장에서 똑같이 매력적이지 못하다.

기존의 강화 설계는 조사 중인 치료에 더 유의한 반응을 나타낼 가능성이 있는 피험자 모집에 초점을 맞추기 위해서 연구 시작 이전에 거의 지정되며, 선정/제외기준의 일부로 정의한다.

여기서 강화(enrichment)는 “선택되지 않은 참가자보다 약물효과의 검출 가능성이 더 높은 연구모집단을 선택하기 위한 환자 특성의 전향적 사용”으로 정의된다. 연구 시작 후에 강화 특성이 확인되면, 그 설계는 “어뎁티브 강화(adaptive enrichment)” 연구가 된다. 그러므로 어뎁티브 강화란 임상시험 피험자의 자격기준 혹은 결과변수에 대한 변경을 말하며, 중간분석 결과가 특정한 부분집단에서 보다 유효한 치료 반응을 보이는 것으로 나타나면, 이 집단에 환자를 더 많이 등록하도록 자격기준을 수정함으로써 임상시험을 “강화되게(enriched)” 혹은 “풍부하게” 할 수 있다.

3.5.1 강화 전략 적용영역

진행 중인 임상시험에서 누적된 데이터를 기반으로 피험자의 등록 기준을 수정하기 위해서 사전에 지정된 규칙을 갖춘 어뎁티브 강화 설계는 신약/신치료의 효능을 확실하게 평가하고, 안전성에 관한 많은 정보를 생성하기 위하여 여러 다른 치료 영역에도 응용되고 있다. 미국 FDA는 의약품 및 생물학적 제제 승인을 위한 임상시험 강화 전략(Enrichment Strategies for Clinical Trials to Support

Approval of Human Drugs and Biological Products, 2012년)을 발표하여 연구개시 후 표본수가 변경될 수 있거나 임상시험 중 발생된 정보에 기초하여 계획된 다른 어뎁션이 발생할 수 있는 잠재적으로 적용 가능한 어뎁티브 강화 설계를 설명한다:

- 바이오마커-양성 및 바이오마커-음성 참가자를 대상으로 한 연구에서 데이터의 중간분석은 바이오마커-음성 집단의 반응률이 훨씬 낮아서 바이오마커-음성 집단의 등록 감소 또는 종료를 알 수 있다.
- 최적의 바이오마커 임계점(cut-off point)이 연구 시작 이전에 잘 알려지지 않은 경우, 어뎁티브 설계를 사용하여 바이오마커 성능을 분류하는 특성에 대한 보다 정확한 정보를 얻을 수 있다(예 : 여러 사전에 지정된 임계값 사용 및 다중성 문제 수정).
- 중간분석에서 더 나은 반응의 하위집단을 강조하기 위하여 피험자의 등록기준 변경을 제안할 수 있다.

즉, 강화 임상시험은 임상적 기준에 따라 피험자 등록을 허용하고, 각각은 미리 지정된 약물표적에 대해 분석되며, 아래의 임상시험 전략이 추구될 수 있다.

- 모든 등록된 피험자를 무작위하고, 하위집단 분석에서 표적을 가진 피험자를 분석한다.
- 표적만을 발현하는 피험자로 임상시험을 계속한다.
- 임상시험을 2개 집단(표적이 있는 집단과 없는 집단)으로 나누고 각 집단을 개별적으로 무작위 배정하고 분석한다.

대안적 강화접근법으로는 후보 예측 바이오마커가 확인되지 않은 시나리오에서 더 많은 융통성을 가진다. 이 프레임워크(framework)에서, 실험치료를 위한 최적의 표적 모집단은 베이스라인 공변수의 함수로서(function of baseline covariates) 적응적으로 학습되고 측정된다. 이러한 설계는, 예를 들어, 피험자 집단을 반응계층 및 비-반응계층으로 분할에 사용할 예측 바이오마커의 최적 임계값을 식별하는데 유용할 수 있다. 기저의 약물반응 계층이 존재할 수 있고, 추정 바이오마커에 의해 묘사될 수 있지만, 치료 효과가 비교적 균일하거나 전체 치료 효과가 작은 시나리오에서는 이 사실을 입증하는 것은 어려울 수도 있다. 전형적인 강화 설계에서 무작위 배정은 치료 반응을 예측하는 것으로 알려진 특정 바이오마커 프로파일(profile)을 가진 피험자에게만 제한된다. 연구가 강화된 모집단을 등록할 때, 보다 광범위하게 정의된 참여자 집단에게로 잠재적 일반화는 제한될 수 있기 때문에 연구결과에 대한 신중한 해석이 매우 중요하다.

3.5.2 강화 설계 전략

강화 전략으로 고려될 수 있는 것은 다음과 같다.

- 참가자가 반드시 포함시켜야 할 질병 특성을 명확하게 정의하고, 참가자가 해당 기준 충족을 확실하게 함
- 치료 및 클리닉(clinic) 방문을 준수할 가능성이 높거나 중도탈락 가능성이 적은 참가자 식별
- 무작위 이전에 위약으로 치료 전단계 기간(run-in period)을 사용하여 자연적으로 질병이 개선한 참가자 제외
- 사전 명시된 치료 전단계 기간(run-in period) 동안에 측정된 주요 베이스라인 특성에 대해 일관된 값을 가진 참가자만 모집하여 베이스라인 변동성을 최소화
- 연구약물과 유사하거나 상호작용할 가능성이 있는 다른 약리요법 또는 치료 방식을 사용하고 있는 참가자 제외
- 견딜 수 없는 부작용의 고위험 참가자 제외
- 비의료적 이유로 탈락할 가능성이 있는 참가자 제외

이러한 사항을 고려한 강화 설계는 바이오마커 또는 특정한 참가자 특성(예 : 유전자적, 인구학적 또는 생리학적)이 치료에 반응할 가능성이 높은 참가자(또는 부작용 발생)를 식별하는데 적용될 수 있다. 무작위 대조 임상시험에 사용된 특정한 강화 전략은 크게 이질성 감소 전략, 예후 강화 전략, 예측 강화 전략, 3가지로 나눌 수 있다. 바이오마커는 피험자 외부에서 관찰된 생의학(biomedical) 상태의 객관적인 징후로 작용하는 것으로 생각된다. 대체로 예후 및 예측 바이오마커를 구별될 수 있다. 예후 강화는 질병 관련 결과변수가 있는 선택적 피험자 등록을 증가시키기 위해 예후적 생체지표 결과를 사용할 수 있음을 명시한다. 예측강화는 예측 바이오마커 결과가 치료에 반응할 가능성을 높이는데 사용될 수 있다.

이질성 감소 전략(Decreasing Heterogeneity Strategies)

비약물-관련 변동성을 감소시키고 연구샘플의 이질성을 감소시키기 위한 강화는 선험적 포함/배제기준의 형태로 임상시험에서 널리 사용되고 있으므로 이것은 특별하게 어뎁티브 접근법이라고 할 수는 없다. 연구 모집단의 특성을 좁히면 측정되는 제1 결과변수의 분산이 감소하여 연구의 검정력이 증가하고, 따라서 치료 집단 간의 치료 효과 차이가 있을 경우 그 차이를 검출하는 능력을 증가하게 되어 임상시험의 효율성을 증가시킨다. 그러므로 이질성을 감소하려는 노력은 곧 임상시험의 효율성을 향상하고, 주어진 치료로 혜택을 볼 수 있는 참가자를 식별하는데 도움이 될 수 있지만, 반면에 아주 좁은 피험자 선택 기준의 제한은 일반 임상적 모집단에 대한 연구결과의 외적 타당성 및 일반화 가능성을 잠재적으로 감소시킬 수 있다. 또한 더 넓은 모집단에 대한 연구는 수행되지 않을 수 있으므로 광범위하게 정의된 환자 모집단에서 유사한 치료 효과가 나타날 것으로 예상할 수 있는지는 불확실하다.

예후 강화 전략(Prognostic Enrichment Strategies)

예후 강화 전략은 연구에서 관심 있는 결과가 나타날 가능성이 가장 높은 참가자를 식별하기 위하여 예후지표를 사용한다. 일반적으로 제1 결과변수에 대해 중재치료가 효과적이라면, 임상시험 조사자는 질병의 고위험군에 있는 환자를 등록해서 연구한다면 주어진 표본수로 중재치료의 유의성을 감지할 가능성이 더 크다. 이것은 절대적 효과 크기(absolute effect size)가 클수록 통계적으로 유의한 차이를 탐지하는데 필요한 표본수가 작아지기 때문에, 질병의 고위험군에 집중함으로써 치료 집단들 사이의 유의미한 차이를 탐지하는 데에 더 적은 참가자가 필요하다. 그러나 위험도가 높은 환자모집단에 초점을 맞추면 등록된 하위집단에서 더 큰 절대적 효과(absolute effect)로 변환될 수 있지만, 일반적으로 상대적 효과(relative effect)에는 영향이 없다. 이런 유형의 임상시험 설계는 심혈관 질환(예 : 뇌졸중 또는 심근경색 예방) 또는 종양과 같은 징후를 가진 예방요법을 검사하는데 특히 유용한다. 임상적 결과를 경험할 가능성이 높은 환자모집단을 포착하려면 위험이 더 높고 따라서 임상시험 참여에 적합한 후보자를 식별하는 것 vs 빠른 질병 악화의 위험이 높고 따라서 중재치료가 결과를 잠재적으로 개선할 수 있는 지점을 넘어선 사람들 간의 균형이 필요하다. 따라서, 제한적인 포함/배제 기준으로 강화 임상시험의 결과를 해석할 때, 이러한 기준이 어떻게 임상시험에서 포함된 참가자보다 더 넓은 모집단으로 연구결과의 일반화 가능성을 제한하는지를 고려하는 것이 중요하다. 설사 예후 강화 임상시험의 내부 타당성을 위협하지는 않을지라도, 연구결과의 일반화 가능성에 대한 우려를 초래한다. 메타분석을 통한 체계적인 검토에서 연구에 강화 설계를 포함시킬 때 고려해야 할 사항은 선택된 모집단을 등록함으로써 생성된 임상적 이질성과 강화된 연구모집단은 메타분석에 풀링(pooling)을 허용하기 위하여 비-강화 연구모집단과 충분하게 균질한지의 여부이다.

예측 강화 전략(Predictive Enrichment Strategies)

예측 강화 연구는 치료에 더 효율적으로 반응할 가능성이 높은 참가자들에 초점을 맞추는 것을 목표로 하며, 이러한 예측 강화 설계는 어뎁티브일 수도 있고 어뎁티브가 아닐 수도 있다. 예측 특성에는 질병 존재의 여부, 성별, 연령, 유전자 또는 비유전적 바이오마커, 이전 치료의 병력 또는 반응과 같은 요인이 포함될 수 있다. 예후 전략과 같이 연구모집단을 치료에 더 반응하기 쉬운 대상으로 좁히면 더 적은 표본수가 필요하며 따라서 보다 효율적인 임상시험이 된다. 또한 예측 전략을 채택하면 반응할 가능성이 적은 참가자의 노출과 잠재적 독성을 피함으로써 참가자의 이익-대비-위험 비율을 높일 수 있다.

예측 강화 전략은 초기 임상시험에서 특히 유용한다. 이러한 전략은 개념증명(PoC) 및 목표용량 선택을 확립하는 데 도움이 될 수 있으며, 일반적으로 약물유전학 및 반응률이 낮은 환경(예 : 종양학)에서 사용된다. 이 것은 잠재적인 약물 반응자에 초점을 두면 더 넓은 질병모집단에서 감지할 수 없는 효과를 감지할 가능성이 높아진다. 그러므로 종종 다양한 약물뿐만 아니라 약물이 가장 효과적으로 보이는 잠재적인 하위집단에 대한 관심이 있을 때 예측 강화 전략을 이용하기도 한다. 예후 강화 설계와 달리 예측 설계에서는 더 큰 절대적 효과와 더 큰 상대적 효과를 모두 감지할 가능성이 있다.

예후 강화 및 예측 강화는 중재치료의 절대적 효과를 과대평가할 가능성이 높다. 더 폭넓은 참가자 집단에서 절대적 치료 효과의 규모는 예후 또는 예측 전략을 사용하여 강화된 연구모집단을 선택했을 때 관찰되는 것처럼 큰 것으로 기대되지는 않는다. 그러나 상대적 치료 효과는 연구모집단이 예후 강화 전략을 사용하여 선택되었을 때 일반적으로 영향을 받지 않는다. 예후 강화는 대부분의 경우에서처럼 상대적 치료 효과를 과대평가하는 것으로 생각된다. 〈표 3.2〉는 임상시험에서의 강화 전략과 그 특징을 요약한 것이다.

표 3.2 임상시험에서의 강화 전략

강화 전략	특징
이질성 감소 전략 (Decreasing Heterogeneity)	• 피험자는 좁은 범위의 베이스라인 측정으로 선택됨 • 이 선택측정은 피험자 간의 변동성 감소 • 질병이나 증상이 자발적으로 개선되거나 측정값들이 아주 가변적인 경우 참여자는 피험자 등록에서 제외 • 이 제외 조치는 참여자 내의(intra-participant) 변량 감소 • 이러한 전략으로 인한 변량 감소로 연구 검정력 증가 • 주요 목적은 비약물–관련 변량을 줄임으로써 연구 검정력을 향상시키는 것 • 이런 접근방법은 실제로 넓게 사용되지만 어뎁티브라고 할 수 없음
예후 강화 전략 (Prognostic Enrichment)	• 질병–관련 결과 이벤트의(이벤트–중심 연구의 경우) 높은 가능성을 가지거나 질병상태가 지속적으로 악화(연속성 측정 결과변수)를 가지는 참여자가 선택됨 • 이러한 전략은 그룹 간의 절대적 효과 차이의 크기를 증가시키지만 상대적 효과는 변경하지 않을 것임 • 예후 요인에는 임상적 그리고 실험실 측정, 병력, 게놈측정, 단백질 측정이 포함될 수 있음 • 이러한 전략을 통해 치료 효과를 보다 쉽게 파악할 수 있음 • 이벤트 비율이 높을수록 검정력도 높아짐
예측 강화 전략 (Predictive Enrichment)	• 치료될 질병상태의 다른 참여자들 보다 약물치료에 반응할 가능성이 더 높은 참여자 선택 • 이 선택은 더 큰 절대적 효과와 상대적 효과 크기를 초래할 수 있으며 더 작은 연구 모집단의 사용을 허용 • 참여자 선정은 참여자의 생리학의 특정한 측면 또는 연구약물의 메커니즘과 관련된 질병 특성을 기반으로 하거나 혹은 선택은 경험적일 수 있음(예 : 참여자가 동일한 클래스에 있는 특정 약물에 사전(prior) 반응을 가졌음)

3.5.3 어뎁티브 모집단 강화 설계(Adaptive Population Enrichment Design)

대부분의 무작위 임상시험은 환자모집단에 대한 평균적 치료 효과를 결정하기 위해 설계되며, 만일 치료가 모든 피험자에게 동일한 효과가 있다면 이상적이겠지만, 일부 하위집단에서만 치료의 효과와 비효과로 유의한 차이가 있는 경우에는 문제가 될 수 있다. 예를 들어, 표준 임상시험 설계는 치료가 대부분의 피험자에게 효과가 있는지, 소수의 피험자에게만 효과가 있는지, 일부 피험자에게는 효과가 있고 다른 피험자에게는 해가 되는지의 여부를 결정하려는 것이 아니다. 이는 곧 표준 임상시험 설계에서 집단 간 치료 효과의 평균을 비교한 결과를 기반으로 한 치료법의 권고는 일부 피험자에게는 최선의 치료가 아닐 수 있으며, 일부 피험자에게 열등한 결과를 줄 수 있으므로 헬스케어(healthcare) 자원이 낭비될 수 있다는 것이다.

강화 전략의 초기에는 고정 표본수를 가진 강화 설계에 초점을 두었으며, 피험자 적격성 기준은 치료 효과를 경험할 가능성이 있는 환자의 등록을 증가시키기 위한 목적이었다. 반면에, 어뎁티브 강화는 임상시험 중간분석에서 미리 선정된 피험자의 특정한 하위집단이 다른 치료 반응을 보인다면, 피험자 적격기준은 유리한 결과를 보이는 집단만을 포함하도록 변경될 수 있도록 피험자 적격기준의 수정을 의미한다. 최근 개인맞춤형 혹은 정밀의학에서의 어뎁티브 설계에 대한 관심은 치료에 대해 유의한 반응을 보일 가능성이 높은 환자만 포함시키기 위하여 약물개발에 예측력이 있는 조기 진단테스트를 도입하고 있다. 유의한 치료효과 가능성이 있는 반응자들의 병리생리학적 또는 유전적 뚜렷한 특징이 식별될 수 있을 때, 타깃 모집단을 선택하여 피험자를 모집하는 절차는 훨씬 간단할 수 있다. 그러므로 어뎁티브 강화 설계는 사전에 명시된 피험자 특성(예 : 특정 게놈 특성 혹은 바이오마커의 유무)으로 정의된 피험자 하위집단에서 치료 효과의 차이를 연구한다. 중간분석에서, 치료 효과는 하위집단 간에 비교하여 임상시험이 전체 모집단에서 계속할지 또는 하위집단에서만 피험자를 등록할지를 결정할 수 있다. 임상시험 과정에서 피험자 등록기준을 변경하는 어뎁티브 강화 설계(adaptive enrichment design)는 어느 하위집단에서 신치료법으로 혜택을 받을 수 있는지에 대한 보다 나은 정보를 제공할 수 있으므로, 특정 하위집단이 모집단의 나머지 피험자보다 중재치료로부터 더 많은 효과를 얻는 것으로 생각되는 경우에 유용하다. 이때 하위집단은 베이스라인에서 측정한 바이오마커 또는 리스크 스코어(risk score)로 정해질 수 있고, 각 하위집단에 필요한 표본수를 수정하기 위해서 하위집단 개별적으로 표본수 재계산을 할 수도 있다. 그 반대의 경우, 임상시험 도중에 외부로부터의 관련된 새로운 증거가 나타나면(예를 들면, 유사한 타 임상연구의 결과가 발표되는 경우), 애초에 정해진 임상시험의 적격기준보다 혜택을 얻을 수 있다고 판단되는 더 광범위한 적격기준으로 모집단을 확대함으로써 임상시험이 강화될 수도 있다. 모집단 강화(population enrichment)라고 불리는 임상시험 설계 접근법은 모집단 선별을 목표로 하는 어뎁티브 접근법으로 초기 임상시험에 응용되는 반면에 확증적 연구에도 적합할 수 있다. 〈그림 3.8〉은 일반적인 어뎁티브 모집단 강화 설계 임상시험의 흐름을 나타낸 것이다.

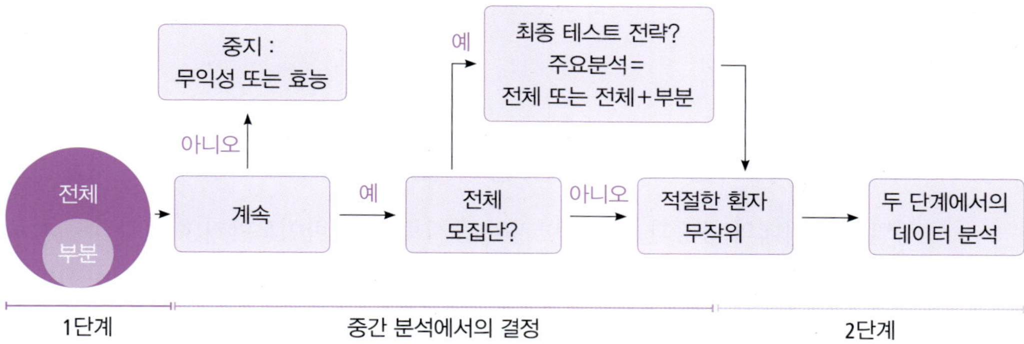

그림 3.8 어뎁티브 모집단 강화 설계(Adaptive population enrichment design)

이때 모집단 강화조건(혹은 피험자 적격기준 변경)은 등록 대상자의 인구학적 & 임상적 특징, 바이오마커 분석, 또는 치료 반응에 영향을 미칠 것으로 알려진 기타 요인들(예 : 호스트 게놈마커, 항생제내성 유전자형 또는 표현형)에 관해 축적된 데이터의 블라인드 또는 언블라인드 중간분석을 토대로 수정할 수 있다. 또한 가장 유의한 치료 효과의 피험자(하위)집단뿐만 아니라 가장 효과적인 복용량을 확인하기 위해서도 임상시험 실시 중에 적격성 기준을 변경하여 적용하기도 한다. 이것은 생물학적 지식과 이전 자료 및 구별된 집단으로 분류를 만든 객관적 측정에 대한 깊은 이해를 근거로 고위험군 피험자 혹은 긍정적인 치료 반응을 보이는 피험자의 확인과 같은 강화의 주요 목적을 결정해야 하며 이들 모두는 연구 프로토콜에 미리 명시되어 있어야 한다. 현재 진행 중인 임상시험에서 누적된 데이터를 사용하여 관심 있는 하위집단을 정의하고, 그 집단에서 약물효과를 테스트하는 통계방법이 있다. 일반적으로 대상자 특성에 관한 풀링된(pooling) 블라인드 데이터에 기초한 적격성 기준의 변경은 간단하지만, 치료 효과의 언블라인드 데이터에 기초한 적격성 기준을 변경하는 경우에는 훨씬 더 복잡하다.

어뎁티브 강화 설계는 하위집단의 치료 효과를 도출함에 있어서 검정력을 향상시킬 잠재력을 가지며, 어느 하위집단이 이익을 얻는지에 대한 더 강력한 증거를 산출할 가능성은 높다는 장점이 있다. 그러나 임상시험 결과의 일반화 가능성을 감소시킬 수 있다. 또한 어뎁티브 설계의 무차별적인 응용은 오히려 해로울 수 있고, 모든 연구에 적용할 수 있는 것도 아니다. 이 설계는 총괄적으로 모집단을 등록하는 표준설계보다 많은 표본수를 필요로 할 수도 있고 물류적 운영면에서 더 복잡할 수 있기 때문에, 표준설계보다 명확한 장점을 제공하는 상황에서만 사용해야 한다.

3.5.4 바이오마커-어뎁티브 모집단 강화 설계

정밀의학 시대의 등장과 바이오마커의 중시로 인해 바이오마커 하위집단의 치료 효과에 대한 연구가 늘어남에 따라 사전에 정의된 피험자 하위집단에서 신약의 치료 효과를 조사하는 어뎁티브 임상시험 설계는 개인맞춤형 의학에서 중요한 발전을 가져왔다. 개인맞춤형 치료를 성공으로 이끈 약물개발에서 사용된 바이오마커 강화의 주요 목적은 약물이 테스트된 피험자 집단에서 치료 효과를 보일 확률을 높이고, 약물개발 진행이 앞으로 더 나아갈만한지를 보다 빨리 입증하는 것이다. 실제로 약물치료 혜택을 받을 피험자와 관련된 좁은 범위에서의 하위집단에만 등록을 제한하는 대신에, 전향적으로 명시된 어뎁티브 설계를 사용하여 연구하의 피험자 집단과 다양한 하위집단 모두에서 중재약물의 치료 효과를 고려할 수 있다. 이 중에서 확립된 예측 바이오마커를 사용하여 환자집단을 강화하는 바이오마커-기반 어뎁티브 강화 임상시험은 바이오마커-양성 및 음성 환자를 모집하는 것으로 시작된다. 바이오마커-음성 환자에서의 치료 효과는 중간분석에서 평가된다. 대조약물과 중재약물의 차이가 유의하지 않는 경우에는 바이오마커-음성 환자의 모집이 종결되는 반면에 바이오마커-양성 환자는 계획된 표본수에 도달할 때까지 계속 등록된다.

바이오마커를 사용하여 임상시험 피험자 집단을 강화함으로써 효율성을 높이고 치료를 개별화하기 위한 다양한 방식이 있다. 바이오마커는 예후 강화라고 불리는 관심 있는 이벤트가 나타날 위험이 높은 집단을 강화하기 위해 사용될 수 있다(베이스라인 위험 강화). 또한 바이오마커는 관심 약물에 노출시키기 이전에 반응할 가능성이 높은 모집단을 식별하는데 사용될 수 있다(예측반응 강화). 이

때 유전자, 단백질 혹은 대사산물일 수 있는 소위 예측 바이오마커는 종양학 및 다른 의학분야에서 많이 사용된다. 이 외에도, 바이오마커는 약물의 단기노출 후 바이오마커의 변화를 위해 사용될 수 있다(다이내믹 반응 강화). 〈그림 3.9〉는 바이오마커를 이용한 여러 유형의 임상시험 설계를 나타낸다(Antoniou, 2016).

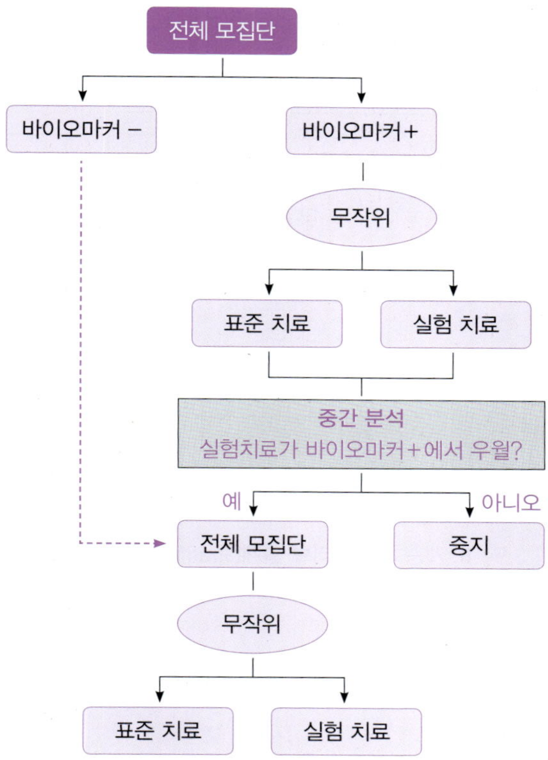

그림 3.9 A. 어뎁티브 임계값 표본–강화 설계(Adaptive Threshold Sample-Enrichment Design)

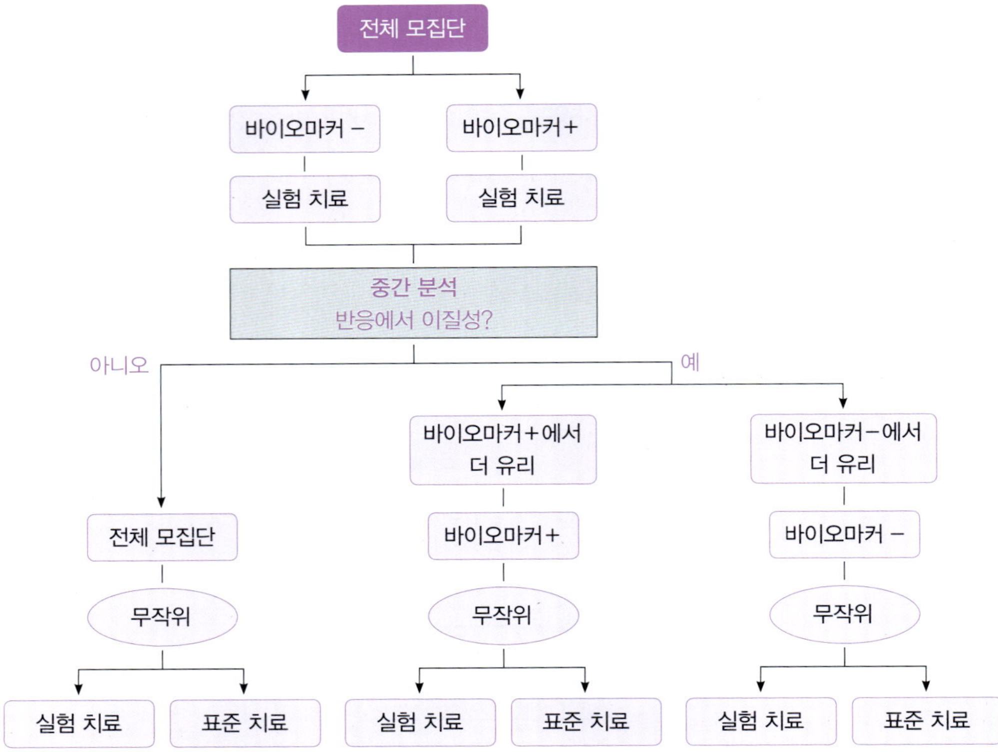

그림 3.9 B. 계층화 어뎁티브 설계(Stratified Adaptive Design)

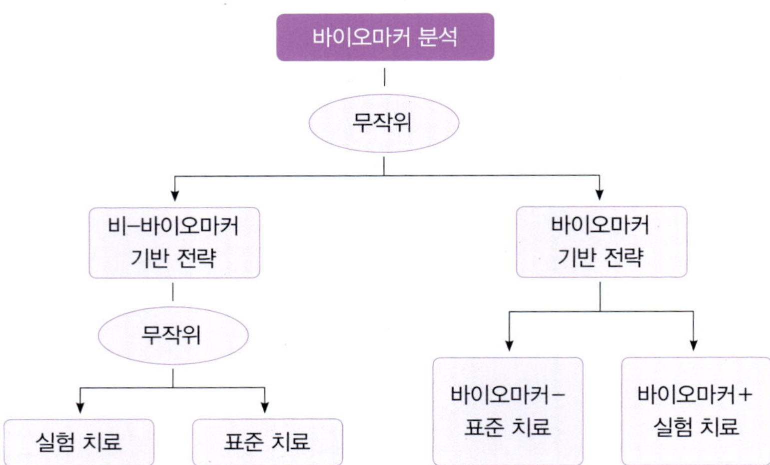

그림 3.9 C. 바이오마커−주도의 바이오마커−전략 설계(Biomarker-Strategy Design) 임상시험 흐름

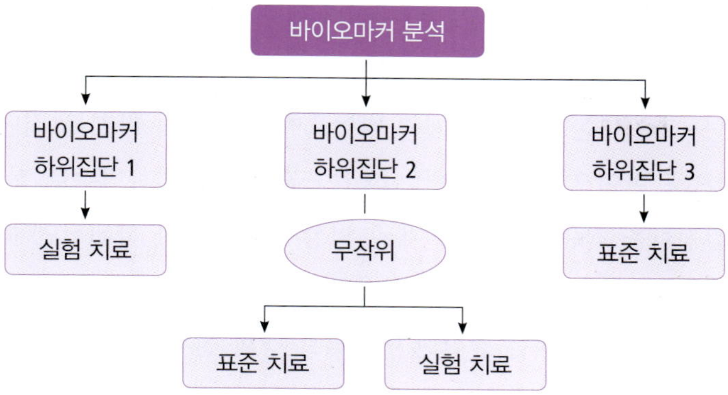

그림 3.9 D. 바이오마커-주도의 바이오마커-방향결정 설계(Biomarker-Directed Design) 임상시험 흐름

바이오마커/약물 개발의 맥락에서 중간 모니터링의 사용은 가장 유망한 피험자 하위집단에게 임상시험을 어뎁티브시키는 것을 허용하므로 특히 더 효율적 일 수 있다. 예를 들어, 바이오마커-음성 하위집단의 무익성 모니터링은 새로운 치료가 바이오마커-음성 하위집단에서 비효과적으로 보이는 경우, 3상 임상시험의 피험자 적격성이 바이오마커-양성 환자만으로 변경될 수 있음을 제시할 수 있다. 혹은 초기에 바이오마커-양성 환자로 적격성을 제한하는 임상시험에서 만일 중간분석 결과가 유망하다면, 피험자 적격성을 확대하여 보다 넓은 범위의 바이오마커 값을 갖는 환자를 포함시킬 수 있다. 이 유형의 분석은 2상 혹은 2/3상 임상시험으로 통합될 수 있는데, 이 약물의 추가 테스트가 바이오마커-양성 환자로 제한되거나 모든 환자에게 확대 적용될 수 있다. 치료에 가장 높은 반응가능성의 환자를 계층화하기 위해 바이오마커를 사용한 바이오마커 강화접근법이 점차 많은 종양학 임상시험에 구현되고 계속 가속화되고 있다. 특히 종양학 정밀의학에서의 바이오마커 어뎁티브 강화 설계는 환자의 종양과 관련된 바이오마커를 사용하면 해당 환자에게 가장 적절한 치료를 선택할 수 있고, 또한 하나의 바이오마커가 있어도 이러한 표적치료와 관련한 바이오마커들, 혹은 단일 바이오마커를 개발하기 위해 다양한 임상시험 설계가 가능하다. 예를 들어, 그 치료 효과 증거가 매우 강하면, 적격성 기준이 바이오마커-양성 피험자로 제한되는 임상시험을 실시할 것이다(강화 설계). 다른 극단적인 경우에, 바이오마커에 대해 알려진 것이 거의 없거나(아직 개발되지 않았다면) 이전에 실행된 임상시험 샘플에서 예측력 분석을 하거나 혹은 제안된 임상시험의 데이터를 사용하여 바이오마커를 개

발하고 검증하는 계획을 실행할 수 있다.

바이오마커 어댑티브 강화 설계의 주요 장점은 비-어댑티브 설계보다 더 큰 검정력을 가진다는 점이다. 예측 바이오마커에 의해 타깃 모집단을 강화하거나 임상적으로 바이오마커를 동반(co)-1차 혹은 2차 결과변수로 전향적 평가의 통계적 검정력을 갖는 것으로 설계된 임상시험은 환자 하위집단에 혜택을 보여줄 것이다. 고정 표본수를 가진 초기 강화 설계에서 유연한 *p*-값 조합/결합 테스트와 closed 테스트 원칙을 결합한 어댑티브 강화 설계로 더욱 발전하게 되었다. 최종분석이 관련 장기(long-term) 결과변수(예 : 전체 생존기간)에 근거하는 반면에 하위집단은 단기(short-term) 결과변수(예 : 무진행 생존기간)를 근거로 하는 경우까지 방법론이 확장되었다. 또한 표본수 재계산, 어댑티브 집단순차적 접근, 다중테스트 절차와 여러 대안적 하위집단 선택을 사용하여 치료의 유의한 효과 또는 무익성으로 임상시험을 조기 중단하는 강화 설계가 확장되었다. 그러나 어댑티브 강화 설계 임상시험은 충분한 참가자를 등록하는데 너무 오랜 시간이 걸려서 임상시험을 실행하지 못할 수도 있다. 또한 한 번에 하나의 바이오마커-정의 하위집단에서 하나의 약물을 다른 약물과 비교하는 전형적인 2-치료 집단 임상시험이나 혹은 수 많은 하위집단들을 한 번에 하나씩 테스트해야 할 때는 재정적 부담이 매우 클 수 있어서, 마스터프로토콜을 이용한 임상설계를 고려하는 것이 좋다(이것에 관한 자세한 것은 5장에서 다룬다).

3.5.5 어댑티브 강화 설계의 한계와 FDA의 입장

어댑티브 강화 설계의 한계

강화 설계는 원래 피험자의 큰 모집단으로부터 등록하지만, 초기 스크리닝(screening) 기간을 사용하여 테스트 약물로부터 가장 혜택을 볼 것 같은 환자들을 결정한다. 초기 스크리닝 기간은 피험자의 어느 하위집단이 가장 유의한 치료효과를 보일지에 관한 결정에 사용될 수 있다. 반면에, 두 번째 단계의 피험자 포함/제외기준은 이 하위집단에 중점을 두고 변경되며, 그 피험자는 활성약물 혹은 대조약물 중에 무작위 배정된다. 이 방법은 적절한 하위집단을 식별할 수 있을 때, 하위집단에 그 어떤 영향으로 희석되지 않기 때문에 검정력을 증가시킬 수 있다.

그러나 어뎁티브 강화 설계에는 몇 가지 주요 제한이 있다. 강화 임상시험의 단점은 강화 모집단에서는 유의한 치료 효과가 있는 집단을 식별하지만, 선택되지 않은 하위집단의 공통적인 특성이 임상시험 설계 및 피험자 선택에서 인지되지 않은 까닭으로 부주의하게 배제될 가능성이 있다. 테스트되지 않은 환자 하위집단에서 효과적 일 수 있는 치료는 효능 부족으로 인해 향후 추가 개발에서도 의도하지 않게 폐기될 것이다. 또 다른 제한은 설계가 실제로 운영하기에는 너무 복잡하고, 임상시험에서 얻은 결과를 일반화하는데 어려울 수 있으며, 제외된 집단에서의 치료 효능에 대한 정보를 제공하지 못한다. 또한, 마커의 유병률과 예측 정확도에 대한 불확실성과 임상시험 과정에서 수행될 수 있는 표본수 또는 등록기준 조정에 대한 불확실성이 있는 경우에, 어뎁티브 강화를 통한 표본수 계획이 어려울 수 있다. 그러므로 시뮬레이션을 사용하여 특정 하위집단이 어뎁티브 강화 설계가 실행 가능할 만큼 치료 효과가 충분하게 큰지의 여부를 평가하고, 다양한 설계 선택과 관련된 예상 검정력을 측정하기 위하여 통계적 시뮬레이션이 필요하다. 나아가 특정 연구 설계 내에서 바이오마커 평가의 통합은 다중테스트와 1형 오류 증가의 위험과 관련된 우려가 있으므로 다중테스트 조정 및 1형 오류율 제어를 위한 적절한 통계 테크닉이 사용되어야 한다.

어뎁티브 강화 설계에 대한 FDA의 입장

FDA는 2019년에 약물 및 생물학적 제품의 승인을 뒷받침하기 위한 임상시험을 위한 강화 전략에 대한 지침서(Guidance for industry on enrichment strategy for clinical trials to support approval of human drugs and biological product)를 발표했다. 이 지침서는 주어진 바이오마커를 가진 하위집단을 목표로 삼을만한 합리적인 근거가 있을지라도 바이오마커-양성 환자의 민감도(sensitivity)와 바이오마커-음성 환자의 민감도을 나타내기 위해서는 바이오마커를 발현하지 않는 환자도 모집해야 한다는 것이다. 이러한 접근법의 위험은 대규모의 이질적인 모집단을 등록하고 낮은 검정력을 가진 연구의 위험으로 희석된 치료 효과를 관찰하는 것이다. 특히 종양 임상시험의 경우와 모집단 강화 전략이 제안되었다. 이상적인 민감도 및 특이도(sensitivity and specificity)를 갖지 않는다면, 혜택 받을 수 있는 참가자는 선택되지 않고 혜택 받지 않을 참가자가 선택될 위험이 있다. 완전히 선택되지 않은 참가자 모집단을 사용하는 것은 특정 하위집단에서 유망한 약물의 치료 효과를 찾지 못할 수도 있듯이 이러한 단점으로 강화 설계를 단념해서는 안 된다고 FDA는 지적하고 있다 그러나 FDA는 가능성 있는 치료 반응자가 확실하게 선정될 수 없는 경우에, 강화 설계를 이행함에 주의를 기울일 것을 권고하며, 1형 오류율 증가를 막기 위해 통계적 조정이 필요할 수 있음도 지적한다.

약물승인 관점에서 강화 설계는 선택되지 않은 모집단에서의 치료 효과에 대한 데이터를 더 적게 가질 수밖에 없다. 특정한 특성을 가진 참가자는 우수한 반응자로 식별될 수 있지만, 일부 다른 참가자 집단은 미미한 반응을 보일 가능성이 있고, 다른 집단은 더 큰 위험에 노출될 수 있다. 임상실무에서 그 약물치료를 사용하기 전에 이러한 위험–이익 비율을 충분히 이해해야 한다.

FDA는 제약업계에 대한 강화 설계 지침에서 선택된 집단에서의 치료 혜택이 상당히 유의한 강화된 모집단에서만 테스트될 때 약물승인이 지연되지는 않을 것이라고 명시하고 있다. 의약물 승인 이전에 얼마나 많은 정보가 선택되지 않은 모집단에서 필요한지를 FDA에 사전에 명확히 밝히고, 더 폭넓은 모집단에서의 약물효과는 시판 후의 안전성 및 효능 연구를 여전히 요구될 수 있음을 명시한다.

FDA 지침서에는 강화 설계에서 강력한 1형 오류율 제어를 위해서 사용할 수 있는 p–값 조합을 기반으로 한 몇 가지 통계 방법이 있다. 또 일반적으로 이용되는 이질성 감소에 대한 접근법은 강화 설계에서도 유용하고 수용됨을 언급하고 있다. 그러나 다른 접근법에 대해서(예 : 생존에 영향을 미칠 수 있는 동반질환을 가진 참가자를 제외하거나 또는 병용요법에 있는 참가자를 광범위하게 배제함), 이러한 배제를 가진 연구는 너무 제한적일 수 있다는 우려도 있다(이로 인해 더 광범위한 환자 모집단에 연구의 일반화 가능성을 제한할 것임). 이러한 제한 하에서는 실제로 치료를 받을 광범위한 참가자 모집단에 관해서 제공될 정보가 너무 적을 위험이 있다.

FDA는 예후 강화 전략에 대한 구체적인 지침은 제공하지 않지만, 그것을 사용함에 있어서 예제를 제공하고, 학습단계에서 확증단계에 이르는 임상시험에서 사용될 수 있다고 명시한다. 규제기관으로서 FDA는 치료를 위해서 보다 타깃하는 모집단을 정의하고, 혜택 없을 혹은 위해의 위험이 있을 모집단을 식별하는 수단으로 강화 설계 전략의 사용을 지지하고 있다.

사례 MISTIE 임상시험

뇌내출혈은 일반적인 뇌졸중 유형으로 사망률이 40%를 초과한다. 실험 치료법은 Intracerebral Hemorrhage Evacuation(IVH)을 위한 최소 침습수술과 r–tPA로서 MISTIE(Minimally Invasive Surgery Plus r-tPA for Intracerebral Hemorrhage Evacuation)로 약칭된다. 이 임상시험은 뇌졸중 중재치료를 위한 2상 임상시험의 결과를 사용하여 3상 임상시험 설계에 어뎁티브 강화가 중요한 고려 사항이 될 수 있는 동기를 부여한 좋은 사례이다(Hanley, 2016 & 2019). 이 임상시험은 다음과 같은 2개의 하위집단에 특별한 관심을 가진다 : IVH 수준<10mL(저–IVH) & 기준선에서 IVH 수준>10mL(고–IVH). 제1 결과변수는 연구에 등록한 후 180일에 측정된 수정랜킨장애척도(modified Rankin Scale)이다.

2상 임상시험 결과를 토대로 저–IVH 피험자는 치료 혜택의 강력한 증거가 있는 반면에, 고–IVH 피험자에게는 불확실성이 남아있었기에 3상 임상시험에 누구를 등록해야 하는지에 대한 질문과 함께 치료 혜택의 잠재적 가능성이 큰 하위집단을 등록하는 것이다. 어뎁티브 강화 설계의 동기 요소 중 하나는 MISTIE 임상시험의 결과를 사용하여 임상시험 시뮬레이션을 실행하여 표준 설계과 어뎁티브 강화 설계로 설계된 3상 임상시험의 성능을 비교하고 원하는 검정력 및 1형 오류율 달성에 필요한 표본수를 비교하였다. 표준 설계에서는 전체 임상시험(예 : 두 하위집단 모두)이 조기 중단될 수 있는 중간분석이 허용되었으며, 조사된 어뎁티브 강화 설계에서 중간분석은 유망한 결과를 가진 피험자의 하위집단만을 등록하는데 사용될 수 있었다(예 : 저–IVH 피험자). 바람직한 2상 임상시험 결과를 보이는 하위집단의 피험자 수는 표준 설계에 비해 어뎁티브 강화 설계에서 더 많았지만(598 vs 491), 필요한 전체 모집단은(1,148 vs 1,473)로 덜 유망한 치료 효과를 가진 하위집단에 대한 모집된 피험자 수가 훨씬 더 적다(550 vs 982). 〈그림 3.10〉, 〈그림 3.11〉은 MISTIE 2상과 3상 임상시험 프로파일이다.

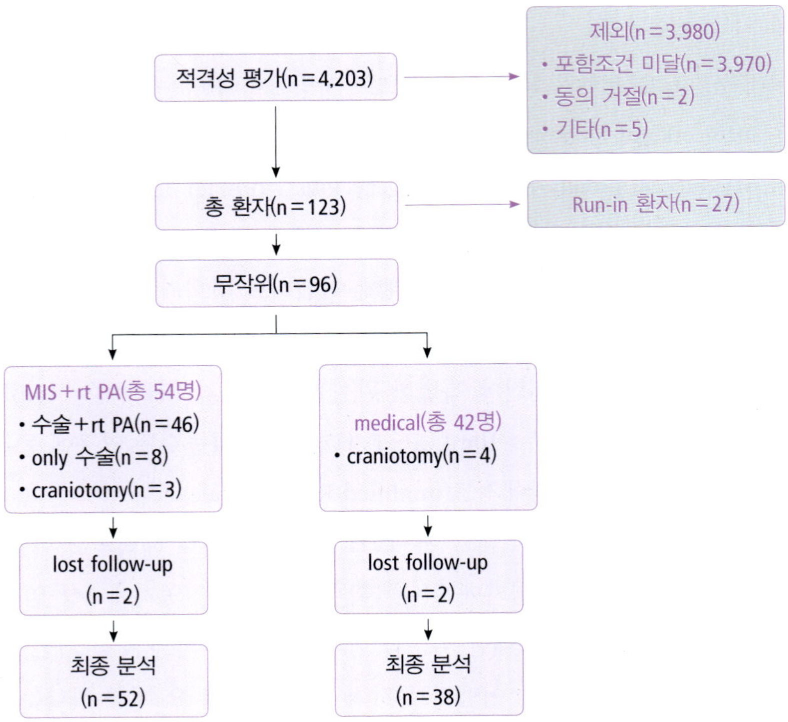

그림 3.10 MISTIE II 임상시험 프로파일(Hanley, 2016)

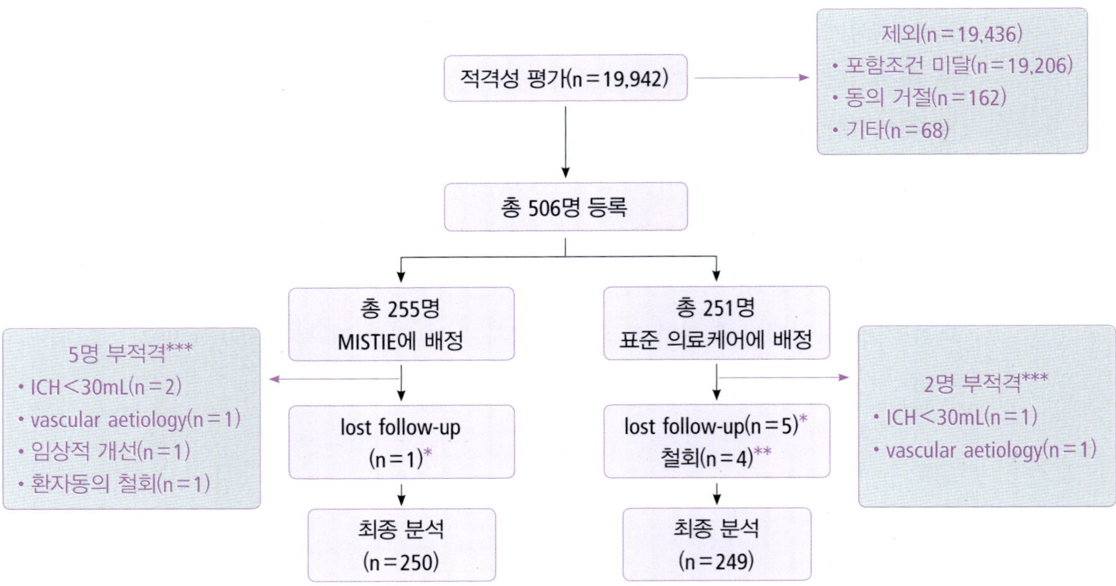

그림 3.11 MISTIE III 임상시험 프로파일(Hanley, 2019)

주 : 무작위 배정된 모든 환자(n=506)는 안전성 및 민감도 분석에 포함되었다.

* 추적상실은 환자가 접촉될 수 없을 때 발생.

** 실수로 환자가 무작위 배정되어 제외됨.

*** 철회는 환자 혹은 가족이 계획된 추적 완성을 거부할 때 발생.

사례

ToGA 임상시험

ToGA(Trastuzumab for Gastric Cancer)연구는 위암 표적치료제 임상시험으로 기존의 항암치료 vs 항암치료+트라스투주맙(Trastuzumab) 병용치료를 평가하는 오픈라벨 무작위 3상 강화 임상시험이다(Bang, 2010). HER2 단백질의 과발현이 나타나면 암세포도 증가하여 암을 촉발하고 악화시키는 것으로 위암과 유방암 환자에게서만 관찰된다. 트라스투주맙은 HER2 유전자와 결합해 HER2의 기능을 뺏어 암세포를 약하게 하는 것으로, 이미 HER2 유전자가 있는 전이성 유방암 치료제로 사용되고 있다. HER2에 양성반응을 보이는 584명의 전이성 위암 환자를 두 치료 그룹으로 나눴다. 한 그룹은 기존의 항암제인 '카페시타빈(Capecitabine)+시스플라틴(Cisplatin)' 혹은 '플루오로우라실(5-Fluorouracil)+시스플라틴' 병용요법 중 한 가지를 투여하고, 나머지 한 그룹에는 '플루오로우라실+시스플라틴+표적치료제인 트라스투주맙'을 함께 투여했다. 이 연구는 비록 강화 설계를 수행하기는 쉽지만, 바이오마커-양성 환자의 치료 효과에 대한 증거만을 제공하고 그 자체로 바이오마커 인증에 있어서 정보를 제공하지 않기 때문에 연구 질문의 범위에 있어서 크게 제한되어 있다. 〈그림 3.12〉은 ToGA 임상시험의 프로파일이다.

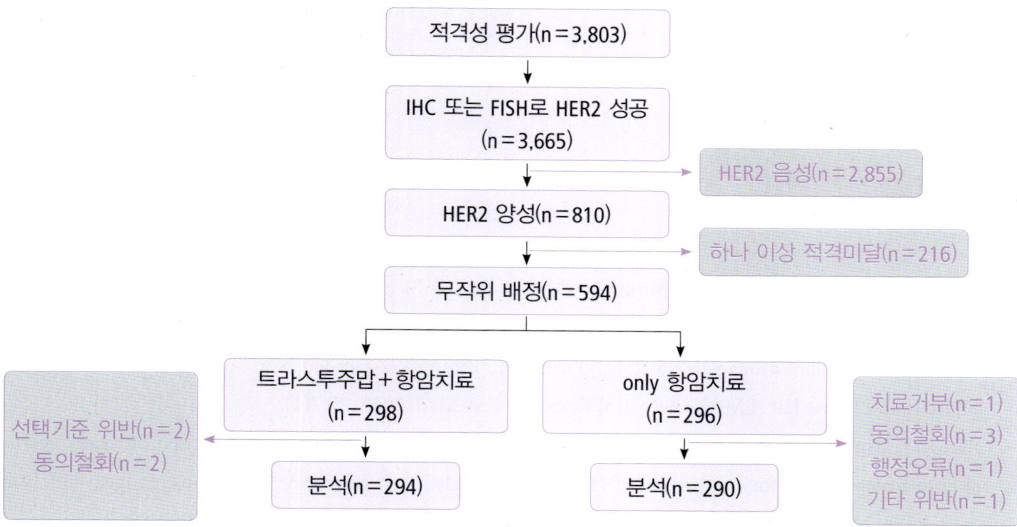

그림 3.12 ToGA 임상시험 프로파일(Bang, 2010)

HER2 : human epidermal growth factor receptor 2(also known as ErbB2).
IHC : immunohistochemistry.
FISH : fluorescence in-situ hybridization.

3.6 Summary

어뎁티브 설계는 충분한 검정력을 확보하기 위해서 중간분석에 근거한 표본수 재계산을 허용하며, 더 많은 피험자가 우월한 치료를 받을 수 있도록 피험자 배정률을 조정하고, 시간과 자원을 절약하기 위해서 열등한 치료 집단을 탈락시키거나 새로운 치료 집단을 추가하며, 임상시험의 피험자 범위를 좁히는 모집단 "강화" 또는 임상시험의 특정 단계에서 다음 단계로의 전환을 허용할 수 있다. 표본수 재계산은 실제의 검정력을 결정하기 위해 임상시험 중 이벤트 기반의 평가를 사용한다. 반응-어뎁티브 무작위배정은 임상시험 동안 무작위 비율의 변경을 허용하므로, 중간분석 결과가 유리하면 새로 등록한 피험자는 그 치료 집단에 더 배정될 수 있다. 어뎁티브 강화는 임상시험 참여자의 적격성 기준이나 결과변수 평가에 대한 변경을 말하며, 중간분석 결과에서 하나의 하위집단이 보다 유리한 반응을 보이는 경우, 이 하위집단에 피험자를 단독 또는 더 많이 등록하는 자격기준을 변경함으로써 임상시험이 "강화"될 수 있다. 어뎁티브 임상시험은 중간 데이터를 기반으로 설계의 일부 요소를 지속적으로 수정할 수 있어서 자원 및 시간의 사용을 줄이거나 임상시험 성공의 가능성을 높일 수 있다. 또한, 임상시험의 관련성, 광범위한 적용 가능성 또는 성공 확률을 향상하기 위하여 임상적, 생물학적 결과가 복합될 수 있다.

참고문헌

- Antoniou M, Jorgensen AL, Kolamunnage-Dona R (2016) Biomarker-Guided Adaptive Trial Designs in Phase II and Phase III: A Methodological Review. PLoS ONE 11(2): e0149803.
- Antoniou M, Kolamunnage-Dona R, Jorgensen AL. Biomarker-Guided Non-Adaptive Trial Designs in Phase II and Phase III: A Methodological Review. J Pers Med. 2017. 25:7(1).
- Bang YJ, Van Cutsem E, Feyereislova A, et al. Trastuzumab in combination with chemotherapy versus chemotherapy alone for treatment of HER2-positive advanced gastric or gastro-oesophageal junction cancer (ToGA): a phase 3, open-label, randomised controlled trial. Lancet. 2010. 376:687-697.
- Bauer P, Bretz F, Dragalin V, König F, Wassmer G. Twenty-five years of confirmatory adaptive designs: opportunities and pitfalls. Statist Med. 2016. 35:325– 347.

- Bauer P, Kohne K. Evaluation of Experiments with Adaptive Interim Analyses. Biometrics. 1994. 50(4):1029–41.
- Berry SM, Petzold EA, Dull P, Thielman NM, et al. A response adaptive randomization platform trial for efficient evaluation of Ebola virus treatments: A model for pandemic response. Clin Trials. 2016. 13(1):22-30.
- Brittain EH, Proschan MA, Brittain EH, et al. Comments on Berry et al. response-adaptive randomization platform trial for Ebola. Clin Trials. 2016. 13(5):566-7.
- Carreras M, Brannath W. Shrinkage estimation in two-stage adaptive designs with midtrial treatment selection. Stat Med. 2013. 32(10):1677-90.
- Chaitman BR, Pepine CJ, Parker JO, et al. Effects of ranolazine with atenolol, amlodipine, or diltiazem on exercise tolerance and angina frequency in patients with severe chronic angina: a randomized controlled trial. JAMA. 2004. 291(3):309-316.
- Chen Z, Zhao Y, Cui Y, et al. Methodology and application of adaptive and sequential approaches in contemporary clinical trials. J Probab Stat. 2012. 5273511-20.
- Chiu YD, Koenig F, Posch M, Jaki T. Design and estimation in clinical trials with subpopulation selection. Stat Med. 2018. 37(29):4335-52.
- Coad DS, Rosenberger WF. A comparison of the randomized play-the-winner rule and the triangular test for clinical trials with binary responses. Stat. Med. 1999. 18:761-769.
- Dodd S, White IR, Williamson P. A framework for the design, conduct and interpretation of randomised controlled trials in the presence of treatment changes. Trials. 2017. 18:498.
- Dumville JC, Hahn S, Miles JN, Torgerson DJ. The use of unequal randomisation ratios in clinical trials: a review. Contemp Clin Trials. 2006;27(1):1-12.
- Fardipour, P., Littman, G., Burns, D.D. et al. Planning and Executing Response-Adaptive Learn-Phase Clinical Trials: 1. The Process. Ther Innov Regul Sci. 2009. 43:713–723.
- Fardipour P, Littman G, Burns D, et al. Planning and executing response-adaptive learn-phase clinical trials: 2. Case studies. Drug Inf J. 2009. 43:725–734.
- Fisher A, Rosenblum M. Stochastic optimization of adaptive enrichment designs for two subpopulations. Journal of Biopharmaceutical Statistics. 2018. 28(5): 966-982.
- FOCUS4. FOCUS 4 Trial Schema. http://www.focus4trial.org/trial-schema/
- Friedman LM, Furberg C, DeMets DL, Reboussin D, Granger CB. Fundamentals of Clinical Trials. Springer. 2015.
- Geyer CE, Forster J, Lindquist D, Chan S, et al. Lapatinib plus capecitabine for HER2-positive advanced breast cancer. N Engl J Med. 2006. 355(26):2733-43.
- Giles FJ, Kantarjian HM, Cortes JE, Garcia-Manero G, Verstovsek S, et al. Adaptive randomized study of idarubicin and cytarabine versus troxacitabine and cytarabine versus troxacitabine and idarubicin in untreated patients 50 years or older with adverse karyotype acute myeloid leukemia. J Clin Oncol. 2003. 21(9):1722–27.
- Gongora L, Aline Bobato, Leandro Jonata Carvalho Oliveira, and Denis Leonardo Jardim. Impact of the Biomarker Enrichment Strategy in Drug Development. Expert Review of Molecular Diagnostics. 2020:1-

8.

- Grieve AP. Response-adaptive clinical trials: case studies in the medical literature. Pharm Stat. 2017. 16:64–86.
- Hanley DF, Thompson RE, Muschelli J, Rosenblum M, McBee N, et al. Safety and efficacy of minimally invasive surgery plus alteplase in intracerebral haemorrhage evacuation (MISTIE): a randomised, controlled, open-label, phase 2 trial. Lancet Neurol. 2016. 15(12):1228–37.
- Hanley DF, Thompson RE, Rosenblum M, et al. Efficacy and safety of minimally invasive surgery with thrombolysis in intracerebral haemorrhage evacuation (MISTIE III): a randomised, controlled, open-label, blinded endpoint phase 3 trial. Lancet. 2019. 393(10175):1021-32.
- Henning KS, Westfall PH. Closed Testing in Pharmaceutical Research: Historical and Recent Developments. Stat Biopharm Res. 2015. 7(2):126-147.
- Hünseler C, Balling G, Röhlig C, Blickheuser R, et al. Continuous infusion of clonidine in ventilated newborns and infants: a randomized controlled trial. Pediatr Crit Care Med. 2014. 15(6):511-22.
- Huskins WC, Fowler VG, Evans S. Adaptive Designs for Clinical Trials: Application to Healthcare Epidemiology Research. Clinical Infectious Diseases. 2018. 66(7):1140-46.
- Kaplan R. The FOCUS4 design for biomarker stratified trials. Chin Clin Oncol. 2015. 4(3):35.
- Kim ES, Herbst RS, Wistuba II, Lee JJ, Blumenschein GR Jr, et al. The BATTLE trial: personalizing therapy for lung cancer. Cancer Discov. 2011. 1(1): 44–53.
- Korn EL, Freidlin B. Adaptive Clinical Trials: Advantages and Disadvantages of Various Adaptive Design Elements. JNCI: Journal of the National Cancer Institute. 2017. 109(6):djx013,
- Korn EL, Freidlin B. Outcome-adaptive randomization: is it useful? J Clin Oncol. 2011. 29(6):771-6.
- Krams M, Lees KR, Hacke W, Grieve AP, et al. Acute Stroke Therapy by Inhibition of Neutrophils (ASTIN): An Adaptive Dose-Response Study of UK-279,276 in Acute Ischemic Stroke. Stroke. 2003. 34:2543-48.
- Lai TL, Lavori PW, Tsang KW. Adaptive enrichment designs for confirmatory trials. Statistics in Medicine. 2019. 38:4:613-624.
- Leaute-Labreze C, Hoeger P, Mazereeuw-Hautier J, Guibaud L, Baselga E, et al. A randomized, controlled trial of oral propranolol in infantile hemangioma. N Engl J Med. 2015. 372:735-746.
- Lehmacher W, Wassmer G. Adaptive sample size calculations in group sequential trials. Biometrics. 1999. 55(4):1286-90.
- Lin JC, Lin LA, Sankoh S. General Overview of Adaptive Randomization Design for Clinical Trials. J. Biom. Biostat. 2016. 7:294.
- McEntegart D. The pursuit of balance using stratified and dynamic randomization techniques: an overview. Drug Information Journal. 2003. 37:293–308.
- Mehta CR, Patel NR. Adaptive, group sequential and decision theoretic approaches to sample size determination. Statist Med. 2006. 25:3250-69.
- Mehta CR, Pocock, SJ. Adaptive increase in sample size when interim results are promising: a practical guide with examples. Statis. Med. 2011. 30:3267–84.
- Michael A, Proschan K, Lan G. Spending functions and continuous-monitoring boundaries. Statistics in Medicine. 2012. 31:3024–30.

- Miller E, Gallo P, He W, Kammerman LA, Koury K, Maca J, Jiang Q, Walton MK, Wang C, Woo K, Fuller C, Jemiai Y. DIA's Adaptive Design Scientific Working Group (ADSWG): Best Practices Case Studies for "Less Well-understood" Adaptive Designs. Ther Innov Regul Sci. 2017 Jan;51(1):77-88.
- Pallmann P, Bedding AW, Choodari-Oskooei B, Dimairo M, Flight L, et al. Adaptive designs in clinical trials: why use them, and how to run and report them. BMC Med. 2018. 28:16(1):29.
- Park JW, Liu MC, Yee D, Yau C, Van 't Veer LJ, et al. Adaptive randomization of neratinib in early breast cancer. N Engl J Med. 2016. 375(1):11–22.
- Peto R, Pike MC, Armitage P, et al. Design and analysis of randomized clinical trials requiring prolonged observation of each patient. I. Introduction and design. Br J Cancer. 1976;34(6):585-612.
- Pond GR, Tang PA, Welch SA, Chen EX. Trends in the application of dynamic allocation methods in multi-arm cancer clinical trials. Clinical Trials. 2010. 7:227–34.
- Posch M, Klinglmueller F, König F, Miller F. Estimation after blinded sample size reassessment. Stat Methods Med Res. 2018. 27(6):1830-46.
- Proschan MA. Sample size re-estimation in clinical trials. Biom J. 2009. 51(2): 348-57.
- Rosenblum M, Hanley DF. Adaptive Enrichment Designs for Stroke Clinical Trials. Stroke. 2017. 48(7):2021–25.
- Rugo HS, Olopade OI, DeMichele A, Yau C, van 't Veer LJ, et al. Adaptive randomization of veliparib-carboplatin treatment in breast cancer. N Engl J Med. 2016. 375(1):23–34.
- Shankar-Hari M, Rubenfeld GD. The use of enrichment to reduce statistically indeterminate or negative trials in critical care. Anaesthesia. 2017. 72: 560–565.
- Sydes MR, Parmar MK, Mason MD, Clarke NW, Amos C, et al. Flexible trial design in practice—stopping arms for lack-of-benefit and adding research arms mid-trial in STAMPEDE: a multi-arm multi-stage randomized controlled trial. Trials. 2012. 13:168.
- Temple R. Enrichment of clinical study populations. Clin Pharmacol Ther. 2010. 88(6):774–8.
- Thall PF, Wathen JK. Practical Bayesian adaptive randomisation in clinical trials. Eur J Cancer. 2007. 43(5):859-66.
- Trippa L, Lee EQ, Wen PY, Batchelor TT, Cloughesy T, et al. Bayesian adaptive randomized trial design for patients with recurrent glioblastoma. J Clin Oncol. 2012. 30(26):3258–63.
- US FDA. Adaptive Design Clinical Trials for Drugs and Biologics. Guidance for Industry. 2019. https://www. fda.gov/regulatory-information/search-fda-guidance-documents/adaptive-design-clinical-trials-drugs-and-biologics-guidance-industry
- US FDA. Adaptive design clinical trials for drugs and biologics. Guidance for industry. 2010. www.fda.gov/ downloads/ Drugs/GuidanceComplianceRegulatoryInformation/ Guidances /UCM201790.pdf
- US FDA. Guidance for industry on enrichment strategy for clinical trials to support approval of human drugs and biological products. https://www.fda.gov/regulatory-inform ation/search-fda-guidance-documents/enrichment-strategies-clinical-trials-support-
- approval-human-drugs-and-biological-products
- van der Baan FH, Knol MJ, Klungel OH, Egberts AC, Grobbee DE, et al. Potential of adaptive clinical trial designs in pharmacogenetic research. Pharmacogenomics. 2012. 13(5): 571–8.

- Vandemeulebroecke M. Group Sequential and Adaptive Designs – A Review of Basic Concepts and Points of Discussion, Biometrical Journal. 2008. 50(4):541-557.
- Ventz S., Barry W.T., Parmigiani G., Trippa L. Bayesian response-adaptive designs for basket trials. Biometrics 2017; 73:905-915.
- Wang SJ, Hung HM. Adaptive enrichment with subpopulation selection at interim: methodologies, applications and design considerations. Contemp Clin Trials. 2013. 36(2):673–81.
- Wang X, Zhou J, Wang T, George SL.Wang X, et al. On Enrichment Strategies for Biomarker Stratified Clinical Trials. J Biopharm Stat. 2018. 28(2):292-308.
- Wason J, Trippa L. A comparison of Bayesian adaptive randomization and multi-stage designs for multi-arm clinical trials. Stat. Med., 33 (13) (2014), pp. 2206-2221.
- Wassmer G. On sample size determination in multi-armed confirmatory adaptive designs. Journal of Biopharmaceutical Statistics. 2011. 21:802–17.
- Wassmer G, Dragalin V. Designing Issues in Confirmatory Adaptive Population Enrichment Trials. J Biopharm Stat. 2015. 25(4):651-69.
- Yuan Y, Huang X, Liu S. A Bayesian response-adaptive covariate-balanced randomization design with application to aleukemia clinical trial. Stat Med. 2011. 30(11):1218-229.
- 임현자. 임상시험 연구의 설계와 응용. 황소걸음 출판사. 2015.
- 임현자. 신약개발과 임상시험. 황소걸음 출판사. 2018.

4

결합 단계 및 기타 설계

Designs in Combined Phases and Others

이 장의 주제

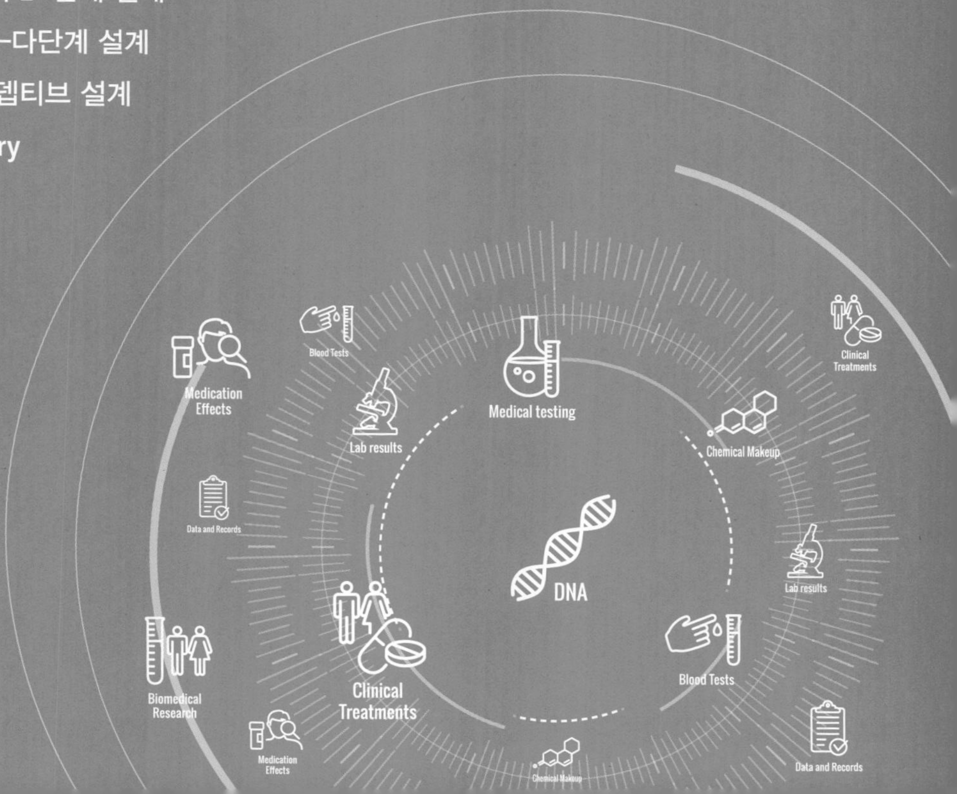

약물개발 프로세스의 막대한 금전적, 시간적 비용을 감안할 때, 개발 프로세스의 효율성을 높일 수 있는 임상시험 설계에 대한 많은 연구가 있어 왔다. 따라서, 제약산업은 개별적으로 실행되는 임상시험 사이의 시간을 절약하고 수집된 데이터를 보다 효율적으로 사용할 수 있는 결합적 어뎁티브 설계에 대해서 점점 더 많은 관심을 가진다. 결합설계들은 전통적으로 2개 혹은 그 이상의 개별 임상시험에서 다룬 연구목적을 단일 임상시험으로 묶어서 임상시험 간의 시간 간격을 없애고, 전체 피험자 수를 줄이거나 장기간의 안전성 추적 정보를 증가함에 추가적 효율성을 제공할 수 있다. 대표적인 설계로는 어뎁티브 심리스 설계이며, 이것은 운영상의 심리스(operationally seamless)와 추론적 심리스(inferentially seamless)가 있다. 또한 하나 이상의 새로운 약물이나 치료전략을 연구하는 효율적인 접근법으로는 집단순차 설계 원칙의 확장으로 약물의 치료 효과를 가능한 한 빠르고, 유연하고 정확하게 분별할 수 있는 다집단-다단계 설계(multi-arm multi-stage design)와 드랍-더-루저 설계(drop-the-losers design) 등이 있다.

4.1 개요

일반적으로 1상 임상시험은 약물의 최대허용용량(MTD)을 찾는 것을 목표로 하며, 2상 임상시험은 최대 내약 투여량에서 약물의 안전성 및 효능을 연구하며, 3상 임상시험은 약물의 효율성을 확증하는 단계이다. 각 단계의 무작위 임상시험(RCT)은 그 단계의 목적을 평가를 위한 임상시험을 끝낸 후에 데이터의 결과에서 나온 지식 정보를 이용하여 다음 단계의 임상시험 설계에 사용되거나(1상과 2상) 혹은 신약승인 신청을 하게 된다. 반면에 서로 다른 연구단계의 임상시험을 하나의 임상시험으로 결합하여 각 단계의 연구목적을 동시에 다룰 수 있는 심리스 연구(seamless study)는 한 단계에서 후속단계로 바로 이어질 수 있게 하는 설계의 유형이다. 여기서 "심리스(seamless)"란 이전 임상시험에서 나온 자료를 분석한 이후에, 연구를 끝내지 않음으로써 단계 간의 긴 정지 시간 없이 바로 이어지게 하는 것이다. 이 설계의 최종분석은 이들 두 단계의 임상시험에서 얻은 데이터를(예를 들면, 중간분석 이전 1상과 이후의 2상 데이터) 모두 합쳐서 분석하여 결론을 도출하는 연구이다.

약물의 초기 개발에서 심리스 설계를 사용할 수 있는 기회는 있지만, 많은 경우 2b상(학습단계)와 3상(확증단계) 사이의 심리스 전환에 보다 더 집중한다. 이때 학습단계의 중간분석으로 확증단계로 계속될 피험자 코호트(cohort)를 결정하는 선택이 내려지고, 첫 중간분석 후에 심각한 독성을 보이는 고용량 집단이 임상시험에서 탈락될 수 있다. 그 후, 표준 치료집단이 임상시험에 도입되어 실행 가능성(feasibility)에서 피보탈 단계(pivotal phase, 허가에 결정적 영향을 미치는)로 임상시험이 전환된다. 또한 진단 바이오마커를 사용하는 하위집단 선택과 같은 다른 유형의 선택도 가능하지만, 가장 전형적인 심리스 설계의 예는 대조군과 함께 확증단계로 진행될 치료 집단의 선택이 될 수 있다. 예를 들면, 2상과 3상을 결합하여 2/3상 심리스 임상시험(seamless 2/3 design) 설계로 2상 및 3상 임상시험을 단일연구로 결합할 때, 고정된 표본수로 각각의 두 단계 사이에서 피험자 수의 비율은 결합된 2/3상의 전체 검정력에 영향을 미치게 된다. 이때 2상 임상시험 기간 동안에 대리 결과변수(surrogate outcome)를 이용하여 검정력을 증가시킬 수 있고, 대리 결과변수의 신속한 탐지로 인해 이 단계에서 임상시험 결과를 결정하는 소요 시간이 단축될 수도 있다. 따라서, 이러한 2/3상 심리스 연구 설계는 전형적인 단일 3상 임상시험의 접근 방식을 사용하는 것보다는 3상 임상시험 연구를 더욱 빨리 시작하게 한다.

〈그림 4.1〉은 일반적인 임상시험, 어뎁티브 임상시험, 그리고 어뎁티브 심리스 2/3상 설계의 과정을 비교한 것이다.

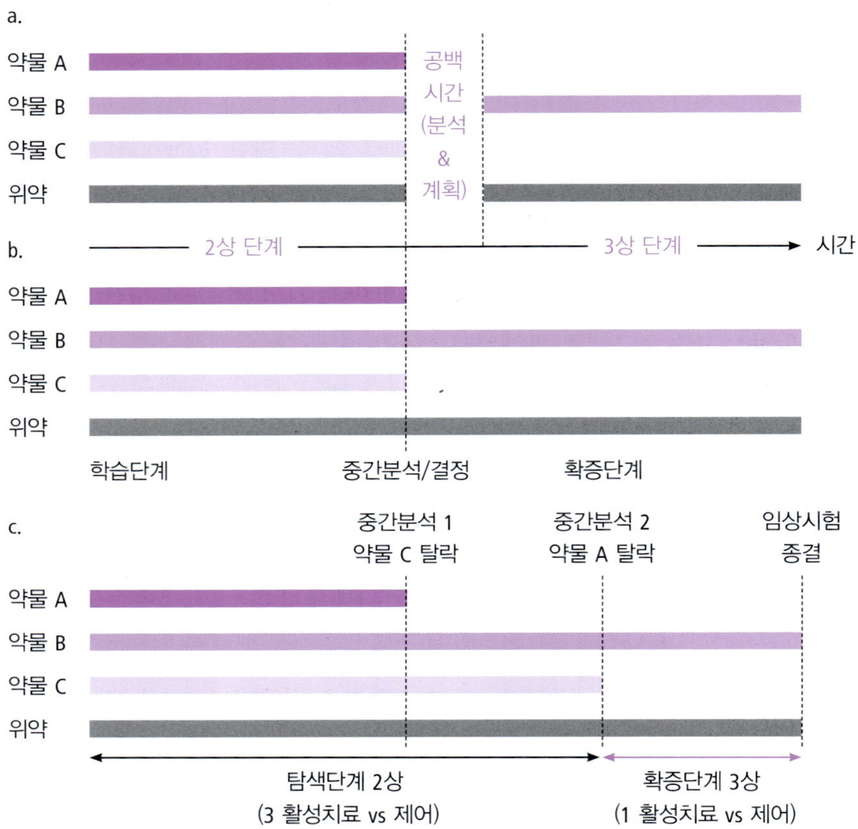

그림 4.1 (a) 전형적 RCT임상시험 설계, (b) 어뎁티브 임상시험 설계, (c) 어뎁티브 심리스 2/3상 설계의 과정 비교

심리스 설계는 2가지로 분류할 수 있다. 운영상의 심리스(operationally seamless)와 추론적 심리스(inferentially seamless)이다. 운영상 심리스(operationally seamless)는 일반적으로 별개의 임상시험에서 다루어진 목표를 단일 임상시험으로 결합하는 설계로서 단순히 시간 절약을 위한 것이라 하겠다. 반면에 추론적 심리스(inferentially seamless)는 두 번째 단계의 임상시험을 설계하여 시작하기 이전에, 첫 번째 임상시험의 결과를 분석하고 결론을 내리는데 필요

한 자원과 시간을 줄임으로써 기존 접근법보다 효율성을 높이고, 최종 분석에서는 2상 부분의 관련 데이터와 3상 데이터를 결합하여 이익/혜택을 얻는 새로운 통계 분석 방법을 사용하는 설계이다. 〈표 4.1〉는 운영상 심리스와 추론적 심리스의 장단점을 간략하게 나타낸다.

표 4.1 운영상 심리스와 추론적 심리스의 장단점

연구 단계	장점	단점
심리스 2/3상임상시험		
운영상 심리스 (operationally seamless)	2상과 3상 사이의 시간 감소, 2상 종결에서 용량결정에 의뢰자(sponsor) 참여 허용, 통상적인 최종분석, 매개변수 측정 및 신뢰구간 사용	3상에서 나온 데이터만으로 최종분석
추론적 심리스 (inferentially seamless)	최종분석에 2상과 3상 데이터 결합	• 2상 종결에서 용량 결정에 의뢰자 참여 허용 않음, 부적절한 용량 반응 모형의 리스크, 복잡한 최종분석, 비통상적 매개변수 측정과 신뢰구간 사용 • 두 임상단계에서의 데이터가 동질이 아닐 수 있음

다음 각 절에서는 일반적인 심리스 설계(seamless design)와 어뎁티브 심리스 설계(adaptive seamless design)를 비롯하여 어뎁티브 치료전환 설계(adaptive treatment-switching design), 드랍-더-루저 설계(drop-the-losers design), 다집단-다단계 설계(multi-arm multi-stage design) 등을 살펴본다.

4.2 일반 심리스 1/2상, 2/3상 설계(General Seamless Design)

서로 다른 단계의 두 임상시험을 하나의 임상시험으로 결합하여 실행하는 것을 심리스 임상시험(seamless clinical trial)이라고 하며, 1/2 임상시험 혹은 2/3 임상시험이 있다. 여기서 "심리스(seamless)"란 1상(혹은 2상) 임상시험에서 나온 데이터를 분석한 이후에, 결과에 따라 다음 단계의 임상시험 설계 일부를 조정하며, 최종분석에서는 두 단계의 임상시험에서 얻은 데이터를 모두 합쳐서 결론을 도출하는 연구 설계이다.

4.2.1 심리스 1/2상과 2/3상 설계

1/2상 심리스 임상시험(seamless I/II design)은 1상과 2상 임상시험을 하나의 연구로 묶어서 수행하는 연구로서 약동학(PK) 및 약력학(PD), 약용량 정보와 안전성 정보를 얻는다. 핵심 아이디어는 1상 임상시험과 2상 임상시험 사이의 중간에 시간을 허비하지 않고, 1상 임상시험에서 사용된 자료의 전부 혹은 일부를 2상 임상시험에 사용함으로써, 시간과 비용 모두의 측면에서 효율성을 높이고자 하는 연구 설계이다. 그러므로 심리스 임상시험에서는 후속단계로 원활한 전환에 대한 의사결정을 위해 초기 데이터를 신속하게 분석하고 해석할 필요가 있으며, 이러한 의사결정은 임상시험 과정 동안에 이루어지며, 연구가 완료되기 이전에는 피험자 모집이 여전히 계속된다. 2상과 3상을 결합하여 심리스 2/3 임상시험(seamless II/III design)은 임상시험 중에 설계를 많이 변경하는 것도 가능하지만, 일부 필수적인 구성 요소에 있어서 중첩이 필요하다. 예를 들어, 2상 임상시험에서 5개 복용량의 내약성을 조사하고, 그 중 3개가 2상 임상시험 종료 시점에 제거된다면, 3상 임상시험은 나머지 2개의 용량(치료군)에 피험자를 등록하면서 계속 진행할 수 있고 또한 위약집단과 같은 집단을 추가할 수도 있다. 따라서 심리스 설계는 첫 2상의 무작위 배정된 피험자에서 3상 임상시험 완료까지 중재치료의 효과 및 안전성에 대한 확실한 결론을 도달하는데 걸리는 시간을 크게 단축할 수 있다. 〈그림 4.2〉는 일반적으로 중간분석을 가진 심리스 2/3상 임상시험의 과정을 보여준다.

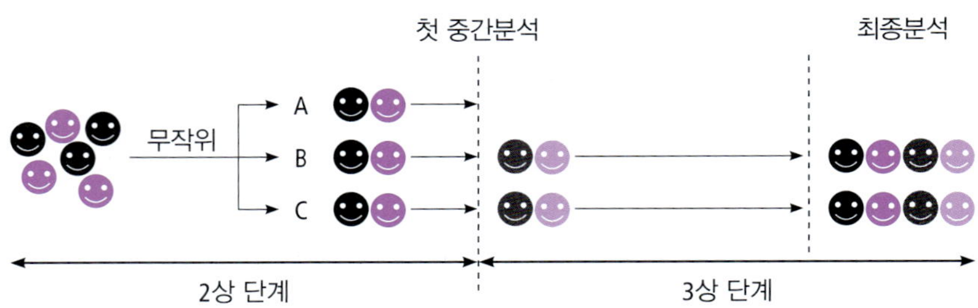

그림 4.2 심리스 2/3상 임상시험

2상 및 3상 임상시험을 단일연구로 결합할 때, 고정된 표본수로 각각의 두 단계 사이에서 피험자 수의 비율은 결합된 2/3상의 전체 검정력에 영향을 미치게 된다. 이때 2상 임상시험 기간 동안에 대리 결과변수(surrogate outcome)를 이용하여 검정력을 증가시킬 수 있고, 또한 대리결과변수의 신속한 탐지로 인해 이 단계에서 임상시험 결과를 결정하는 소요 시간이 단축될 수도 있다. 따라서, 이러한 2/3상 연구 설계는 전형적인 단일 3상 임상시험의 접근 방식을 사용하는 것보다는 3상 임상시험 연구를 더욱 빨리 시작하게 한다. 또한 두 단계를 개별적으로 분석할 수 있으므로 측정값의 편향(bias, 비뚤림)에 대한 우려가 줄어든다. 두 단계에서 얻은 데이터의 결합에는 몇 가지 방법이 있다. 심리스 2/3상 설계는 특히 두 단계가 서로 다른 1차 결과변수(예 : 바이오마커 vs 생존율), 더 좁은 vs 광범위한 모집단 및/혹은 환자가 모집되는 다른 지역을 사용하는 경우 신중하게 고려해야 한다. 이러한 심리스 설계는 두 단계에서 얻은 결과의 결합이 의학적 관점에서 의미 있는 경우에만 적합하다. 이 설계는 주로 종양학에서 단일치료 또는 조합치료로 테스트된 표적치료, 면역치료, 항체–약물 접합체 및 화학치료를 포함하는 임상시험에서 많이 사용하는 연구 설계 방법이다.

4.2.2 일반 심리스 설계의 장단점과 고려 사항

일반 심리스 설계의 장단점

일반적인 심리스 임상시험은 별도의 2상과 3상 임상시험의 연구목적을 하나의 임상시험으로 합친 설계이다. 2상에서는 여러 가지 약물요법으로 시작하고, 지연 없이 3상에서 계속 진행될 가장 성공적일 수 있는 치료약물을 확인하기 위해서 중간분석을 수행하며, 2상과 3상에서 수집된 데이터 모두가 최종분석에 사용된다. 2상과 3상 임상시험의 전환이 시간적 중단 없이 이루어지므로 약물개발에서의 비용을 많이 절약할 수 있다. 심리스 임상시험 설계의 장점은 다음과 같이 요약할 수 있다.

- 별도의 연구가 별도의 임상 단계로 수행되어야 한다는 것이 아니며, 일부 약물개발에서는 전형적인 임상시험 연구 단계가 적절하거나 필요하지 않을 수도 있다.
- 약물개발 프로그램을 위해 프로토콜을 적용할 환자를 채택하기가 어려운 경

우에 병행연구 설계는 유익하다. 제3상 임상시험 단계에서 2상의 피험자를 계속 이용하는 방법은 결국 임상시험에 필요한 전체 피험자 수를 감소시킬 수 있다.

- 유망한 약물치료를 환자에게 빨리 이용 가능하게 할 수 있으며, 잠정적으로 안전성에 문제가 있을 수 있는 약물은 가능한 한 빨리 연구를 종료하여 위험에 노출될 수 있는 피험자 수는 감소될 것이다. 제2상 임상시험 부분에서 연구결과가 부정적이면, 임상시험은 정지하지만, 긍정적인 결과인 경우에는 환자는 2상에서 3상 임상시험으로 계속함으로써 2/3상 임상시험에 총 피험자의 수를 감소시킬 수 있다.
- 병행설계 방식은 연구자와 연구참여자에게 비용과 시간 측면에서 매력적일 수 있고, 특히 피험자 모집/등록의 효율성에서도 영향을 미칠 수 있다. 또한 이 설계 방식은 작은 연구에서 스타트업 시간과 같이 업무 조직에서도 혜택을 준다.

일반 심리스 설계에서의 고려 사항

심리스 연구 설계는 여러 가지 장점이 있음에도 불구하고 연구목적을 보다 주의깊게 고려한 후에 채택되어야 한다. 특히 2상 임상시험은 실험약물의 특징과 안전성에 대해 연구이고, 3상은 확증적 임상시험이기 때문에, 그 둘을 합치면 시간과 비용의 절약이라는 장점이 있지만, 안전성에 대한 연구 단계인지, 효율성에 대한 확증적 단계인지 혼동을 일으켜 임상시험의 목적이 명확해지지 않을 수 있기 때문에 이 설계를 사용하기 이전에 많은 주의가 필요하다. 또한 심리스 설계를 할 때 가장 중요한 고려 사항은 피험자 등록의 기초가 되는 제1 결과변수이다. 3상 임상시험에서의 결과변수는 규제당국의 신약승인을 위한 근거를 제공할 수 있도록 잘 이해하고 수용할 수 있어야 한다. 심리스 임상시험이 시작되기 전에 결과변수에 대한 연구자와 규제당국의 동의와 수용가능성이 확보되어야 한다. 때로 연구 설계는 최종 결과변수 그 자체보다는 통계적, 임상적으로 제1 결과변수로 이끌 최선의 선택으로 아무 불편이나 저항이 없는 대리마커 또는 제1 결과변수의 조기 판독에 근거한 용량선택을 허용할 수 있다. 또 다른 고려 사항은 선택결정을 하기 위해 사용된 결과변수가 관찰될 때까지 각 피험자에게 필요한 추적기간을 포함하는 것이다. 이상적으로, 이 시간은 선택에 사용되는 정보를 가장 효율적으로 얻기 위하여 피험자를 연구에 등록하는데 필요한 시간에 비해 상대적으로 짧아야 한다. 이는 설계에서 의사 결정이 더 빨리 많은 효율성을 이루고, 선택 알고리즘의 운영 특성이 개선되도록 한다. 심리스 2/3상 연구에서 피험자 등록은 용량선택 과정 동안에 계속할 수 있으며, 이상적으로 이 과정은 신속하게 진행되므로 이 기간 동안의 피험자 등록은 많지 않을 것이다. 또한 심리스 2/3상 설계를 고려할 때, 이것은 전체 개발프로그램의 맥락에서 보여져야 한다. 예를 들어, 선택된 용량의 두 번째 확증 임상시험이 필요할 경우(일반적으로 그러하다), 심리스 임상시험에서 나온 용량선택을 기반으로 언제 어떻게 시작될 것인가와 관련된다. 심리스 설계의 한 가지 매력적인 점은 단계 사이의 공백을 줄여 제품 등록에 필요한 전체 시간을 줄일 수 있다는 점이기는 하나 용량결정 후 신속하게 두 번째 임상시험을 시작할 수 없다면, 기존의 프레임워크에서 개별적 연구를 실행하는 것과 비교하여 프로그램에 많은 시간을 절약할 수 없다. 만일 총 프로그램 기간의 유의한 감소를 실현할 수 없다면, 심리스 설계의 사용이 재고되어야 한다. 심리스 설계를 이용할 것인지를 결정하기 이전에 반드시 고려되어야 하는 문제는 다음과 같이 요약할 수 있다.

- 제1 결과변수는 무엇인가?
- 선택된 제1 결과변수는 2상과 3상 단계 모두에서 동일하게 사용할 것인가?
- 언제 추가 실험군을 철회하고, 그만 둘 것인가?
- 제어집단은 어떻게 선택하고, 구성할 것인가?
- 초기 바이오마커는 피험자 집단을 선택하는데 사용되고, 또 특정한 약물치료가 계속 추진되고 분석되는 것에 대한 결정에 사용될 것인가?
- 예를 들면 2/3 결합 설계에서, 결과에 따라 무작위화를 수정하는 것이 타당한 때는 언제 일 것인가?
- 어떤 상황에서 연구의 첫 번째 단계가 두 번째 단계와 결합될 수 있으며, 그것이 언제 타당한가?

사례 다라투무맙 심리스 1/2상 임상시험

다발성골수종의 인간 IgG1κ 단일클론항체인 CD3을 표적으로 하는 치료제 다라투무맙(Daratumumab)의 오픈라벨, 다기관 1/2상 임상시험은 1상에서는 용량 증가(dose escalation) 연구와 2상에서는 용량확장 연구를 결합하였다(Lokhorst, 2015). 1부의 용량 증가 연구에서 10 개 코호트의 환자는 0.005~24mg/kg의 다라투무맙(Daratumumab)을 투여 받았다(〈그림 4.3〉의 1부). 이 연구는 2개의 최저용량 코호트에서 "1+3" 디자인을, 나머지 8개 코호트 각각에서 "3+3" 디자인을 가졌다. 만일 초기 2개 코호트에서 1명의 환자가 또는 후속 8개 코호트의 3명의 환자 중 1명에서 발생한 경우에는 추가로 3명의 환자가 동일한 용량으로 치료되었으며, 용량제한독성(DLT)이 나타나는 용량이었다. 이 임상시험의 전반부 1상에서 모든 환자는 첫 번째 완전용량을 투여 받기 이전에, 10mg이상을 넘지 않는 선에서 완전용량(full dosage)의 10%를 사전에 투여 받았다. 첫 완전용량 투여 후, 안전성 및 약동학 평가를 위해 3주간의 세척기간을 가진다. 그런 다음 두 번째 사전투여를 투여한 다음, 매주 6회 완전용량 투여하여 총 8주의 치료를 한다. 첫 두 번의 full 투여 전날의 사전투여는 약물투여 관련된 반응의 위험을 최소화하기 위한 것으로 사전투여 약물에는 항히스타민제(Antihistamines), 아세트아미노펜(Acetaminophen), 글루코코르티코이드(Glucocorticoids)이다.

2부에서는 다라투무맙 8mg/kg, 16mg/kg 용량이 서로 다른 스케줄 A~E에 따라 투여 되었다(〈그림 4.3〉의 2부). 스케줄 A, B, C의 투여일정 환자는 다라투무맙 8mg/kg 용량을 매주 1회로 8번의 치료를 받고, 그 후에는 월 2회로 16주 동안 치료한다. 스케줄 D, E의 투여일정 피험자는 16mg/kg으로 1회 투여 후에 약동학 데이터 수집을 위해 3주간의 세척기간이 있었다. 그런 다음 매주 1회씩 7주 동안 투여받고 나서 월 2회 14주 동안 투여받았다. 후반부 2상의 환자는 각각의 스케줄들을 마친 후, 질병 진행까지 혹은 독성관리가 어려운 수준이 발생될 때까지 매달 치료를 받는다. 2부에서 A와 B스케줄에서만 환자는 첫 완전용량 투여 이전에 다라투무맙(10mg)을 1회 사전 투여했다. 사전 투여는 스케줄 D에서 옵션이었지만 사용되지 않았다.

1부 : 오픈라벨, 용량-증가 단계

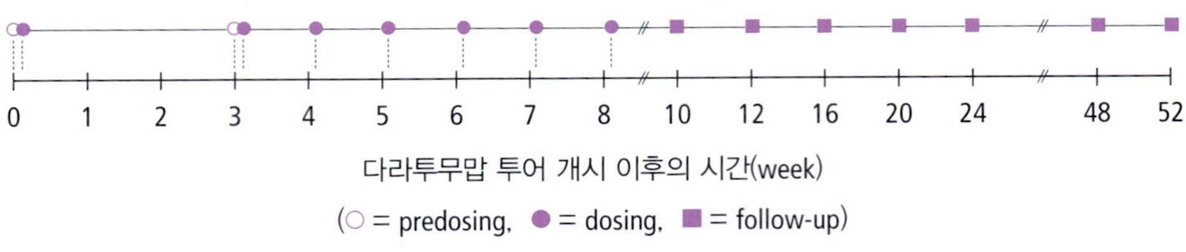

2부 : 오픈-라벨, 단일집단, 순차 코호트(Sequential cohort)

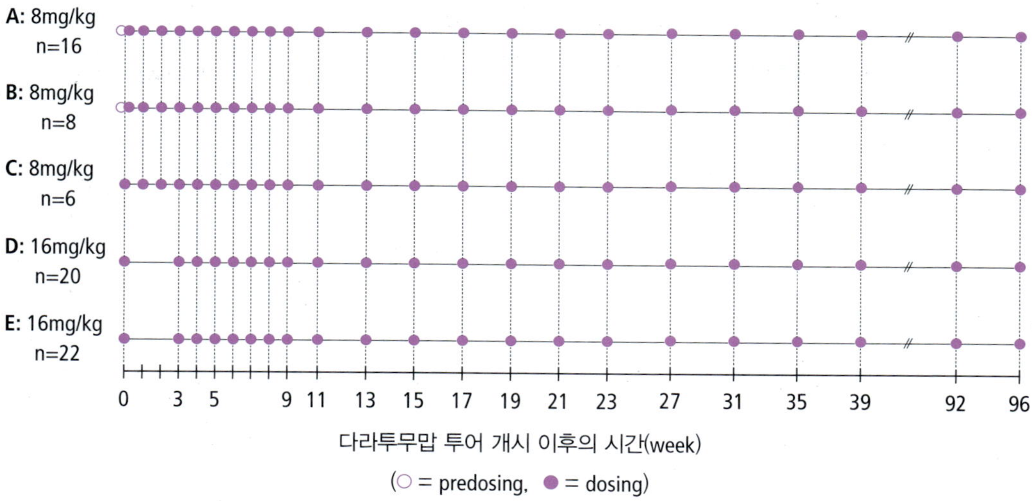

그림 4.3 다라투무맙 임상시험의 치료계획

사례 암브리센탄과 타다라필의 심리스 3B/4상 병행 임상시험

폐동맥 고혈압(Pulmonary Arterial Hypertension, PAH) 치료제로 암브리센탄(Ambrisentan)과 타다라필(Tadalafil)은 각각 승인된 약물이지만, 여러 연구자료에 의하면 이 두 가지를 병행할 경우 치료의 상승 효과가 있는 것으로 보고되었다. 이 두 약물의 병용치료법을 확증하기 위하여 다기관, 이중눈가림, 무작위 3B/4상 병행 임상시험을 실행했다(Galiè, 2015). 이 임상시험에서는 총 610명의 피험자가 암브리센탄+타다라필 병용요법, 암브리센탄 단독요법, 타다라필 단독요법 집단에 각각 2:1:1 비율로 무작위 배정되었다(〈그림 4.4〉 참고). 주요 평가 결과변수를 최초 임상적 실패(사망, PAH 악화로 입원, 질병진행 또는 불충분한 장기 임상반응)까지의 시간으로 정하고 생존분석 통계방법을 사용하였다. 병용요법 집단은 두 단독요법 집단보다 사망, 입원, 폐동맥 고혈압 악화, 질병 진행, 불만족스러운 장기적인 임상 반응 등의 임상적 치료 실패 발생률이 감소한 것으로 나타났다.

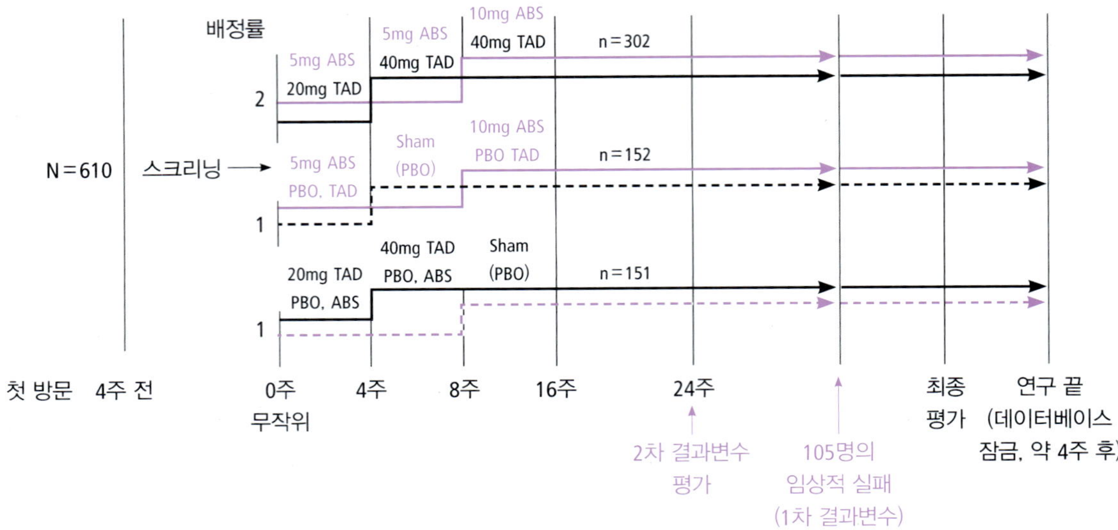

• 매 4주 안전성 방문, 매 12주 클리닉 방문
• 점선 : 위약(PBO), 검정색선 : TAD(Tadalfill), 보라색선 : ABS(Ambrisentan)

그림 4.4 암브리센탄 & 타다라필 병행치료의 심리스 3B/4상 임상시험 설계(Galiè, 2015)

4.3 어뎁티브 심리스 설계(Adaptive Seamless Design)

4.3.1 2–단계 어뎁티브 심리스 설계

심리스 2/3상 설계의 방법론은 치료집단 선택 테크닉과 2상 및 3상의 운영적, 추론적으로의 단일임상시험으로 통합하기 위한 가설 테스트의 융합(fusion)을 나타낸다. 한편 어뎁티브 심리스 설계는 두 개의 독립적인 임상시험을 하나의 연구로 결합하여 각 연구의 연구목적을 다룰 수 있는 설계로 어뎁션 전과 후에 수집된 데이터 모두를 최종분석에 사용한다. 이 설계는 한 단계에서 후속단계로(일반적으로 2상 임상시험에서 3상 임상시험으로) 중단 없이 계속 진행할 수 있으며, 2상 임상시험의 결과는 후속단계인 3상의 치료 배정률, 전체 표본수 및 잠재적 피험자 모집단을 결정하는데 사용될 수 있다. 또한 임상시험의 관련성, 폭 넓은 응용 및 임상시험의 성공 확률을 높이기 위하여 2상에서의 대리마커 결과변수, 3상에서는 임상적 결과변수로 확대하거나 변경할 수 있다. 어뎁티브 심리스 설계의 주된 동기는 개별적으로 실행된 임상시험 사이에 발생한 시간을 제거하고, 총 피험자 수 또는 장기 추적관찰에서 추가적인 효율성을 제공할 수 있어서 필요한 신약

개발에 시간을 절약할 수 있다는 것이다. 피험자 데이터를 가장 효율적으로 사용하는 것은 모든 임상개발 프로그램의 목표인데, 특히 어뎁티브 심리스 설계는 개발시간의 단축 외에도 피험자로부터 수집된 데이터 사용에서 효율성이 향상된다. 〈그림 4.5〉은 어뎁티브 심리스 2/3상 임상시험 설계를 나타낸다.

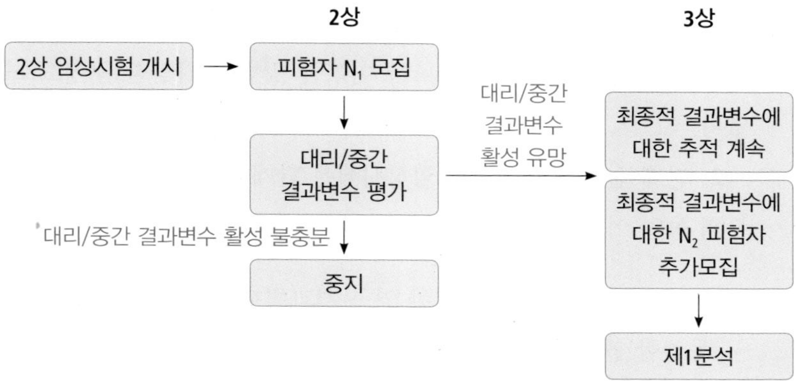

그림 4.5 어뎁티브 심리스 2/3상 설계

실제로, 어뎁티브 심리스 2/3상 임상시험 설계(adaptive seamless phase 2/3 design)는 2-단계 설계로 소위 학습/탐색단계(1단계, 2a상)와 확증단계(2b단계, 3상)로 구성된다. 여기서 학습단계의 목적은 조사 중인 테스트 치료의 불확실성에 관한 정보를 얻을 뿐만 아니라, 누적된 데이터를 기반으로 안전성 및 비효능/효능으로 인해 임상시험을 조기에 중단하거나 1단계 종료에 어뎁티브 무작위와 같은 어뎁션을 적용할 기회를 제공한다. 제2단계의 목적은 1단계에서 관찰된 결과를 확증하는 것이다. 이 접근법은 학습단계에서 도출한 약물효과 측정치에 대한 신뢰구간을 사용하여 확실하고 중요한 정보를 얻어서 확증단계 임상시험을 위한 검정력을 제공하기 위한 것이다. 또한 지속적인 모니터링을 피하기 위하여 이항결과변수를 가진 2-단계 설계에서 1단계는 최상의 치료를 선택하는데 사용되며, 2단계는 선택된 치료집단과 제어집단만을 포함하기도 한다. 이 설계는 1단계에서 제어군을 포함시키는 것이 중요하며, 이것은 1단계에서 나온 결과를 2단계의 데이터와 함께 사용할 수 있다. 결과변수가 특정사건까지의 생존기간(survival time)인 임상시험에서는 1단계 후에 약물의 유효성으로 조기 중단하거나, 2개 이상의 치료집단이 2단계로 계속 진행하는 것도 고려될 수 있다. 오류소비함수

(error spending function)를 사용하여 2단계 이상의 가능성을 허용하는 이러한 설계는 일반화되고, 테스트 통계는 효율 스코어(efficient score)를 기반하므로 결과변수가 연속변수, 이항변수, 서수 혹은 생존시간 등의 결과변수에도 적용할 수 있다. 이러한 것들은 2상 임상시험을 대신하는 첫 번째 단계(선택)와 확증하는 3상 임상시험의 두 번째 단계(테스트)로 심리스 2/3상 설계를 위해 사용될 수 있다. 2/3상 설계를 통해서 순차적 모니터링, 반응-어뎁티브 치료배정, 열등한 치료집단 제거 등을 허용하도록 이러한 방법의 다양한 구성요소들이 결합될 수 있다.

2-단계 심리스 어뎁티브 임상시험은 단계 각각에서의 연구목적과 연구 결과변수의 동일 여부에 따라 4가지로 나눌 수 있다(Chow, 2011).

- 동일한 연구목적 및 동일한 연구 결과변수
- 동일한 연구목적, 다른 연구 결과변수
- 다른 연구목적, 동일한 연구 결과변수
- 다양한 연구목표와 다양한 연구 결과변수

가령 각 단계에서 다른 연구목표를 가진 경우에, 1단계에서는 치료선택, 그리고 2단계에서는 치료 효과를 확인할 수 있다. 또는 다른 연구결과변수를 가지는 경우에서, 1단계에서는 바이오마커 혹은 대리 결과변수와 2단계에서는 무질병기간 혹은 생존기간과 같은 임상적 결과변수일 수 있다. 중간분석 계획을 가지는 기존의 전형적 집단순차 설계에서는 동일한 연구목적과 동일한 결과변수를 가지는 설계로 간주된다. 그리고 2-단계 2/3 어뎁티브 설계를 일반 프레임워크의 관점에서 중간분석 동안에 다음과 같은 결정이 내려질 수 있다.

- 최상의 치료집단(안전과 효능)이 두 번째 단계로 진행
- 가장 비효과적이거나 안전하지 않은 치료집단은 탈락
- 무익성의 결정을 위한 필수사항 평가 필요

이러한 결정은 임상적 결과변수를 기초로 이루어지기는 하지만 초기에 사용된 결과변수에 대한 정보는 다만 결정을 위한 지원적 증거로 사용된다. 첫 번째 단계가 끝나면, 연구에서 중단된 치료집단의 피험자는 두 번째 단계 동안 선택된 치료로 계속하는 것인지 혹은 임상시험에서 탈락할 수 있는 옵션이 제공되며, 이

들의 정보는 안전성에 관한 결과보고에만 사용된다. 또한 치료집단 탈락 여부에 대한 결정에 있어서는 외부 독립적 DMC와 내부 집행결정위원회의 두 위원회가 참여하게 된다.

예를 들면, 전이성 유방암 환자에서 1단계에서의 모집단 선택과 2단계에서 치료집단과 제어집단 사이 사망률에 대한 위험율(hazard ratio)을 근거한 효능 확증의 연구목표를 가진 2단계 심리스 어뎁티브 임상시험에서 게놈 바이오마커(발현 수준)는 모든 피험자에게 이용 가능하다고 하자(〈그림 4.6〉 참고). 처음에는 피험자를 3개의 치료집단(2개의 활성치료과 1개의 제어치료)으로 동등한 비율로 무작위 배정된다. 중간분석은 목표한 이벤트의 약 50%가 발생한 후에 중간분석이 계획되며, 각 피험자는 바이오마커 발현 수준이 사전에 정의된 컷오프(cut-off) 값을 초과하는지 여부에 따라 하위집단 A와 B로 정해진다. 결과적으로, 두 하위집단 모두에 대한 효능 및 안전성 데이터가 분석될 것이며, 어느 모집단이 두 번째 단계로 나아갈 것인지에 대한 결정이 내려질 것이다. 또한, 이 중간분석에서 무익성 기준도 점검될 것이다. 최종분석은 선택된 모집단에 대한 제어집단 vs 활성치료의 우월성을 다루기 위하여 역정규 p-값 조합테스트(inverse normal p-value combination test)를 사용할 것이다. 모집단 선택의 2b상 임상시험과 확증적 3상 임상시험을 가지는 기존 설계와는 달리, 하나의 연구를 통해 임상시험 순수성을 유지하면서 상당한 시간과 비용을 절약하는 심리스 방법으로 동일한 목표인 어뎁티브로 지정된 하위집단에서의 효율성 확인을 달성할 수 있다.

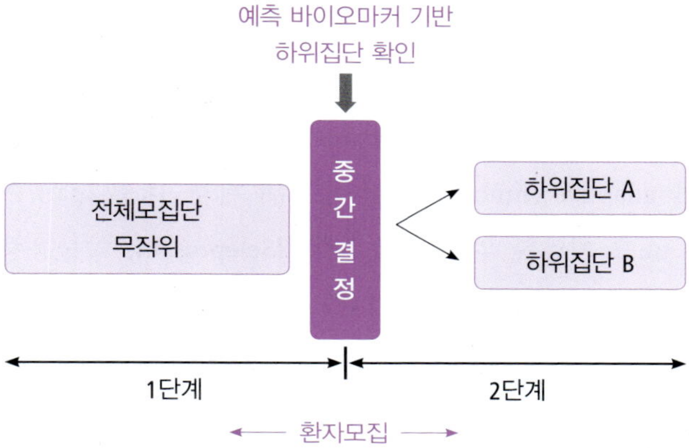

그림 4.6 2-단계 어뎁티브 임상시험의 설계

2-단계 심리스 어뎁티브 임상시험에서 학습단계의 데이터와 확증단계의 데이터를 결합하면 동일한 수의 노출된 피험자로 더 강한 결론을 이끌어 낼 수 있음을 알 수 있다. 나아가 표준 패러다임에서처럼 결론을 내리는 데 필요한 피험자 수가 줄어들 수 있다. 또한 학습단계에 있는 피험자가 연구에 남아 모니터링이 계속된다면 장기간의 안전성 데이터를 더 많이 포착할 수 있으므로 장기적 안전성 효과를 더 잘 이해할 수 있다. 2-단계 심리스 어뎁티브 설계의 장점을 요약하면 다음과 같다.

- 연구간에 리드 타임(lead time) 단축
- 1단계 종료에 누적 데이터를 검토한 후, 임상시험 재설계 기회 제공
- 보다 정확하고 신뢰할 수 있는 평가를 위해서 두 단계에서 수집된 데이터를 결합하여 모든 데이터를 활용한 최종분석

그러나 2-단계 심리스 어뎁티브 설계는 그 타당성과 효율성 측면에서 많은 도전을 받아왔다. 또한, 2상과 3상에서 임상시험의 연구목적(또는 결과변수)이 유사하지만 어떤 면에서 다소 다른 경우로 하나의 결합된 분석(combined analysis)을 실행하는 방법이 명확하지 않다. 제1형 오류율 (α)을 제어하기 위하여 테스트 통계, 표본수 계산 및 환자 배정에 대한 일부 수정은 제안되었지만, 다른 단계에서 연구목적이 서로 다른 경우(예 : 첫 단계에서 용량발견과 두 번째 단계에서 약물효능 확인)와 프로토콜 변경으로 인한 환자모집단이 이동(shift)될 때는 적용이 쉽지 않다.

사례 SEPSIS–ACT 임상시험

SEPSIS-ACT 임상시험(Selepressin evaluation programme for sepsis-induced shock-adaptive clinical trial)은 무작위 위약-대조 2part 어뎁티브 2b/3상으로 패혈증 쇼크 치료를 위한 세레프레신(Selepressin) 약물용량 4개를 평가하는 연구이다(Lewis, 2018; Laterre, 2019; NCT02508649). 이것은 프로세스를 능률화하고 관련된 시간과 비용을 줄이기 위해 베이지안 어뎁티브 프레임워크를 포함하여 다중단계를 단일임상시험으로 제1 결과변수는 무압력- 및 무인공호흡기의 시간(pressor-and ventilator-free days)이며, 30일 이내의 사망인 경우 0일로 두었다.

SEPSIS-ACT의 1부는 반응 어뎁티브 무작위를 사용하여 시작하며 어느 용량

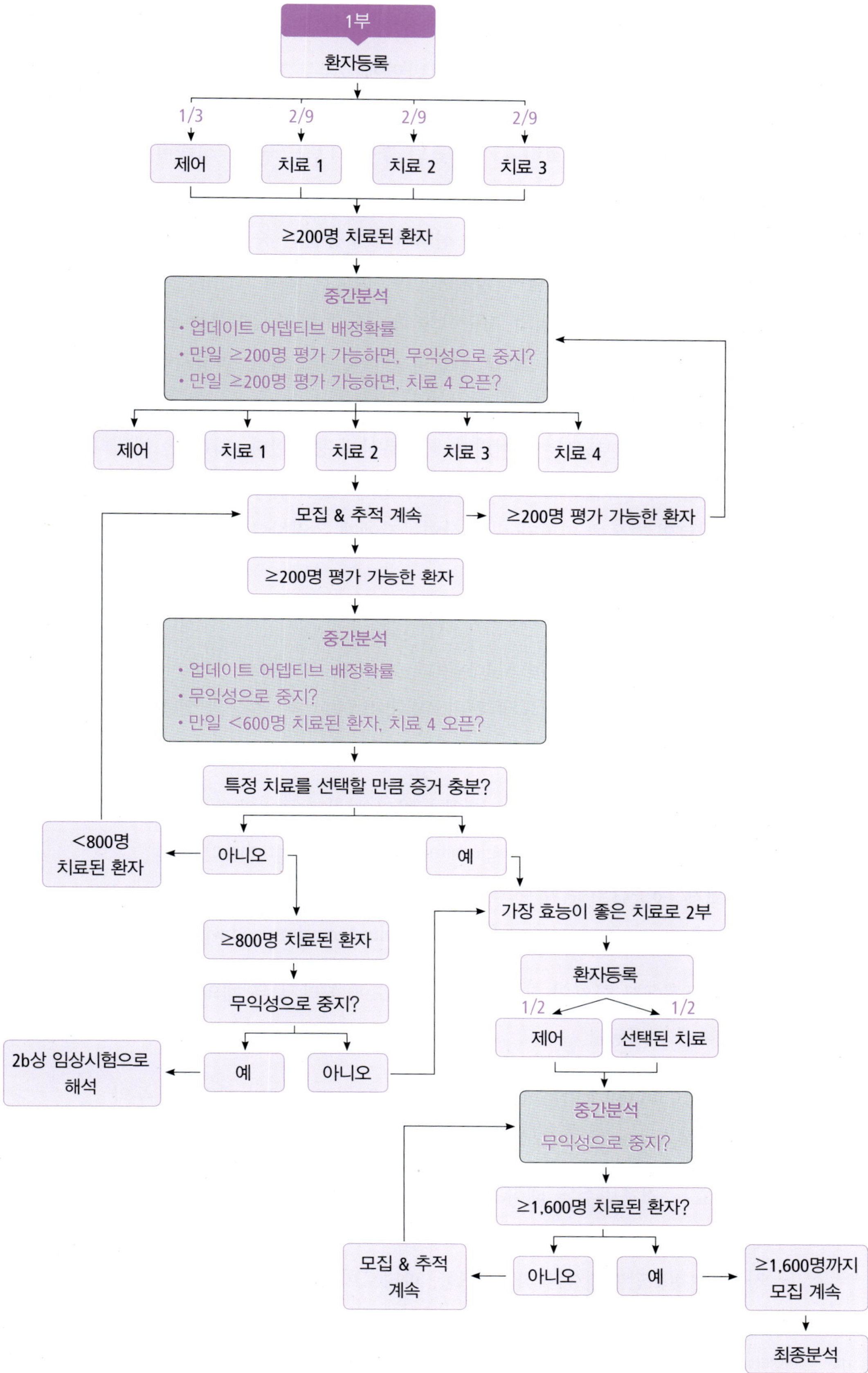

그림 4.7 SEPSIS-ACT 임상시험 설계의 논리적 구조(Lewis, 2018)

이 가장 큰 효과를 얻는지를 배우는 반면에, 2부는 1부에서 선택한 복용량의 치료집단과 대조군 간에 신규 피험자를 무작위로 배정하는 확증 단계이다(〈그림 4.7〉 참고). 200명의 피험자가 치료된 후에, 1부는 반응–어뎁티브 무작위, 치료4의 잠정적 추가, 무익성 중지, 2부에의 치료집단 선택으로 계속된다. 임상시험 1부의 조기중단은 최적용량을 선택하기에 충분한 증거가 확보된 경우에 발생한다. 그렇지 않으면 피험자 등록은 미리 결정된 최대 표본수에 이를 때까지 계속된다. 만일 제2부 진입의 기준이 충족되지 못하면, 제1부는 2b상 임상시험으로 해석될 수 있다. 만일 제2부 진입의 기준이 충족되면, 임상시험은 제어집단과 1부에서 선택된 치료집단에 1:1 무작위 배정으로 계속된다. 효율성을 더욱 높이기 위해 1부와 2부 모든 데이터가 최종분석에 통합된다. 따라서, 어뎁티브 심리스 설계는 시의적절하게 결론을 이끌어 낼 수 있으며, 비효능 치료와 마찬가지로 효능 치료의 경우에 피험자 및 임상연구자에게 유리하다.

사례 파티로머 2/3상 임상시험

RAAS(Renin-Angiotensin-Aldosterone-System) 억제제를 복용하는 만성 신장병 환자에게 고칼륨혈증 치료제 파티로머(Patiromer)의 효능과 안전성을 평가하기 위하여 2–단계(two-stage) 임상시험을 실행했다(Weir, 2015).

- 1단계 : 4주간의 단일집단, 단일 눈가림의 치료 초기단계(그림 4.8 A)
  (a 4-week single-group, single-blind initial treatment phase)
- 2단계 : 8주간의 위약 대조, 단일 눈가림 무작위 철회단계(그림 4.8 B)
  (an 8-week placebo-controlled, single-blind, randomized withdrawal phase)

첫 1단계에서 환자의 칼륨혈증의 심각도에 따라서 두 개의 파티로머 시작용량 중 하나에 배정된다.

- 5.1~5.5mmol/l(미온적 칼륨혈증)은 4.2g의 파티로머 매일 2회 투약
- 5.5~6.5mmol/l(중간/심각 칼륨혈증)은 8.4g의 patiromer 매일 2회 투약

제1효능 결과변수는 베이스라인에서 4주차까지의 혈청칼륨에서의 변화이다. 만일 1단계의 베이스라인에서 혈청칼륨이 5.5mmol/l 혹은 그 이상 값을 가진 환자라면, 철회단계에 적격하다. 또한, 파티로머 및 RAAS 억제제를 받는 동안 1단

계 치료 끝에 혈청칼륨이 3.8~5.5mmol/l라면, 철회단계에 적격하다. 2단계인 철회단계에 적격한 환자는 1단계에서 4주에 투여받은 파티로머 용량을 계속 투여집단 내지 위약집단으로 무작위 배정되었다. 총 243명의 피험자가 1단계 연구에 등록되었고, 그 중에 107명이 2단계 임상시험에서 무작위 배정되었다. RAAS 억제제를 복용하는 고칼륨 혈증 만성 신장질환 환자에서 파티로머를 투약한 결과 혈청칼륨의 농도가 낮아지고 고칼륨 혈증 재발이 줄어드는 것으로 나타났다.

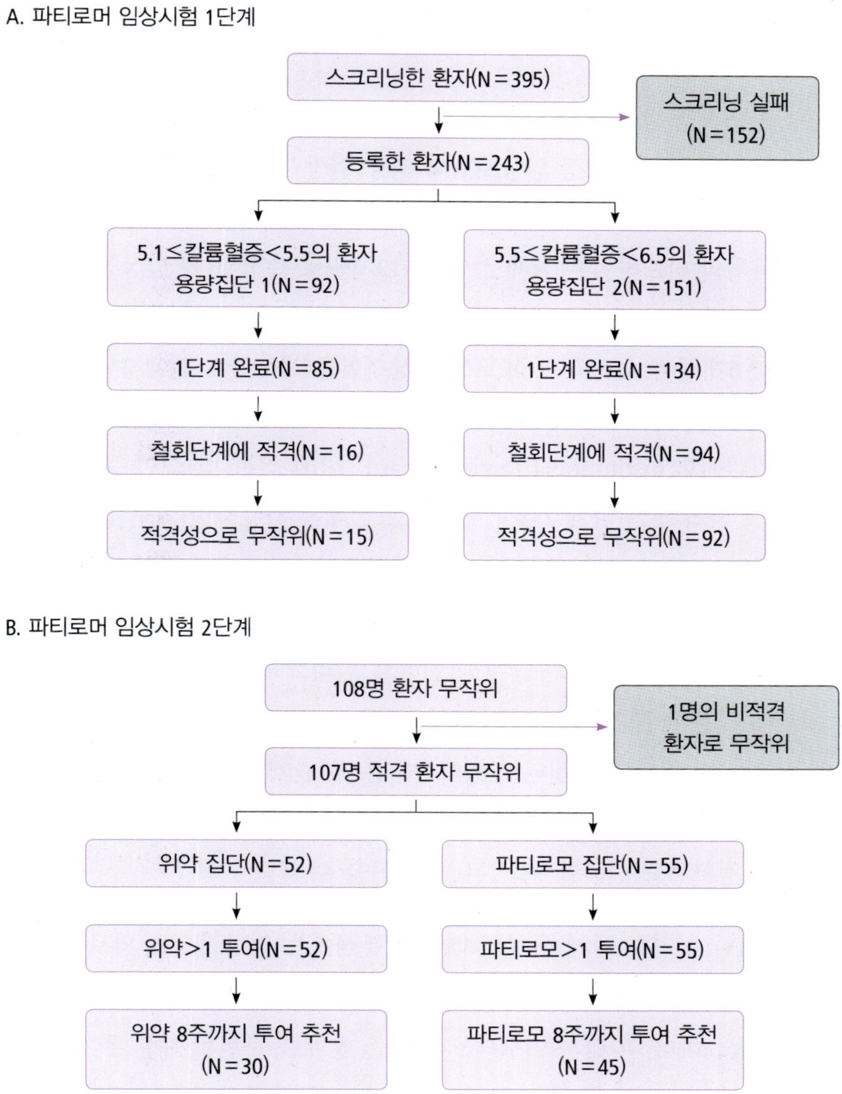

그림 4.8 파티로머 임상시험

4.3.2 어뎁티브 심리스 설계의 장단점과 고려 사항

어뎁티브 심리스 설계의 장단점

어뎁티브 심리스 설계에서는 초기 신약개발 과정에서도 사용할 수도 있지만, 일반적으로는 개발약물의 승인을 위한 타임라인을 줄이기 위하여 2/3상 임상시험에 주로 이용된다. 그러므로 주요 관심의 핵심은 2-단계 임상시험인 2b상 임상시험(후기 학습단계)과 3상 임상시험(확증단계)을 결합하여, 첫 번째 단계에 참여한 피험자들의 데이터를 최종 확증적 가설검정에 이용하려는 것이다. 2-단계 어뎁티브 심리스 2/3상 설계의 장점은 다음과 같다.

- 전통적인 접근 방법에 대한 연구 간의 리드타임(lead time)을 줄이는데 도움된다. 일반적으로 2상 임상시험의 최종 임상시험 보고서가 완료될 때까지는 3상 임상시험이 시작되지 않기 때문에, 2상 임상시험 종료와 3상 임상시험 시작 사이의 리드타임은 실제로 약 6~12개월로 측정된다. 임상연구가 완료되면 데이터베이스, 프로그래밍 및 데이터 분석, 최종 보고서를 마치는 데에 보통 약 4~6개월이 소요되고, 또 3상 임상시험을 시작하기 전에 2상 임상시험 결과를 근거로 보다 구체적인 프로토콜 개발, 연구사이트 선택 및 개시, 임상시험윤리위원회(Institutional Review Board, IRB) 검토 및 승인 등에도 시간이 걸린다. 따라서 2-단계 2/3상 어뎁티브 설계를 사용하면 연구 간의 리드타임을 확실히 줄일 수 있고 또한 설계의 특성으로 1단계에서 임상시험 종료 시에 연구자는 조기결정을 내릴 수 있다.
- 표본수 측면에서, 2-단계 어뎁티브 심리스 설계는 전통적인 접근 방식에 비해 적은 표본수가 필요할 수 있다.
- 2-단계 어뎁티브 심리스 임상시험은 두 단계에서 수집한 데이터를 모두 활용하여 통합된 분석을 수행할 수 있으므로 조사 중인 테스트 치료에 대해서 보다 정확하고 신뢰할 수 있는 평가를 할 수 있다.

그러나 이러한 설계 유형의 데이터 분석에는 일반적으로 의사결정과 최종분석 둘 다에서 첫 번째 단계의 데이터를 사용하여 도입된 편향을 교정하는 특별한 방법이 필요하다. 따라서 어뎁티브 심리스 설계를 구현할 때는 추가적 계획이 필요하며, 이러한 설계의 잠재적 이익과 문제점을 신중하게 고려해야 한다. 학습단계(learning stage)와 확증단계(confirmatory stage)로 구성된 2b/3상 임상시험은 학습단계에서의 신뢰구간의 정보를 사용하여 확증단계에 대한 연구에 검정력을 가지기는 하나, 이 설계는 타당성과 효율성 측면에서 다소 논란의 소지가 있다. 또한 2-단계 심리스 어뎁티브 설계의 단점은 데이터 분석과 표본수 계산의 어려움이 있다. 2-단계 심리스 설계의 동일 연구목적/동일 결과변수의 경우에는 개별적 p-값을 기반으로 하는 방법을 적용할 수는 있으나, 동일 연구목적/다른 결과변수, 다른 연구목적/다른 결과변수의 경우에는 집단순차 설계에 대한 표준 통계방법이 적절하지 않으므로 직접 적용할 수가 없다. 동일 연구목적/다른 결과변수, 다른 연구목적/동일 결과변수, 다른 연구목적/다른 결과변수의 경우, 검정력 분석과 데이터 분석의 통계적 방법은 의학통계학자에게도 어렵다. 연구목표(또는 결과변수)가 유사하더라도 각각의 단계에서 다른 경우에 결합해서 분석하는 방법이 명확하지 않으며, 전체 1형 오류율 제어가 단순하지 않다. 일반적으로 제기되는 "사전에 정의된 유의수준에서 전체 1형 오류율을 어떻게 제어하는가?" 또는 "조기중지 경계를 어떻게 결정할 수 있는가?"에 대한 질문은 곧 전형적인 O'Brien-Fleming 유형의 경계가 실현 가능한지의 여부를 결정하는 것과 "각기 다른 단계에서 수집된 데이터를 결합하는 타당한 분석 방법"에 대한 것으로 생물/의학통계학자에게도 어려운 문제이다.

어뎁티브 심리스 설계에서의 고려 사항

어뎁티브 심리스 2/3상 설계를 구현하려는 경우에는 이 설계의 장단점에 대해 신중하게 검토한 후에 선택해야 한다. 먼저 임상 프로그램에 심리스 설계를 사용할지의 여부를 고려할 때, 이 설계가 실현 가능하고 유익한지 판단하기 위해 많은 점을 고려할 필요가 있다. 임상시험 관계자들 간의 보다 철저한 토론과 계획에 대한 필요성이 커지며, 이러한 설계를 왜 사용해야 하는지를 결정하기 위해 많은 요소를 신중하게 고려해야 한다. 이 검토 프로세스는 만일 심리스 개발을 추구하지 않더라도 실제로 프로그램에 매우 유용할 수 있다. 심리스 어뎁티브 2/3상 설계의 잠재적 장점인 단계 간의 시간을 줄임으로써 임상개발에 대한 전반적인 타임라인이 감소하더라도, 그러한 연구를 위한 계획단계에서 더 많은 시간을 할애해야 한다는 점, 즉 임상시험 사이의 "공백"을 제거함으로써 생기는 시간절약 효과를 잠재적으로 감소시킨다. 적은 경험이 있는(미지의) 신약에서는 어떤 용량을 추가로 추구할 것인가에 대한 최선의 결정을 내리기 위해 연구 간의 공백을 유지하는 것이 오히려 유리할 수도 있다.

어뎁티브 심리스 설계의 실현 가능성을 고려함에 있어서 가장 중요한 실현 가능성 고려 사항은 선택결정에 사용하기 위해 결과변수에 도달하기 위한 피험자 추적에 필요한 시간의 양이다. 중간분석 직전에 용량선택 사례를 사용하여 계속할 용량을 선택하게 되면, 일부 피험자가 무작위 되었지만 결과변수 평가에 충분히 오래 추적되지 않은 연구기간이 있을 것이다. 따라서 이 결과변수에 도달하는데 필요한 시간이 연구의 전체 등록 시간에 비하면 짧아야 한다. 만일 결과변수 기간이 너무 길면, 이 기간 동안 많은 피험자가 무작위되어 용인될 수 없는 비효율성을 초래할 수 있다. 어뎁티브 심리스 설계를 구현할 때 학습단계에서는 잘 정의되고, 잘 이해된 대리바이오마커를(만일 그러한 대리마커가 존재한다면) 사용하는 것도 좋은 방법이다.

어뎁티브 심리스 설계 임상시험에서 컴퓨터 시뮬레이션은 치료선택 확률 및 전체 검정력을 처리하는데 있어서 아주 중요한 도구로 이용할 수 있다. 초기 설계 및 결정 규칙이 정해지면 전반적인 운영 특성과 전체 계획의 견고성을 철저히 조사하여 두 단계에서 충분한 양의 데이터를 확보하여 정확한 결정이 일련의 시나리오하에 내려질 수 있고, 연구목표를 달성할 수 있는 적절한 검정력을 가진다. 모든 임상개발 프로그램에 이 설계가 적용될 수는 없다. 그러므로 심리스 설계는 피험자에게 보다 더 일찍 효율적인 약물로 치료하는 것만큼 개발시간에서의 단축을 이룰 수 있는 지의 여부를 고려해야 한다.

4.3.3 어뎁티브 심리스 설계에 대한 FDA 입장

2-단계 심리스 어뎁티브 2/3상 설계는 탐색단계(1단계)와 확증단계(2단계)를 가지며 각 단계에서 수집된 데이터는 최종분석에 사용하는 임상시험이다. 전형적으로 중간분석에서 제어집단과 비교하여 약물의 서로 다른 용량(보다 일반적으로 실험치료) 중에서 선택한다든지 혹은 다른 표적모집단 중에서 연구를 계속하기 위해 치료집단 선택을 유도한다. 최종분석은 전체 1형 오류율을 보호하기 위한 적절한 통계방법으로 선택 전후의 데이터를 결합하여 사용한다. 그러므로 "심리스 2/3상 설계"로 지칭되는 이 설계는 하나 이상의 임상시험에서 다루어졌던 연구목표를 단일 임상시험에서 해결하려는 것이지만, FDA는 가이드라인에서 "심

리스" 혹은 "2/3상 설계"라는 용어를 사용하지 않고 이 용어를 지지하지 않는 이유에 관해 설명했다. FDA는 이러한 용어가 적절한 잘 제어된 확증연구(예 : 단일 용량 치료집단 또는 단일 제1 결과변수로 단수 비교에 대한 어뎁티브)와 유사한 설계에 어뎁션을 허용하는 중간분석을 가진 잘 설계된 탐색적 연구(예를 들어, 다중 용량 또는 다중 결과변수)를 기술하기 위하여 "어뎁티브"라는 용어를 단순하게 사용하는 것을 넘어선 이해에 어떤 것도 추가하지 않는다고 했다. FDA는 "2/3상"이라는 용어가 연구의 원래 설계에 대해 혼동을 초래한다고 생각하며(즉, 연구가 원래는 탐색적 연구인지 약물의 유효성을 입증하기 위한 확증적 연구인지), 이 설계를 "덜 이해된(less well-understood)" 것으로 간주한다. 즉, 미국 FDA가 어뎁티브 심리스 2/3상 설계의 사용을 권고하지 않는 이유는 2상 임상시험은 실험약의 특징에 대해 배우는 학습단계이고, 3상 임상시험은 확증적 단계인데, 그 둘을 합치면 학습단계인지 확증단계인지 혼동을 주거나 임상시험의 목적이 명확해지지 않다는 것이다. 처음에 사람들이 심리스 2/3상 설계를 생각하게 된 이유는 2상 임상시험과 3상 임상시험 사이에 시간을 제거하면 효율적일 것이라고 생각했는데, 사실 이 디자인이 확증적 임상시험이 되려면 그 임상시험 이전에 더 많은 학습단계가 있어야 한다는 것이다. FDA는 결합된 2/3상 설계가 다른 어뎁티브 설계와 다르지 않다고 지적하며 특정 권고 사항은 언급하지 않았다.

4.4 드랍–더–루저 설계(Drop-the-Losers Design)

픽–더–위너 설계(pick-the-winner design)로도 불리는 드랍–더–루저 설계(drop-the-losers design)는 중간분석의 결과에 따라 열등한 치료로 밝혀진 치료들을 임상시험에서 탈락시키는 설계이다. 일반적으로 드랍–더–루저 설계는 2–단계 설계로, 첫 단계 종료 때, 미리 정한 기준에 따라 치료 효과가 열등한 치료집단은 탈락시키고, 그렇지 않은 집단은 다음 단계로 넘어간다. 이 설계는 중간분석결과를 검토한 후에 열등한(비효능적인) 치료집단을 탈락시킬 뿐만 아니라, 치료집단을 수정한다든지, 새 치료집단을 추가할 수도 있다. 이러한 유형의 어뎁티브 설계는 특히 복용량 레벨이 불확실한 2상 임상시험에 유용하여 적절한 용량과 투여 빈도를 찾기 위한 신약개발의 초기단계에서 많이 사용된다. 또한 여러 치료옵션을 면밀히 비교하는 후기 임상시험에도 사용될 수 있다. 그러나 초기에 관찰된 치료 효과크기가 과장되어서 향후 3상 임상시험에 사용되는 부정확한 투여량 및 투여 빈도로 이어질 수 있고, 용량-반응과 관련된 귀중한 데이터가 손실될 수 있는 정보 손실이 있을 수 있다. 〈그림 4.9〉는 반응-어뎁티브 무작위 방법을 이용한 드랍-더-루저 설계이다.

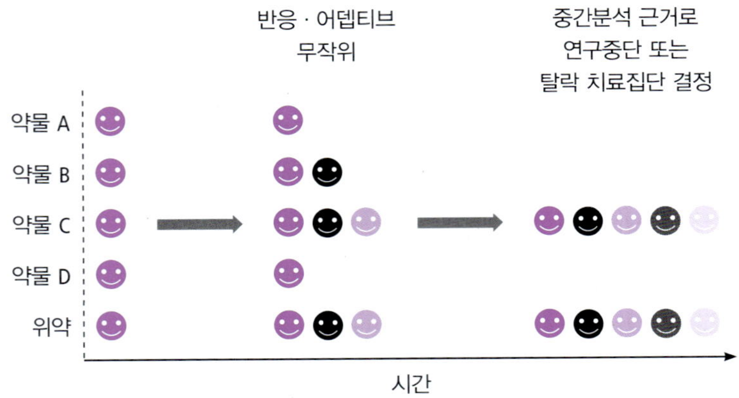

그림 4.9 반응-어뎁티브 무작위 방법을 이용한 드랍-더-루저(drop-the-loser) 설계

4.5 사이먼의 2-단계 설계(Simon's Two-Stage Design)

4.5.1 일반적 사이먼의 2-단계 설계

신약개발에서 2상 임상시험은 개념증명 효능을 보이고 향후 임상시험 단계의 평가를 위해 적절한 용량을 선택하기 위하여 수행되는데, 신약물을 평가하는 2상에서 가장 많이 실패한다. 그러므로 2상에서는 높은 실패율과 제한된 샘플수로 최적화된 결과를 달성하기 위해 샘플수 최소화, 연구 설계 유연성 및 효율성이 필요하다. 대부분의 3상 임상시험 설계가 2상에도 활용되지만, Simon의 2-단계 설계와 다중비교 절차-모델링(Multiple Comparison Procedure Modeling, MCP-Mod)은 특히 2상 임상시험 설계에서 많은 주목을 받고 있다. 가장 일반적인 다단계 설계 중 하나는 Simon의 2-단계 설계로서, 무익성으로 인한 연구중지를 허용하면서도 보다 정확한 설계를 통해 귀무가설과 대립가설에 대한 유연성을 제공하고 표본수 최적화 기준에 대한 유연성도 유지한다. 특히 2a상 임상시험에서 많이

사용되는 Simon의 2-단계 설계의 주요 목표는 다음 단계인 2b 임상시험으로 넘어가기 위해 이 약물을 권장하기에 치료 반응률이 충분히 높은지의 여부를 확인하고 확립하는 것이다. 다음 〈그림 4.10〉은 일반적인 Simon 2-단계 설계를 나타낸 것이다.

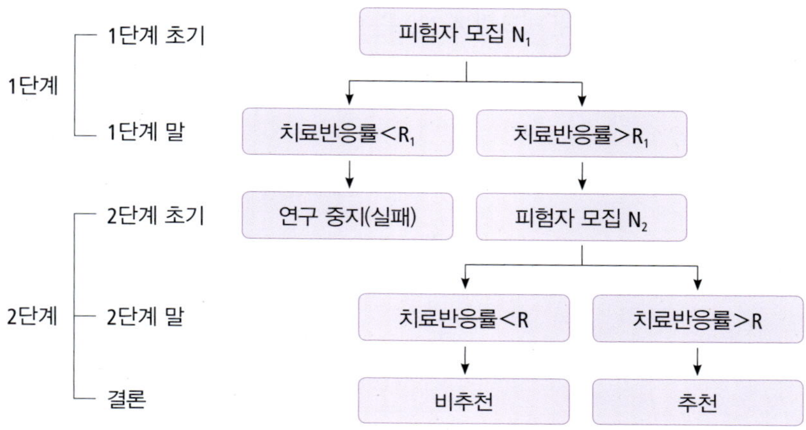

R_1 : 미리 선정된 1단계에서의 치료 성공 반응률.
R : 미리 선정된 전체 치료 성공 반응률.
N_1과 N_2는 1단계와 2단계 각각에서의 표본수.

그림 4.10 일반적인 Simon 2-단계 설계(simon two-stage design)

기존 단일 2a상 혹은 2b상 단계 설계와 비교해서 Simon의 2-단계 설계는 다음과 같은 장점을 가진다.

- 귀무가설이 참인 경우 표본수가 너무 많이 소모되지 않고, 대립가설이 실제로 참이면 예상되는 표본수를 상당히 절약할 수 있다.
- 윤리적이고 경제적인 고려에서, 특히 치료가 효과적이지 않은 상황에서 환자를 더 잘 보호하기 위해 중간분석 후 임상시험을 조기에 중단해야 한다.
- 비-효과적인 약물로 치료받는 환자의 수를 최소화한다.
- 약물/제제의 독성학 및 약리학에 대한 지식을 확장한다.

4.5.2 어뎁티브 사이먼(Simon)의 2-단계 설계

위에서 살펴본 일반적인 Simon 2-단계 설계보다 더 유연한 어뎁티브 심리스

Simon의 2-단계 설계는 임상시험이 진행되는 동안 피험자 등록은 계속되며 중간 분석을 통해 어느 용량집단 또는 어떤 하위집단이 앞으로 계속 연구될지에 대해서 결정할 수 있는 설계이다. 경우에 따라서 두 번째 단계의 데이터만 사용하여 주요 추론분석 실행을 고려할 수도 있다. 이것은 효율성이 다소 떨어지더라도 의사 결정 프로세스에서 더 큰 유연성을 허용하고 잠재적 편향에 대한 우려를 줄일 수 있기 때문이다. 〈그림 4.11〉은 어뎁티브 심리스 Simon 2-단계 설계를 나타낸 것이다.

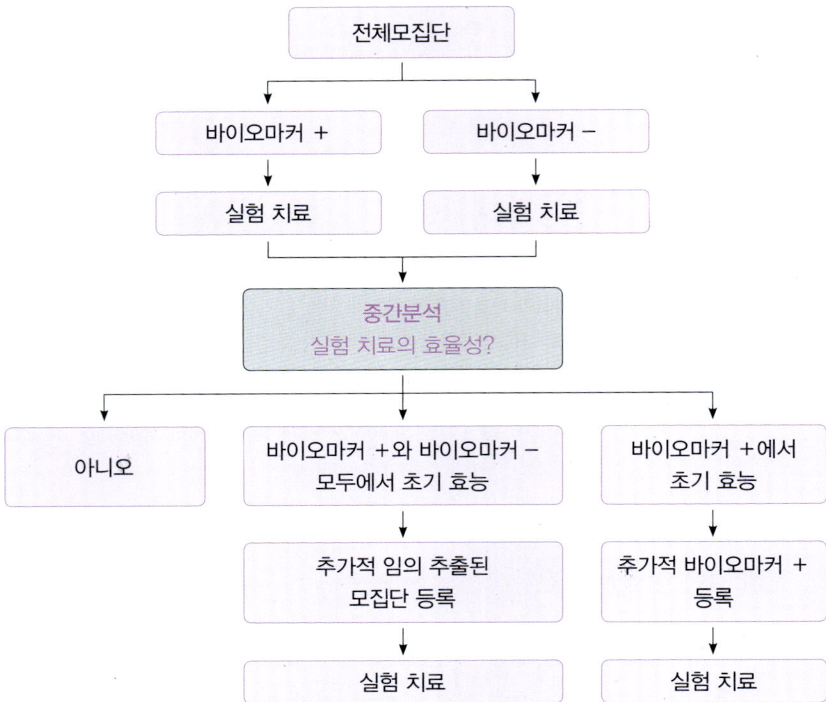

그림 4.11 어뎁티브 심리스 Simon 2-단계 설계(adaptive parallel simon two-stage design)

4.6 다집단-다단계 설계(Multi-Arm Multi-Stage Design)

앞서 3.2장에서 살펴본 집단순차 설계는 효율성을 향상시키기 위하여 임상시험을 여러 단계로 나누는 일종의 다단계 설계라 할 수 있다. 이때 각 단계에서 중간분석 시점까지 평가된 환자의 테스트 통계를 계산하여 귀무가설을 테스트하는 중간분석이 수행된다. 각 중간분석에서 각 치료집단에 대한 테스트 통계량이 사전에 정의된 무익성 혹은 효능 경계와 비교되어 무익성 혹은 유의한 효능으로 조기에 중단할 수 있다. 임상시험의 운영 특성을 제어하는 매개변수(모수)는 각 단계에서 모집된 표본수와 무익성 및 효능에 대한 중지경계이다. 이러한 집단순차 방법은 다집단-다단계 임상시험 설계로 확장하여 각 치료법을 대조군과 비교하는 대신 단일 임상시험 설계로 전체 임상시험에 사용된다. 이에 다집단 설계는 신약, 승인된 약물의 다양한 조합/병행, 혹은 서로 다른 치료 전략을 비교하는 임상시험에 사용할 수 있으며, 여러 실험집단과 단일 제어집단을 사용하여 단일질병 설정에서 여러 치료를 테스트하는 효율적인 방법이 될 수 있다. 각 실험집단과 제어집단을 비교하는 우월성과 무익성 모니터링은 실험집단을 탈락시키거나 임상시험을 중단하는 데 사용될 수 있다. 임상시험 시작 후 새로운 집단을 추가할 수 있으며, 집단 간 비교는 무작위 순수성을 유지하기 위하여 동시발생(concurrent) 데이터를 사용하는 것에 제한된다. 치료집단이 우월하다고 보여지면 제어집단을 제거할 수 있으며, 이 경우 이 우월집단이 새로운 제어집단이 되고 복잡성이 더 해진다.

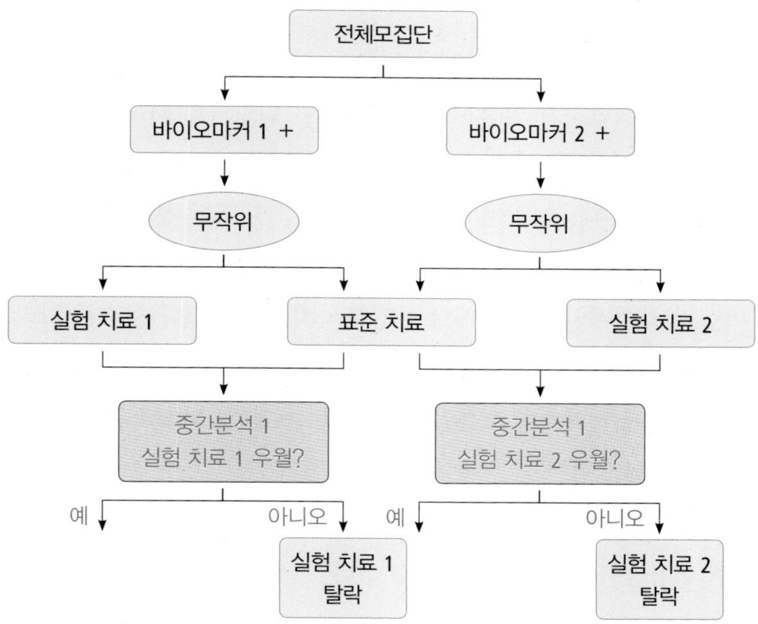

그림 4.12 다집단-다단계(multi-arm multi-stage) 임상시험 설계

다집단-다단계(Multi-Arm Multi-Stage, MAMS) 설계는 무작위 대조 임상시험에서 단일 대조군과 다수의 실험치료를 비교할 수 있는 광범위한 임상시험 설계로 전통적인 1-집단 및 2-집단 임상시험에 비해서 효율적인 대안이다. 집단순차 설계도 임상시험 과정 동안의 중간분석 단계 각각에서 치료의 안전성, 효능, 무익성에 대한 분석이 수행되며, 분석 결과를 토대로 안전성 문제, 치료 성공에 대한 강력한 통계적 증거 또는 가장 보편적으로는 효능이 저조한 치료군을 중지하여 연구를 조기에 종료할 수 있지만, MAMS는 중간 치료집단 선택 계획에 있어서 집단순차 설계와는 구분된다. 〈그림 4.12〉는 다집단-다단계 임상시험 설계를 나타낸 것이다.

MAMS 치료집단 선택 설계의 가장 단순한 하위 유형은 사전 지정된 중간분석에서 치료집단 선택/결정 규칙이 필요하다. 일반적인 결정 규칙에는 "모든 패자 탈락", "사전 지정된 K개의 최선 치료집단 유지", "유망한 치료 모두 유지", 혹은 "최상의 성능에 가까운 모든 치료 유지" 등이 포함된다. 이러한 결정규칙이 사전-계획된 어뎁티브 설계는 중간분석을 가지는 임상시험 어디에서나 있는(ubiquitous, 유비쿼터스) 집단순차 설계의 확장이다. 다단계 설계는 일반적으로 개념증명 2a상 임상시험에서 개발약물의 무익성으로 임상시험을 조기중단 할 수 있는 유연성이 있다.

사전-계획된 어뎁티브 설계로 다수의 치료가 공통 제어집단과 비교되는 임상시험에 대한 집단순차 임상시험의 자연스런 일반화인 MAMS설계는 중간분석 단계에서 여전히 전체 1형 오류율을 제어하면서도 사전에 명시되지 않은 설계 변경을 수행할 수 있다. 이 임상시험 설계는 중간 데이터 분석에 필요한 경우에만 도입된 유연성을 가지며 덜 복잡한 사전 명시 어뎁티브 설계에 기초 할 수 있다. 다른 어뎁티브 설계와 마찬가지로 중간분석의 타이밍이나 횟수를 미리 지정할 필요는 없다. 또한 모집기간 동안 새로운 치료집단을 추가하거나 새로운 가설을 테스트하는 동시에 전체 1형 오류율을 제어할 수 있다. MAMS는 전체 표본수를 크게 팽창시키지 않으면서 많은 수의 환자가 중간분석 후 대조집단 치료에 배정될 수 있음을 보여주었다. 이는 만일 대조치료 비용이 실험치료보다 상당히 낮다면 임상시험 비용을 잠정적으로 줄일 수 있다. 만일 임상시험이 계획대로 미리 지정된 중간분석 단계를 진행하는 경우에, 연구는 불필요하게 복잡성 없이 우수한 운영 특성(검정력, 1형 오류율 등)을 갖는다. 또한 충분한 통계량을 기반으로 한다는 장점이 있으며, 시뮬레이션을 하지 않고도 표본수를 분석적으로 찾을 수 있다. 이러한 설계의 또 다른 장점은 적은 수의 환자가 필요하고, 임상시험을 시작하기 위한 비용과 일정을 단축시켜 적어도 성공적인 치료 하나를 식별할 수 있는 가능성이 높다는 것이다.

그러나 MAMS 설계는 설정된 가설의 특성으로 인해 연구에 들어가는 기본 가정은 귀무가설하에서 모든 실험이 동일하게 잘 작동한다는 점과 규정된 무익성/효능 경계를 벗어남으로써 조기 탈락되는 치료에 중점을 둔다는 점에서 집단순차 설계와 같지만, 각 단계에서 임상시험의 치료 수에 있어서의 변동성으로 인해 필요한 총 표본수에서 불확실성이 있다. 이는 곧 자금 조달 및 물류 문제로 이어질 수 있다. 이것에 대한 잠재적 솔루션은 각 단계에서 고정된 수의 치료집단을 탈락시키는 설계를 사용할 수도 있지만, 이것은 MAMS 임상시험의 주요 장점을 무효화하고, 이는 곧 모든 치료가 혜택을 보이지 않으면 조기에 전체 임상시험을 중단시킨다. 고정된 패자 탈락 설계의 추가 제한은 발견될 수 있는 효율적인 치료집단의 최대 수가 최종단계에서 허용되는 치료집단의 수라는 점이다. 또한 치료가 중단되거나 추가되는 상황에서 경계선 계산이 어려워서 실제로 이 설계를 도입하는데 제한이 있다. 대표적인 대규모 다집단-다단계 임상시험으로 전립선암의 STAMPEDE 연구, 결핵의 CompARE 연구와 TRUNCATE-TB 연구, 신장암의 RAMPART 연구, 상처 수술(wound surgery)에 대한 ROSSINI-II 연구 등이 있다

사례 STAMPEDE 연구

대규모 다기관 다집단-다단계를 동시에 구현한 최초의 MAMS 임상시험으로 알려진 STAMPEDE(Systemic Therapy in Advancing or Metastatic Prostate Cancer : Evaluation of Drug Efficacy) 연구는 2005년 10월에 전립선 암환자를 대상으로 표준치료(Androgen Deprivation Therapy, ADT)의 제어집단 외에도 5가지(집단A~집단F) 신치료 전략을 평가하기 위하여 각 치료집단에 2:1:1:1:1:1 비율로 무작위 배정하여 시작하였으며 현재도 진행 중이다(Sydes, 2009; NCT00268476). 이 임상시험은 4번의 중간분석을 하도록 설계되고 생존 시간이 주요 결과변수이며, 각 중간단계에서의 선택기준은 "모든 유망한 치료집단 유지"이다. 임상시험이 진행되는 동안에 필요한 총 환자수는 모집률, 중간 치료선택,

측정된 환자 반응에 따라 크게 달라진다. 계획된 중간분석 4개 중 2개를 완료한 후에 2개의 치료집단이 무익성으로 탈락되었고, 임상시험이 진행됨에 따라 4개의 새로운 치료집단(집단 G, H, J, K)이 추가되었다. 〈그림 4.13〉은 STAMPEDE 임상시험의 설계이다.

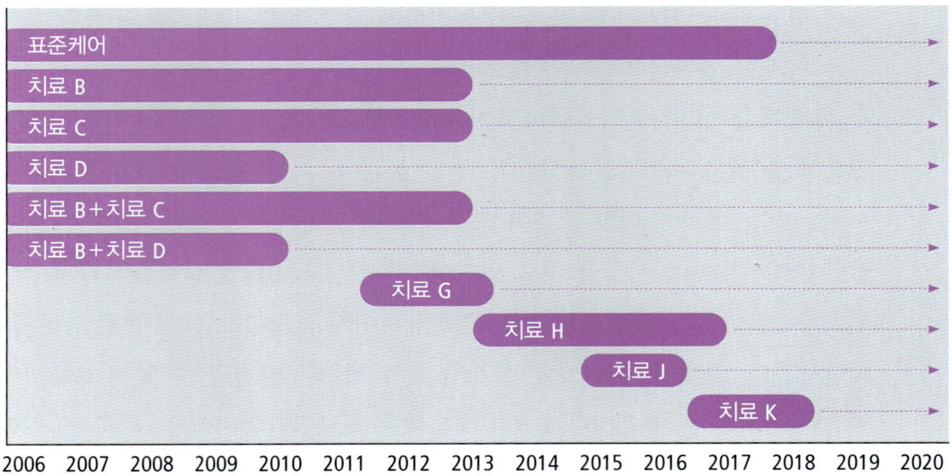

A : 표준치료(Androgen Deprivation Therapy, ADT)
B : ADT+졸레드론 산(Zoledronic Acid)
C : ADT+도세탁셀(Docetaxel)
D : ADT+셀레콕시브(Celecoxib)
E : ADT+졸레드론 산(Zoledronic acid)+도세탁셀(Docetaxel)
F : ADT+졸레드론 산+셀레콕시브(Celecoxib)
G : ADT+아비라테론(Abiraterone)
H : ADT+방사선치료(Radiotherapy to the Prostate)
J : ADT+아비라테론(Abiraterone)+엔잘루타마이드(Enzalutamide)
K : ADT+메트포르민(Metformin)

그림 4.13 STAMPEDE 임상시험 설계(Gilson, 2017)

이 임상시험에서의 환자 배정률은 각 실험군 vs 대조군의 쌍방향 비교를 위한 검정력을 최대화하기 위해 대조집단에 '2:1'로 편향된다. 모든 중간분석 단계에서 더 높은 검정력이 필요하지만, 각 단계마다 유의수준이 점차 엄격해진다. 따라서, 만일 치료 차이가 없는 귀무가설이 특정 치료군에 대해 1단계에서 기각된다면, 동일한 귀무가설을 기각하기 위해 2단계에서 더 많은 증거가 필요하다. 그 단계들에 대한 계획된 유의수준은 상대적으로 보수적으로 일부 치료가 다음 단계로 부적절하게 통과할 수 있도록 한다. Pairwise-1형 오류율(즉, 표준치료에 대한 실험약물 테스트 수준)이 낮은 값(≤0.013)으로 설정되어 간접적으로만 제어되는 낮은 집단별 오류율(Familywise Error Rate, FWER)로 이어졌다. 임상시험 데이터모니터링위원회(Data Monitoring Committee, DMC)는 혜택(benefit)이 부족하여 셀레콕시브(Celecoxib) 배정 두 집단(D&F)에 대한 모집을 중단할 것을 권고했으며, 임상시험관리위원회에 의해 용인된 이 중단은 전 세계 100개 병원에 신속하게 시행되었다. 표준치료인 ADT(Androgen Deprivation Therapy)에 졸레드론산(Zoledronic acid)을 첨가하는 것이 생존율(HR=0.94, p=0.450)을 개선시키지 않는 반면, ADT+도세탁셀(HR=0.78, p=0.006) 및 ADT+도세탁셀+졸레드론산(HR=0.82, p=0.022)은 생존율을 개선시키는 것으로 밝혀져 나중에 전립선암 표준치료 ADT에 도세탁셀(Docetaxel)을 포함시키는 것이 권장되었다. 2012년에 새로운 치료집단인 ADT+아비라테론(Abiraterone)이 추가되었다. STAMPEDE 임상시험에 따르면 MAMS 설계는 많은 치료군을 동시에 테스트하고, 효능 분석법을 사용하여 보다 유망한 치료군에 대한 연구를 위한 노력에 집중함으로써 신치료법의 평가를 가속화하는 것으로 나타났다. 지금까지의 임상시험 결과는 집단별 오류율(FWER)을 제어하면서 추가 치료집단을 추가하는 것이 가능함을 보여준다.

사례 TAILoR 연구

항레트로바이러스 병용치료에 있는 HIV 환자의 인슐린 저항성을 줄이기 위한 텔미사르탄(TelmisArtan)의 잠재 효능을 조사하는 TAILoR(TelmisArtan and InsuLin Resistance in Human Immunodeficiency Virus) 연구는 다기관 무작위 오픈라벨 2상 투여 용량 범위 발견 임상시험이었다(Pushpakom, 2015 & 2020). 이 다중집단, 다단계 임상시험(MAMS)은 피험자들을 텔미사르탄 투여 3집단(매일 20mg, 40mg, 80mg)과 활성 대조집단에 동등한 비율로 무작위 배정하고 중간분석에서 텔미사르탄의 효능을 비교하였다. 제1 결과변수는 치료 24주 후에 검증된 대리마커로 측정된 인슐린 저항성의 변화이다. 중간분석은 336명의 환자 중 50%가 최소 24주의 추적결과를 얻을 때 실시하기로 계획했다. 중간분석에서 투여량 20mg과 40mg 집단은 무의미한 효능으로 모집이 중단되고, 유효한 결과를 보인

80mg 투여집단은 대조군과 함께 계속 진행되었다. 이 다중집단, 다단계 임상시험 설계는 텔미사르탄의 여러 복용량에 대한 조사를 허용하여, 낮은 복용량에 대한 환자모집은 조기 중단되어 유망한 복용량에 집중될 수 있다. 〈그림 4.14〉는 TAILoR 임상시험의 설계 도표이다.

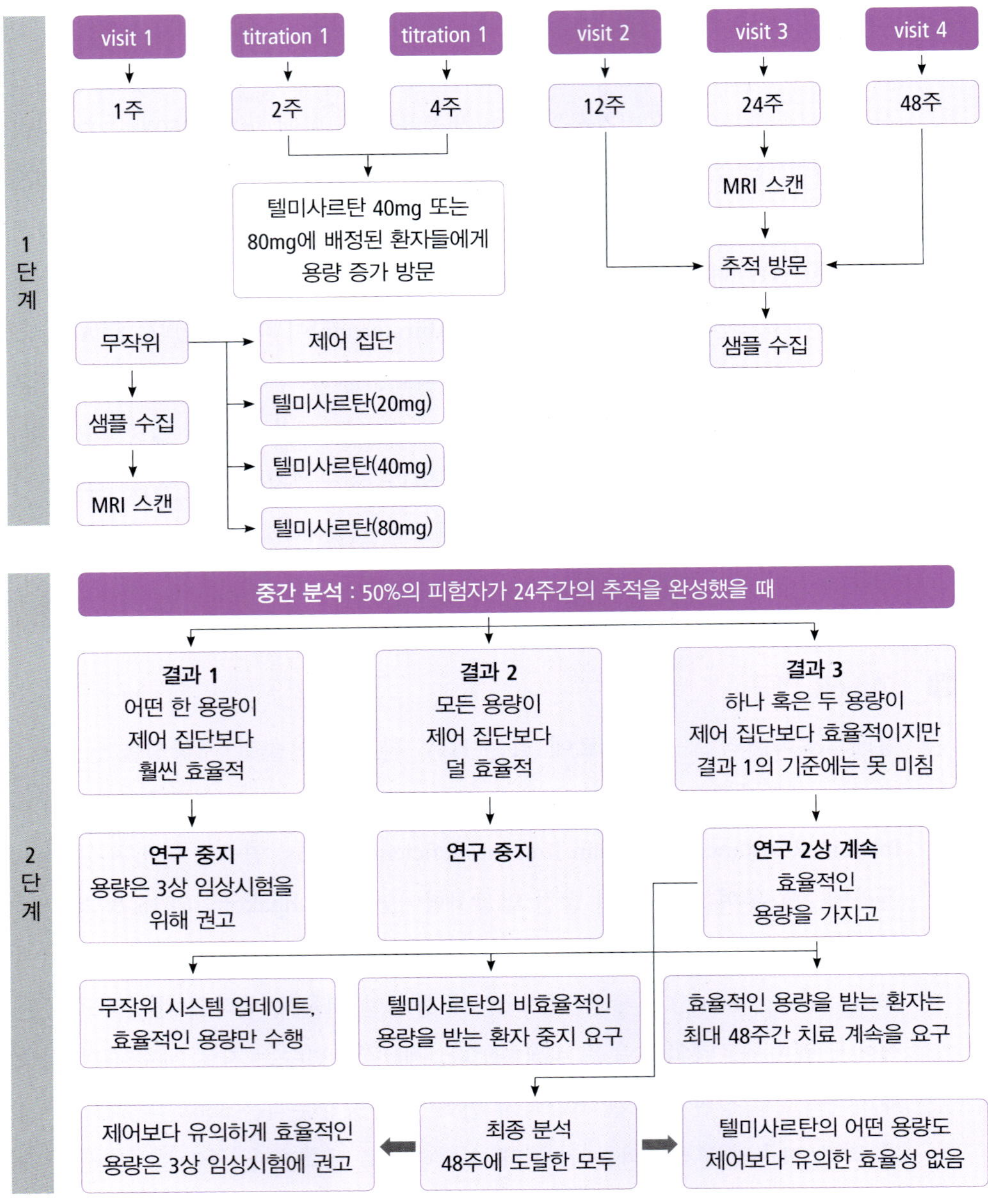

그림 4.14 TAILoR 임상시험 설계 도표

4.7 기타 어뎁티브 설계(Other Adaptive Designs)

4.7.1 어뎁티브 치료전환 설계(Adaptive Treatment-Switching Design)

치료전환 설계(treatment-switching design)에서는 안전성 또는 효능에 대한 우려가 있는 경우에 환자를 특정한 치료옵션에서 다른 치료옵션으로 전환할 수 있는 설계이다. 그러나 이러한 유형의 임상시험에서는 문제의 질병이 예후가 아주 나쁜 경우에 생존율을 평가하는 것이 매우 어려워질 수 있고, 높은 비율의 환자가 병이 진행함에 따라 치료법을 전환함으로써 혼란을 야기할 수 있다. 그러므로 이 경우에는 원하는 검정력을 얻기 위한 표본수 조정이 필요하다. 〈그림 4.15〉는 일반적인 치료전환 임상시험 설계의 도표이다.

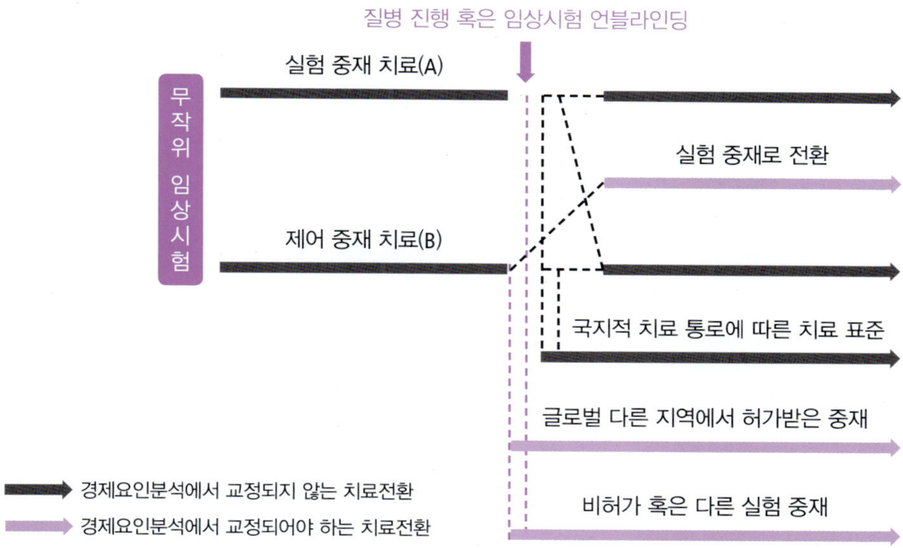

그림 4.15 치료전환 설계 임상시험 개요(Skaltsa, 2017)

사례 LATITUDE 연구

LATITUDE 연구는 새로 진단받은 전이성 거세 민감성(castrate-sensitive) 전립선 암환자의 치료전환 요법을 평가하는 글로벌 다기관 무작위 3상 임상시험이다(Chi, 2018; Feyerabend, 2019). 피험자는 아비라테론 아세테이트(Abiraterone Acetate, AA)+프레드니손(Prednisone, P)+안드로겐-결핍 요법(Androgen-Deprivation Therapy, ADT) 또는 위약+ADT에 1:1 비율로 무작위 배정하고 환자-보고 결과(patient-reported outcomes) 및 건강관련 삶의 질(health-related quality of life)에 대한 치료 효과를 평가하려는 것이다. 이 연구는 첫 중간분석에서 유의한 결과를 얻었기 때문에 환자는 최대 3년 동안 AA+P+ADT를 받은 오픈라벨 연장단계에 등록할 기회를 가졌다. 이전에 위약을 투여받은 환자는 AA+P를 시작하기 전에 간 기능과 심혈관 질환에 대한 적격성 요건이 충족되면 AA+P 집단으로 전환 가능하였다(그림 4.16).

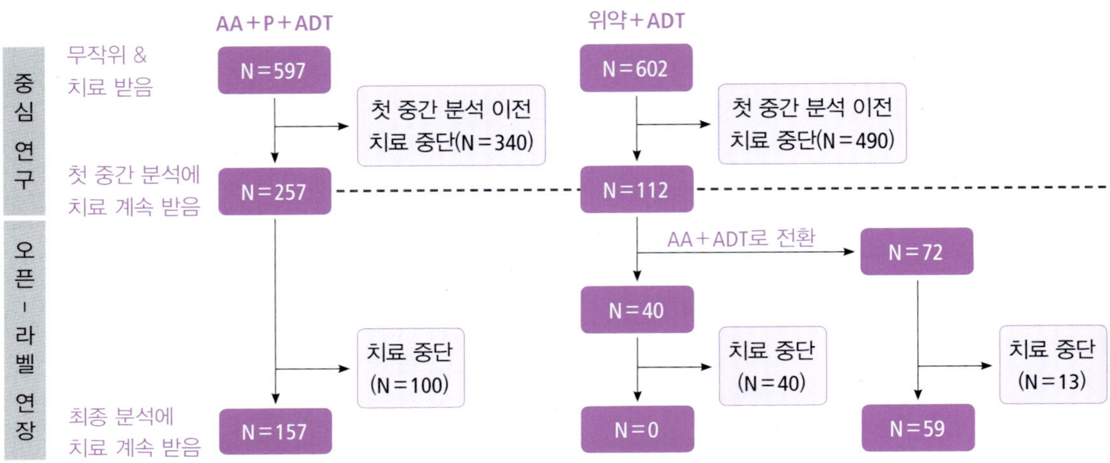

주 : "사망"은 사망으로 인한 치료중단만 의미
AA : 아비라테론 아세테이트(Abiraterone Acetate)
ADT : 안드로겐-결핍 요법(Androgen-Deprivation Therapy)
P : 프레드니손(Prednisone)

그림 4.16 LATITUDE 임상시험 설계

4.7.2 가설-어뎁티브 설계(Hypothesis-Adaptive Design)

가설-어뎁티브 설계(hypothesis-adaptive design)는 중간분석의 결과를 바탕으로 가설을 수정하거나 변경, 혹은 새로운 가설을 세울 수 있는 설계이다. 가설-어뎁티브 설계는 종종 데이터베이스의 잠금 이전에 또는 데이터를 언블라인딩(unblinding) 하기 전에 이러한 가설 변경이 완료되어야 한다. 우월성 가설에서 비열등성 가설로 전환한다든지, 혹은 제1 결과변수와 제2 결과변수를 전환하는 것, 혹은 제1 결과변수와 제2 결과변수들을 통합하는 것도 이 설계의 사례로 포함될 수 있다.

4.8 Summary

약물개발 프로세스의 막대한 금전적 비용과 시간적 비용을 감안할 때, 개발 프로세스의 효율성을 높일 수 있는 임상시험 설계에 대한 많은 연구가 있었다. 따라서, 제약산업은 개별적으로 실행되는 임상시험 사이의 시간을 절약하고 수집된 데이터를 효율적으로 사용할 수 있는 결합적 어뎁티브 설계의 사용에 점점 더 관심을 가진다. 결합단계에서의 여러 설계들은 전통적으로 2개 혹은 그 이상의 개별 임상시험에서 다룬 연구목적을 단일임상시험으로 결합한다. 이러한 유형의 대표인 어뎁티브 심리스 임상시험에서의 주요 연구목적을 다루는 최종 추론분석은 모든 연구 단계에서 얻은 데이터를 사용함으로써 시간, 피험자 및 자원을 절약하고, 이용 가능한 정보를 보다 효율적으로 사용함으로써 효율성을 크게 높일 수 있다. 다집단-다단계 설계는 하나 이상의 새로운 약물 또는 치료전략 연구를 위한 효율적인 접근법으로 집단순차 설계 원칙의 확장으로 신약의 치료 효과를 가능한 한 빠르고, 유연하고 정확하게 분별할 수 있다. 또한 다집단-다단계 설계는 통계적 오류율을 강력하게 제어할 수 있고, 다중 가설 테스트와 관련된 전체 대상 부담의 감소라는 점에서 효율성 향상을 제공하며, 특히 비효과적인 치료집단을 상대적으로 빠르게 제거함으로써 윤리적으로 매력적이다. 산업계, 규제당국, 학계의 관련 당사자들 사이에서 지속적이고 건설적인 토론과 그 토론을 통해 이런 유익한 결합적 어뎁티브 임상시험 설계의 구현을 향상시킬 수 있는 길이 확장될 것이다.

〈표 4.2〉는 3장과 4장에서 살펴본 대표적인 어뎁티브 설계의 종류, 특징, 응용 사례를 나타낸다.

표 4.2 어뎁티브 설계의 종류, 특징, 장단점, 대표적인 사례

<table>
<tr><th>설계 종류</th><th>특징 및 장단점</th><th>응용 사례</th></tr>
<tr><td>어뎁티브
그룹 순차</td><td>• 사전 명시된 중간분석 기능이 있는 고전적 그룹 순차 설계에 추가되는 어뎁션 옵션
– 표본수 재추정
– 치료집단의 수정 / 삭제 / 추가
– 연구 결과변수 변경
– 복용량, 투약일정 및 치료기간의 수정
• 전형적 집단순차 설계의 모든 장점을 포함
• 언블라인디드 중간분석을 근거로 중간분석 간격 및 횟수, 알파 소비함수 변경 가능
• 미지 혹은 미결정된 반응으로 역전 위험을 가지고 조기 종결되는 대신에 모든 환자의 등록과 환자의 반응을 증가하며 임상시험이 끝까지 가기 때문에 초과실행의 문제없음
• FDA는 잘 이해된(well–understood) 설계로 인정
• 임상시험 조기종결 전에 총체적 증거를 리뷰하기에 DSMB가 큰 부담
• 언블라인드 데이터로 표본수 재계산의 모든 단점을 포함</td><td>DEVELOP-UK(Fisher AJ, 2016)</td></tr>
<tr><td>어뎁티브
무작위</td><td>• 치료의 반응을 기초로 유망한 치료에 더 많은 환자 무작위 비율을 수정하는 것
• 환자 특성은 그룹 간에 균형을 이루어야 함
• 대규모의 임상시험이나 치료기간이 비교적 긴 임상시험에는 부적합
• 치료 효과에 있어서의 통계적 추론을 공식화하기 어려움</td><td>DexFEM(Warner P, 2015): case studies in(Fardipour P, 2009: Grieve AP, 2017),</td></tr>
<tr><td>표본수
재계산</td><td>• 예비연구 대신에 임상시험에서 나온 실제 관찰된 중간데이터를 기반으로 검정력 확보를 위한 표본수 조정/재계산을 허용
• 블라인디드 경우에는 데이터를 최종분석 이용 : 언블라인디드 경우에는 데이터 미지의 치료 효과 혹은 미지의 변량에만 기인한 표본수 조정 허용
• 표본수 계산을 위한 오리지널 검정력 분석이 임상시험 이전에 수행되므로 편향될 수 있음
• 중간분석에서의 관찰된 차이는 소수의 피험자에 기반하므로
– 통계적으로 유의하지 않을 수 있음(우연으로 인해)
– 재현할 수 없음
• 전체 데이터 또는 치료 효과 크기, 조건적 검정력 and/or 재현성 등의 기준을 기반으로 할 수 있음
• FDA는 잘 이해된(well–understood) 설계로 인정으로 정부규제의 장애가 덜함. FDA은 재추정 방법을 전체 데이터의 중간분석에 근거로 할 것을 권장
• 세심한 초기 계획이 요구됨</td><td>DEVELOP-UK(Fisher AJ, 2016), Bhatt(2013) cangrelor 효과연구, Casali(2015)</td></tr>
</table>

설계 종류	특징 및 장단점	응용 사례
표본수 재계산	• 어뎁티브 규칙이나 결정에 관한 정보유출 방지를 위한 엄격한 보호막이 요구됨 • 중간분석 결과로 원치 않은 노출이 초래되어 연구자의 행동이 변한다면 운영편향(operational bias) 잠재 • 표본수 재계산 전후에서의 데이터가 동질이 아닐 수 있음	DEVELOP-UK(Fisher AJ, 2016), Bhatt(2013) cangrelor 효과연구, Casali(2015)
패자 탈락 (승자 선택)	• 다단계 설계로 다음 사항을 허용 – 열등한 치료그룹 삭제 – 치료집단 수정 – 중간 데이터 검토 후에 추가 치료집단 추가 • 이 연구 설계와 관련된 리스크는: – 첫 단계가 끝날 때 충분한 통계 검정력을 가지지 못함 – 연구자가 잘못된 치료집단을 선택할 수 있음	
어뎁티브 용량–발견/ 용량–범위	• 제한된 환자수를 대상으로 하는 것이 바람직하므로 초기 임상개발에서 최대허용량(MTD) 확인에 사용 • 시작용량, 용량범위 및 용량 증가 및 용량감소의 기준 선택은 임상시험의 성공을 위해서 중요 • 최근 제안된 새로운 방법(연속재평가 방법 Continual reassessment method)을 통해 수집된 누적 데이터를 기반으로 용량–반응 관계를 지속적으로 재평가 가능 • MTD용량 평가를 위한 모형–기반의 용량 증가 • 연구 현장에 임상시험 약물 공급 관리에 어려움	TRAFIC(Cole M, 2015), Viola(Yap C, 2017), RomiCar(Yap C, 2017), DILfrequency (Waldron- Lynch F, 2014)
바이오마커 어뎁티브	• 바이오마커의 반응에 기초하여 어뎁션 가능 • 바이오마커 검증, 최적 스크리닝 설계, 모델 선택 및 검증 포함 • 다음 사항의 식별에 유용 – 가장 많이 반응할 환자 집단 – 질병의 자연 과정 – 조기 질병	FOCUS4(Kaplan R, 2013), DILfrequency (Waldron-Lynch F, 2014): examples in(Biankin AV, 2015: Antoniou M, 2016), BATTLE-2, I-SPY2
바이오마커 치료–전환	• 효능 부족의 증거, 질병진행 또는 안전성 문제가 있는 경우에 환자를 배정된 치료에서 대안적인 치료로 전환 가능	
어뎁티브 가설	• 원하는 검정력 달성을 위하여 중간분석 결과에 응하여 연구가설의 변경 허용 • 사전 계획된 전환 포함: – 단일 가설에서 복합가설 또는 다중가설로 – 귀무가설(H0)과 대립가설(H1) 사이 – 제1 결과변수 와 제2 결과변수 사이 • 표본수 계산 어려움	

설계 종류	특징 및 장단점	응용 사례
1/2 또는 2/3 어뎁티브 심리스	• 전통적으로 개별 임상시험에서 다루어지는 연구목적을 단일 임상시험으로 결합 – 1/2 상 설계 : 안전성과 제제활성 평가를 단일 임상시험으로 결합 – 2/3상 설계 : 환자 선택과 확증단계를 단일 임상시험으로 결합 • 1형 오류 팽창 위험 있음 • 표본수 계산 및 환자 배정에 어려움 • 각 단계에서의 결과변수가 다를 때에는 통합데이터 분석 난이 • 물류적, 방법론적 어려움	MK-0572(Whitehead J, 2012), Matchpoint(Khan J, 2013: Brock K, 2017), Case studies in(Cuffe RL, 2013) &(Joura 2015)
다집단, 다단계	• 다수의 치료, 용량, 치료기간, 유효한 치료는 초기 선택 혹은 무익치료는 초기 탈락하는 옵션을 가진 결합	TAILoR(Pushpakom SP, 2015), STAMPEDE(Sydes MR, 2009: Sydes MR, 2012), COMPARE(Gaunt P, 2015), 18-F PET study(Gerety EL, 2015)
어뎁티브 모집단 강화	• 치료로 혜택을 받을 것 같은 환자로 모집범위를 축소 • 하위집단에서만 효율적이라면 중간분석에서 치료 효과를 보이지 않는 치료집단을 탈락 • 연구 모집단에 대한 일반화 제한 • 어느 부분집단을 타깃으로 하는지 전향적으로(prospectively) 확인해야 함 • 적은 데이터의 초기 중간분석으로 어뎁션이 만들어진다면 오류 가능성 • 다수의 변경 시에 결과의 평가에 어려움(결과가 어느 하위집단에 적용되는지 등) • 목표한 부분집단의 수가 증가함에 따라 검정력 상실 • 만일 치료가 효율적인 부분집단의 유병률이 낮다면 검정력 상실 • 부분집단을 나누는 바이오마커의 임계값은 알려지지 않음	Rizatriptan study(Ho TW, 2012: Wang SJ, 2013), I-SPY-2 study, BATTLE study, MISTI study, ToTA study, Rosemblum(2017)
반응–어뎁티브	• 임상시험 과정에 중간분석을 근거로 치료배정 변경 • 새로운 피험자를 유망한 치료집단에 더 높은 비율로 배정 허용 • 단점 : 만일 중간분석 결과가 다른 결과변수 사이에 민간성 변이를 보인다면 부적절한 결과변수를 선택할 위험 • 적은 데이터의 초기 중간분석으로 어뎁션이 만들어진다면 오류 가능성	ASTIN 임상시험

참고문헌

- Alexander BM, Wen PY, Trippa L, Reardon DA, Yung W-KA, Parmigiani G, et al. Biomarker-based adaptive trials for patients with glioblastoma—lessons from I-SPY 2. Neuro-oncology. 2013. 15(8):972–8.
- Barker AD, Sigman CC, Kelloff GJ, Hylton NM, Berry DA, Esserman LJ. I-SPY2: an adaptive breast cancer trial design in the setting of neoadjuvant chemotherapy. Clin Pharmacol Ther. 2009. 86:97-100.
- Bauer P, Brannath W. The advantages and disadvantages of adaptive designs for clinical trials. Drug Discov Today. 2004. 9(8):351-357.
- Bebu I, Dragalin V, Luta G. Confidence intervals for confirmatory adaptive two-stage designs with treatment selection. Biometrical J. 2013. 55(3): 294-309.
- Berry DA. The Brave New World of clinical cancer research: Adaptive biomarker-driven trials integrating clinical practice with clinical research. Mol Oncol. 2015. 9(5):951-9.
- Bhatt DL, Mehta C. Adaptive designs for clinical trials. N Engl J Med. 2016. 375(1):65–74.
- Bowden, J, Glimm, E. Unbiased estimation of selected treatment means in two-stage trials. Biom J. 2008. 50:515–27.
- Brannath W, Koenig F, Bauer P. Multiplicity and flexibility in clinical trials. Pharm Stat.. 2007. 6:205-16.
- Bratton DJ, Parmar MK, Phillips PP, Choodari-Oskooei B. Type I error rates of multi-arm multi-stage clinical trials: strong control and impact of intermediate outcomes. Trials. 2016. 17(1):309.
- Bretz F, Schmidl H, Konig F, Racine A, Maurer W. Confirmatory seamless phase 2/3 clinical trials with hypotheses selection at interim: general concepts. Biom J. 2006. 48:623-34.
- Carey LA, Winer EP. I-SPY 2 — Toward More Rapid Progress in Breast Cancer Treatment. N Engl J Med 2016. 375:83-84.
- Carreras M, Brannath W. Shrinkage estimation in two-stage adaptive designs with midtrial treatment selection. Stat Med. 2013. 32(10):1677-90.
- Chen YHJ, Gesser R, Luxembourg A. A seamless phase 2B/3 adaptive outcome trial: Design rationale and implementation challenges. Clinical Trials. 2015. 12(1): 84–90.
- Chi KN, Protheroe A, Rodríguez-Antolín A, Facchini G, et al. Patient-reported outcomes following abiraterone acetate plus prednisone added to androgen deprivation therapy in patients with newly diagnosed metastatic castration-naive prostate cancer (LATITUDE): an international, randomised phase 3 trial. Lancet Oncol. 2018 Feb;19(2):194-206.
- Chow SC, Chang M. Adaptive design methods in clinical trials. New York: Chapman and Hall/CRC. 2011.
- Cuffe RL, Lawrence D, Stone A, Vandemeulebroecke M. When is a seamless study desirable? Case studies from different pharmaceutical sponsors. Pharm Stat. 2014. 13:229–237.
- DiazGranados CA, Dunning AJ, Robertson CA, Talbot HK, Landolfi V, Greenberg DP. Efficacy and immunogenicity of high-dose influenza vaccine in older adults by age, comorbidities, and frailty. Vaccine. 2015. 33(36):4565-71.
- Dodd S, White IR, Williamson P. A framework for the design, conduct and interpretation of randomised

controlled trials in the presence of treatment changes. Trials. 2017. 18:498.

- Feyerabend S, Saad F, Perualila NJ, et al. Adjusting Overall Survival Estimates for Treatment Switching in Metastatic, Castration-Sensitive Prostate Cancer: Results from the LATITUDE Study. Target Oncol. 2019. 14(6):681-688.
- FOCUS4. FOCUS 4 Trial Schema. http://www.focus4trial.org/trial-schema/
- Franchetti Y, Anderson SJ, Sampson AR.Franchetti Y, et al. An adaptive two-stage dose-response design method for establishing proof of concept. J Biopharm Stat. 2013. 23(5):1124-54.
- Galiè N, Barberà JA, Frost AE, et al. Initial Use of Ambrisentan plus Tadalafil in Pulmonary Arterial Hypertension. N Engl J Med. 2015. 373(9):834-844.
- Gaunt P, Mehanna H, Yap C. The design of a multi-arm multi-stage (MAMS) phase III randomised controlled trial comparing alternative regimens for escalating (COMPARE) treatment of intermediate and high-risk oropharyngeal cancer with reflections on the complications of introducing a new experimental ARM. Trials. 2015. 16(Suppl 2):O16.
- Ghosh P, Liu L, Mehta C.Ghosh P, et al. Adaptive multiarm multistage clinical trials. Stat Med. 2020. 39(8):1084-1102.
- Gilson C, Chowdhury S, Parmar MKB, Sydes MR, STAMPEDE Investigators. Incorporating biomarker stratification into STAMPEDE: an adaptive multi-arm, multi-stage trial platform. Clin Oncol. 2017. 29:778–786
- Gutjahr G, Posch M, Brannath W. Familywise Error Control in Multi-Armed Response-Adaptive Two-Stage Designs, Journal of Biopharmaceutical Statistics. 2011. 21(4):818-30.
- Hlavin G, Hampson LV, Koenig F. Many-to-one comparisons after safety selection in multi-arm clinical trials. PLoS One. 2017. 12(6):e0180131.
- Hommel G. Adaptive modifications of hypotheses after an interim analysis. Biom J. 2001. 43:581–9.
- Inoue LY, Thall PF, Berry DA. Seamlessly Expanding a Randomized Phase II Trial to Phase III. 2002. 58(4): 823-831.
- Jennison C, Turnbull BW. Confirmatory seamless phase II/III clinical trials with hypotheses selection at interim: Opportunities and limitations. Biom J. 2006. 48:650–655.
- Jones CL, Holmgren E. An adaptive Simon Two-Stage Design for Phase 2 studies of targeted therapies. Contemp Clin Trials. 2007. 28(5):654-61.
- Krams M, Burman CF, Dragalin V, Gaydos B, Grieve AP, et al. Adaptive designs in clinical drug development: opportunities, challenges, and scope reflections following PhRMA's November 2006 workshop. J Biopharm Stat. 2007. 17(6): 957-64.
- Kunz CU, Friede T, Parsons N, Todd S, Stallard N. Data-driven treatment selection for seamless phase II/III trials incorporating early-outcome data, Pharmaceutical Statistics. 2014. 13(4):238-246.
- Lokhorst HM, Plesner T, Laubach JP, et al. Targeting CD38 with Daratumumab Monotherapy in Multiple Myeloma. N Engl J Med. 2015 Sep 24;373(13):1207-19.
- Laterre PF, Berry SM, Blemings A, et al. Effect of Selepressin vs Placebo on Ventilator- and Vasopressor-Free Days in Patients With Septic Shock: The SEPSIS-ACT Randomized Clinical Trial. JAMA. 2019. 322(15):1476-85.

- Lee KM, Wason J, Stallard N. To add or not to add a new treatment arm to a multiarm study: A decision-theoretic framework. Stat Med. 2019 Aug 15;38(18):3305-3321.
- Levin B, Thompson JL, Chakraborty B, Levy G, MacArthur R, Haley EC. Statistical aspects of the TNK-S2B trial of tenecteplase versus alteplase in acute ischemic stroke: an efficient, dose-adaptive, seamless phase II/III design. Clin Trials. 2011. 8(4):398-407.
- Lewis RJ, Angus DC, Laterre PF, Kjolbye AL, Van Der Meulen E, et al. Rationale and design of an adaptive phase 2b/3 clinical trial of selepressin for adults in septic shock. Selepressin Evaluation Programme for Sepsis-induced Shock-Adaptive Clinical Trial. Ann Am Thorac Soc. 2018. 15(2): 250-7.
- Lin JC, Bunn V. Comparison of multi-arm multi-stage design and adaptive randomization in platform clinical trials. Contemp Clin Trials. 2017. 54: 48–59.
- Liu S, Lee JJ. An overview of the design and conduct of the BATTLE trials. Chin Clin Oncol. 2015. 4(3): 33.
- Maca J, Bhattacharya S, Dragalin V, Gallo P, Krams M. Adaptive seamless phase 2/3 designs: background operational aspects and examples. Drug Information Journal. 2006, 40(4): 463-473.
- Magirr D, Stallard N, Jaki T. Flexible sequential designs for multi-arm clinical trials. Statistics in Medicine. 2014. 33(19):3269-79.
- Mukhtar, R.A., Yau, C., Rosen, M. et al. Clinically Meaningful Tumor Reduction Rates Vary by Prechemotherapy MRI Phenotype and Tumor Subtype in the I-SPY 1 TRIAL (CALGB 150007/150012; ACRIN 6657). Ann Surg Oncol. 2013. 20:3823–30.
- O'Brien PC, Fleming TR. A Multiple Testing Procedure for Clinical Trials. Biometrics. 1979. 35(3):549–56.
- Pallmann P, Bedding AW, Choodari-Oskooei B, Dimairo M, Flight L, et al. Adaptive designs in clinical trials: why use them, and how to run and report them. BMC Med. 2018. 28:16(1):29.
- Pushpakom S, Kolamunnage-Dona R, Taylor C, et al. TAILoR (TelmisArtan and InsuLin Resistance in Human Immunodeficiency Virus [HIV]): An Adaptive-design, Dose-ranging Phase IIb Randomized Trial of Telmisartan for the Reduction of Insulin Resistance in HIV-positive Individuals on Combination Antiretroviral Therapy. Clin Infect Dis. 2020. 70(10):2062-2072.
- Sampson A, Sill M. Drop-the-losers design: Normal case. Biom J. 2005. 47:257–68.
- Simon R. Optimal two-stage designs for phase II clinical trials. Controlled clinical trials. 1989. 10(1):1–10.
- Skaltsa K, Ivanescu C, Naidoo S, Phung D, Holmstrom S, Latimer NR. Adjusting Overall Survival Estimates after Treatment Switching: a Case Study in Metastatic Castration-Resistant Prostate Cancer. Target Oncol. 2017. 12(1):111-21.
- Stallard N, Todd S. Seamless phase II/III designs. Statistical Methods in Medical Research. 2011. 20(6):623–34.
- Sydes MR, Parmar MK, James ND, et al. Issues in applying multi-arm multi-stage methodology to a clinical trial in prostate cancer: the MRC STAMPEDE trial. Trials. 2009. 10:39.
- Sydes MR, Parmar MK, Mason MD, Clarke NW, Amos C, et al. Flexible trial design in practice -stopping arms for lack-of-benefit and adding research arms mid-trial in STAMPEDE: a multi-arm multi-stage randomized controlled trial. Trials. 2012. 13:168.

- US FDA. Adaptive Design Clinical Trials for Drugs and Biologics. Guidance for Industry. 2019. https://www. fda.gov/regulatory-information/search-fda-guidance-documents/adaptive-design-clinical-trials-drugs-and-biologics-guidance-industry
- US FDA. Adaptive design clinical trials for drugs and biologics. Guidance for industry. 2010. www.fda.gov/ downloads/ Drugs/GuidanceComplianceRegulatoryInformation/Guidances/UCM201790.pdf
- Wason JMS, Jaki T. Optimal design of multi-arm multi-stage trials. Stat Med. 2012. 31: 4269–79.
- Wason J, Magirr D, Law M, Jaki T. Some recommendations for multi-arm multi-stage trials. Stat Methods Med Res. 2016. 25(2):716-27.
- Wason J, Trippa L. A comparison of Bayesian adaptive randomization and multi-stage designs for multi-arm clinical trials. Stat. Med. 2014. 3 (13):2206-2221.
- Weir MR, Bakris GL, Bushinsky DA, et al. Patiromer in patients with kidney disease and hyperkalemia receiving RAAS inhibitors. N Engl J Med. 2015. 372(3):211-21.
- 임현자. 임상시험 연구의 설계와 응용. 황소걸음 출판사. 2015.
- 임현자. 신약개발과 임상시험. 황소걸음 출판사. 2018.

5

혁신적 어뎁티브 설계
Innovative Adaptive Designs

이 장의 주제

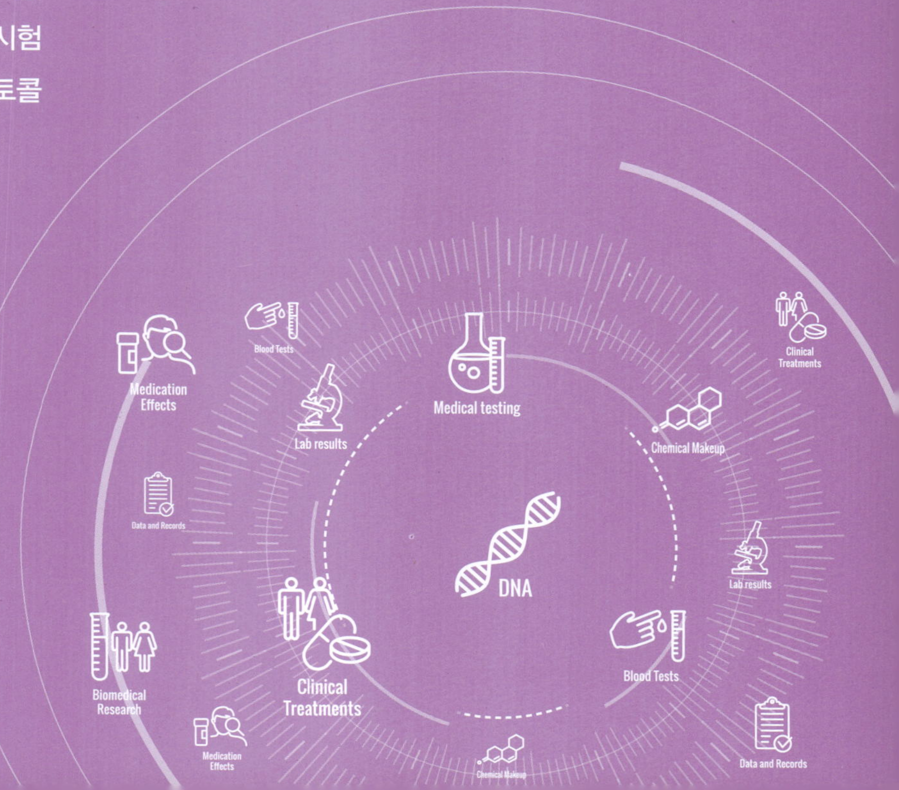

한때 질병의 위치 및 치료 전략 측면에서 상대적으로 균질한 것으로 여겨졌던 종양도 바이오마커(biomarker) 및 유전자적으로 정의된 피험자 하위유형(subtype)에 따라서 이질적인 것으로 잘 이해되고, 이로 인해 바이오마커 표적치료 개발로의 전환이 이루어지고 있으며, 약제와 타깃(agent-and-target) 연구의 효율성이 개선될 필요성이 대두된다. 그 결과로, 점점 더 종양 특이 하위집단에서 효율성을 향상시키고, 새로운 종양치료에서의 분자표적제 개발을 위한 혁신적인 임상시험 설계로 바스켓 임상시험 및 우산 임상시험, 플랫폼 임상시험 등이 소개되었다. 우산 임상시험은 특정 바이오마커를 기준으로 수행되는 분자 초상화를 기반으로 매치하는 약물과 함께 분자적으로 선택된 코호트(cohort)를 포함하며 환자의 무작위 및 전략적 타당성을 포함할 수 있다. 반면에 바스켓 임상시험은 조직과 무관한 유전자 결함/비정상 특이적 임상시험이다. 플랫폼 임상시험은 여러 치료법을 동시에 조사하여 최상의 치료법을 찾으려는 임상시험으로서 일종의 어뎁티브 임상시험이다. 마스터 프로토콜(master protocol) 개념을 사용한 이러한 임상시험 설계는 특정 게놈이상(genome abnormality)에 대한 약물 매칭(matching)을 기반으로 다수의 신치료에 대한 동시평가를 촉진했다.

5.1 개요

신약개발에 있어서 1상 임상시험의 적정용량 결정, 2상 임상시험의 안전성 및 초기 효능의 징후 평가, 3상 임상시험에서는 최종적으로 무작위 배정으로 치료들을 비교 평가하는 전형적인 약물개발 트랙(track)은 점차 감소되고 있는 추세이다. 그 이유로는 현재의 유전체학 시대에서의 1, 2, 3상 전형적인 설계 모델은 많은 자원이 요구되며 테스트될 수 있는 실험약물의 수가 제한적이며, 특히 표적치료제의 평가에서는 비효율적이라고 생각되기 때문이다. 특히 최근의 인간게놈 완성(Human Genome Project, 2003년), 대용량 염기서열 분석(High-Throughput Sequencing, HTS), 비교 유전체 혼성법(Comparative Genomic Hybridization, CGH), DNA, RNA, 단백질의 배열분석, 질량분석(mass-spectrometry) 근거의 프로파일링(profiling), 생물정보학 등의 발전으로 바이오마커 발견이 용이하게 되고, 검증, 적합화, 타당성의 절차를 거친 다음 임상연구에 적용할 기회가 높아지게 되었다. 이러한 과학기술의 진보로 여러 질병에 수많은 통제가 해제된 유전자(gene deregulation)가 발견되고, 유전자 변이 유발(driver gene alteration)을 표적으로 하는 약물 개발의 진전이 있었다. 이에 따라 세분화되고 분자적으로 선택된 환자집단에서 약물 효과의 유의한 차이를 식별하는 데에 임상시험 설계에 대한 새로운 접근이 필요하였다. 지난 몇 년 동안 특히 종양 분야에서 면역치료제의 등장은 환자 치료에 획기적인 이정표가 되었으며, 약물개발에 들어가는 면역–종양제제의 수도 계속 증가하고 있다. 분자표적치료제(molecularly targeted agent)의 개발과 임상적 사용에 따라, 선택된 특정 환자집단만이 이 치료로부터 혜택을 얻는 종양정밀의학(Precision Cancer Medicine, PCM)은 예측 바이오마커를 사용하는 표적과 상호 작용하도록 설계된 약물로 반응률과 생존에서 높은 개선을 보여주었다. 나아가, 종양게놈 아틀라스 및 국제종양게놈컨소시엄(Cancer Genome Atlas and the International Cancer Genome Consortium)과 같은 대규모 시퀀싱(sequencing) 프로젝트에서 생성된 현재의 정보지식은 다수의 종양에서 환자 간의 종양 이질성(heterogeneity)에 관한 이해를 촉진시켰다.

바이오마커–기반 임상시험 설계에 대한 대부분의 논의는 새로운 바이오마커가 특정한 환자 치료에서 혜택이 있는지 없는지와 같은 치료 반응 예측의 평가에 중점을 둔다. 이러한 바이오마커를 통한 치료 반응 예측은 완료된 임상시험 데이터에서의 후향적 분석일 수도 있고, 또는 전향적으로 계획된 연구일 수 있다. 기존 임상시험 데이터의 후향적 분석은 잠재적 예측 바이오마커를 식별하기 위한 적합한 접근법이다. 예를 들어, KRAS유전자는 진행성 직장암에서 표피성장인자 수용체(Epithelial Growth Factor Receptor, EGFR) 억제제인 파니투무맙(Panitumumab)과 세툭시맙(Cetuximab)의 효과를 예측하는 것으로 소급되어 확인되었다. 그러나 그러한 후향적 접근을 고려할 때, 전향적으로 정의된 분석 계획이 사용되어야 하고, 적절한 통계 검정력을 보장하기 위해 바이오마커 하위집단의 숫자가 필요하며, 잠재적인 선택 편향의 위험을 감소시키기 위해서는 많은 환자들로부터 이 바이오마커가 평가되어야 한다. 반면에, 전향적으로 계획된 일종의 모집단-강화 설계는 바이오마커의 존재에 의해 적격한 모집단을 정의하고 그 모집단에서만 실험약물을 테스트한다. 예를 들어, HER2 유전자의 증폭(유방암 환자의 약 15%에 존재) 및 역행성 림프종 키나아제(Anaplastic Lymphoma Kinase, ALK) 유전자 전위(비소세포폐암 환자의 4%에서 발생)는 ALK 억제제인 트라스투주맙(Trastuzumab) 및 크리조티닙(Crizotinib) 각각의 평가를 위해 모집단을 강화하는데 전향적으로 사용되었다. 그러나, 일반적으로 소수의 바이오마커-양성 하위집단을 확인하기 위해 다수의 환자들이 동의하고, 스크리닝(screening)하고, 그들의 종양을 테스트해야 하기 때문에, 이런 전향적 설계는 비효율적이다. 이러한 전향적 설계는 또한 바이오마커와 치료 반응 사이의 확실한 연관성을 전제로 하며, 이는 종종 바이오마커와 치료 반응 모두가 개발 후기단계에서만 가능하며, 의도적으로 바이오마커-음성 환자집단에서 약물의 영향을 평가할 수는 없다.

바이오마커에 대한 지식이 늘어남에 따라 환자의 특성 및 분자 프로파일에 따라 맞춤화된 정밀의학의 출현은 표적치료에서 가장 큰 치료 혜택을 얻을 수 있는 환자의 바이오마커-매치(match) 하위집단 식별을 목적으로 하는 새로운 임상시험 설계의 도입과 함께 해왔다. 그러나 정밀의료 기반의 진단, 치료 플랫폼(platform) 구축 및 활성화를 통한 맞춤형 치료제 개발을 목표로 게놈 데이터를 효율적, 역동적으로 통합하고 특정 표적치료에 대한 유전자 변이(genetic mutation)를 가진 매칭 프로파일링 환자를 평가하는데 적절한 임상시험 설계가 필요하다. 5장에서는 여러 의학 분야에서 임상시험의 개발에 추가적 기회를 제공하는 바이오마커-기반 어뎁티브 임상시험, 특히 정밀의학에서의 어뎁티브 설계와 바스켓 임상시험(basket trials), 우산 임상시험(umbrella trials)을 살펴본다. 또한 일반적으로 플랫폼 임상시험으로 불리는 보다 참신하고 현대적인 어뎁티브 설계와 다양한 개별 임상시험을 포함하는 포괄적 임상시험 요소를 정의하는 마스터 임상시험 프로토콜에 대하여 살펴보기로 한다.

5.2 바이오마커-어뎁티브 설계(Biomarker-Adaptive Design)

바이오마커-어뎁티브 설계는 연구하의 질병과 관련된 임상적 결과변수에서 치료효과에 대한 정보로 생각되는 단기간 바이오마커를 기반으로 한 어뎁션을 허용하여 진행 중인 임상시험이 수정될 수 있는 설계이다. 이 바이오마커-어뎁티브 설계는 관련 사전 정보를 통합하고, 누적 데이터를 근거로 어뎁티브 무작위 방법으로 배정하여 적절한 환자 수를 선택하고, 질병의 자연적 진행 과정을 확인하고, 질병의 조기 발견과 개인맞춤형 약물을 개발하는데 사용될 수 있다. 또한, 바이오마커/약물 개발의 맥락에서 어뎁티브 임상시험은 중간 모니터링을 하여 특정 치료로 가장 많은 혜택을 받을 피험자를 효율적으로 식별하여 유망한 피험자 하위 집단에게 임상시험을 어뎁티브시키는 것을 허용하므로 특히 효율적일 수 있다.

반면에 약물개발 프로세스 초기 단계(1상 후반, 2a상 초기)에서의 바이오마커-어뎁티브 설계는 적은 수의 피험자와 단기치료 결과를 사용하여 아직 약물작용 메커니즘이 명확하지 않은 신약 연구나 또는 표적의 생물학적 특성이 불확실한 경우에서 보다 확실한 장점을 제공할 수 있다. 그러므로 비용과 시간적인 면에서 잠재적으로 효율적일 뿐만 아니라 올바른 치료를 올바른 환자에게 신속하게 전달할 수 있도록 약물개발 과정을 가속화할 수 있는 표적치료제 테스트를 위한 연구에도 적절하다. 이미 여러 임상시험에서는 표적치료제 개발에서의 바이오마커 통합 접근을 이용하여 순전히 탐색적인 방법으로 다수의 치료와 다수의 바이오마커를 평가하기도 했다. 이러한 설계에서, 최종분석은 여전히 기존의 임상적 결과변수에 기초할지라도 중간분석에서는 설계 요소에 대한 어뎁션을 암시하는 바이오마커의 사용도 가능하다.

바이오마커-어뎁티브 설계는 기존의 임상적 결과변수(예 : 생존)보다 빠르고, 더 쉽고, 자주 측정할 수 있는 바이오마커가 존재할 때 가장 크게 매력적이지만,

많은 질병에서 검증된 바이오마커의 부족으로 구현하는데 있어서 아직까지는 다소 제한적이라 하겠다. 즉, 검증된 바이오마커가 없다면, 바이오마커에 근거한 긍정적인 연구 결과를 확인할 수 있는지에 관한 심각한 우려가 있다. 이러한 우려로 연구자는 검증되지 않은 바이오마커를 기반으로 하는 중요한 설계의 요인 내지 특성을 변경하는 것에 주저할 수 있다. 그러나, 임상적 결과와 관련된 바이오마커를 확인하는 것과 임상개발에서 관련된 바이오마커와 임상적 결과 사이에 예측 모델의 수립 사이에는 확연한 차이가 있음을 인지해야 한다. 바이오마커가 포함된 임상시험에서 환자의 참여 여부를 평가하는 바이오마커 분석, 특히 분자 프로파일링을 하는 환자에 대한 테스트 결과의 반환 시간, 특히 종양의 차세대 염기서열분석(Next Generation Sequencing, NGS)의 처리 시간은 중요한 요소이다. 이는 치료 결정이 짧은 시간 내에 이루어져야 하는 전이성 종양에서 특히 중요하다. 이러한 상황에서 실시간의 복잡한 바이오마커 분석은 잠재적 바이오마커–치료 반응 관계의 확인 및 추가 테스트를 가속화할 수 있다. 그러나, 반대로, 약물 표적과 그 생물학적 특징에 대한 가설이 잘 이해될 때, 어뎁티브 설계는 가설을 다루는 전향적 바이오마커–지향적 임상시험이나 혹은 잘 정의된 바이오마커의 후향적 분석을 포함하는 덜 제한적인 환자집단에서는 기존의 표적치료 연구보다 덜 효율적일 수 있다. 또 다른 한계는 종양 하위유형(subtype)을 가진 환자를 충분하게 모집하는 것도 이런 바이오마커–어뎁티브 임상시험을 실행하는데 장애가 되기도 한다.

현대의 환자맞춤형 의학에서는 바이오마커–정의된 하위집단 내에서 무작위 배정률의 변경을 사용하는 임상시험 혹은 바이오마커–특이 하위집단을 탈락시키는 임상시험 설계가 자주 제안되는 접근법이다. 이러한 바이오마커–중심의 접근법은 두 가지가 있다.

- 무작위 기준에 따라 바이오마커–계층화 접근법
- 바이오마커–기반 강화접근법

여기서 어뎁티브 모델은 좋은 예측변수의 가중치를 늘리고 불안정한 예측변수의 가중치를 줄임으로써 분류(classification)의 전반적인 성능을 향상시키고, 환자 특징에 대한 '가장 적절하게 매치되는 치료'를 선택한다. 이러한 알고리즘은 전향적 임상연구에서 환자의 임상적 결과를 예측하기 위해 분자 시그니처(signature)

의 사용을 촉진할 수 있다.

바이오마커-계층화 접근법

바이오마커-어뎁티브 설계의 가장 단순한 설계는 단일치료로 표적화된 특정 바이오마커를 발현하는 단일유형의 종양조직일 것이다. 새로운 치료의 대부분은 단일표적 혹은 염두에 둔 소수의 표적을 가지고 개발되며, 따라서 치료에 가장 혜택 있을 환자 집단을 식별하는 예비 임상적 증거가 있는 것으로 추정된 바이오마커를 가질 수 있다. 가령 반응-어뎁티브 무작위 알고리즘은 피험자를 무작위배정 이전에 여러 후보 예측 바이오마커 계층(strata)으로 분류되는 약물의 어뎁티브 임상시험에서 사용된다. 예를 들어, 바이오마커-음성 하위집단의 무익성 모니터링은 새로운 치료가 바이오마커-음성 하위집단에서 비효과적으로 보이는 경우, 3상 임상시험의 피험자 적격성은 바이오마커-양성 환자만으로 변경될 수 있음을 제시할 수 있다. 또는 초기에 바이오마커-양성 환자로 적격성을 제한하는 임상시험의 경우에, 만일 중간분석 결과가 유망하다면 연구의 피험자 적격성을 확대하여 보다 더 넓은 범위의 바이오마커 프로파일(profile) 특징 값을 갖는 환자를 포함시킬 수도 있고, 신약의 추가 테스트를 바이오마커-양성 환자로 제한하거나 모든 환자에게 확대 적용할 수도 있다. 다수의 분자유형과 다수의 약물을 테스트하는 임상시험에서 환자의 바이오마커-매치 하위집단을 통합하는 설계는 연구하의 질병 수(즉, 다른 종양조직), 분자 유형(즉, 바이오마커) 및 표적치료제의 수에 따라 다를 수 있지만, 바이오마커-양성 환자만이 무작위되거나(바이오마커-음성 환자는 제외) 혹은 바이오마커-양성과 바이오마커-음성 환자에 따라 각각 무작위되기도 한다. 이러한 유형의 연구에서는 바이오마커와 치료 반응 사이의 관계에 대해 그 어떤 것도 미리 가정할 필요는 없다 할지라도, 1형 오류율 제어에는 신중한 주의가 필요하다. 대표적인 사례로, BATTLE I 임상시험에서 비소세포폐종양(Non-Small Cell Lung Cancer, NSCLC) 피험자는 4가지 약물치료법 중 하나에 무작위 배정되기 이전에 게놈과 발현 바이오마커에 따라 정해진 4개 중 하나의 후보 계층으로 분류되었다. 각 계층과는 별도로 반응-어뎁티브 무작위 가중치는 누적된 데이터로 계층-내-반응률(within-stratum response rates)이 높은 약물 배정을 위해 조정되었다. 〈그림 5.1〉은 바이오마커-기반 계층화 설계이다.

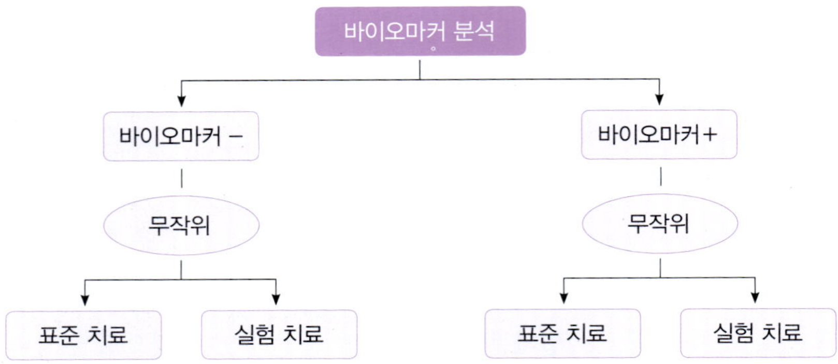

그림 5.1 바이오마커-주도의 바이오마커-계층 설계(Biomarker-Stratified Design) 임상시험 흐름

바이오마커-기반 강화 접근법

치료약물에 가장 높은 반응 가능성의 환자를 계층화하기 위해 바이오마커를 사용한 임상시험은 바이오마커 강화 접근법이다. 이것은 바이오마커 분류와 상관없이 다수의 치료 및 다수의 바이오마커를 평가할 목적으로 모집단 강화설계 개념을 활용함으로써 임상시험에 특정 유형의 종양을 가진 대부분의 환자를 포함시킨다. 각 치료는 바이오마커가 반응을 예측하는 것으로 가정된 환자 코호트에서 먼저 평가된 다음, 적절한 경우에 바이오마커-음성 환자에게도 치료약물을 평가함으로써 바이오마커의 예측력에 대한 가설을 추후 테스트한다. 중요한 점은 선택된/강화된 코호트에서 효능을 나타내지 않는 치료약물은 바이오마커-음성 환자 집단에서 추가로 테스트할 필요는 없다고 가정하지만, 그 치료가 반드시 바이오마커-양성 환자에서만 작용한다고 가정하는 것도 아니다. 이때 임상시험은 활성이 기대치에 미치지 못하는 약물치료에 대한 무작위 배정을 중단하고, 대신에 필요에 따라 새로운 바이오마커와 신치료를 도입하며, 임상시험 내외부에서의 정보가 출현함에 따라 바이오마커를 개선할 수 있는 어뎁션이 필요하다.

강화설계들은 바이오마커의 특이도(specificity)와 민감도(sensitivity)에 대한 강한 인증이 필요하기 때문에 일반적으로, 바이오마커-양성 환자만 치료 혜택을 받을 것이며, 제외된 바이오마커-음성 환자는 불필요한 치료위험에 노출되는 것을 피함으로써 환자의 보호 효과가 있음을 확신해야 한다. 이러한 강화설계의 장점은 치료에 반응할 가능성이 가장 높은 환자만을 포함하므로 필요한 표본수를 최소화하므로 치료 혜택을 탐지할 검정력을 향상시킨다는 것이다. 비록 강화설계를 수행하기는 쉽지만, 바이오마커-양성 환자의 치료 효과에 대한 증거만을 제공하고 그 자체로 바이오마커 인증에 있어서 정보를 제공하지 않기 때문에 연구 질문의 범위에 있어서 크게 제한된다. 〈그림 5.2〉은 바이오마커-주도의 강화 임상시험 설계이다.

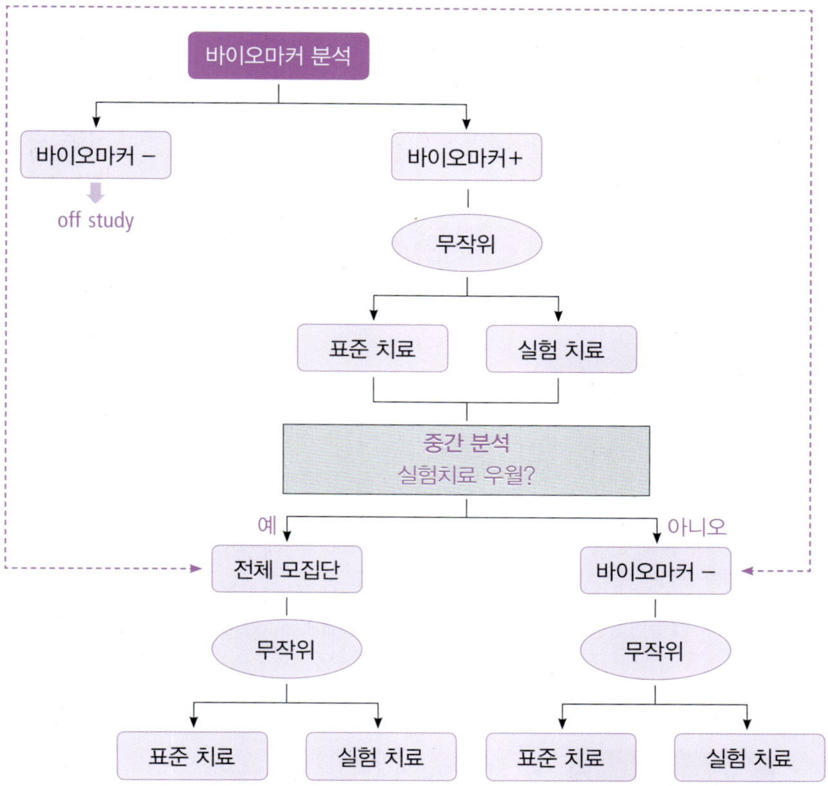

그림 5.2 바이오마커-주도의 강화 임상시험 설계 흐름

정밀의학에서 관심 있는 모집단은 희귀종양 유전자 하위유형의 유병률을 높일 수 있는 바이오마커-정의 하위집단으로 계층화됨에도 불구하고 본질적으로 모집단-기반으로 접근한다. 악성종양의 고유한 진화와 결합된 바이오마커의 다양성(즉, 종양 성장 및 확산은 바이오마커 프로파일의 변화를 수반할 수 있음)은 환자-간 및 환자-내의 높은 이질성으로 인해 충분한 통계적 검정력을 가지고 표적 치료를 테스트하기 어렵고, 또한 이러한 이슈는 새로운 치료의 혜택뿐만 아니라 바이오마커의 타당성 및 임상적 사용에 대한 증거 획득을 어렵게 만든다. 바이오

마커-어뎁티브 설계에서는 한번에 오직 하나의 조직학, 하나의 바이오마커 및 하나의 표적치료에만 초점을 맞추고 있기 때문에, 많은 수의 환자들이 임상시험에 등록할 자격이 없을 수도 있다. 이러한 충족되지 않은 요구에 부응하기 위하여 하나 이상의 치료연구 질문을 동시에 답변하기 위한 새로운 바이오마커-기반 설계가 확장하였다. 〈그림 5.3 A~그림 5.3 G〉는 바이오마커-기반에서 확장된 다양한 설계들이다(Dienstmann, 2015).

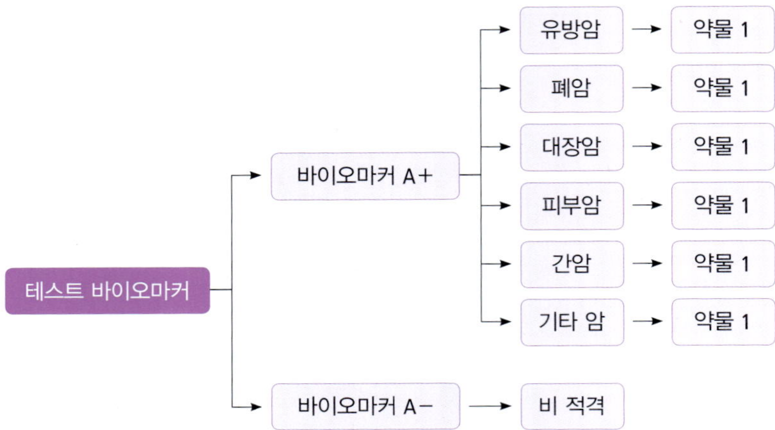

주 : 조직-일률, 변이-특이의 바스켓 설계 임상시험으로 환자들은 종양 유형에 상관없이 유전자적 프로파일에 따라 매치된 표적치료를 받는다.

그림 5.3 A 조직-일률 임상시험 설계(Histology-Agnostic Trial Design)

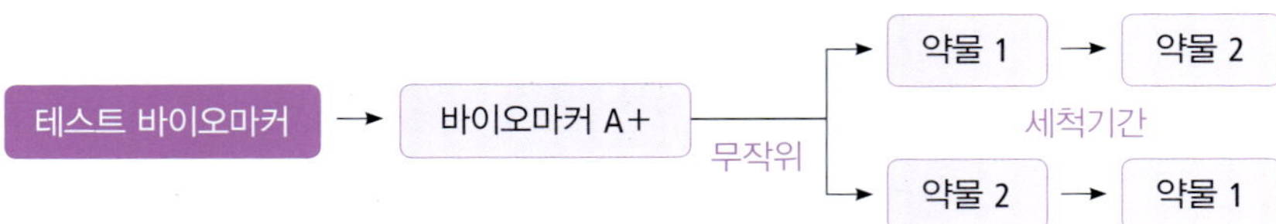

주 : 피험자 개개인은 각각 치료의 효과를 분석한다.

그림 5.3 B 오리지널 "N-of-1" 무작위 임상시험 설계(Original "N-of-1" Randomized Trial Design)

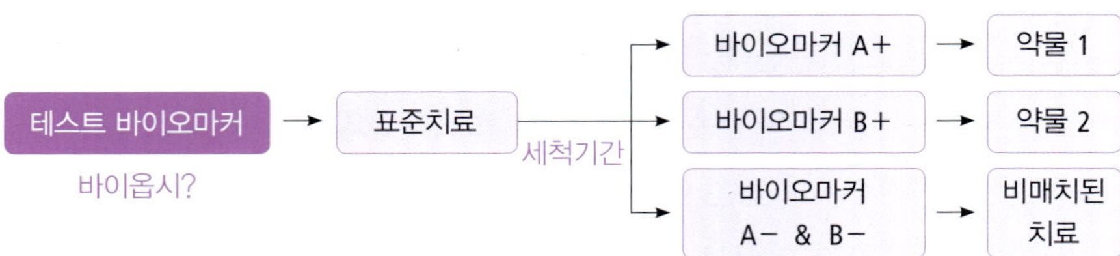

주 : 각 피험자는 그 자신이 제어로 되는 설계로서 다음 임상시험 등록 바로 직전의 치료약물에서 달성한 분자변이에 의해 가이드된 치료에 대한 질병무진행생존(Progression-Free Survival, PFS)를 비교 분석한다.

그림 5.3 C 수정된 "N-of-1" 순차 접근방법(Modified "N-of-1" sequential approach)

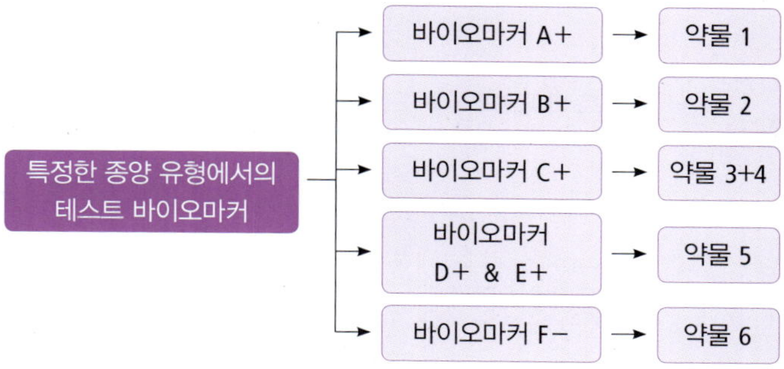

그림 5.3 D 조직-기반, 강화 비-무작위 임상시험 설계(Histology-Based, Enrichment non-Randomized Trial Design)

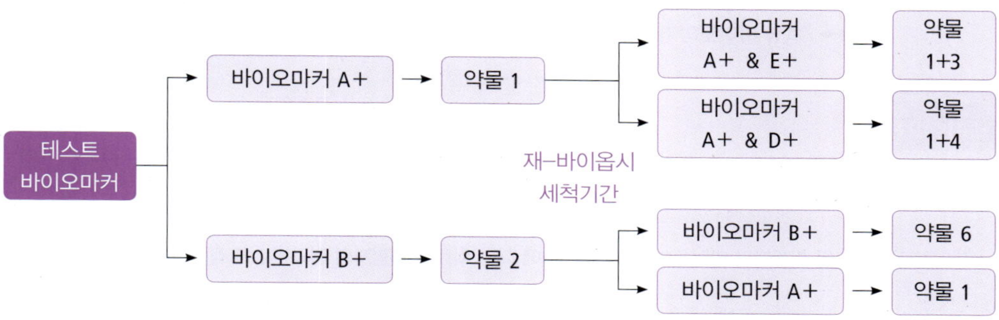

주 : 2세대 약물 혹은 표적제제의 조합을 가이드(guide)하는 난치성 설정(setting)에서 재-바이옵시(biopsy, 생체조직검사)하는 강화 비-무작위 순차(sequential) 접근방법이다.

그림 5.3 E 강화 비-무작위 순차 임상시험 설계(Enrichment non-Randomized, Sequential Trial Design)

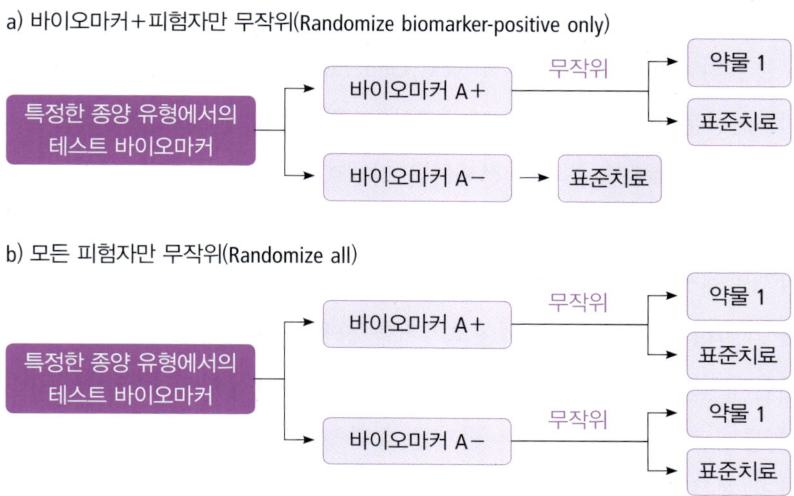

그림 5.3 F 조직-기반, 강화 무작위 임상시험 설계(Histology-Based, Enrichment Randomized Trial Designs)

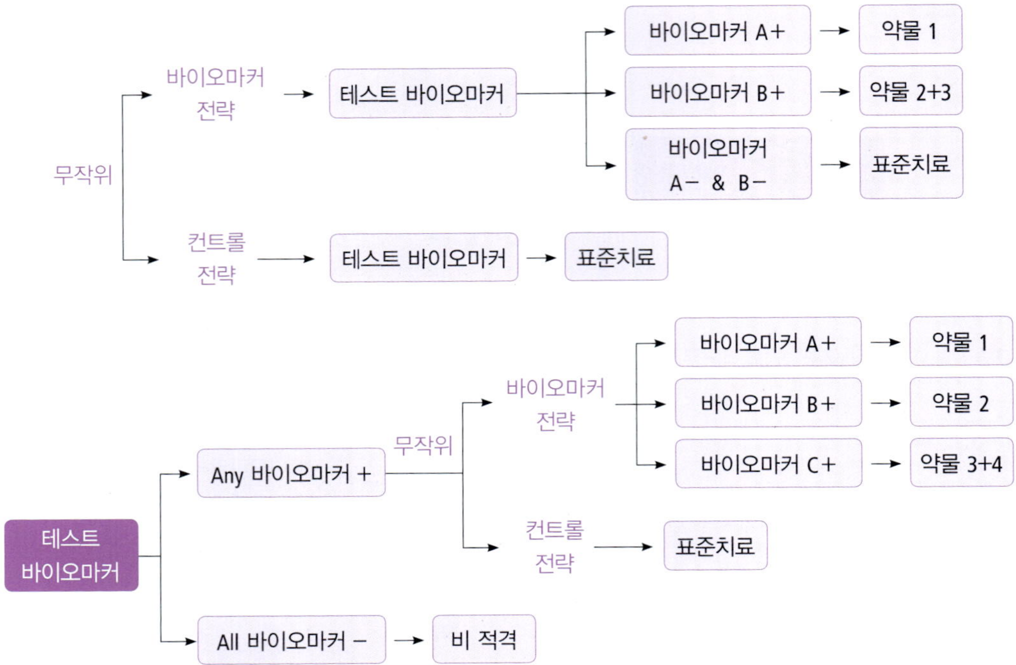

주 : 제어치료에 배정된 피험자와 바이오마커-기반 전략에 따라 치료된 피험자의 결과변수의 직접 비교한다.

그림 5.3 G 바이오마커 vs 제어 전략 임상시험 설계

5.3 정밀의학에서의 어뎁티브 설계 (Adaptive Design in Precision Medicine)

오늘날의 차세대 유전자분석(Next Generation Sequencing, NGS) 기술, 종양생물학, 전산분석 및 약물발견 분야에서의 급속한 발전으로 분자레벨까지 정량화할 수 있어서 암세포 속의 유전자들을 낱낱이 밝혀낼 수 있게 되었다. 이에 임상적 의료실무에서는 선택된 환자집단만이 특정 치료의 혜택을 얻을 수 있게 하고, 신약개발에서는 분자적 표적약물 외에도 특정 타깃과 상호 작용하도록 고안된 약물을 개발하며, 특히 예측 바이오마커를 사용하는 약물에서는 치료반응 속도와 생존율에서도 많이 향상되고 있다. 이와 같이 질병유형이나 조직세포에 따라 치료를 통해 혜택을 볼 수 있는 환자를 효과적으로 식별하는 것은 곧 환자의 특성에 따라 제공되는 치료약물의 조정을 목표로 하는 환자맞춤형 치료는 소위 "정밀의학(precision medicine)"의 혁신적인 동기가 되었다. 특히, 종양치료에서의 정밀

의학은 종양이 시작된 신체기관(예 : 유방, 폐, 결장)에 따라 종양을 분류하는 일률적인 접근방식에서 벗어나 종양을 유발할 수 있는 특정하게 확인된 돌연변이에 초점을 맞추는 맞춤화된 바이오마커–중심 치료로 전환하게 한다. 그러므로 정밀의학 접근법은 뚜렷한 환자 특성, 가장 일반적으로 종양의 바이오마커–정의 분자 프로파일을 사용하는 치료 전략은 바이오마커–매치 환자에게 가능한 한 건강한 세포/조직에게는 해로운 영향을 줄이면서도 치료 결과를 최적화하려는 것이다. 종양에서의 정밀의학의 개념은 일반적으로 환자의 종양에서 특정 돌연변이를 발견한 다음 그 특정 돌연변이를 효과적으로 치료하는 것을 목표로 한다. 이러한 정밀의학 원칙의 사용은 특정 분자의 표적치료에 대한 잠재적 가치를 암시하는 생물학적 특성을 측정할 수 있느냐에 달려 있다. 광범위하게 동일한 질병을 공유하는 많은 환자를 대상으로 하는 연구보다는 특정 돌연변이 내지 바이오마커를 찾는 정밀의학은 훨씬 더 작은 규모의 하위집단으로 나누어 최상의 치료를 연구한다.

지난 수년 동안 약물개발에서의 분자특성화 패러다임의 발전은 개발된 치료제로 혜택을 받을 수 있는 환자의 선택에서 그 능력을 크게 향상시켰다. 정밀의학의 출현은 표적치료에서 가장 크게 치료 혜택을 얻을 수 있는 환자의 바이오마커–매치 하위집단의 식별을 목적으로 하는 새로운 임상시험 설계의 도입과 함께 진행되어왔다. 특히 종양연구 내에서 치료 효과를 잠재적으로 예측할 수 있는 바이오마커 및 유전자 돌연변이의 발견은 종양에 대한 이해를 높이고, 치료 개발을 위한 임상시험 수행 방식의 패러다임 전환을 생성하였다. 이러한 패러다임의 변화와 혁신은 보다 효율적이고, 적은 시간으로 더 많은 연구 질문에 답변을 기대할 수 있으며, 점점 더 게놈 특징에 근거한 질병 진단 및 치료로 임상실무에서도 광범위한 변화를 이끌고 있다. 이는 나아가, 게놈과 단백질 기반의 분자 선택 기준과 관련 진단테스트 플랫폼의 개선으로 다수의 악성종양 및 분자 특성화된 서브세트(subset)를 포함할 수 있는 마스터 프로토콜을 사용하여 사전 정의된 환자의 종양 또는 생식세포(germline)의 생물학적 특징에 기초하여 치료 배정하고 치료 효과를 평가할 수 있다. 비–특이적 메커니즘에서부터 이러한 전환은 바이오마커 발견 및 검증에서의 개선, 그리고 이전에는 상상할 수 없었던 수준의 진단을 가능하게 하는 의료 진단기기의 이용에 기인한 정밀 종양학은 임상시험 설계의 혁신으로 인해 더욱 발전하게 된다. 정밀의학에서의 임상시험 설계는 임상적으로 사용되는 예측 바이오마커의 수로 수요가 증가하고 있으며 최상의 치료를 찾는데 새로운 희망을 불러 일으키지만, 다른 한편으로는 과대 열광의 측면도 있다.

미국 FDA는 2017년 처음으로 신체의 전형적인 종양위치 대신에 공통 바이오마커를 기반으로 하는 종양 치료제를 승인하였다. 게놈과 단백질 기반의 분자 선택 기준은 조직과 무관한 항암제 승인을 지지하는 데에 최초로 사용됨으로써 이 패러다임 이동은 비-특이적 세포독성 항암제 개발(nonspecific cytotoxic anticancer agent development)의 중단을 동반했다. 이것은 곧 치료 패러다임은 일반 세포독성 약물에서 정밀의약으로 전환하여, 약물이 특이한 세포성장 및/혹은 생존 메커니즘을 억제함으로써 특정한 종양을 타깃으로 한다는 것이다. 정밀의학에서 개별화의 정도는 여전히 다를 수 있으며, 일부 분자 바이오마커는 여전히 수천 명의 환자에게 관련될 수 있는 일련의 종양(및 수반되는 치료 옵션)을 정의할 수 있다. 또 다른 경우에서는, 치료 프로토콜이 악성종양의 특정 종양세포에 대한 특정 환자 각각의 면역계를 표적으로 하고 면역강화를 목표로 하는 상황에서와 같이, 맞춤형 치료는 실제로 매우 개별화된다. 〈그림 5.4〉는 정밀 종약학에서의 일반적인 연구 설계이다.

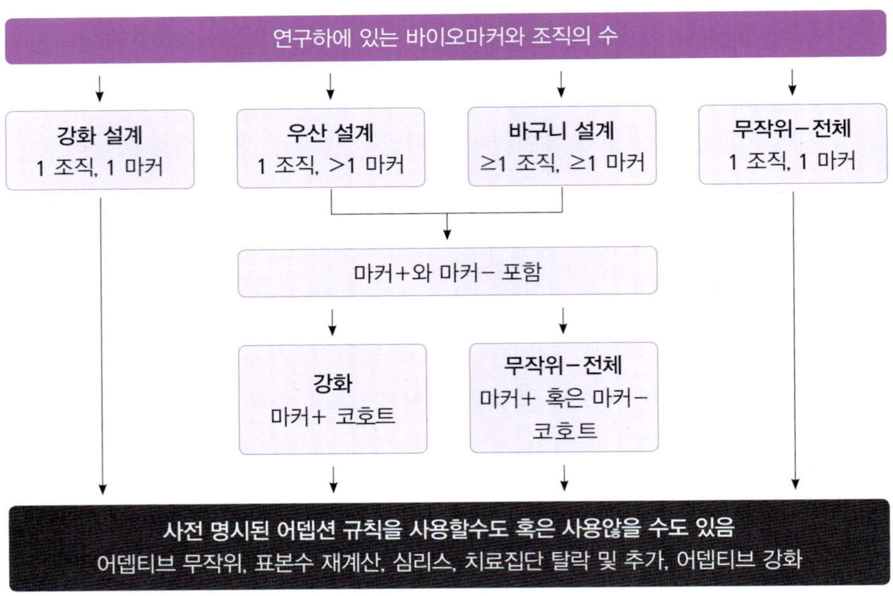

주 : 포함된 조직학의 수 및/혹은 바이오마커 상태에 관계없이 모든 환자가 포함된 경우에 따라, 다른 설계가 내포될 수 있다. 어뎁티브 규칙 구현의 결정은 이러한 고려 사항과 무관하지만 바이오마커 인증이나 바이오마커 유병률(prevalence) 및 필요한 효율성에 대해 얼마나 많이 알고 있는지에 따라 달라질 수 있다.

그림 5.4 정밀 종약학에서의 일반적인 연구 설계 흐름

분자생물학에서의 정보 축적 및 효율적인 스크리닝 기술의 개발은 종양학 임상연구를 정밀의학의 최전선으로 추진했다. 정밀 종양학이 암환자의 치료 옵션 환경과 임상연구와 중개연구의 구조를 모두 변화시켰지만, 세포독성 약제는 대부분의 종양에 대한 치료의 중추로 남아 있다. 또한, 새로운 목표를 평가하기 위한 혁신적인 임상시험 설계는 개발 초기단계에 남아 있으며, 현재까지 수많은 운영상의 문제가 발생하고 있으며, 현재까지의 임상적 혜택은 시작에 불과하다. 현재까지 다른 질병 분야에서 정밀의학 응용을 그렇게 많이 채택하지는 않고 있으나, 이러한 급속한 성장은 정밀의학 환경에서 제안된 새로운 치료약물의 파이프라인을 따라 잡기 위해 적절하고 효율적인 임상시험 실행의 능력을 도전하고 있다. 정밀의학의 대표적인 사례로는 I-SPY1/2(Carey, 2016), BATTLE 1/2(Papadimitrakopoulou, 2016), FOCUS-4(Adams, 2018), EU Horizen2020 프로젝트인 MoTriColor(www.motricolor.eu/project/, 2015), MOSCATO(Massard, 2017), NCI-MATCH Trial(Mullard, 2015) 등이 있다. MOSCATO와 같은 일부 연구에서의 환자는 일치하는 치료법에 대한 접근이 제한적이었다. 그러나 I-SPY 및 NCI-MATCH를 포함한 다른 기관에서는 제약 산업과의 네트워크 및 효율적인 파트너십(partnership) 구축으로 이러한 한계를 극복했다. 강한 협력에도 불구하고, BARTLE이나 SHIVA 임상시험과 같은 부적합한 바이오마커와 일치하는 약물에 의해 일부 연구가 제한되기도 하였다. 이러한 한계를 다루기 위해서 I-SPY1 & I-SPY 2 연구와 NCI-MATCH는 새로운 지식이 공개적으로 사용 가능해짐에 따라 새로운 집단을 추가할 수 있는 어뎁티브 설계를 성공적으로 구현했다. 대부분의 연구는 초기 치료 알고리즘에 고정되어 있으며 때로는 연구 종결 시점에서 시대에 뒤떨어진 것이다. 또한, 융합 현상을 탐지하기 위한 RNA-기반 멀티플렉스(multiplex) 분석에 관심의 대상이 될 수 있는 신기술을 통합할 융통성이 없었다. I-SPY1 & I-SPY 2 연구와 NCI-MATCH는 새로운 데이터가 공개될 때 새로운 치료집단을 추가할 수 있는 유연한 설계를 성공적으로 구현한다. 이러한 연구의 대부분에서 종양 분자특성 분석은 융합 현상 감지를 위한 RNA-기반 멀티플렉스 분석과 같은 독특한 기술을 통합할 수 있는 융통성이 거의 없는 DNA 분석 플랫폼을 기반으로 하고 있다. 최근의 사례로 결장직장암의 분자적으로 정의된(유전자 시그니처 기반) 하위유형을 가진 환자에서 특정 치료 전략을 가진 일련의 분자-유도 임상시험이 포함된 MoTriColor 프로젝트가 있다.

이들 여러 연구사례는 소위 하나의 유전자, 하나의 약물, 하나의 질병 패러다임의 장점과 동시에 한계를 가진다. 분자적 변이를 식별하고 표적화하는 데는 충분히 효율적이고 정확한 기술이 필요하며, 이들 중 다수는 지난 10년 동안 보다 민감하고 포괄적인 기술로 발전하게 되었다. 점점 더 질병 특이의 하위집단에서 효율성을 향상시키고, 전통적인 방식으로 개별 하위유형에 대한 질병 치료를 연구할 자원을 줄이려는 욕구에서 나온 새로운 분자 표적치료제 개발을 위한 혁신적인 설계로 바스켓 임상시험 및 우산 임상시험, 플랫폼 임상시험이 소개되었다. 우산 임상시험은 특정 바이오마커를 기준으로 수행되는 분자초상화를 기반으로 매치하는 약물과 함께 분자적으로 선택된 환자 코호트를 포함하며, 환자의 무작위 및 전략적 타당성을 포함할 수 있다. 반면에 바스켓 임상시험은 조직과는 무관한, 유전자 결함/비정상 특이적 임상시험이다. 마스터 프로토콜 개념을 사용한 이러한 임상시험 설계는 특정 게놈변이에 대한 약물 매칭을 기반으로 다수의 약물치료에 대한 동시평가를 촉진한다. 우산 임상시험은 환자의 자격이 다른 항암요법과 일치하는 특정 분자변이에 따라 분류된 종양 유형의 존재에 의해 정의되는 마스터 프로토콜이다. 이 마스터 프로토콜은 종양 임상시험 과정의 효율성 향상을 목표로, 분자적으로 정의된 하나 이상의 종양 유형에서 다중치료제를 평가하기 위해 조정된 프레임워크를 제공하기 위하여 개발되었다. 이러한 연구설계는 FDA 신약승인신청을 뒷받침할 수 있는 충분한 정보를 제공하거나, 더 자주 후속 최종연구에서 성공할 것으로, 보다 효과적으로 예측할 수 있는 바이오마커-선택 확인에 충분한 정보를 제공하도록 설계될 수 있다. 다음 5.4와 5.5절에서는 바이오마커-기반의 우산 임상시험 및 바스켓 임상시험의 특징과 장단점을 강조하고, 다양한 실제 사례들을 통해 이해를 돕고자 한다.

5.4 우산 임상시험(Umbrella Design)

5.4.1 우산 임상시험의 일반적인 특징

우산 임상시험은 동일한 종양 유형 혹은 종양조직 내에서 다른 유전자변이를 가진 환자를 대상으로 바이오마커-주도의 코호트나 여러 하위집단 임상시험으로 구성하여 약물을 동시에 테스트하는 설계이다. 여기에서 용어 “우산(umbrella)”

은 분자적 특징에 따라 연루된 종양을 여러 많은 하위유형의 종양으로 분리(i.e., by molecular subtype classification of cancer)를 의미한다. 우산 임상시험에서, 특정 종양 유형의 종양을 가진 피험자는 중앙연구센터에서 스크리닝되고(중앙 프로파일링), 여러 분자적으로 정의된 하위 임상시험 중 매치하는 표적치료의 하나에 배정된다. 특정한 바이오마커가 없는 환자는 표준치료를 받도록 배정하는 "기본 치료집단"도 둘 수 있다. 〈그림 5.5〉는 일반적인 우산 임상시험 설계를 나타낸다.

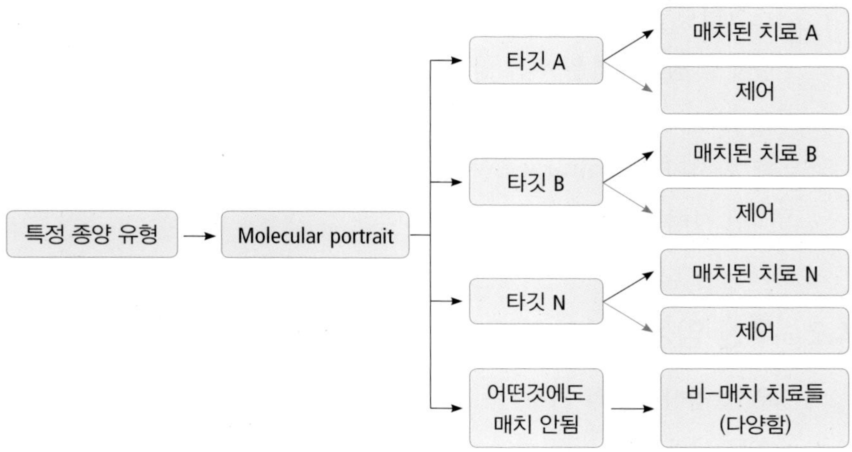

그림 5.5 일반적인 우산 임상시험 설계 도표

우산 설계는 특정한 질병환자로부터 사전 동의를 얻은 후에 수행되는 분자초상화와 중앙집중분자초상(centralised molecular portrait)과 같은 중앙집중식 스크리닝 인프라를 통해 서로 다른 유전자변이에 링크된 2개 이상의 하위 임상시험에서 다수 약물의 치료 효과를 테스트하도록 설계되었다. 즉 단일종양, 다수의 바이오마커 하위유형, 그리고 다수의 약물 테스트를 위한 설계이다. 환자 각각은 특정 감염, 병원체 또는 항생제 저항성 유전자형이나 표현형 등 일련의 특성에 대해 스크리닝되고, 그에 적절한 하위 임상시험에 배정된다. 이때, 스크리닝 과정은 환자 모집단 강화 과정의 역할로서 적격 기준을 충족시킬 가능성을 높이기도 하고, 낮은 유병율의 질병을 검토하는 임상시험에 대해서는 환자 모집을 촉진하기도 한다. 그러므로 바이오마커와 약물의 혼합을 기반으로 하는 전략으로 하위집단을 추가, 삭제 또는 수정할 수 있는 유연성을 제공하며, 동시에 각 하위 임상시험이 독립적으로 실행될 수 있기 때문에 순수성에 대한 위협도 적을 수 있다. 이러한 우산 임상시험은 탐색적 개념증명(PoC)에서 확증적 응용에 이르기까지 다양한 스펙트럼으로 확장될 수 있으며, 주로 2상 혹은 2/3상 임상시험에서 실행된다. 개념증명 임상시험은 종종 개별 바이오마커–특이의 하위연구의 단일 집단 코호트이다. 확증적 우산 임상시험에서 환자는 일반적으로 표적치료 vs 비–표적치료(위약 혹은 표준치료)를 비교하는 무작위 배정 연구일 수 있다. 다중 치료–다중 바이오마커 설계이기 때문에 멀티플렉스 분석(multiplex assay)및 중앙 스크리닝 인프라의 개발을 통한 철저한 계획이 필요하다. 최근에 소개되고 있는 플랫폼 임상시험은 우산 임상시험의 확장 형태로서 특정한 조직의 맥락에서 새로운 정보와 데이터가 나타날 때 치료집단을 추가하거나 삭제하는 영구적인 연구진행 방식의 설계이다(자세한 것은 5.6절). 다음은 우산 임상시험의 장단점과 대표적인 사례를 살펴본다.

5.4.2 우산 임상시험의 장단점

우산 임상시험의 가장 큰 장점은 특정한 종양 유형에서의 주어진 임상시험 코호트 내에 있는 이질성이 적다는 것이다. 또한, 적격한 환자는 일반적으로 공통된 종양 유형과 질병 단계를 가지고 있기 때문에 실험치료의 효과는 바이오마커의 잠재적 예측성에 직접 부여된다. 특히 코호트 내에서 피험자들이 표적치료 vs 비–표적치료에 대한 무작위 배정될 때, 혹은 바이오마커–음성 코호트가 포함될 경우에는 약물의 작용 메커니즘이 보다 철저하게 평가될 수 있고, 예후 바이오마커 vs 예측 바이오마커 효과를 경험적으로 구별할 수 있다.

그러나 우산 임상시험의 단점은 더 큰 표본수와 장기간 연구기간이 필요하다는 점이다. 희귀질환 혹은 나아가 분자변이로 희귀 유병율의 바이오마커가 포함된 코호트 내에서는 환자모집이 어렵고, 임상시험의 진행 속도가 느려질 수 있기 때문에 연구의 이행가능성(feasibility) 측면을 고려해야 한다. 또한 임상시험이 진행되는 동안의 "치료환경" 변화로 영향을 받기도 쉽다. 예를 들면, 임상시험이 진행되는 동안 의료실무 혹은 제약시장에서 새로운 표준치료가 도입되어 현행의 제어집단을 무용하게 만들 수도 있으며, 무작위 배정을 포함함으로써 더 큰 규모의 코호트–특이적 표본수가 필요하다. 한 환자가 둘 이상의 바이오마커를 가질 때,

두 개 이상의 치료집단에 포함될 수 있다. 이런 경우를 고려하여 통계분석계획(SAP)에서 이러한 중복을 어떻게 다룰 것인가를 상세히 설명해야 한다. 또한 각각의 바이옵시(biopsy), 어세이분석(assay), 약물에 대한 일관된 분자 프로파일 및 코호트의 조화가 필요하기 때문에 우산 설계는 학계, 의뢰자(sponsor), 산업계 간의 견고한 협업이 절대적으로 필요하다.

5.4.3 우산 임상시험의 사례

사례 ADAPT 임상시험

기존의 임상적, 병리학적, 예후적 단일분자마커 혹은 게놈 시그니처 기반의 보조치료를 결정하는 것은 실제로 지속적으로 개선이 이루어졌음에도 불구하고 과다/과소 치료가 여전히 문제로 남아있다. 이에 ADAPT(Adjuvant Dynamic Marker-Adjusted Personalized Therapy Trial Optimizing Risk Assessment and Therapy Response Prediction in Early Breast Cancer) 임상시험은 조기 유방암에서 동적 치료 반응 데이터를 임상관리에 통합하여 마커-조정 맞춤형 치료를 탐색하여 과잉 치료를 줄이고 과소 치료를 방지하려는 목적의 연구이다(Hofmann, 2013). 이 연구는 짧은 유도 치료에서 치료 반응을 알기 위한 Ki-67과 같은 조

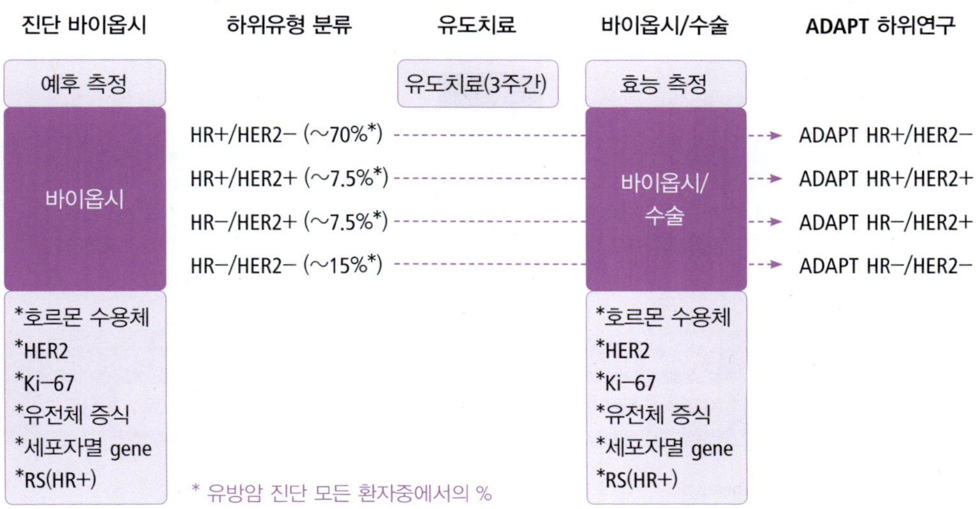

그림 5.6 ADAPT 우산 임상시험 설계

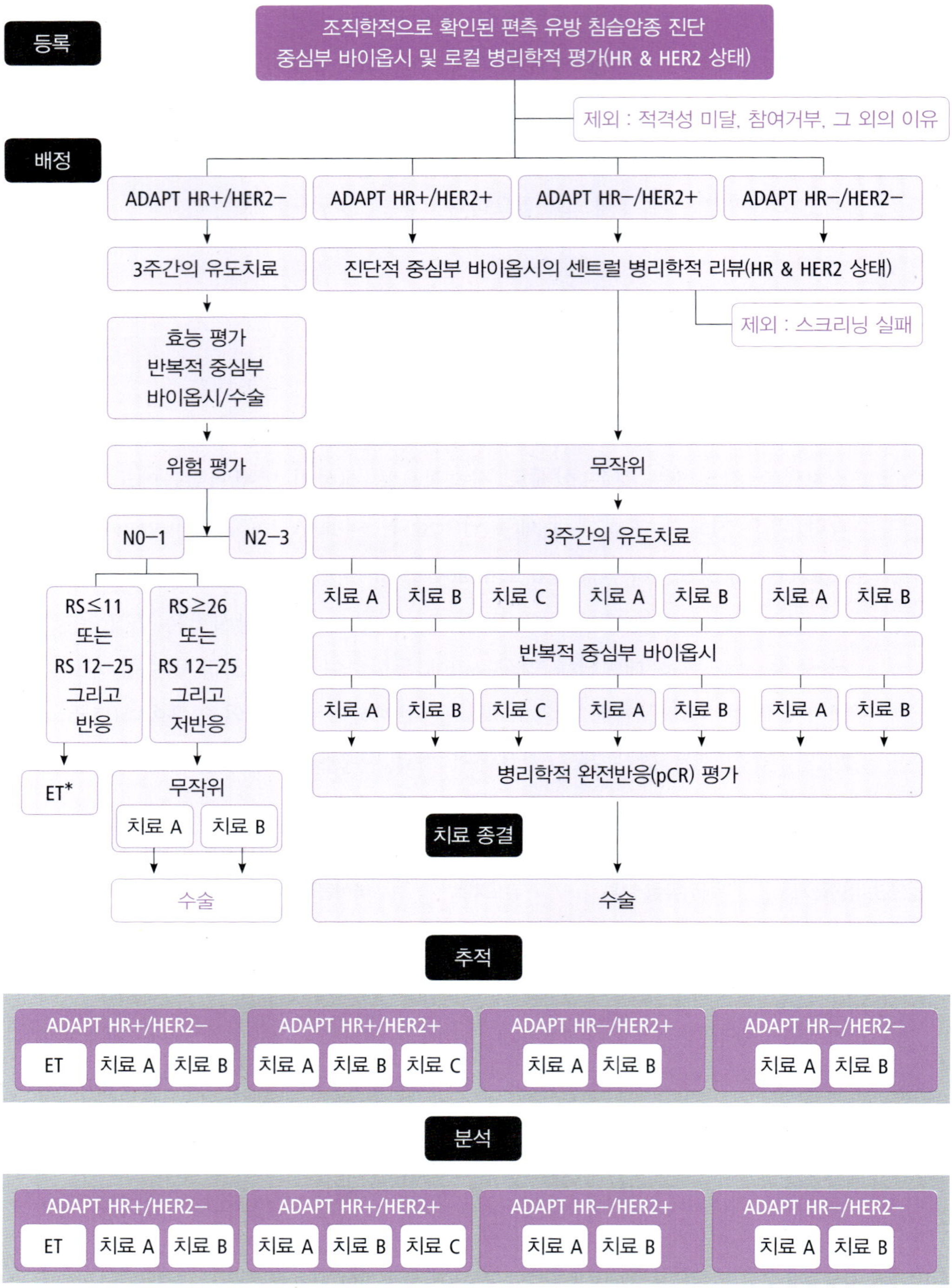

* **ET** : 내분비 치료(Endocrine Therapy)

그림 5.7 ADAPT 우산 임상시험 플로 차트

기 예측 대리 바이오마커를 설정하려는 혁신적인 우산 설계의 다기관, 제어, 비블라인딩, 무작위 2/3상 임상시험이다. ADAPT는 독일의 80개 연구사이트에서 총 4,936명의 환자을 모집하여 유방암의 호르몬수용체(Hormone Receptor, HR)와 HER2 상태에 따라 하위 임상시험 4개 중의 하나에 배정하여 치료한다. 〈그림 5.6〉는 ADAPT 우산 임상시험의 설계를 나타낸다.

적격한 환자 각각은 호르몬수용체(HR)와 HER2 상태에 따라서 하위 유형-특이의 해당 하위 임상시험에 등록한 후 각각의 하위 임상시험에 따라 무작위 배정되어 치료될 것이며, 5년간 추적할 예정이었다. 이 ADAPT 우산 임상시험에는 표준치료 1차 진단 바이옵시에서 세포증식 표지자인 Ki-67의 베이스라인(baseline) 증식을 확인하는 것이 포함된다. 이후에 단기 3주간의 하위 유형-특이 유도치료(subtype-specific introduction therapy)가 적용된다. 마지막으로, 효능 평가를 위해서 종양의 중심부에 바이옵시를 반복적으로 실행하거나 또는 수술에서 얻은 종양샘플(보조제 치료의 경우)을 얻는다. 반복된 바이옵시에서 바이오마커 Ki-67를 다시 측정하여 치료-전과 치료-후를 비교하여 치료 반응의 '좋음'과 '낮음'으로 해석한다. 〈그림 5.7〉은 ADAPT 우산 임상시험의 플로 차트이다.

사례 ALCHEMIST 임상시험

ALCHEMIST 임상시험(Adjuvant Lung Cancer Enrichment Marker Identification and Sequencing Trial)은 절제된 종양이 전체 엑솜(whole-exome) 시퀀싱을 통해 림프종 키나아제(ALK, anaplastic lymphoma kinase) 혹은 표피 성장인자수용체(EGFR, epidermal growth factor receptor)의 돌연변이가 발견된 절제 가능한 고위험 초기단계(IB-IIIA) 폐암 환자의 표적치료에 대한 우산 임상시험이다(Gerber, 2015; Govindan, 2015; Alden, 2015). 이 연구에서는 먼저 제1 종양의 절제 및 후속 표준 비-표적치료로 초기 항암치료를 한다. 그 후 비편평세포 종양과 해당 돌연변이를 가진 환자는 2개의 무작위 이중-블라인드 3상 하위 임상시험 중 각각의 표적-강화 코호트 내에서 유전자형-주도의 표적약물로 ALK 돌연변이에 대한 크리조티닙(Crizotinib), 혹은 EGFR 돌연변이에 대한 엘로티닙(Erlotinib), 혹은 위약을 추가로 2년 더 투여 받도록 무작위 배정된다. 〈그림 5.8〉은 ALCHEMIST 임상시험 개요이다.

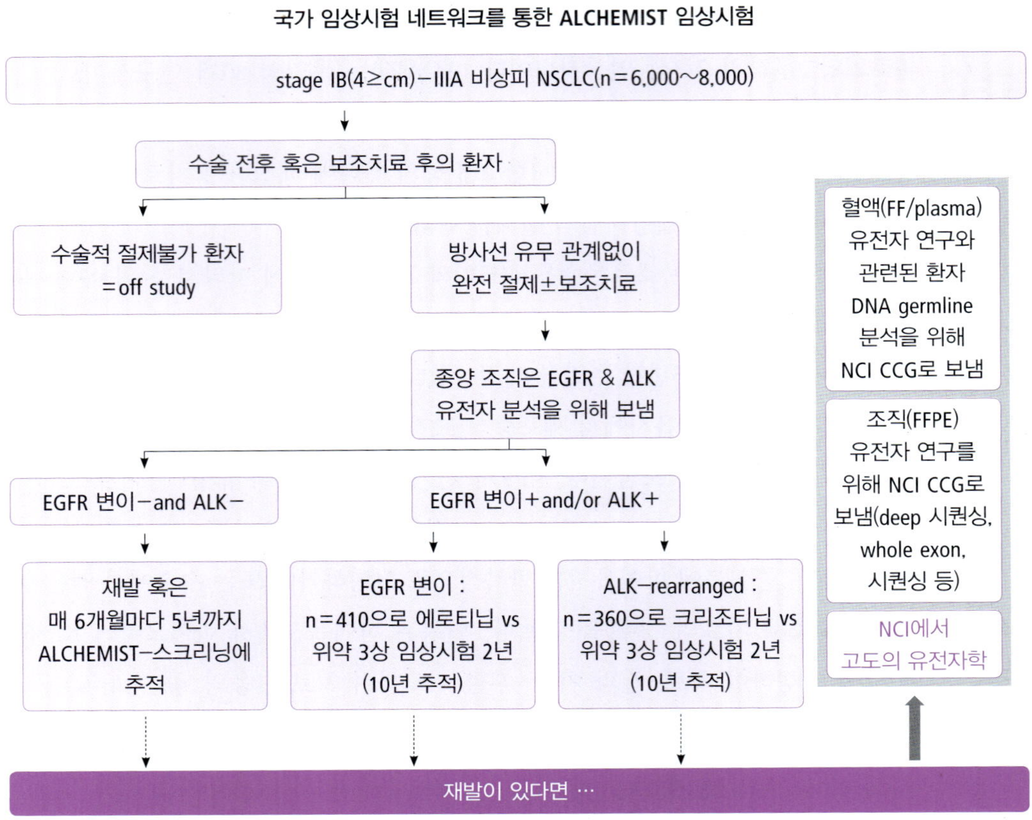

그림 5.8 ALCHEMIST 임상시험 개요(Govindan, 2015)

돌연변이의 유병률이 상당히 낮기 때문에(EGFR 돌연변이는 약 15%이고 ALK 돌연변이는 5%), ALCHEMIST는 등록 시 및 표준치료 후 재발 시 종양의 엑솜 시퀀싱을 받는 모든 야생형 피험자(all wild-type patients)를 추가로 등록하여 제2 연구목적으로 질병 및 종양생물학의 자연적 진행 과정을 연구하기로 했다. EGFR와 ALK 둘 모두에 대한 "wild-type" 상태를 가진 환자는 표준 보조항암치료를 추가로 치료한 후에 재발 시에 추가의 종양 시퀀싱을 수행하여 코호트 적격성에 대한 유전자 분석을 받을 약 8000명의 대규모 환자 집단을 임상시험에 참여하게 하였다(Alden, 2015). 편평상피세포 질병을 가진 환자뿐만 아니라 EGFR−양성 혹은 ALK−양성이 아닌 비−편평 환자는 그 종양이 PD−1(Programmed cell Death protein-1) 또는 PD-L1(Programmed Death-Ligand-1) 발현인지를 테스트하고, PD−L1의 결과가 양성인지 음성인지에 관계없이 니보

루맙(Nivolumab) 혹은 관찰(observation)만 하는 면역치료–중심 3상 임상시험에 참여하게 된다(ClinicalTrials.gov : NCT02194738, NCT02193282, NCT02201992 NCT02595944).

BATTLE 임상시험

BATTLE(Biomarker-integrated Approaches of Targeted Therapy for Lung Cancer Elimination) 임상시험은 비소세포폐암(non-small cell lung cancer, NSCLC)에서 최초의 전향적 바이오마커–기반, 어뎁티브 우산 설계이다(Kim, 2011). 이 임상시험은 사전에 폐암치료를 받았던 NSCLC 환자의 바이옵시 샘플에서 분석된 관련 분자 바이오마커를 기초로 하여 엘로티닙(Erlotinib), 반데타닙(Vandetanib), 엘로티닙+벡사로텐(Bexarotene), 혹은 엘로티닙+소라페닙(Sorafenib)의 치료집단에 어뎁티브 무작위 배정하였다. 이 연구는 2가지 주요 단계로 구성된다. 첫 번째 단계에서는 환자들에게 4가지 치료 중 하나를 받도록 동일한 비율로 무작위 배정하였고, 두 번째(적응) 단계에서는 바이오마커 테스트의 효능 결과에 기초하여 치료를 무작위로 배정하였다. 즉, 치료 배정 결정은 여전히 무작위되었지만 가중치는 실시간으로 생성된 분자 프로파일링 결과에 근거하였다. BATTLE 임상시험은 "실시간" 바이옵시가 가능하고, 개인화된 치료를 위해 특정 환자모집단을

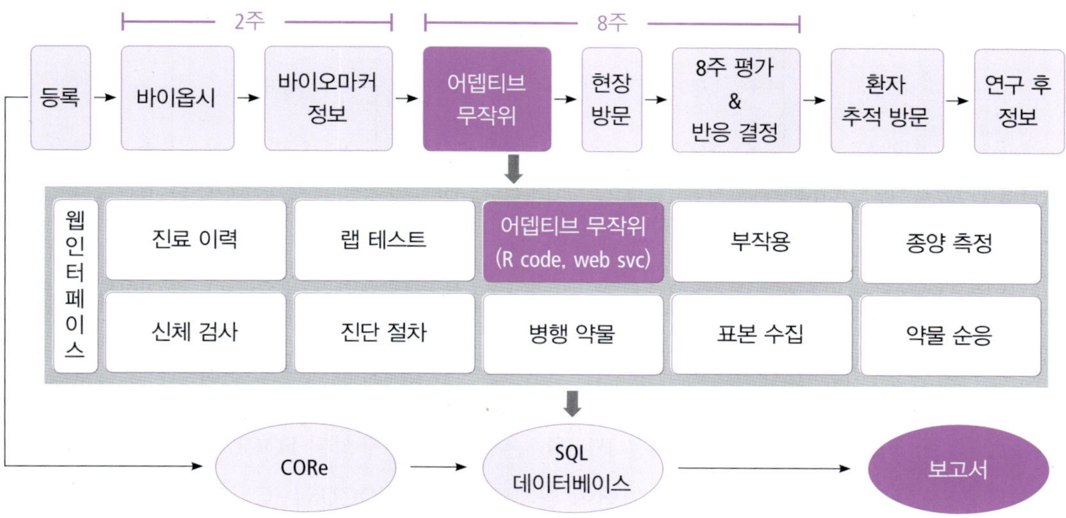

그림 5.9 웹–인터페이스된 데이터베이스 응용한 BATTLE 임상시험 실행 개요

정확하게 묘사하는 실시간 분자 실험 결과를 통합함으로써 환자맞춤형 폐암치료를 위하여 실무적인 조치를 취한 연구라고도 할 수 있다. 〈그림 5.9〉은 BATTLE 임상시험의 연구진행 개요이다.

사례 FOCUS4

영국 의료연구위원회 임상시험기관(United Kingdom's Medical Research Council Clinical Trials Unit)이 수행하는 FOCUS4는 전이성 대장암 환자에 대한 1차 치료의 구성 요소로서 표적치료를 연구하는 2/3상 다중집단–다단계(MAMS) 임상시험이다(Kaplan, 2013; Kaplan, 2015). 이 연구에서 다중집단–다단계(MAMS)는 4단계로 구성된다. 1단계(안전성), 2단계(활성), 3단계(단기 효능), 4단계(장기 효능)로 16주(4 사이클)의 초기 표준 항암치료 이후의 환자는 바이오마커–기반 코호트 내에서 각각 실험 표적치료 혹은 위약에 무작위 배정된다. 〈그림 5.10〉은 FOCUS4 임상시험 계획이다.

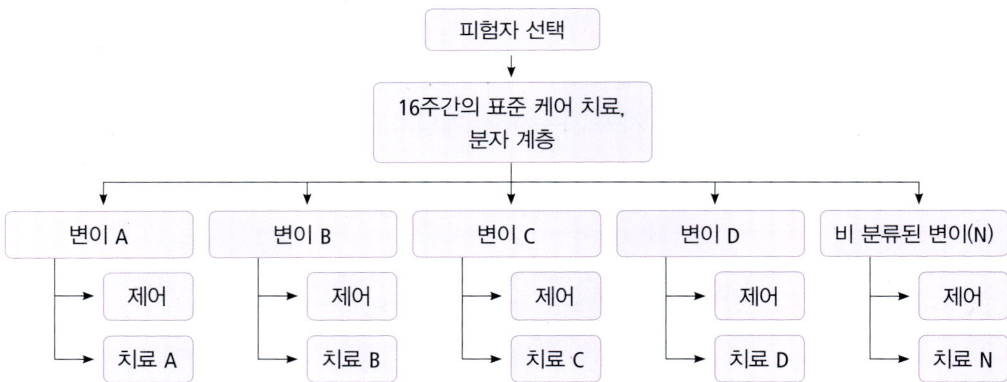

그림 5.10 FOCUS4 임상시험 계획

다음은 현재까지 정의된 코호트와 사용된 관련 치료제이다(표 5.1).

- BRAF : 돌연변이 종양환자로 구성된 FOCUS4–A
- PIK3CA : 돌연변이 혹은 PTEN–손실 환자로 구성된 FOCUS4–B
- KRAS 혹은 NRAS : 돌연변이 환자로 구성된 FOCUS4–C
- EGFR : 의존성 환자로 구성된 FOCUS4–D(BRAF, PIK3CA, KRAS 및 NRAS의 wild-type 모두)

- 달리 분류될 수 없거나 혹은 한정된 연구센터에서만 이용할 수 있는 표적치료를 받기 위해 여행을 할 수 없는 환자로 구성된 FOCUS4-N

표 5.1 FOCUS4에서 바이오마커-기반 코호트와 신약치료

임상시험 코호트	치료제
BRAF-변이 종양(FOCUS4-A)	
중재치료	파니투무맙(Panitumumab)과 특정BRAF-변이 키나아제 억제제 결합 and/or MEK 억제제
제어	이중 위약
PIK3CA-변이 종양 and/or PTEN IHC(FOCUS4-B)	
중재치료	이중 PI3K/mTOR 억제제 단일치료
제어	이중 위약
KRAS- or NRAS-변이 종양(FOCUS4-C)	
중재치료	AKT와 MEK 억제제를 사용한 이중-경로 억제
제어	이중 위약
BRAF, PIK3CA, KRAS, NRAS wild-type 종양(FOCUS4-D)	
중재치료	HER1, HER2, HER3 억제제
제어	이중 위약
비층화, 비분류 바이오마커 환자 또는 코호트에 등록할 수 없거나 등록 않으려는 환자(FOCUS4-N)	
중재치료	카페시타빈(Capecitabine)
제어	무치료

HER : 인간표피성장인자 수용체(human epidermal growth factor receptor)
mTOR : mammalian target of rapamycin
IHC : 면역조직화학(immunohistochemistry)
PI3K : phosphoinositide-3 kinase
MEK : MAPK-ERK kinase

5.5 바스켓 임상시험(Basket Design)

5.5.1 바스켓 임상시험의 일반적인 특징

바스켓 임상시험은 특정 바이오마커 혹은 분자변이의 존재 여부에 따라서 동일한

유전자변이를 공유하는 모든 질병의 종류 혹은 종양 유형(예 : 결장, 유방, 폐, 기타)의 환자를 등록하여 매치된 치료에 대한 반응을 연구한다. 질병의 유형에 관계없이 특정한 타깃에 대해서 하나의 치료를 테스트하는데 중점을 두기 때문에 각 병행 코호트를 "조직-독립적 바스켓"으로 간주한다. 일반적으로 많이 응용되는 종양 치료에서의 바스켓 임상시험에서는 종양의 종류에 구애받지 않는 유사한 종양의 통합을 의미한다. 이때 분자적으로 정의된 혹은 특정 바이오마커-기반의 하위임상시험(바스켓)은 그 분자적 코호트 내에서 환자를 무작위 배정한다. 〈그림 5.11〉은 바스켓 임상시험의 일반적인 체계이다.

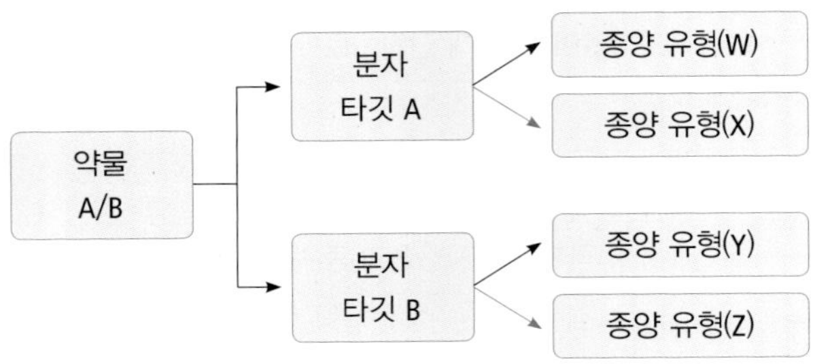

그림 5.11 일반적인 바스켓 임상시험 도표

종양 임상시험에서 사용되는 바스켓 설계는 일반적으로 단일집단 또는 다중치료집단 임상시험일 수 있다. 또한 바스켓 임상시험을 통해 여러 종류의 종양에 걸쳐 다양한 약물을 스크리닝할 수 있으며, 다양한 종양 유형에서의 단일돌연변이에 대한 약물효과를 평가하거나 혹은 경우에 따라 단일종양의 다중돌연변이를 평가하기도 한다(Mandrekar, 2015; Woodcock, 2017). 약물의 잠재적 징후가 암의 출처 또는 위치와 관련하여, 보다 구체적인 목표를 가진 대규모 임상시험의 좋은 후보가 될 수 있는지 평가하는 것을 목표로 하는 바스켓 설계는 발견-기반(discovery-based) 임상시험으로 초기 단계, 중간 단계 내지 개념증명(Proof-of-Concept, PoC) 임상시험으로도 적합하다. 이때 각 바스켓 혹은 코호트 그 자체는 예비 표적-반응 가설을 연구하는 단일집단 임상시험이라 할 수 있다. 이러한 코호트는 일반적으로 소규모로(20~30명의 환자) 무작위 상황에서 추가 연구를 유발하기 위한 강력한 활성신호를 탐지할 검정력이 있지만, 약물내약성이 잘 이해되지 못한 하위연구에서는 종종 독성을 중요한 2차 평가변수로 사용한다. 치료집단 각각은 또한 단일단계, 2−단계, 혹은 다단계 설계로 구성될 수 있으며, 무익성−중지 규칙은 통합될 수 있다. 연구의 단순성과 소규모 표본수의 장점 이 외에도 바스켓 임상시험은 혜택을 받을 수 있는 광범위한 질병 유형에 다양한 새로운 치료제를 이용할 수 있게 한다(Moore, 2016; Hyman, 2015). 바스켓 임상시험은 서로 다른 종양 유형에서 동일한 돌연변이 혹은 상이한 돌연변이로 발현할 수 있고, 하나의 독특한 치료 혹은 바이오마커−특이 치료를 타깃하는 종양−특이적 연구는 희귀종양 혹은 희귀질환 연구에서 이상적이다.

바스켓 임상시험은 종종 하나의 약물에 대한 병행 2상 임상시험으로 여겨지지만, 분자변이일 수 있는 공통 분모의 근거로 설계된다. 바스켓 설계를 사용한 대표적인 사례로는 비매치 복구−결함 종양의 펨브롤리주맙(Pembrolizumab) 2상 임상시험이 있다. 펨브롤리주맙(Pembrolizumab)은 모든 비매치 복구−결함(repair-deficient)의 고형종양에 걸쳐 그 효능을 입증하여 최초로 종양조직 불문의 약물로 2017년에 FDA 승인을 받았다(Diaz, 2017; Le, 2020). 또한 라로트렉티닙(Larotrectinib)은 TRK(Tropomyosin receptor Kinase) 융합을 가진 종양 환자의 바스켓 임상시험(NAVIGATE)으로 2018년에 FDA 승인을 받았다(Drilon, 2018). 진행성 BRAF V600 돌연변이 악성종양(흑색종 제외) 임상시험에서 NSCLC 환자의 42%와 갑상선암 환자의 29%가 전체반응률(overall response rate, ORR)이 개선되어 베무라페닙(Vemurafenib)과 다브라페닙(Dabrafenib)이 FDA 승인을 받았다. 다음은 바스켓 임상시험의 장단점과 대표적인 사례를 살펴본다.

5.5.2 바스켓 임상시험의 장단점

바스켓 임상시험의 장점은 일반적인 표적치료의 임상시험과 달리 광범위한 종양 유형에 걸쳐서 연구되지 않은 것들을 포함하여 유전자 돌연변이를 가진 여러 부위의 종양 치료에 효과적일 수 있다는 점이다. 즉, 다수의 개별 연구와는 달리, 하나의 바스켓 연구의 맥락 내에서 약물효능을 다수의 종양 유형으로부터 동시에 평가할 수 있다. 따라서 바스켓 임상시험은 종종 단일 프로토콜의 맥락 내에서 첫 인간대상(first-in-human)연구와 같은 탐색 단계의 소규모 코호트로 환자를 모집하여 재빠른 결과를 얻은 다음에 여러 코호트로 확장되는 1상 혹은 2상 연구에 활용할 수 있다. 실제로 많은 바스켓 임상시험에서는 초기 투여 용량−에스컬레이션(escalation) 임상시험을 실행한 후에 코호트/조직–특이의 목적을 가지고 3개 이상의 추가 코호트로 연구를 계속한다.

이러한 코호트/조직–특이의 확장 코호트(histology-specific expansion)는 전임상 데이터에 기초하여 미리 계획되거나 초기 효능 시그널에 기초한 것과는 달리 예상외의 발견을 성취할 수 있다. 이들 확장 코호트(expansion cohort)의 바스켓 설계 프레임워크 내에서의 연구목표는 다양하며 특정 종양 유형, 소아 또는 노인 환자에 대한 평가, 장기손상 환자, 음식영향, 약물–약물 상호작용, 대안 복용량 또는 투여스케줄, 다른 약물과 결합에서의 복용량/스케줄, 잠재적 바이오마커의 예측값 평가 등으로 약물의 여러 활성을 평가할 수 있다. 바스켓 임상시험은 만일 치료약물이 이미 특정한 유전적 돌연변이에 대한 종양치료로 신약 승인된 경우에, 그 치료효능이 다른 신체부위의 종양/질병으로 전환되는지를 확인하는데 유용한 설계이기도 하다. 또한 만일 새로운 증거가 종양 유형을 추가해야 한다고 암시하는 경우, 새로운 임상시험을 시작하지 않고도 추가 종양 유형을 연구에 포함하도록 프로토콜을 수정할 수 있으므로, 이것은 다수의 종양 유형에 걸쳐 치료효능 시그널을 탐색하기에 아주 효율적인 방법이다. 바스켓 임상시험의 또 다른 장점은 충분한 수의 피험자 모집에 어려움이 있거나, 희귀질병 내지 내성이 강한 병원체, 항균제내성 유전자형, 혹은 유전자 표현형에 대한 새로운 치료제와 항생제 등을 연구하는데 유용할 수 있다.

바스켓 임상시험에서 분자 프로파일링은 조직적 종양 유형이 연구된 코호트를 구성하는 바이오마커 혹은 돌연변이가 보다 더 강한 치료 반응을 예측하는 것으로 밝혀졌을 때 종양조직 유형을 대체하기에 충분하다고 가정하고 있다. 즉, 종양조직에 관계없이 동일한 돌연변이가 동일한 영향(치료 효과)을 미칠 수 있다는 것이다. 그러나 이런 가정이 성립되지 않는 경우도 흔하다. V600E BRAF 돌연변이 흑색종 혹은 모발세포 백혈병은 BRAF 억제에 반응하는 반면에, 동일한 BRAF 돌연변이를 갖는 결장종양은 그렇지 않다는 것이 밝혀졌다(Hyman, 2015; Prahallad, 2012). 이러한 문제는 종양이 발생하는 환경 및 위치가 돌연변이 프로필에 영향을 미칠 뿐만 아니라 비슷한 프로파일에 걸쳐 치료 반응을 다르게 예측할 수 있다는 것을 알 수 있다. 즉, 주어진 코호트에서의 환자들은 기저 질환/종양 유형/조직의 차이로 인해 크게 다른 예후를 가질 수 있다는 사실은 풀링(pooling)된 평균적 치료 반응에서 이해하기 어려울 수 있다. 이러한 이유로 질병

무진행(PFS)과 같은 주요 사건까지의 시간(time-to-event)보다는 표준화된 반응률(종양크기 수축) 유형의 결과변수가 바스켓 임상시험에 자주 사용된다. 또 다른 단점은 표본수가 너무 적을 수 있으며, 특히 유전자 돌연변이가 드물다면 더욱 그러하다. 이 외에도 바스켓 설계에는 제어 치료집단을 포함하지 않을 수 있으므로, 제어집단이 없거나 혹은 과거 제어집단(historical controls)을 사용하는 것은 여러 이질적인 질병이나 조직학적 집단의 환자를 등록함으로써 연구를 이행하기가 더욱 복잡하게 된다. 이로 인해 바스켓 바이오마커의 예후 가치와 예측을 구별하기가 어려울 수 있으므로 치료효능을 해석하기도 어렵고, 또한 종양 유형을 가진 환자의 반응이 불충분하여 연구 결과를 오해할 가능성이 있다. 그러므로, 바스켓 연구는 보고된 유전자 빈도를 고려하여 조직학적으로 층화되어야 한다(Bedard, 2013). 이 전략은 조기 반응이 없는 종양을 제외하고 항-종양활성의 조기 시그널을 나타내는 종양 유형의 환자의 등록을 증가시키기 위해서 적용될 수 있다. 또한, 다른 분자변경이 공존하는 경우, 환자는 하나 이상의 단일변이를 목표로 한 병용치료를 제공받을 수 있다. 또한 다중테스트 이슈가 심각하며, 다중성에 대한 조정 없이 다 함께 평가될 때 많은 거짓양성 결과(false-positive findings)를 가질 수 있다.

5.5.3 바스켓 임상시험의 사례

사례 CUSTOM

CUSTOM(Molecular Profiling and Targeted Therapies in Advanced Thoracic Malignancies) 연구는 진행성 흉부 악성종양에서의 분자 프로파일링 및 표적치료를 위한 바이오마커-주도의 다집단, 다조직, 2상 바스켓 임상시험이다. 이 연구에서는 3개의 다른 종양조직을 가지고 교차된 5개의 분자 특징으로 정의된 총15개의 피험자 집단에서 5개의 표적치료를 동시에 평가한다. EGFR 돌연변이를 갖는 NSCLC 피험자에서 엘로티닙을 연구하는 한 임상시험 집단은 60%의 전체반응률을 나타냈다. 이 환경에서 엘로티닙의 효능에 대한 다른 결과가 발표된 보고서와 함께 CUSTOM의 이 치료집단은 조기 효능으로 종료되었다. 다른 치료집단에서 표적치료에 대한 연구는 진행 중이다(Lopez-Chavez, 2015).

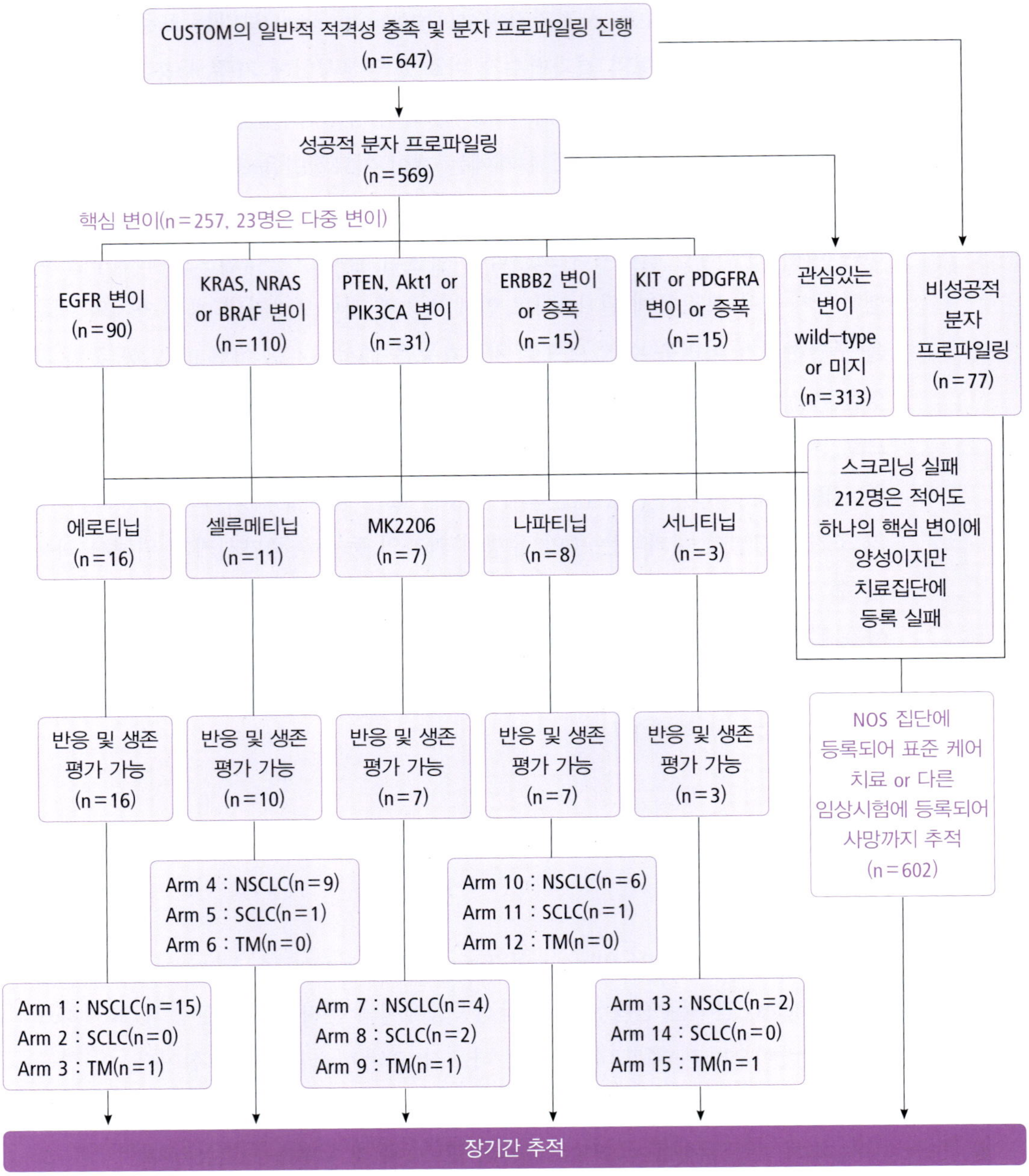

EGFR : 표피 성장 인자 수용체(epidermal growth factor receptor)
NOS : 달리 명시되지 않은(not otherwise specified)
NSCLC : 비소세포폐암(non-small-cell lung cancer)
PDGFRA : 혈소판 유래 성장인자 수용체 알파(platelet-derived growth factor receptor alpha)
SCLC : 소세포폐암(small-cell lung cancer)
TM : 흉선 악성종양(thymic malignancy).
(*) 성공적인 분자 프로파일링은 적어도 하나의 코어 분자분석을 성공적으로 수행한 것으로 정의

그림 5.12 CUSTOM 임상시험에서의 피험자 모집 및 치료의 플로 차트

사례

CREATE

크리조티닙(Crizotinib)의 교차-종양 2상 임상시험인 CREATE 연구(Cross-Tumoral Phase II Study with Crizotinib)는 바이오마커-주도의 다기관, 단일약물, 전향적, 비무작위, 오픈라벨 교차-종양 2상 바스켓 임상시험이다. 6개의 이질성 종양 유형 중 하나에서 진행성 및 ALK 및 혹은 MET 돌연변이를 갖는 피험자에서 크리조티닙의 효과를 탐색한다. CREATE연구에서는 각 종양 유형이 하위 코호트 임상시험을 구성하고, 각 하위 임상시험에는 ALK/MET+vs ALK/MET- 종양의 환자를 등록하기 위한 2개의 하위 코호트를 포함한다. CREATE는 다국가에서 최대 420명의 피험자를 모집하고 있으며, 현재도 진행 중이다(Schöffski, 2018 : ClinicalTrials.gov, NCT01524926). 〈그림 5.13〉은 희귀 난치성질환인 염증성 근섬유아세포종양(Inflammatory Myofibroblastic Tumor) 하위 코호트의 임상시험 프로파일이다.

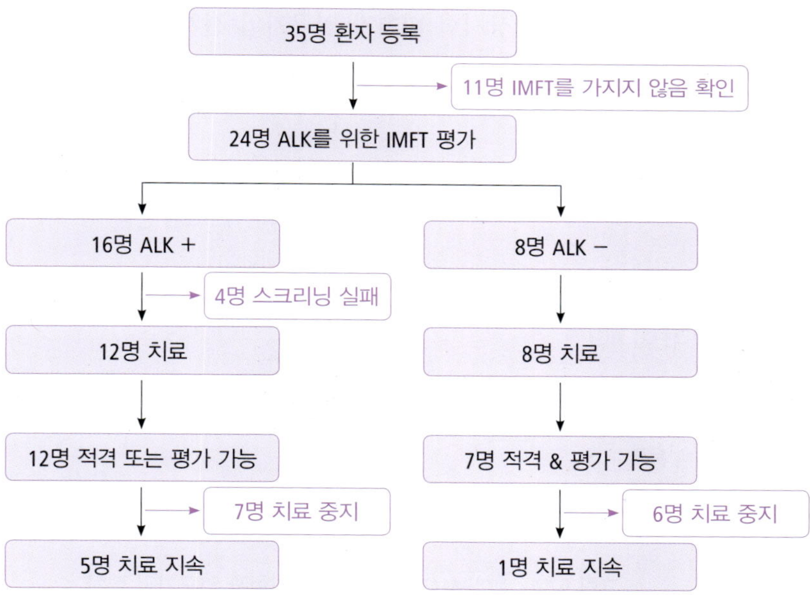

그림 5.13 염증성 근섬유아세포종양(Inflammatory Myofibroblastic Tumor) 코호트의 임상시험 프로파일

사례 NCI−MATCH

NCI−MATCH(National Cancer Institute Molecular Analysis for Therapy Choice, 국립암연구소의 치료법 선택을 위한 분자 분석)는 정밀의학(precision medicine) 이니셔티브(initiative, 계획) 연구로서, 버락 오바마 대통령의 $215million 정부기금으로 2015년 8월에 개시되었다. 이것은 진행성 고형종양 혹은 림프종 환자들에서 표준 1차 치료 불응의 난치성 성인 환자에서 2차 및 그 이후 표적치료에서 "활성 돌연변이"가 존재할 수 있는지 평가하기 위하여 수행된 바스켓 임상시험이다. 이 임상시험은 환자를 스크리닝하여 차세대 게놈 시퀀싱(NGS)에 의한 질병 분류를 기초로 피험자 800~1000명을 참여시킨다는 목표를 가졌다. 피험자들은 10개의 병리학적으로 독립된 바이오마커−기반 코호트를 통해(나중에 24명으로 확대) 단일집단 하위연구에 배정하고, 최소 17개의 서로 다른 표적치료제를 종합적으로 평가하는 것으로 시작하여, 현재도 진행 중이다. 공동의 1차 결과변수는 치료 후 6개월의 전체반응률(ORR) 및 질병 무진행(PFS) 비율이다. 〈그림 5.14~그림 5.16〉은 NCI−MATCH 임상시험 피험자 연구가입 절차, 설계 개요 및 하위레벨 도표이다.

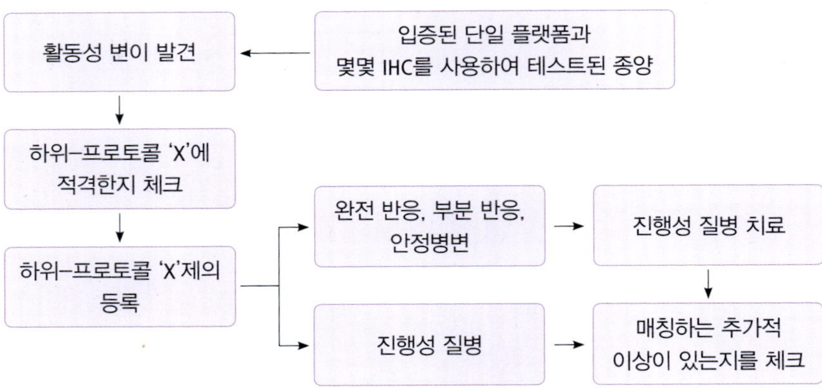

그림 5.14 NCI−MATCH 임상시험 피험자 연구가입 절차

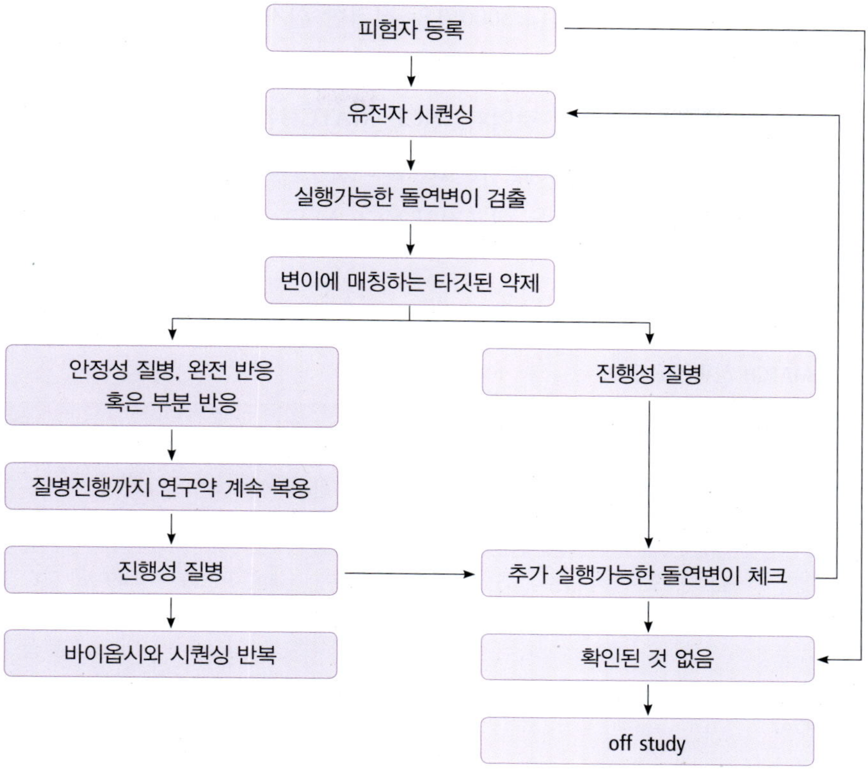

그림 5.15 NCI–MATCH 임상시험 설계의 개요

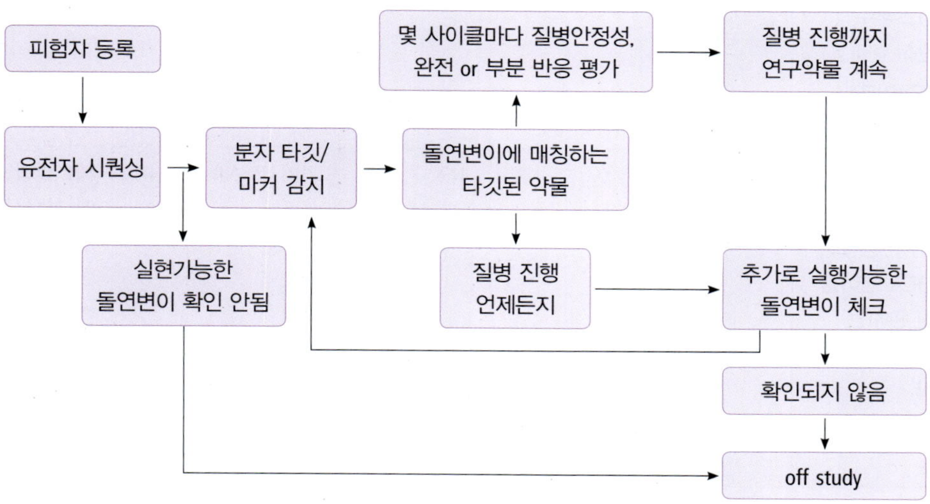

그림 5.16 NCI–MATCH의 하위레벨 도표

이 임상시험 동안에 최대 5000명의 적격한 환자가 차세대 시퀀싱으로 확인된 가능성 있는 종양 돌연변이, 증폭 및 전위에 기초하여 특정한 코호트에 "매치하는" 잠재성이 스크리닝될 것이다. NCI-MATCH는 참가자 중 최소 25%의 희귀 종양율을 달성한다는 목표를 추가로 발표했다(National Cancer Institute, 2017; Mullard, 2015). 〈표 5.2〉는 대표적인 NCI-MATCH 하위 임상시험에 대한 초기 결과를 요약한 것이다.

표 5.2 NCI-MATCH 하위연구 결과

하위연구	모집 환자 수	반응 평가 가능 수	PR (%)	SD (%)	PD (%)	PFS6 (%)	독성 평가 가능 수	AE (%)	3/4 등급 AE (%)	코멘트
집단 W : FGFR1-3 변이 전좌를 가진 환자는 FGFR 억제제 AZD4547 투약	52	41	5	51	44	17	49	80	49	제1 결과변수에 미치지 못함
집단 Q : HER2 증폭을 가진 환자는 트라스투주맙 엠탄신(Trastuzumab Emtansine) 투약	NR	37	8.1	43	NR	24.8	NR	NR	NR	제1 결과변수에 미치지 못함
집단 I : RAS 변이 혹은 PTEN 손상없이 PIK3CA 변이를 가진 환자는 타셀리(Taselisib) 투약	65	NR	0	NR	NR	27	NR	NR	NR	제1 결과변수에 미치지 못함, 종양의 67%에서 변이 동시발생 검출, 환자 11%가 독성으로 타셀리십 치료 중단

AE : 이상 반응(adverse events), **NR** : 미보고(not reported), **OR** : 객관적인 반응(objective response),
PD : 진행성 질환(progressive disease), **PR** : 부분반응(partial response), **SD** : 안정질병(stable disease),
PFS6 : 6개월 치료 후의 질병무진행생존(progression-free survival at 6 months of treatment)

이 외에도 최근에는 희귀종양 임상시험에서 항-CTLA-4 및 항-PD-1의 이중차단(Dual Anti-CTLA-4 & Anti-PD-1 blockade in Rare Tumors, DART) 임상연구로 알려진 Southwest 종양학 그룹연구 S1609(Southwest Oncology Group study S1609)는 다른 코호트에 대한 게놈 "매치" 안되거나 초기 코호트의 치료에서 병이 진행한 희귀종양 환자의 면역치료에 접하도록 하기 위해서 NIH-MATCH 임상시험과 제휴했다. DART의 제1 연구목적은 진행성 희귀종양 환자에 있어서 이필리무맙(Ipilimumab) + 니볼루맙(Nivolumab) 병행치료의 전체반응률(Overall Response Rate, ORR)을 평가와 함께 각 코호트에서 독성, 전체생존(Overall Survival, OS), 면역-관련 전체반응률(ORR), 질병무진행(PFS)을 측정하는 것이다. 치료 사이클 기간은 6주이며, 매 12주 마다 영상(imaging)을 평가했다. 〈그림 5.17〉은 DART 임상시험 도표이다.

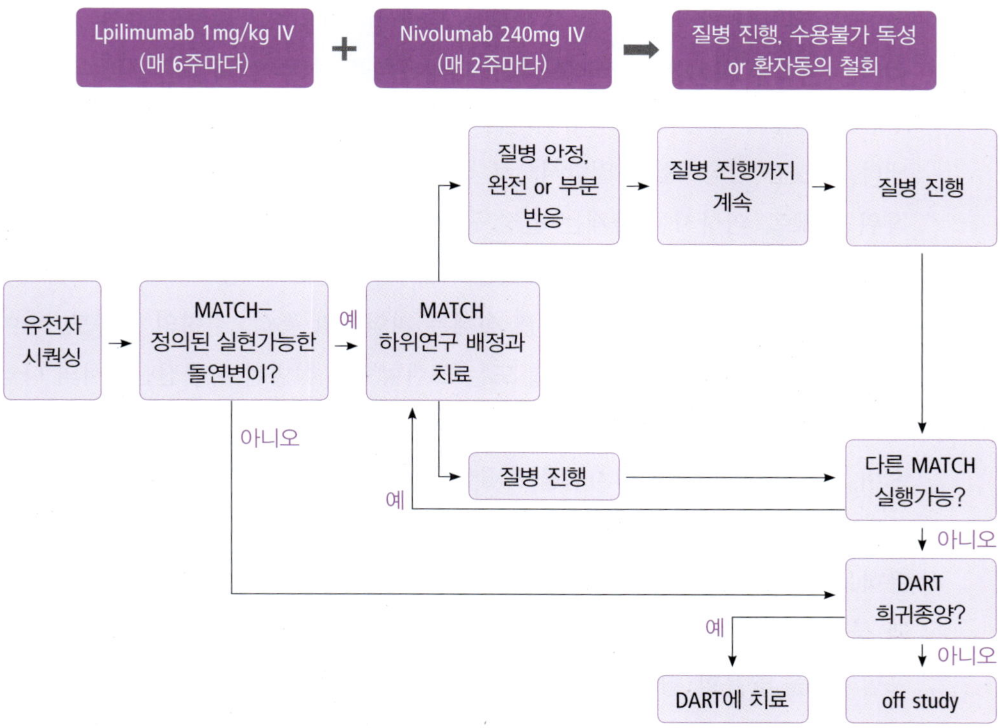

그림 5.17 NCI-MATCH collaboration : DART 치료 도표 & 임상연구 도표

5.6 플랫폼 임상시험(Platform Trial)

5.6.1 플랫폼 임상시험의 일반적인 특징

전형적인 무작위 대조 임상시험(RCT)은 동질의 환자 모집단에서 표준치료제 대비 신약의 효능을 테스트하는 설계로서, 피험자는 두 치료집단에 무작위 배정되고 제1 결과점(대리결과변수 혹은 임상적 결과변수)을 측정한다. 그러나 이러한 임상시험은 진행이 느려 비효율적이고, 또한 초기 테스트에서 마케팅에 도달할 성공률이 낮아서 비용이 많이 든다. 이러한 기존 RCT 방법에서 벗어나서 임상시험이 진행되는 동안에도 신치료법을 추가하거나 효능 없는 치료는 제거할 수 있으며, 또한 이질적 환자모집단에서 다중치료 내지 병합치료를 평가할 수 있는 효율적인 임상시험 설계에 대한 관심이 높아지고 있다. 비록 아직은 덜 활용되고 있지만 이러한 어려움을 잠재적으로 해결할 수 있는 설계 전략으로 플랫폼 임상시험이 있다. 여기서 "플랫폼 임상시험(platform trial)"이라는 용어는 때때로 이러한 목표를 염두에 두고 설계된 특정 임상시험을 설명하기 위해서 사용되며, 특정한 치료를 평가한 후에도 유지하는 실험적 플랫폼을 구축하려는 의도를 나타낸다. 플랫폼 임상시험은 일반적으로 공통 제어집단과 여러 실험집단을 가진 무작위 설계로, 임상시험 자체는 결정 규칙에 따라서 연구 도중에도 새로운 치료를 추가하거나 제거할 수 있는 플랫폼 혹은 스탠딩 인프라(platform or standing infrastructure)로 구성된다. 플랫폼 설계는 피험자의 특성, 질병의 중증도, 바이오마커 또는 항생제내성 유전자형 또는 표현형으로 식별된 하위집단에서의 다양한 치료 전략의 효능을 평가하기 때문에 다중집단 설계의 확장으로 간주할 수 있으며, 여러 가지 하위 임상시험을 포함한다(Woodcock, 2017; Berry, 2015).

플랫폼 시험의 핵심 개념은 단일 마스터 프로토콜과 실험치료 전반에 걸쳐 공유하는 인프라가 있다는 것이다. 따라서, 모든 치료집단은 사전 정의된 무익성과 성공 기준을 가진 일반적인 통계분석계획(SAP)을 가진다. 모든 치료가 동일한 포함기준을 공유할 필요는 없으며 모든 치료집단에 블라인딩을 하는 것도 많이 어렵다. 〈표 5.3〉은 플랫폼 임상시험 설계에서 치료집단과 치료약물을 표현한 것이다.

표 5.3 플랫폼 임상시험 설계

모집단/치료약물	치료약물 A	치료약물 B	치료약물 C	· · · ·	치료약물 K
모집단 1					
모집단 2					
· · · ·					
모집단 N					

임상시험은 임상시험 동안에 축적된 정보로 임상시험 수행 중 주요 임상시험 특성을 사전 서술에 따라 변경하는 것이다. 대부분의 어뎁티브 임상시험은 단일 모집단에서 단일치료를 평가하는 데 중점을 두는 반면에, 플랫폼 임상시험은 여러 개의 치료집단이 있어 다수의 신치료법을 표준 치료집단과 동시에 효율적으로 비교, 평가하는 어뎁티브 임상시험 설계의 확장이다. 이러한 어뎁티브 플랫폼 시험은 수 년 동안 진행하면서 실패한 약물은 탈락시키고, 새로운 약물집단은 테스트될 준비가 되는 즉시 추가할 수 있어서 성공적인 치료법을 찾는 가장 효율적인 방법이다. 플랫폼 임상시험은 그 특성상 특정한 코호트 내에서 치료집단을 제거하거나 졸업시키기 위해 주로 사후예측확률(posterior predictive probabilities)에 기반하는 베이지안 결정 규칙을 이용한다(Saville, 2016; Hobbs, 2018). 베이지안 확률은 치료가 더 이상 유망하지 않기 때문에 임상시험에서 또는 피험자의 하위 집단에서 치료를 언제 중지해야 하는지를 결정하는데 사용될 수도 있다. 또한 임상시험 동안에 누적된 결과 데이터를 근거로 의사 결정 규칙을 사용하여 무작위 배정률을 조정하여 앞으로의 피험자에게 더 나은 치료를 우선적으로 배정할 수 있다. 환자가 코호트 구성원 혹은 유전자/분자 특성이 비슷한 환자들에서 지금까지 가장 큰 효능을 나타내는 치료에 높은 확률로 무작위 배정되는 베이지안 반응-어뎁티브 무작위는 임상시험에 있는 환자를 더 잘 치료할 목표로 동일한 사후 정보를 이용하는 것도 공통된 특징이다. 또한 예를 들어, 치료 혜택의 가능성 또는 향후 확증적 3상 임상시험에서의 성공 가능성에 근거로 주어진 치료가 임상시험에서 "졸업(graduate)" 하기에 충분한 효능을 보이는지를 결정하고, 약물개발

의 다음 단계로 진행하든지 혹은 임상적으로 사용되는 시점을 결정한다. 특정한 치료가 중단되면 새로운 치료로 대체될 수도 있다.

〈그림 5.18〉은 가상의 어뎁티브 플랫폼 임상시험의 일반적인 운영의 흐름으로 데이터 수집, 베이지안 통계모델 업데이트 및 반응–어뎁티브 무작위 가중치 업데이트와 관련된 피드백 루프(feedback loop)는 새로운 치료군이 추가되고 기존 치료군은 테스트 단계로 넘어가거나 “졸업” 하도록 수정되는 도식이다.

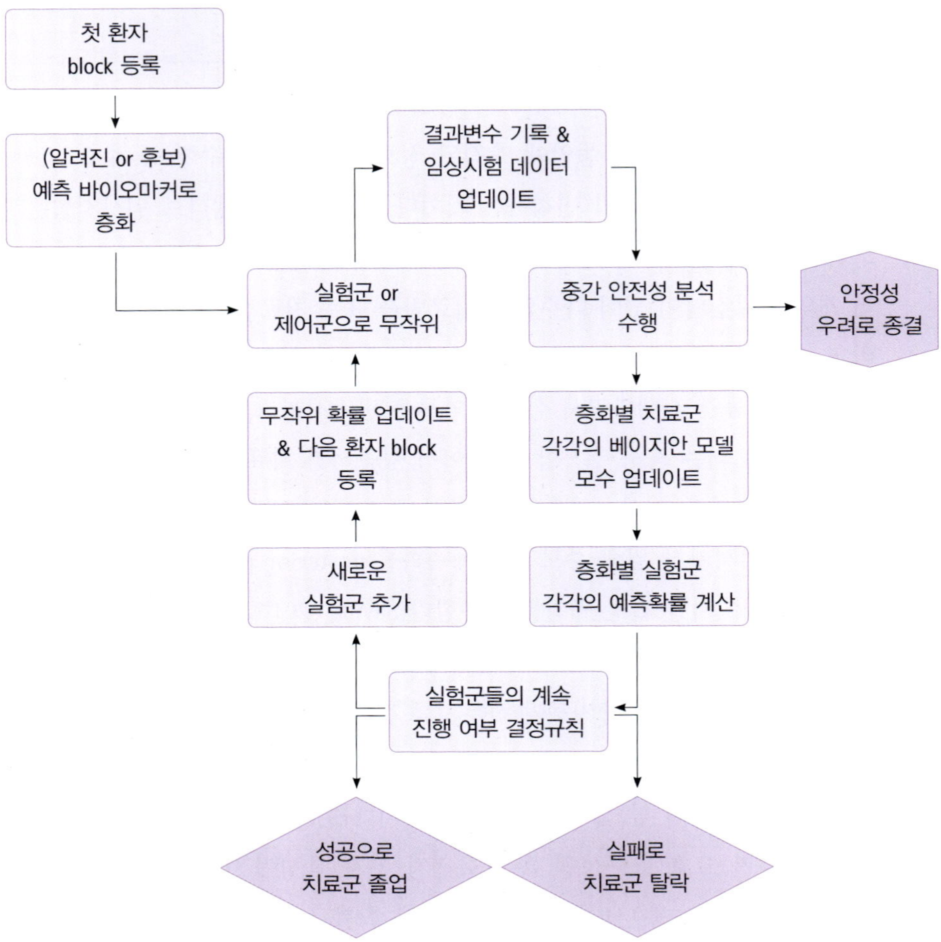

주 : 초기 피험자 블록은 알려진 또는 후보 예측 바이오마커를 기준으로 계층화한 다음에 실험군 또는 제어군으로 무작위 배정된다. 사전에 정해진 수의 피험자가 등록되어 결과가 관찰되며, 데이터가 치료집단과 계층에 의해 베이지안 통계 모델에 입력되고 이 통계는 각 실험군이 최종결과에서 제어군보다 우월할 예측확률(PP, predictive probabilities)을 계산하는데 사용된다. 이 예측확률(PP)은 사전 정의된 결정경계(decision boundaries)와 비교하여 성공 확률이 낮은 치료집단을 떨어뜨리고 성공 확률이 높은 치료집단을 임상시험의 다음 단계로 “졸업”하도록 체크된다. 떨어뜨리거나 졸업할 필요가 없는 예측확률(PP)의 치료집단은 계속해서 피험자를 등록한다. 제거된 치료집단은 새로운 실험치료법으로 대체될 수 있다. 마지막으로, 예측확률(PP)은 다음 블록의 피험자 등록에 사용되는 무작위 확률을 업데이트하는데 사용되며, 피드백 루프(feedback loop)가 새로 시작된다.

그림 5.18 플랫폼 설계의 일반적 운영 흐름

점점 개인맞춤형 의학의 발전은 더 복잡한 치료로 이어지고, 곧 "각 유형의 환자에게 가장 적합한 치료 또는 치료조합은 무엇인가?"의 물음에 답변하기 위해서 다중–다집단 플랫폼 임상시험의 사용을 옹호한다(Berry, 2015; Angus, 2019). 이러한 플랫폼 임상시험 접근은 임상시험 설계 및 향후 임상 실무에서 맞춤형의학을 구현할 수 있는 가능성을 제공한다. 플랫폼 내에서 다중 중재치료의 용이성은 환자가 치료에 대한 바이오마커 반응을 보일 때까지 테스트되고, 어느 시점에서 환자는 해당 실험치료나 혹은 위약(내지 표준치료)에 무작위될 것이다. 이를 통해 개별 치료 반응을 통합하고 각 환자에게 가장 적합한 치료를 선택할 수 있으므로 맞춤형 치료 방법이 마련된다. 또한 치료 효과의 평가를 가속화하는데 사용할 수 있는 단기(short-term) 결과변수를 확인하여 사망률과 같은 장기(long-term) 결과변수의 관점에서 치료 반응을 정확하게 예측하려고 한다.

다양한 사례 연구에서 성공적으로 구현하거나 현재 진행 혹은 계획 중인 플랫폼 임상시험으로는 유방암, 폐암, 뇌암, 유행성 인플루엔자 및 지역사회획득 폐렴, 알츠하이머 병(Europe Alzheimer consortium, 2015), 흑색종, 교모세포종, 에볼라, COVID–19 등 다양한 질병과 전염병에서 연구되고 있다. 잘 알려진 플랫폼 임상시험 중에서 I–SPY2연구는 국소 진행된 유방암 환자에 대한 어뎁티브 무작위 2상 임상시험으로, 지금까지 8가지의 치료법이 임상시험에 들어갔고, 그 중에서 2건이 충분히 유망한 것으로 간주되어 임상시험에서 "졸업했다"(Park, 2016; Rugo, 2016). 교모세포종 뇌종양(Glioblastoma) 환자에서의 심리스 2/3상 플랫폼 임상시험인 GBM-AGILE은 "졸업하는" 치료를 3상 확증테스트로 원활하게 전환되도록 설계되었다. I–SPY2와 GBM–AGILE은 특정 치료집단에 대한 반응을 예측하는 것으로 가정된 강화 바이오마커를 통합했다. 또한 I–SPY2와 GBM–AGILE 연구에서는 반응–어뎁티브 무작위 가중치 업데이트에 사용할 장기 결과변수에 대한 예측을 생성하기 위해 지속적으로 업데이트되는 베이지안 종단모델(Bayesian longitudinal model)에 누적 데이터를 활용한다. 폐암에 대한 어뎁티브 무작위 배정 임상시험인 BATTLE(Biomarker-integrated Approaches of Targeted Therapy for Lung Cancer Elimination) 플랫폼 임상시험은 어뎁티브 무작위 배정 체계를 사용하여 비소세포폐암종양 마커를 기반으로 환자를 가장 큰 치료 잠재력을 가진 약물집단에 배정한다. 대규모 다집단–다단계 플랫폼 임상시험으로 전립선암의 STAMPEDE 연구, 결핵치료 연구인 CompARE와 TRUNCATE–TB,

신장암의 RAMPART, 그리고 수술부위(wound surgery)의 감염 위험 감소를 위한 ROSSINI 2연구가 있다. 이 외에도 알츠하이머 치매 및 지역사회성 폐렴 예방 치료의 REMAP-CAP, 다제내성 박테리아에 의해 유발된 다양한 부위의 감염에 대한 새로운 치료법을 평가하기 위한 ARLG(Antimicrobial Resistance Leadership Group)의 플랫폼 임상시험 등이 있다. 다음은 플랫폼 임상시험의 장단점과 플랫폼 임상시험의 사례를 살펴본다.

5.6.2 플랫폼 임상시험의 장단점

플랫폼 임상시험은 여러 치료법을 동시에 조사하여 최상의 치료법을 찾으려는 임상시험으로서 기존의 2-집단비교 임상시험보다 효율적이고 윤리적인 연구가 가능하다. 그러므로 연구자들은 단일 실험치료를 평가하는 구체적인 목표를 갖기보다는 해당 질병에 보다 더 집중할 수 있으며, 환자 모집단이나 치료 효과가 균질하다는 가정에서 자유롭다. 즉, 연구자들은 임상시험 내에서 하위집단 사이의 치료 효과 차이뿐만 아니라 환자 사이의 치료 효과 차이도 조사할 수 있는 기회를 가진다는 점에서 유익하다.

플랫폼 임상시험의 주요 장점은 운영의 원활성과 효율성이다. 자세히 살펴보면 다음과 같다.

- **운영의 원활성** : 여러 개의 2-집단 연구가 필요한 것과 달리 여러 실험치료에서 공통 제어집단을 사용할 수 있다. 이러한 설계의 운영 효율성은 아마도 과거에는 별도의 임상시험이 필요했지만, 진행하는 임상시험 도중에 새로운 약물치료를 추가하거나 희망이 없을 것 같은 약물치료는 탈락하는 것에서 훨씬 더 이롭다. 그러므로 이를 통해 여러 개의 서로 다른 임상시험을 실행하는 대신에, 임상시험의 설계(프로토콜) 변경을 통해서 효율적인 환자 등록, 비효과적인 치료에 대한 환자의 노출 제한, 비용 절감 및 규제 부담을 줄일 수 있다.
- **효율성** : 전통적인 임상시험에서의 치료집단은 일반적으로 임상시험이 시작할 때 미리 지정된 것들로 제한되는 반면에, 치료집단 및 특정 치료의 수는 임상시험 진행과정에 따라 변할 수 있다. 전통적인 2-집단 임상시험도 효능, 무용성, 혹은 안전성 문제로 인해 중단될 수 있지만 그렇게 되면 전체 임상시험이 종료된다. 그러나 하나 이상의 환자 유형에 대해 여러 치료를 평가하는 플랫

폼 임상시험은 마스터 프로토콜을 통해 치료 조합을 탐색하고 경쟁적 치료를 직접 비교하는데 특히 유용하다. 고정된 수의 치료(예 : 서로 다른 의뢰자로부터 5개의 치료를 가지는 네트워크 임상시험) 또는 임상시험 과정 중에 치료 중단 내지 치료 추가를 할 수 있는 어뎁티브로 구성될 수 있다. 후자는 개방형 또는 영구 플랫폼 시험이라고 하며, 새로운 실험치료가 임상시험에 참여할 수 있다면 임상시험은 영구적인 특성으로 계속된다는 점에서 다르다. 또한 플랫폼 임상시험은 조사 중인 모든 치료에 대해 새로운 임상시험 인프라가 필요하지 않으므로 자금을 조달하지 않고도 새로운 임상시험을 설정할 수 있으므로 시간과 비용이 상당히 절약된다.

- 플랫폼 임상시험 동안에 누적된 결과 데이터를 이용하여 무작위 배정률을 조정하여 피험자에게 더 나은 치료를 우선적으로 배정할 수 있다. 이 반응-어뎁티브 무작위 방법은 임상시험 내에서 치료를 받은 피험자의 치료 결과를 개선하고, 가장 효과적인 치료에 대한 치료 효과 및 부작용에 대한 정보를 증가하며, 최상의 치료에 대한 평가 시간을 단축시킨다. 또한, 여러 의뢰자 간에 리소스(resource) 공유는 비용을 크게 줄이고 통계 효율성을 높일 수 있다.
- 그러므로 플랫폼 임상시험 접근법은 미래의 연구에 기꺼이 접근하고, 당뇨병 지속기간, 신장질환 원인 및 심혈관질환 병력과 같은 임상적으로 이용 가능한 최소한의 정보 수집 동의로 종양학뿐만 아니라 전염병, 신경학 및 집중치료, 당뇨병 및/혹은 신장질환 환자의 대규모 등록으로부터 혜택을 얻을 수 있다.

이런 장점에도 불구하고, 플랫폼 임상시험의 주요 단점은 연구 계획과 연구 실행에서의 복잡성이다.

- 플랫폼 설계는 의뢰자 또는 환자의 안전을 보장하기에 많은 연구 현장들로 구성되기 때문에 적절한 인프라가 부족한 경우가 많다. 이러한 운영상 어려움은 특히 다양한 치료군에 환자를 배정하는데 사용될 바이오마커가 없는 상황에서 플랫폼 연구의 장점을 감소시킨다. 또한 바이오마커 상태를 기초로 하는 단일 돌연변이를 표적화하는 것이 반응을 예측하는 위장기관 종양과 같은 균질한 분자 프로파일을 갖는 종양에서 서로 다른 실험치료 평가의 혜택은 감소된다. 이러한 한계에도 불구하고, 질병에서의 새로운 바이오마커가 개발됨에 따라 플랫폼 임상시험에 대한 적용이 널리 보급되고 유용성이 확대될 수 있다.

- 플랫폼 임상시험의 단점은 수년 동안 실행될 수 있는 실제 연구의 크기와 잠재적인 범위이며, 개시 시점에서는 임상시험의 끝이 제대로 정의되지 않은 경우일 수 있다. 비동시 무작위(nonconcurrent randomization)를 어떻게 다룰 것인가에 대한 이슈도 발생할 수 있는데, 특히 임상시험 초기부터 공통 제어집단을 사용되고, 나중에 실험집단이 공통집단과 비교할 목적으로 추가되는 경우에 이슈가 발생한다. 결과-어뎁티브 무작위도 논란의 여지가 많으며 의학통계 커뮤니티에서 계속되고 논쟁하고 있다(Berry 2016: Korn, 2011). 단기적으로 중앙 IT 플랫폼을 구현하고 임상연구를 일상적인 인프라에 보다 잘 통합하는 것과 같은 조직 문제를 먼저 파악해야 한다. 편향(bias)이 쉽게 도입되며, 몇 가지 관찰을 바탕으로 결과의 견고성을 기대할 수 없다.
- 임상시험을 착수하는 데에는 임상시험 준비, 현장확인, 임상시험 개시 및 규제 당국의 승인 획득에서 상당히 많은 노력이 필요하다. 이름에서 알 수 있듯이 어뎁티브 플랫폼 임상시험은 공통의 마스터 프로토콜을 통해 영구적인(끊임없는) 방식으로 실험치료를 테스트하고 효율성이 떨어지는 치료법을 삭제하고, 향후 치료법을 추가하는 플랫폼일 수 있다. 플랫폼 임상시험을 사용하려면 의뢰자 간에 복잡한 협업이 필요하고, 참여 연구사이트와 데이터 조정단위 간의 적시 커뮤니케이션이 필요할 수 있다. 또한 학계, 산업계, 환자협회 및 규제기관과 같은 여러 이해당사자들의 참여와 협력은 고품질 데이터 수집에 필수적이다.
- 운영편견을 피하기가 어려울 수 있다. 그러나 플랫폼 임상시험은 여러 치료를 평가하는데 사용될 수 있는 장기적 자원이 필요하기 때문에 연방, 재단 및 영리단체들이 결합하여 재정적 지원 소스(source)를 가져야 한다.
- 플랫폼 임상시험은 연구 설계의 성능을 탐색하기 위해 연구 계획 단계에서 광범위한 시뮬레이션이 필요하다. 시뮬레이션을 통해 연구자들은 다양한 시나리오 하에서 이러한 임상시험이 어떻게 진행되는지 확인할 수 있으므로 연구의 과학적 목표와 밀접한 관련이 있는 결정을 내릴 때 유연할 수 있다. 생물통계학 & 의료정보학의 전문가가 연구팀에 적극적으로 참여하여 베이지안 방법의 계층적 및 종 방향 모델링, 예측확률 및 여러 하위그룹에 걸친 다양한 치료조합의 평가와 같은 참신한 분석기능을 구현할 수 있도록 해야 한다.

많은 연구자들은 플랫폼 임상시험 설계에 대한 큰 희망과 열광이 있으나, 그 장단점을 완전히 이해하지 못하고 있다. 플랫폼 임상시험에서 얻은 연구 결과와 정보 지식이 정확하게 번역되어 실무에 적용하기 위해서는 이 설계의 성능에 대한 신중한, 그리고 지속적인 평가가 필요하다.

5.6.3 플랫폼 임상시험의 사례

사례 **STAMPEDE 임상시험**

진행성 또는 전이성 전립선 암에 대한 약물효과를 평가하기 위한 STAMPEDE (Systemic therapy for advanced or metastatic prostate cancer: evaluation of drug effects) 연구는 대규모 다기관 다집단-다단계 임상시험으로 표준치료의 제어집단과 함께 신치료 전략을 평가하는 설계로 현재에도 진행 중이다(Sydes, 2009; Gilson, 2017). 이 임상시험은 4.6절의 다집단-다단계 설계의 사례에서 보다 자세하게 설명되었다. 〈그림 5.19〉은 STAMPEDE 연구의 운영흐름이다.

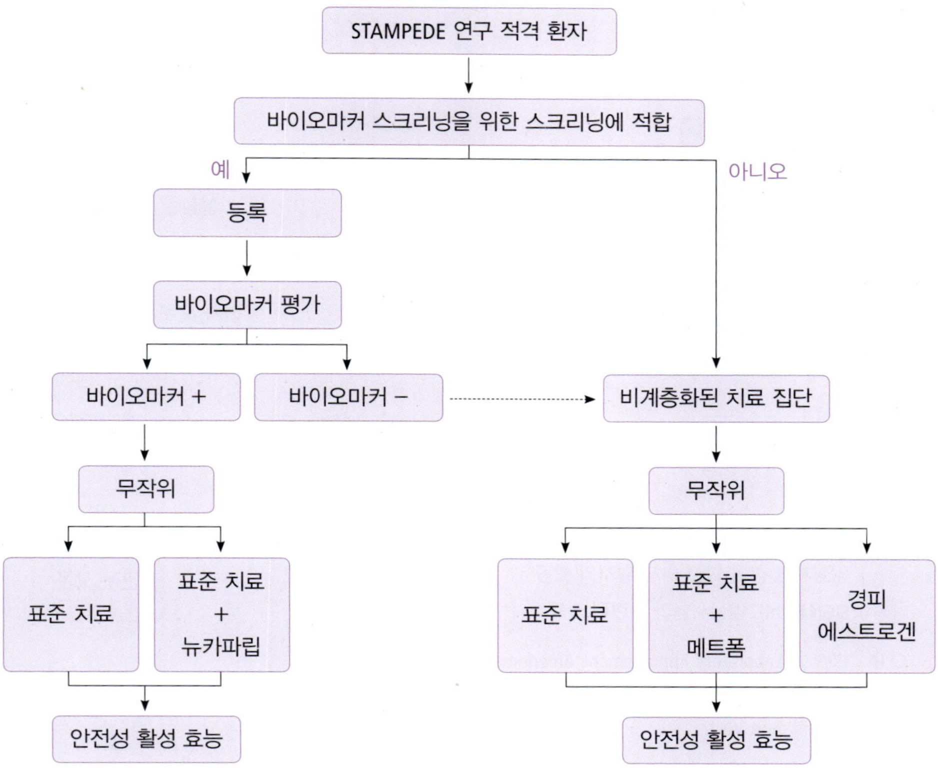

그림 5.19 STAMPEDE 연구의 운영 흐름

이 임상시험은 5개의 실험치료군과 4번의 중간분석을 하도록 설계되었으며, 각 중간 단계의 선택 기준은 "모든 유망한 치료집단 유지"이다. 모든 중간분석 단계에서 더 높은 검정력이 필요하지만, 각 단계마다 유의수준이 점차 엄격하게 적용하였다. 따라서 만일 치료 차이가 없는 귀무가설이 특정 치료군에 대해 1단계에서 기각된다면, 동일한 귀무가설을 기각하기 위해 2단계에서 더 많은 증거가 필요하다. 그 단계들에 대한 계획된 유의수준은 상대적으로 보수적으로 일부 치료가 다음 단계로 부적절하게 통과할 수 있도록 한다. 계획된 4회의 중간분석 중 2번을 완료 한 후에 2개의 치료집단이 무익성으로 탈락되었다. 임상시험이 진행됨에 따라 4개의 또 다른 새로운 치료집단이 추가되었다.

사례 SIGNATURE

노바티스(Novartis)가 의뢰한 SIGNATURE 프로그램은 바스켓 임상시험의 플랫폼으로 표준치료에 대해 불응하는 고형종양 혹은 림프종을 앓고 있는 피험자를 등록하고 있다(분자약제가 이미 효과적인 것으로 밝혀진 피험자들은 제외). 이것

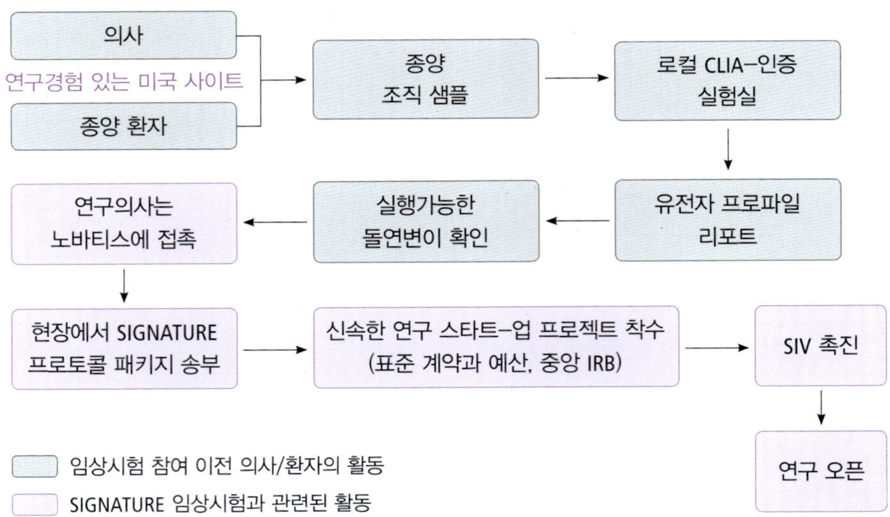

CLIA : Clinical Laboratory Improvement Amendments
IRB : Institutional Review Board
SIV : Site Initiation Visit.

그림 5.20 SIGNATURE 프로그램 프로토콜 스타트-업(start-up) 프로세스

은 표적치료에 매치하는 여러 개의 독립적 바이오마커–중심의 단일집단 임상시험으로 구성되며 현재까지 3개의 치료집단에 환자를 모집했다(Slosberg, 2018). 예비 결과는 16개의 다른 종양 유형에서 평가된 8개 화합물 중 6개에서 부분반응 혹은 완전반응을 보고하고 있다. 〈그림 5.20〉는 SIGNATURE 프로그램에서의 임상시험 프로세스이다.

사례 REMAP

영구 무작위로 내재된 다중요인 어댑티브 플랫폼 임상시험인 REMAP (Randomized, embedded, multifactorial adaptive platform)은 전자의무기록(electronic medical record, EMR)을 통해 직접 임상실무 안에서 임상시험을 실행한다. 이것은 임상치료에서 내재 임상시험(Embedding Trials)으로 가장 적격한 참여자를 등록함으로써 "학습 헬스시스템(learning health system)"을 창안하여 일상적인 임상 진료에서 새로운 지식이 생성되고 구현되는 속도를 높이려는 실사데이터/실사증거(Real World Data/Real World Evidence, RWD/RWE) 기반 연구이다. REMAP–CAP(Randomized Embedded Multifactorial Adaptive Platform for Community–Acquired Pneumonia)는 연구를 영구적으로 진행하도록 설계되었으며, 임상시험 자체에서 나온 새로이 발견된 치료표준을 통합하도록 업데이트된 제어군을 통합하는 메커니즘을 포함한다. 모든 환자가 임상시험의 피험자이기 때문에 임상시험 환자와 비임상시험 환자를 구별할 필요가 없으므로 내외적 타당성을 극대화하고, 운영상의 복잡성을 최소화하며, 임상시험 비용을 줄일 수 있다. 환자 선별 및 모집을 의료 현장 연구원이 실행할 수 있다 할지라도, 그들은 일반적으로 나름의 근무 시간에 있기 때문에 피험자 모집을 연구원에만 의존하지 않을 수 있다. REMAP–CAP에는 아직 구현되지 않았지만 강화 바이오마커도 통합할 수 있는 능력도 있다. 연구자들은 최근 항생제 내성, 낭포성 섬유증(cystic fibrosis, CF), C형 간염 및 노인의 수술 스트레스 등의 다른 조건에서 REMAP 이니셔티브를 시작하기 위해 자금을 지원받았다.

위에서 살펴본 바스켓, 우산 및 플랫폼 임상시험의 일반적인 특징은 플랫폼 내에서 고유한 약물 특성에 따라 상대적으로 작은 임상시험 설계 차별로 이행되는 다양한 개별 임상시험을 위해 포괄적 임상시험 요소를 정의하는 마스터 임상시험 프로토콜을 사용하는 것이다. 마스터 임상시험 프로토콜을 사용하면 임상시험 일관성 및 효율성을 지원하는 임상시험들에 걸쳐 임상시험 문서 및 운영 절차를 공유할 수 있다. 다음 절에서는 마스터 프로토콜에 대해 살펴보기로 한다.

5.7 마스터 프로토콜(Master Protocol)

5.7.1 마스터 프로토콜의 일반적인 특징

2000년대 중후반부터 종양을 비롯한 질병의 분류 방식에 있어서 패러다임 전환이 있었으며, 이는 곧 새로운 약물 개발 방식에서도 전환의 동기를 부여하였다. 혁신적인 임상시험으로 보다 실질적인 수준에서 잠재적으로 표적화할 수 있는 분자마커를 발견하여 적용되는 약물의 활성 작용에 대한 더 나은 정보를 가지게 됨으로써, 바이오마커에 의해 정해진 모집단에 매치된 약물의 효능으로 신약승인까지의 시간을 감소시키면서도 여러 마커-치료 조합을 동시에 테스트하고 평가할 수 있는 새로운 설계 방법이 필요하게 된다. 이러한 요구에 부응하는 방법론적 혁신에는 동일한 전체 임상시험 구조 내에서 특정한 환자 유형이나 혹은 질병보다 더 많이, 그리고 다수의 치료법을 평가하는 통합된 노력이 된다. 또한 임상시험 설계에 대한 접근 방식을 현대화함으로써 약물의 안전성과 이점에 대해 배울 수 있는 정보 지식량을 늘리는 한편, 보다 효율적이면서 저렴한 비용으로 신약개발의 시장을 증진하기를 원한다.

일반적인 임상시험은 한번에 오직 하나의 조직, 하나의 바이오마커 및 하나의 표적치료에만 초점을 맞추고 있어서 현실적으로 많은 수의 환자들이 등록 자격이 없을 수 있다. 마스터 프로토콜은 이러한 충족되지 않은 요구에 부응하기 위해서 신규 바이오마커-기반 설계의 확장을 포함하며 하나 이상의 치료 연구 질문을 동시에 답변할 수 있는 설계를 가지는 프로토콜이다. '마스터 프로토콜'이라는 용어는 일반적으로 다수의 병행(parallel) 약물연구가 하나의 중요한 프로토콜인 '마스터 프로토콜' 하에서 운영되는 프레임워크을 의미하며, 여기서 병행연구는 조사 중인 바이오마커-치료 조합에 의해서 구별된다. 그러므로 마스터 프로토콜은 다중질병 또는 단일질병에서 바이오마커-기반, 게놈-기반의 하위 임상시험, 혹은 하위 코호트를 포함하며, 특정 바이오마커-정의된 모집단 또는 질병 하위유형을 표적으로 하는 다중치료법을 동시에 평가하는 포괄적 임상시험으로 정의될 수 있다. 즉, 예를 들면, 분자적으로 정의된 종양 유형에서 다수의 종양조직 및/또는 종양 분자변이를 갖는 환자를 테스트하는 다양한 가설을 동시에 연구하는 데에 강력하고 복잡한 프레임워크을 제공하여 임상시험 과정의 효율성 향상을 목표로 한다. 마스터 프로토콜의 이 광범위한 정의에는 다음의 3가지 설계가 포함된다(우산 임상시험, 바스켓 임상시험, 플랫폼 임상시험). 위의 절들에서 살펴본 바대로 이들 모두는 독립적으로 설계 및 수행된 단일 임상시험에서 달성할 수 있는 것보다 훨씬 더 나은 통합적 연구를 위하여 핵심 설계 구성 요소 및 운영을 공유하는 임상시험으로 혹은 하위연구들의 집합을 구성하고 있다. 단일질병에서 여러 치료법, 여러 질병에서 단일치료법, 또는 여러 질병이나 유사한 형태의 질병에 걸친 여러 치료법을 연구하는 체계적으로 잘 설계된 마스터 프로토콜은 전형적인 임상시험보다 신속하면서 효율적으로 연구 질문에 대한 답변을 제공할 수 있다. 마스터 프로토콜이 문헌에 나타나기 시작하면서 "바스켓 임상시험" 및 "우산 임상시험"과 같은 다양한 유형의 마스터 프로토콜 설계를 설명하는 용어들이 종종 호환적으로 혹은 상반된 정의와 함께 사용되었다. 다음 〈그림 5.21〉은 마스터 프로토콜에서 바스켓 임상시험 혹은 우산 임상시험으로 나누어지는 도표이다.

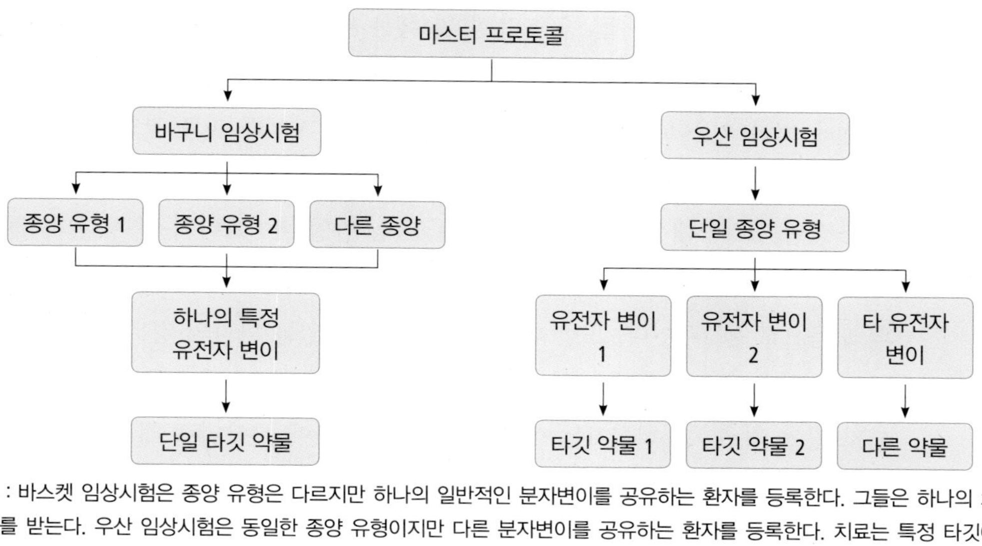

주 : 바스켓 임상시험은 종양 유형은 다르지만 하나의 일반적인 분자변이를 공유하는 환자를 등록한다. 그들은 하나의 치료를 받는다. 우산 임상시험은 동일한 종양 유형이지만 다른 분자변이를 공유하는 환자를 등록한다. 치료는 특정 타깃에 맞게 조정된다.

그림 5.21 마스터 프로토콜을 바스켓 임상시험 혹은 우산 임상시험으로 나누는 일반적인 도표

특히 종양학에서는 수년 동안 일반적인 종양과 질병 단계에 있는 수백에서 수천 명의 환자를 등록하는 대규모 무작위 임상시험은 주로 세포독성 효과를 갖는 신약연구의 결정적인 접근법이었지만, 현재는 하나 이상의 세포 "경로" 세트에서 종양세포의 성장과 분열을 방해하는(표적치료), 혹은 종양에 대한 환자 자신이 면역을 방출하는(면역치료) 것으로 가정된 새로운 세포활동 억제치료 연구에 중점을 두고 있다. 또한 종양을 분자 변이에 따라 그룹화함으로써 질병 원인, 예후 및 치료 측면에서 한때 상대적으로 균질한 것으로 여겨지는 장기-특이적(organ-specific) 세포조직-기반(예 : 결장 혹은 유방암) 보다는 점점 분자-기반의 진단 및 임상적 프레임워크로 나아가고 이에 따른 새로운 치료 전략이 필요하다. 마스터 프로토콜은 발견-기반 혹은 확증적 연구목표를 가진 하위연구를 포함할 수 있으며, 경우에 따라 순차적 연구목표가 환자 코호트 내에서 다단계 설계에 의해 해결된다. 탐색적 마스터 프로토콜(exploratory master protocol)은 전형적으로 피험자가 매치된 실험적(표적화된) 약물을 받은 표적 코호트 내의 단일-집단연구를 구성한다. 반면에 확증적 마스터 프로토콜(confirmatory master protocol)은 규제 승인을 목적으로 바이오마커의 예측성을 확인하기 위해서 피험자들은 표적화된 코호트 내에서 표적치료 vs 비-표적치료 혹은 표준치료로 무작위 배정된다.

마스터 프로토콜의 기본 원칙은 동일한 프로토콜 하에서 주요 설계 및 운영적 측면을 공유하지만 평가될 종양 유형 및/혹은 바이오마커에서는 다른 하위연구를 재구성하는 것이다. 마스터 프로토콜 설계 내에 바이오마커-음성, 모두-음성(all-negative) 혹은 모두-야생형(all-wild-type) 피험자에게 치료 코호트를 포함하는 것은 다른 모든 적격 피험자에게 스크리닝의 결과에 상관없이 잠재적으로 유리한 실험치료에 대한 접근이 제공될 수 있다. 만일 바이오마커-음성 환자 하위집단이 추가되는 경우에 마스터 프로토콜은 강화 하위연구 혹은 무작위 하위연구의 모음으로 볼 수 있다. 또한 다중 유전자변이가 있는 환자의 경우에는 만일 돌연변이 혹은 바이오마커 그룹의 유병률이 너무 낮지 않고 피험자 모집이 문제가 되지 않는 경우, 그 피험자는 여러 코호트 중 하나에 무작위로 배정될 수 있다. 다른 경우에, 특히 돌연변이 중 하나가 희귀하고 실현 가능성을 최적화해야 하는 경우, 그 피험자는 가장 희귀한 돌연변이 혹은 현재까지 피험자가 가장 적은 코호트에 직접적으로 배정될 수 있다. 이러한 모든 경우에, 초기질병 진행시에 돌연변이 혹은 마커에 대해 피험자를 재평가할 수 있고, 그 결과에 기초로 동일한 임상시험 내에서 두 번째 매칭 코호트에 이 피험자를 배정할 수 있다. 이와 같이 마스터 프로토콜은 작은 하위 임상시험 또는 코호트에서 다중 표적치료를 테스트 하도록 설계된 연구 프로세스이다. 유연한 설계 프레임으로 인해 시간이 지남에 따라 더 많은 치료집단을 추가할 수 있으며 새로운 프로토콜을 작성하지 않고도 비효과적인 치료집단을 폐쇄할 수 있다. 〈그림 5.22〉은 일반적인 마스터 프로토콜 설계이다.

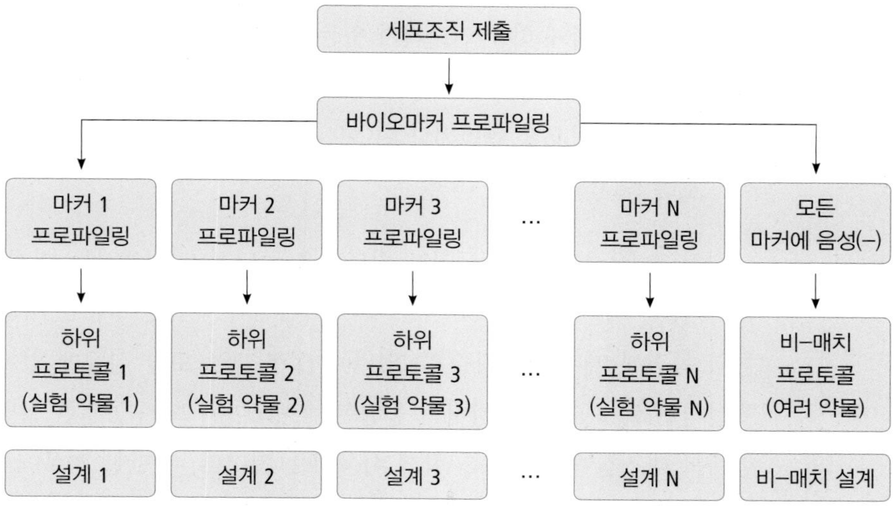

그림 5.22 일반적인 마스터 프로토콜 도표

미래의 임상시험에서 마스터 프로토콜을 선택해야 하는 중요한 이유는 스크리닝과 환자모집을 촉진하기 위한 것이라 하겠다. 그 중에서도 프로토콜 요소, 혁신적인 설계, 중앙집중식 공유 관리 방식(governance)의 입장에서 각각 살펴보기로 한다.

- **프로토콜 요소 공유** : 마스터 프로토콜 하에서 수행되는 임상시험은 비슷한 연구 설계 및 프로토콜 요소를 가지며, 연구조사 중인 개별 치료법의 특성에 의해서만 차이가 나타난다. 피험자 방문 일정, 임상시험 구성 요소, 측정 절차, 결과변수 정의 및 확인 절차는 임상시험 전반에 걸쳐 공유되므로 연구 자료를 재사용할 수가 있다. 각 바이오마커–치료 조합에 대한 개별 부속(하위)연구로 구성되어 있지만 피험자 방문 일정, 게놈, 병리학 및 영상 데이터와 같은 프로

토콜 요소는 많이 공유된다.

- **혁신적인 설계** : 일반적으로 충족되지 않은 영역에서 단일 프로토콜하에서 해결해야 할 여러 가지 연구질문과 데이터 흐름을 처리할 수 있는 광범위한 인프라를 갖춘 마스터 프로토콜은 혁신적인 임상시험 설계를 고려할 수 있는 자연스러운 환경이다. 마스터 프로토콜에서의 혁신을 간략하게 표현하면 다음과 같다.

  – 임상시험 물류를 간소화하고 데이터 품질을 개선하며 데이터 수집 및 공유를 용이하게 하는 인프라가 있는 임상시험 네트워크 사용
  – 연구 설계 및 데이터 분석에 혁신적인 통계적 접근 방식을 통합한 공통 프로토콜 사용은 광범위한 연구목적을 독립적인 임상시험에서 실행한 것보다 더 효과적으로 충족

  신치료법을 도입하고 무익한 치료법을 중단하기 위해서는 대개 어떤 형태의 어뎁티브 설계가 필요하지만 이런 어뎁션의 복잡성 수준은 마스터 프로토콜의 목적에 따라서 달라질 수 있다. 마스터 프로토콜 설정에 있어서 고유한 혁신적인 설계 기능 중 하나는 동일한 바이오마커 또는 동일한 질병의 임상시험에서 대조집단의 환자를 함께 사용하는 것이다. 간단한 경우에, 동일한 바이오마커 시그니처를 목표로 하는 두 가지 치료법의 임상시험은 약물이 다른 시간에 마스터 프로토콜에 들어오고 나가더라도 대조군 피험자를 공유할 수 있다. 각 약물치료군 대비 대조군의 비교분석은 공유된 대조군 피험자를 이용하여 전체 샘플 크기를 감소시키고, 임상시험 약물이 서로 비교되지 않는 한 분석 간의 상관관계는 큰 문제가 되지 않는다.

- **중앙집중화** : 공통 스크리닝 플랫폼과 공유 관리 방식에서의 중앙집중식이다. 각 치료법에 대해 독립적으로 임상시험을 수행한다는 패러다임 하에서 피험자는 하나의 프로토콜에 대해 모집 및 선별될 수 있으며, 피험자 포함 기준을 충족하지 못하여 다른 임상시험에 스크리닝되거나 혹은 임상시험에 완전히 참여할 기회를 놓칠 수 있다. 개별 임상시험마다 데이터 수집 및 테스트 프로세스가 반복되며 중복된 정보는 여러 임상시험에서 수집되지만 임상시험 간에 공유되지는 않는다. 마스터 프로토콜에서는 피험자가 어느 임상시험에 적격한지를 식별하기 위해 공통 스크리닝 플랫폼을 사용하다. 이 조정된 스크리

닝은 마스터 프로토콜의 핵심이며, 피험자의 수와 자원을 보다 효율적으로 사용하는 주요 장점 중 하나이다. 의뢰자와 리서치 연구자는 간결하면서도 고품질의 피험자 모집 프로세스로 혜택을 얻고, 스크리닝 실패율 감소와 모집 시간 단축으로도 혜택을 얻는다. 피험자도 연구에 참여할 수 있는 기회가 더 많으며 잠재적으로 유익한 치료법에 대한 조기 접근의 혜택을 받는다. 또한, 마스터 프로토콜 하에서 실행되는 모든 임상시험에 중앙집중식 공유 관리 방식을 사용하면 또 다른 주요 장점으로 임상시험윤리위원회(IRB), 운영위원회(Steering Committee, SC) 및 데이터모니터링위원회(DMC)와 같은 단일 관리기관이 마스터 프로토콜의 모든 임상시험 또는 하위연구에 대해 감독하고 관리할 수 있다. 더 적은 자원의 사용 외에도 중앙집중식 관리 방식은 프로토콜 하에서 수행되는 모든 임상시험의 다양한 측면에 대해 통일된 결정을 내릴 수 있고, 치료중단 또는 치료추가 결정은 그런 중앙집중화에 의해서 일관성 있게 운영할 수 있다. 중앙실험실, 판독센터(예 : 영상 센터 및 폐활량 측정센터), 조정위원회(coordinating committee) 및 기타 중앙시설은 통합된 연구진의 교육과 품질 관리감독을 통해 데이터 품질을 향상시킨다. 하나의 임상시험에서 확인된 품질향상 방법은 모든 임상시험에 쉽게 적용될 수 있다.

새로이 부상하는 혁신적 임상시험 방법론으로 마스터 프로토콜을 이용하는 연구가 점차 증가하고 있는 추세이다. 다른 질병의 치료 영역보다 특히 종양치료 연구에서 시작된 마스터 프로토콜이 더 많으며, 이것은 표적하는 종양의 하위유형 또는 돌연변이 확인에 따라 발전이 있었기 때문이다. NCI-MATCH 마스터 프로토콜은 표적된 돌연변이를 보유하는 다양한 조직학적 특징의 종양에 대한 유전자마커 및 관련된 표적치료법에 대해 평가하는 우산 임상시험이다. 이 외에도 I−SPY2, Lung−MAP도 있다. 비−종양분야의 마스터 프로토콜인 DIAN−TU(Dominantly Inherited Alzheimer Network Trial) 연구는 알츠하이머 네트워크 임상시험으로 발병에 있어서 유전자 돌연변이에 의해 초기 알츠하이머 병에 걸릴 위험이 있는 사람들에 대한 잠재적 질병 개선 치료에 대한 연구이다. 정신분열증에 대한 표준치료법과 여러 항정신병 약제를 비교한 CATIE(Clinical Antipsychotic Trial Intervention Effectiveness) 연구도 있다.

5.7.2 마스터 프로토콜의 장단점

마스터 프로토콜은 분자적으로 정의된 종양 유형에서 다수의 종양조직 및/또는 종양분자의 변이를 가진 환자의 테스트를 허용하여 다양한 가설을 동시에 테스트하는 프레임워크를 제공한다. 마스터 프로토콜의 주요 장점은 효율성과 다른 연구로의 이니셔티브이다.

- **공통 임상시험 네트워크 및 관련 인프라 사용에서의 효율성** : 다수의 잠재적 표적에서 비정상을 검출할 수 있는 공통의 플랫폼 혹은 일련의 어세이분석(assay) 사용, 스크리닝 결과에 기초하여 피험자를 적절한 하위연구에 즉시 배정, 다수의 바이오마커 혹은 유전자 변이에 대한 동시평가를 위해서 종양이 평가되도록 하는 엄격한 지침과 새로운 약물이나 바이오마커의 하위연구를 사전 계획된 신속한 방법으로 치료집단의 추가 혹은 제거할 수 있도록 하는 구조적 프레임워크로 여러 측면에서 스크리닝 효율을 증가시킨다. 임상데이터 관리에 단일시스템을 사용하면 새로운 연구조사를 통합하는 프로토콜이 확장되므로 스타트-업 시간도 단축된다. 마스터 프로토콜 사용과 관련된 또 다른 장점은 비용이다. 즉, 독립적으로 실행되는 임상시험보다 필요한 임상시험 인프라를 구축하는 데 소요되는 시간과 리소스 비용, 그리고 더 많은 수의 연구관련자들이 임상시험 설계, 운영 및 관리 방식에 합의할 수 있는 사전계획 및 조정의 노력과 시간이 증가한다. 그러나 하위연구 간에 공통인프라에 대한 공유비용으로 마스터 예산을 활용하여 재무적 효율성이 높다. 바이오마커 혹은 관심 있는 유전자에 근거한 하위연구는 공통 설계의 특징을 공유할 수 있거나(예 : 검정력, 표본수, 1형 오류), 프로토콜 코호트 간의 연구목표의 차이를 반영하는 다른 연구설계들이 마스터 프로토콜에 걸쳐 사용될 수 있다는 점도 장점이다.
- **새로운 표적약물 개발에 따른 새로운 치료집단 추가** : 우산 임상시험에서 하나의 종양 유형을 가진 피험자는 그 종양의 분자적 특성에 따라 다른 치료집단에 등록된다. 우산 임상시험의 사례에서 본 진행성 편평세포 폐종양 환자의 Lung-MAP(advanced squamous cell lung cancer)의 새로운 표적약물이 개발됨에 따라 적절한 분자 타깃을 가진 종양환자를 대상으로 치료집단(과 가능하면 제어집단)이 추가될 수 있다. 바스켓 임상시험의 NCI-MATCH 사례에서

와 같이 피험자는 종양조직에 관계없이 종양의 분자 특성에 따라 여러 치료집단에 등록된다. 관련 약물과 함께 새로운 활성표적이 발견되면 피험자들은 임상시험에 추가된다. 우산 및 바스켓 임상시험의 핵심은 피험자에게 가장 혜택이 있을 가능성이 높은 치료로 피험자를 배정하도록 하는 스크리닝 구성이다. 우산 및 바스켓 설계 모두는 단일 실험집단 혹은 비교를 위한 해당 제어집단을 가진 실험집단들을 추가할 수 있다는 것이다.

- **새로운 연구에 대한 이니셔티브** : 여러 임상시험에 걸쳐서 통합된 데이터 수집을 활용함으로써 마스터 프로토콜은 다른 연구 이니셔티브를 향상시킬 수 있다. 예를 들어, 희귀질환에 대한 마스터 프로토콜을 사용하면 참여하는 임상실무에서 볼 수 있는 피험자의 사례 수집이 용이해지고, 다른 과거 데이터 소스보다 더 많이 연관되는 미래의 외적 제어 임상시험을 위한 데이터 소스를 제공할 수도 있다. 또한 표적치료와 관련 없는 새로운 바이오마커의 성능을 평가하기 위해 마스터 프로토콜 내에서 필요한 연구 활동을 수행할 수 있다. 일반적으로, 바이오마커 특성을 이해하고 임계값(cut-off value)을 설정하기 위해서는 바이오마커 결과와 임상결과에 대한 광범위한 연구가 필요하다. 이러한 데이터는 수집하기 어렵고 불완전하거나 부적절한 결과 데이터가 있는 샘플을 소급해서 얻을 수 있으므로 영구적으로 지속되는 마스터 프로토콜의 임상시험은 이러한 정보를 수집하는데 이상적인 수단이다.

반면에, 마스터 프로토콜의 단점은 다중성 문제와 연구실행에서의 복잡성이다.

- **다중성 문제** : 마스터 프로토콜에서도 여러 연구질문을 단일 프로토콜 하에서 다룰 때 일어나는 다중성(multiplicity) 문제가 발생한다. I-SPY2와 같은 탐색적 프로토콜은 추가연구를 위한 치료법이 확인될 수도 있고, 반면 Lung-MAP과 같은 마스터 프로토콜은 규제측면에서 다중성 조정이 필요하지 않은 치료법을 동시에 평가할 수 있다. 그러나 항상 그런 것은 아니며, 정밀의학이 점점 더 작은 질병 하위유형(subtype)에 초점을 맞추기 때문에 전통적인 다중성 조정 방법이 비실용적이 될 수 있다. 나아가, 계획 단계에서 분석 방법은 연구목적과 일치해야 하며, 연구 진행 동안 잦은 변경은 잘못된 결론으로 이끌 가능성도 있기 때문에 신중하게 고려해야 한다.

- **복잡한 임상시험 설계 및 실시간 의사결정** : 마스터 프로토콜은 보다 복잡한 임상시험 설계와 함께 실시간 의사결정으로 인해 추가적 선행 계획도 필요하다. 어떤 치료를 연구할지, 어떤 치료를 중단하고, 추가하여 연구할지, 또는 어떤 것을 규제 당국에 신청하기 위해 나아갈지에 대한 결정을 내리고 실행하기 위한 프레임워크에는 일반적으로 통계 모델과 알고리즘의 개발뿐만 아니라 관련 당사자(예 : 운영위원회, 의뢰자 및 데이터모니터링위원회) 사이에 정보의 빠른 흐름을 보장하는 절차가 포함되어야 한다. 단일목적 임상시험의 경우와 비교하면 이해관계자 간의 조정, 인프라 요구사항 및 복잡한 임상시험 설계 요소를 모두 종합해서 마스터 프로토콜의 스타트-업 시간은 상당히 지연될 수 있다.
- **엄격한 개발과정과 수행절차** : 마스터 프로토콜은 약물개발을 진정으로 가속화할 수 있지만, 매우 복잡하고 성공하기 위해서는 보다 엄격한 개발 과정과 수행 절차가 필요하다. 협력그룹과 참여기관의 리더십(leadership), 연구임상의, 병리학, 분자의학, 전산생물학, 임상적, 중개연구, 약리학, 생물통계학, 환자 옹호집단 등을 포함하여 많은 타분야의 전문가들이 참여한다. 이는 연구기관에게 명료한 장기적 혜택이기도 하지만, 새로운 관계와 신뢰가 확립됨에 따라 단기적으로 도전이 될 수 있다. 이러한 이해관계자 간의 적절한 사전 토론은 모든 당사자가 직면한 도전을 상호 이해하는 가장 효과적인 방법이다. 마스터 프로토콜은 동일한 연구 내에서 잠재적으로 많은 수의 바이오마커-치료 조합을 포함시키면 학계, 의사, 참여기관, 피험자뿐만 아니라 연구 이해관계자, 제약사, 정부기관 등의 광범위한 컨소시엄(consortium)의 지지를 필요로 한다. 임상시험 시작 이전에 평가하려는 치료약물을 제공하는 의뢰자와 임상시험 실행 및 관리 방식에 관여하는 당사자들 간의 사전 논의를 통해 데이터 사용, 출판 권한 및 규제 제출 시기와 관련된 문제도 해결해야 한다.
- **다른 약물승인으로 인한 치료기준 변경** : 다른 신약이 판매용으로 승인됨에 따라 임상실무의 진료 기준이 변경되어 장기적인 마스터 프로토콜에 영향을 줄 수 있다. 이는 Lung-MAP에서 니볼루맙(Nivolumab)이 바이오마커-매칭 부속연구에서 선택된 치료표준인 도세탁셀(Docetaxel)보다 우월한 것으로 나타났을 때 발생하였다. I-SPY2에서는, 임상시험 치료제로 포함된 페르투주맙(Pertuzumab)의 승인으로 트라스투주맙(Trastuzumab)이 HER2-양성 유방암

표준치료로 대체되었다. 두 경우 모두, 마스터 프로토콜은 재설계 측면에서 변화하는 시장에 대한 조정된 대응을 허용했으며, 이는 단일 독립형 임상시험과 비교할 때 유리할 수 있다. 그러나 시장 변화는 다른 방식으로 마스터 프로토콜에 부정적인 영향을 줄 수 있다. 예를 들어, 설계 변경이 진행되는 동안 일시적으로 피험자 모집이 중단된다든지, 변화하는 비교 집단을 수용하기 위해 통계분석계획의 수정 필요 혹은 보다 효과적인 표준치료가 비교집단이 될 때 신치료법에 유치할 능력 등에서 부정적인 영향을 줄 수 있다.

요약하면, 마스터 프로토콜을 이용하는 임상시험에는 수많은 도전이 있다. 시간이 많이 걸리고, 여러 이해당사자 간에 상당한 조정이 필요하며, 비용이 많이 들 수 있다. 마스터 프로토콜은 복잡성으로 인해 등록을 달성하는데 의뢰자에게 어려운 형식(format)을 주고, 규제기관 및 IRB에게 수많은 개정으로 상당한 업무를 생성한다. 그것들은 무작위인 경우가 거의 없기 때문에 약제의 효능에 대한 결론을 내리기가 어려워지기도 하다. 통계적 설계가 다양하면 연구조사자가 결정적인 결론을 내리는 능력에 제한적일 수 있다. 이러한 도전에도 불구하고, 마스터 프로토콜은 환자와 연구자 모두에게 많은 기회를 제공한다. 희귀종양 환자는 임상시험에 더 쉽게 참여할 수 있으며 새로운 치료 옵션으로 이어질 수 있다. 그들은 다수의 종양 유형을 가진 환자들을 효율적으로 그룹화하고, 적응가능하며, 큰 협력을 가능하게 한다. 또한 환자의 종양에서 특정 치료-정의 분자변이에 대한 타당한 평가를 수행하는 실험실에 접근할 수 있다. 일단 확립되면, 이들 임상시험의 인프라는 광범위한 공통된, 그리고 이해되지 않은 악성종양 모두에 걸쳐 새로운 치료제의 스크리닝을 가속화할 수 있다.

5.7.3 마스터 프로토콜에 대한 FDA 입장

FDA는 최상경로계획(Critical Path Initiative, CPI)와 21세기 치료법령(21st Century Cures Act)을 통해 효율적인 치료 개발을 위한 임상시험 설계의 혁신을 장려하고 있다. 또한 최근 현대의 종양 약물 개발과 관련된 많은 어려움을 해결하기 위해 산업계에 대한 여러 지침을 개발하여 효과적인 신치료의 효율적인 개발을 지원하고 의뢰자가 승인절차를 잘 뚫고 나갈 수 있는 가이드라인도 시기적절하게 제시하고 있다. 최근의 가이드라인 중 하나는 마스터 프로토콜(FDA,

2018)에 초점을 맞추고 있는 반면, 다른 가이드라인은 인간 최초의 임상시험에서 확장 코호트에 중점을 둔다(FDA, 2018). FDA, EMA 등 규제 당국은 일반적으로 마스터 프로토콜 혹은 플랫폼 임상시험의 고급 연구 설계를 제일 먼저 검토하므로 마스터 프로토콜에는 신속 임상개발을 지원하기 위해 강화된 규제 당국의 의견(input)이 포함되는 경우가 많다. 이로서 나중에 치료 혹은 코호트에 대한 변경이 이루어질 때 후속 규제 리뷰에 대한 규제 당국의 요구사항이 적어진다. 이 경우, 프로토콜은 임상시험이 진행되는 동안에 전체 임상시험 프로토콜 수정이나 관련 행정적 지연 없이 신치료가 들어오고 세워진 임상시험을 종료할 수 있도록 하는(효능 혹은 무익성으로) 운영 구조의 역할을 한다. 표준화된 스크리닝 플랫폼과 함께 마스터 프로토콜 사용은 새로운 치료에 대한 미국 FDA의 승인을 촉진하여 다른 방법보다는 더 빨리 바이오마커로 정의된 피험자의 하위집단에 이를 이용할 수 있다. 그러므로 마스터 프로토콜 연구는 FDA 신약승인 신청을 뒷받침할 수 있는 충분한 정보를 제공하거나, 더 자주 후속 최종연구에서 성공할 것으로 보다 효과적으로 예측할 수 있는 바이오마커-선택 확인에 충분한 정보를 제공하도록 설계되어야 한다. 이를 위해서 FDA와의 사전-연구신약(pre-IND, pre-Investigational New Drug) 미팅에서 FDA로부터 적절한 과학적 조언을 받을 것을 강력히 권장한다. 마스터 프로토콜은 새로운 IND로 제출해야 하며, 안전성, 바이오마커 및 통계에 관한 FDA의 주요 고려사항은 〈표 5.3에〉 강조되어 있다. 임상시험 프로토콜 개정안의 경우, FDA는 안전성 리뷰를 위해 실질적 개정안의 계획된 활동에 앞서 48시간 이전에 사전 통지를 요청한다. 그러나 즉각적인 주의가 필요한 긴급한 안전성 문제는 즉시 해결해야 한다. 마스터 프로토콜은 임상시험계획(Investigational New Drug, IND) 하에서 수행되는 유일한 연구이며, 적절한 리뷰 담당부서에 제출하는 것이 좋다. 연구가 FDA 리뷰 담당부서와 교차하는 세포조직에 구애받지 않는 바스켓 임상시험과 같은 예가 있을 수 있으며, 의뢰자는 적절한 임상부서에 통보해야 한다. 또한 FDA는 임상부문 간에도 원활한 의사소통을 보장해야 한다. 〈표 5.4〉는 FDA가 마스터 프로토콜을 리뷰할 때에 고려하는 주요 항목과 해당 권고사항을 요약한 것이다.

표 5.4 마스터 프로토콜을 리뷰시에 FDA가 고려하는 주요 항목

FDA 고려사항	FDA의 권고
안전성	• 연간 보고서보다 더 잦은 안전성 요약의 정기적 제출에 대한 조기 계획 • 프로토콜 개정에 안전성 보고서를 참고자료 • 종양 치료 경험과 함께 의학적 모니터링 유지 • 독립적 데이터모니터링위원회 설립 • 중앙 IRB 사용
바이오마커 개발	• 분석적으로 in vivo 진단 분석(diagnostic analysis)어세이 검증 • 샘플링, 수집취급, 테스트, 분석의 절차에 대한 명확한 서술 • 임상시험용 의료기기 적용면제(Investigational Device Exemption, IDE)에 대한 연구–리스크 결정 • 리스크 평가를 얻기 위하여 FDA에 조기 접촉(30일 IND 제출과 동시에)
통계분석	• 제1결과변수인 반응률로 비–무작위 연구에 대한 노출(exposure)을 제한 • 2–단계 연구 설계 활용 • 신약등록을 하려는 연구를 위하여 적극적인 데이터 수집 • 무작위 연구에 공통 제어집단 이용(예 : 우산 임상시험) • 교차–실험약물 비교를 회피 • 무익성 분석 및 표본수 수정을 포함

5.7.4 마스터 프로토콜의 사례

사례 I–SPY2

국소진행성유방암 환자의 신보조치료의 2상 임상시험인 I–SPY2(Investigation of serial studies to predict your therapeutic response with imaging and molecular analysis 2)는 신보조치료와 관련하여(즉, 종양 부담을 줄이기 위한 수술 전 치료), 초기 단계 유방암의 바이오마커–식별의 하위유형에 대한 신치료법을 조사하기 위하여 설계된 탐색 단계의 바이오마커–기반 베이지안 어뎁티브 2상 플랫폼 임상시험이다(Baker, 2009). 진행성 유방암환자의 바이오마커로 종양치료를 쌍(pair)으로 하는 어뎁티브 2상 I–SPY의 연구목적은 유방암의 분자특성인 바이오마커에 기초하여 환자 하위세트에 대한 개선된 치료법을 확인하는 것이다. 이 연구에서 피험자는 수년간 기다릴 필요 없이 수술에서 종양의 병리학적 완전반응인 1차 결과변수 결정을 허용하는 여러 약물이 신보조치료로 테스트된다.

특정 마커 시그니처 내에서 효과 좋은 약물은(베이지안 예측확률 측면에서) 동

일한 시그니처에 등록된 후속 피험자에 대해 높은 확률로 어뎁티브 무작위를 유발하며, 결정적으로 성공적 약물은 시그니처 내의 3상 연구로 '졸업'된다. 한편, 시그니처 내에 유망하지 않는 치료는 낮은 확률로 무작위되고, 궁극적으로 고려되지 않으며 모든 시그니처에서 무익성 약물로 임상시험에서 제외된다. 표준치료보다 더 효율적인 베이지안 예측확률을 나타내는 치료는 중간시점에서 중지하고, 이러한 치료는(해당 바이오마커와 함께) 3상 임상시험으로 진행될 것이다. 이 I−SPY2 임상시험 설계의 혁신은 표준치료에 배정된 충분한 피험자 수를 유지하면서, 치료 비교에서 대조군 피험자를 공동사용하고, 낮은 성공 가능성의 치료를 중단해야 하는지 여부, 향후 성공 가능성이 높은 치료법을 결정하는 베이지안 결정규칙(300명의 3상 임상시험에서 85% 이상 성공할 확률)이 추가연구를 위해 계속 진행한다는 것이다. 반면에, 피험자 각각의 유전적 유방암 하위집단(처음에 3개의 유전자 마커에 의해 정의된 8개의 하위집단)에서 가장 유망한 치료 또는 치료조합에 피험자를 배정하기 위한 반응−어뎁티브 무작위 배정을 포함하고 있다. 〈그림 5.23〉와 〈그림 5.24〉는 I−SPY 어뎁티브 과정의 흐름 및 설계를 나타낸다.

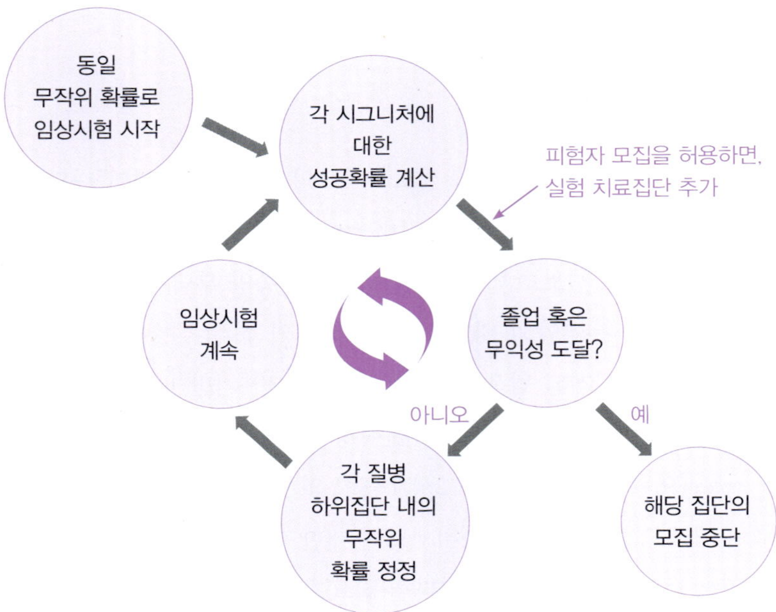

주 : "성공 확률"은 치료 졸업 시그니처에서 300명의 확증적 3상 임상시험에서 통계적 유의성의 베이지안 예측 확률

그림 5.23 I−SPY에서 이용된 어뎁티브 과정의 흐름

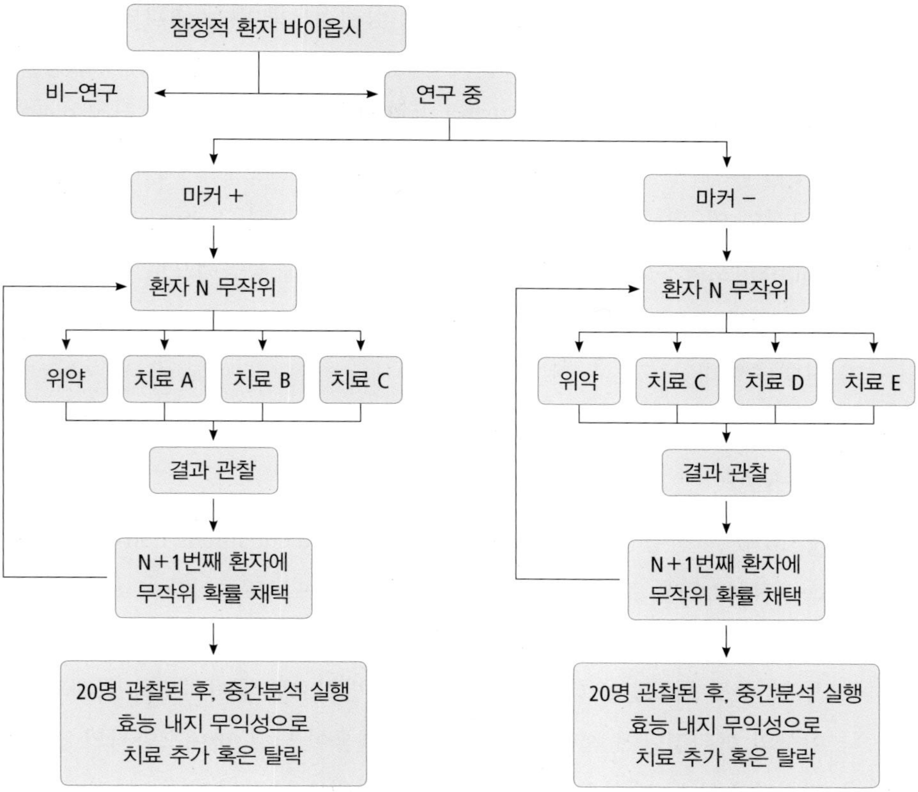

그림 5.24 I-SPY 2 임상시험 설계

각 코호트의 제1 결과변수는 종축(longitudinal) MRI 측정에서의 병리학적 주요 결과변수는 병리적 완전반응률(pathological complete response, pCR)이다. 결과-어뎁티브 무작위는(호르몬 수용체 상태, 인간 표피성장인자 수용체2(HER2) 상태, 70-유전자 MammaPrint 분석(assay)을 기초로 한 고위험집단1과 고위험집단2) 8개의 무작위 하위집단 각각에서 이용되었다. 제1 분석은 8개의 무작위 하위집단의 서로 다른 조합으로 구성된 10개(중첩된) 바이오마커-주도의 집단 "시그니처(signature)"의 각각 내에서 실험약의 효능을 평가하는 것이었다. 표준 선행 보조화학치료+네라티닙[Neratinib, HER2와 EGFR의 타이로신 키나아제 억제제(Tyrosine Kinase Inhibitor)] 대비 표준 선행 보조화학치료(대조집단)의 평가를 여기에서 검토한다. 무작위 배정된 347명의 피험자 중에서 127명은 네라티닙을 함유한 치료집단에, 84명은 대조집단에 배정되었다. 현재까지, 적어도 4개의 코호트가 3상으로 '졸업'했다. 베이지안 어뎁티브 무작위의 유용성은 빠른 마커 평가, 무작위 알고리즘을 알리기 위한 상대적으로 빠른 결과변수, 및 초기 어뎁션이 차후 피험자에게 혜택을 받을 수 있도록 하는 완만한 피험자 모집률(slow-to-moderate accrual rate)에 달려있다. I-SPY2 프로토콜을 사용하여 9개의 의뢰자로부터 12개의 치료법이 평가되었으며, 그 중 5개는 추가연구를 위해 진행되었고(2개의 연구약물, 벨리파립(Veliparib)-카보플라틴(Carboplatin) 및 네라티닙(Neratinib) 포함), 나머지는 대기 중이다. I-SPY2를 성공적으로 완료한 약물제제에게 효율성의 증거를 제공하도록 설계된 I-SPY3 마스터 프로토콜에 대한 논의가 진행 중이다.

사례 Lung-MAP

Lung-MAP은 진행성 편평비소세포폐암(advanced squamous non-small cell lung cancer, NSCLC)을 포함하는 2상 & 3상 마스터 프로토콜이다. Lung-MAP은 공통 바이오마커 스크리닝 플랫폼을 통합하여 피험자를 유전자 하위집단으로 분류하고, 각 타깃 치료법을 다른 하위집단과 독립적으로 평가하도록 설계되었다. 하나 이상의 하위집단에 적합한 피험자는 유병률이 낮은 바이오마커의 경우 더 많은 피험자를 받는 방식으로 하위집단에 무작위로 배정된다(즉, 특정 하위집단에 배정될 확률은 바이오마커 유병률에 반비례). 바이오마커 시그니처가 정해진 어떤 하위집단에도 속하지 않는 피험자는 노-매치(no-match) 하위집단에 배정됨으로써 더 많은 피험자가 스크리닝되어 연구에 참여할 수 있다. 5개의 독립적인 하위연구에서 표준치료 vs 4개의 표적치료제와 노-매치 하위집단에 대한 1개 치료법이 평가되었으며, 질병무진행생존(PFS) 및 전체생존(OS)을 각각을 결과변수로 하여 2/3상 심리스 설계를 사용하였다. 니볼루맙(Nivolumab)의 FDA 승인 후, Lung-MAP은 몇 가지 변경되었다. 첫째, 부속연구들은 전체반응률(ORR)을 제1결과변수로 하는 단일집단(2상) 조사로 재설계되었다. 2상에서 충분한 신뢰를 가지고 15% 이하의 전체반응률이 배제된다면, 부속연구에서 타깃 치료법이 성공한 것으로 간주된다. 만일 이 성공 기준이 충족되고 예상되는 피험자 등록이 실현가능한 경우(예 : 예상 지속 시간이 3년 이하), 3상 연구가 계획될 것이며, 그 시점에 제어집단에 대한 표준치료가 결정될 것이다. 둘째, 원래 MED14736을 조사하도록 설계된 노-매치 부속연구는 니볼루맙과 니볼루맙+이필리무맙(Nivolumab vs Nivolumab+Ipilimumab)을 비교하다. Lung-MAP은 새로운 약물을 추가하고 효과가 없는 약물을 영구적으로 중단할 수 있다는 점에서 I-SPY2와 더불어 플랫폼 임상시험의 일부 측면을 공유하지만, I-SPY2의 어뎁티브 설계 기능의 대부분은 없다. 현재 MED14736 및 바이오마커-매치 치료법 중 하나인 릴로투무맙(Rilotumumab)은 중단되고, 타셀리십(Taselisib), 팔보시클립(Palbociclib) 및 AZD4547 3가지만 남아있다.

사례 SBRT

SBRT(Stereotactic body radiotherapy) 연구는 MRI-유도의 선형가속기(MR-Linac, magnetic resonance imaging-guided linear accelerator)를 평가하기 위한 1상과 2상 어뎁티브 임상시험이다. 이 연구에서는 환자를 치료하기 이전에, 팬텀(phantom) 연구, 체외(*in vitro*) 용량 측정을 계획하는 연구 및 온보드 영상(on-board imaging)을 평가하기 위한 건강한 자원자의 연구를 포함한 시뮬레이션 연구가 선행되며, 의료기기의 안전한 사용에 대해 연구원과 제공자를 교육하고 의료기기를 최대로 활용할 수 있는 환자집단을 조사하는데 사용된다(Bitterman, 2020). 1상 연구는 종양환자에서 MRI-유도 SBRT를 전달할 가능성을 평가한다. 2상 연구에서는 국소적 제어와 환자가 보고한 결과변수에서의 개선을 구체적으로 참고하여 이 치료의 안전성 및 효능을 평가한다. 하위연구는 비소세포폐암, 국소 진행성 췌장암, 신장 종양에서 SBRT를 평가한다. 하위- 프로토콜은 치료된 각 종양에 대한 개정으로 추가될 계획이다. 1상 연구의 결과변수는 타당성 및 실행 가능성이며, 2상 연구의 경우에 종양 유형 모두에 사용되는 결과변수는 비슷한 것이면서 독성을 고려한 것으로 모아질 것이다(예 : 모든 하위연구에서는 피로감, 췌장암 및 신장종양 SBRT 하위연구에서는 급성 위장독성). 마스터 프로토콜은 개정을 통해 하위연구를 원활하게 추가하거나 제거할 수 있도록 작성되었다. 〈그림 5.25〉는 1상과 2상 어뎁티브 SBRT 연구 설계의 개요를 나타낸다.

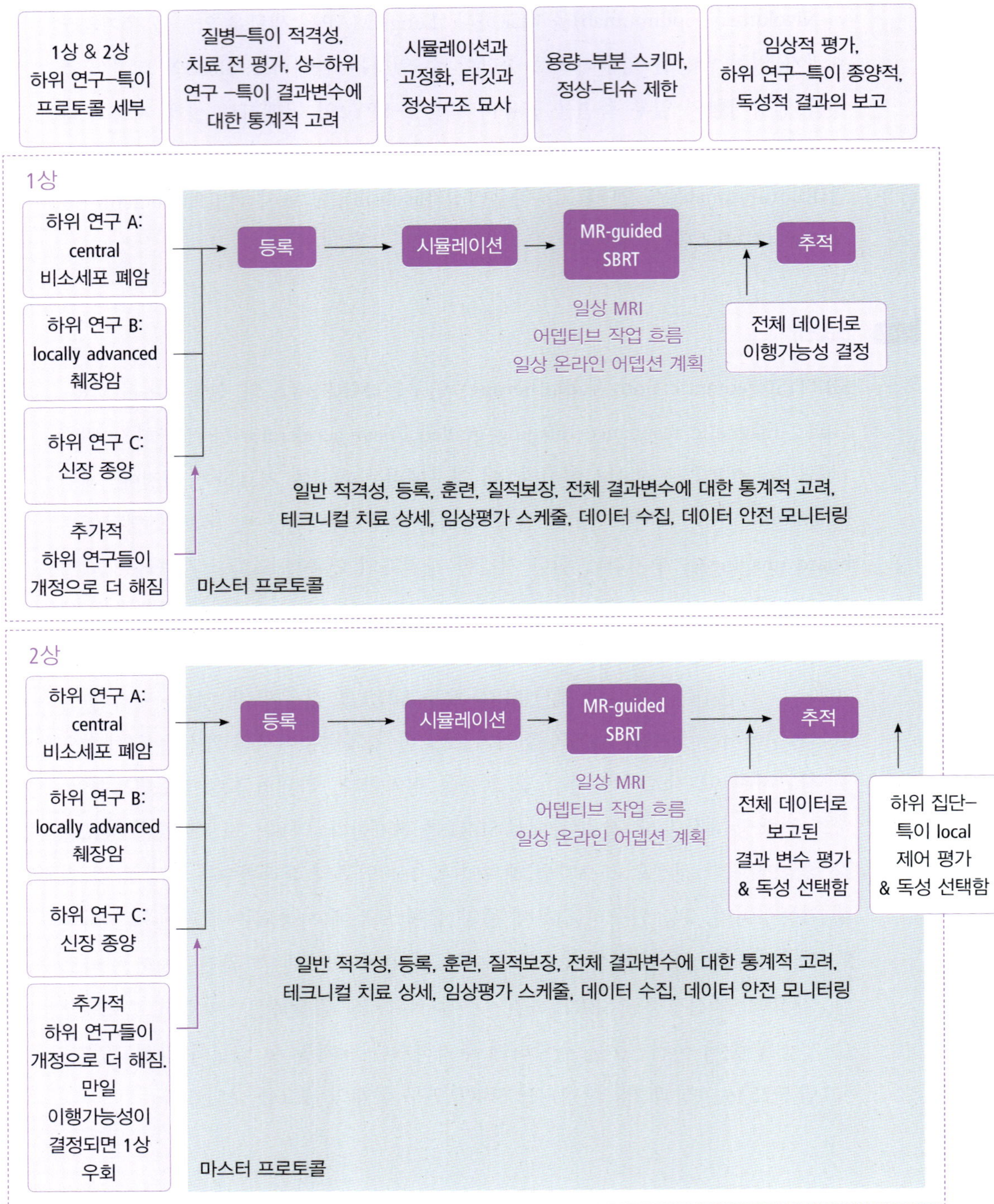

그림 5.25 여러 질병 사이트에서 online-adaptive stereotactic body radiotherapy(SBRT)를 위한 MRI–유도의 선형 가속기를 평가하는 1상 및 2상 마스터 프로토콜의 개요

〈표 5.5〉는 종양연구에서 마스터 프로토콜을 이용한 사례와 설계, 연구목적, 연구약물, 모집단, 그리고 제1 결과변수를 요약한 것이다.

표 5.5 종양연구에서의 마스터 프로토콜 사례

연구	설계	연구목적	약물	질병 & 타깃	연구 모집단	결과변수
B2225	다기관 오픈레벨, 비-비교 2상 바스켓 임상시험	이마티닙(Imatinib)에 반응하는 종양 유형 결정	단일 : 이마티닙(400 or 800mg/day)	이마티닙 표적 키나아제의 활성을 가지는 40개의 종양	15세 이상의 환자 186명	종양반응(SWOG기준과 연구자 평가)
BRAF V600	다기관, 오픈레벨, 비-비교, Simon 2단계를 이용한 초기 2상 바스켓 임상시험	비-흑색종 암의 베무라페닙(Vemurafenib) 효능 평가	단일 : 베무라페닙 치료 or (대장암 환자는) 베무라페닙+세툭시맙(Cetuximab)	BRAF V600 변이를 가진 다수 비-흑색종 암 8개의 종양 특이 코호트+"다른 모두" 코호트	18세 이상의 환자 122명	반응률(8주에서 RECIST or IMWG 기준에 따라 연구자의 평가)
NCI-MATCH	탐색적, 다기관, 비-비교 우산 임상시험	분자 비정상에 따라 종양치료 효율성 결정	다중 : 30개의 치료제(유전자 비정상을 표적하는 FDA-승인약물 혹은 조사약물	진행성 고형암 : 림프종 : 실행 가능한 변이에 대한 DNA 시퀀싱	하위연구 각각에 35명의 성인환자 : 소아연구도 시작	종양반응(제1결과), 무진행생존
BATTLE-1	단일기관, 비교, 어뎁티브 무작위 2상 우산 임상시험	화학요법-저항의 NSCLC에서 표적치료 평가	다중 : 3개의 단일치료[(엘로티닙(Erlotinib), 반데타닙(Vandetanib), 소라페닙(Sorafenib)]와 1개의 결합치료[(엘로티닙+벡사로텐(Bexarotene)]	진행성 NSCLC : EGFR 변이, KRAS/BRAF 변이, VEGF발현, RXRs/CyclinD1 발현 등을 표적	하나 이상의 화학요법이 실패한 255명	8주에서 완전 또는 부분 반응 또는 RECIST 기준에 따른 질병 안정성(제1결과), 무진행생존, 전체생존, 독성

연구	설계	연구목적	약물	질병 & 타깃	연구 모집단	결과변수
ISPY 2	다기관, 비교, 어뎁티브 무작위 2상 플랫폼 임상시험	바이오마커 시그니처에 근거하여 보조치료에서 국소적 진행성 유방암 치료제 식별	다중 : 표준화학요법과 5개의 신약을 표준화학요법에 추가	초기 고위험 유방암 : 3개의 바이오마커(호르몬 수용체 상태, HER2 상태, MammaPrint 위험점수)가 8개의 유전자 하위집단 정함	직경 2.5cm 이상의 침투성 종양의 여성 : 1920명	병리학적 완전 반응
LUNG-MAP	2/3상 비교 마스터 프로토콜	NSCLC의 희귀 편평세포 부분집합에서 마커-매치된 치료를 평가	다중 : 비매치 제어에 4개 조사약물+1개 치료약물 : 3개 조사약물 남음	편평세포 NSCLC : 다중 표적(처음에는 4개 분자 타깃 : 3개 남음)	2상연구는 100~170명 계획 : 3상연구는 300~400명 계획	객관적 반응률, 무진행생존, 전체생존

BATTLE : Biomarker-integrated Approaches of Targeted Therapy for Lung Cancer Elimination
IMWG : International Myeloma Working Group
I-SPY : Investigation of Serial Studies to Predict Your Therapeutic Response with Imaging and Molecular Analysis
Lung-MAP : Lung Master Protocol
NCI-MATCH : National Cancer Institute Molecular Analysis for Therapy Choice
NSCLC : 비소세포폐암(non-small cell lung carcinoma)
RECIST : Response Evaluation Criteria in Solid Tumors
SWOG : Southwest Oncology Group

5.8 Summary

바스켓 임상시험, 우산 임상시험, 플랫폼 임상시험 등 혁신적인 임상시험 설계 개발은 현대 의약물 개발이나 승인 절차를 간소화시키는 유용한 방법이 되었다. 바이오마커 전략 설계는 특정한 조직학적 특징("우산" 임상시험) 혹은 특정한 게놈 변경("바스켓" 임상시험)을 가진 환자를 유전적 특징이나 혹은 바이오마커의 측정값에 따라 표적화된 치료에 배정할 수 있다. 우산 임상시험은 동일한 유형의 종양조직 또는 관련 질병조직을 가진 참가자를 등록하고 특정 돌연변이에 근거하여 다른 코호트에 배정한다. 플랫폼 임상시험은 환자를 다른 코호트에 무작위 배정하고 알고리즘을 따라 새로운 치료를 추가하거나 기존 치료를 진행 중인 연구에서 탈락시킴으로써 우산 임상시험을 한 단계 더 발전시킨다. 바스켓 임상시험은 조직 또는 관계된 장기에 관계 없이 돌연변이에 따라 연구참가자를 그룹 짓는다. 즉, 우산 임상시험은 특정 바이오마커를 기준으로 환자를 다양한 치료집단에 배정하는 반면, 바스켓 임상시험은 다양한 종양 유형에서 단일 예측 바이오마커에 대한 한 약물의 효과를 테스트한다. 이러한 임상시험의 목표는 다양하며, 특정 종양 유형, 소아 또는 노인 환자에 대한 평가, 장기손상 환자, 음식영향, 약물-약물 상호작용, 대안 복용량 또는 스케줄, 다른 약물과 결합에서의 복용량/스케줄, 잠재적 바이오마커의 예측값 평가 등으로 약물 활동을 평가할 수 있다. 플랫폼 임상시험은 일반적으로 단일 프로토콜에서 다수의 실험 목표를 갖는 단일 종양 유형을 포함하거나 동일한 조직 또는 다른 통일된 특성을 가진 환자로 다른 치료집단에 등록되고, 여러 임상시험 약제가 평가되는 다중 치료집단으로 설계된다. 이러한 연구는 탐색적이거나 혹은 규제기관 등록(신약승인을 위한 registration trial) 의도를 가지고 실험치료집단과 하나의 공유된 제어집단이 있기도 하다. 플랫폼 임상시험은 우산 임상시험과 유사점이 많아서 종종 한 덩어리로 취급되기도 하지만, 더 많은 어뎁션을 포함하는 것으로 생각된다는 점에서 우산 임상시험과 구별될 수 있다.

마스터 프로토콜은 임상시험에서의 새로운 패러다임으로 많은 바이오마커-정의된 하위집단이 환자모집단의 작은 비율을 대표할 수 있으므로 매우 효율적이다. 마스터 프로토콜은 연구의 크기와 모양이 다르지만 많은 공통점을 공유하다. 혁신적인 설계 요소는 연구 노력을 통해 최대한의 정보를 얻도록 보장하며, 구현에 필요한 인프라는 독립형 임상시험에 비해서 데이터 품질 및 임상시험 효율성을 높인다. 특히 한차례 스크리닝되어 배정된 집단의 특성을 파악함으로써 종양의 분자 특성과 관련된 임상시험이나 치료를 잠재적으로 찾을 수 있어서 환자에게 큰 장점이다. 올바로 설계된 경우, 마스터 프로토콜은 실험실에서 신속하게 임상 평가로 전환하는 혁신으로 수년, 심지어 수십 년 동안 지속될 수 있다. 차세대 시퀀싱이 계속 발전함에 따라, 바스켓 및 우산 임상시험을 포함한 마스터 프로토콜은 매치된 치료(예를 들어, 다중 돌연변이, 바이오마커 혹은 경로에 따른 병용치료)에 피험자를 배정하는 것으로 그 사용과 용도가 확장되고 있다.

참고문헌

- Adams R, Brown E, Brown L, Butler R, Falk S, Fisher D, Kaplan R, et al. Inhibition of EGFR, HER2, and HER3 signalling in patients with colorectal cancer wild-type for BRAF, PIK3CA, KRAS, and NRAS (FOCUS4-D): a phase 2-3 randomised trial. Lancet Gastroenterol Hepatol. 2018. 3:162-71.
- Alden RS, Mandrekar SJ, Oxnard GR. Designing a definitive trial for adjuvant targeted therapy in genotype defined lung cancer: the ALCHEMIST trials. Chin Clin Oncol. 2015. 4(3):37.
- Alexander BM, Ba S, Berger MS, Berry DA, Cavenee WK, Chang SM, et al. Adaptive global innovative learning environment for glioblastoma: GBM AGILE. Clin Cancer Res. 2018. 24:737–43.
- Alexander BM, Wen PY, Trippa L, Reardon DA, Yung W-KA, Parmigiani G, et al. Biomarker-based adaptive trials for patients with glioblastoma—lessons from I-SPY 2. Neuro-oncology. 2013. 15(8):972–8.
- Alexander BM, Trippa L, Gaffey S, Arrillaga-Romany IC, Lee EQ, Rinne ML, et al. Individualized Screening Trial of Innovative Glioblastoma Therapy (INSIGhT): A Bayesian Adaptive Platform Trial to Develop Precision Medicines for Patients With Glioblastoma. JCO Precision Oncology 2019. 3:1-13.
- Alymani NA, Smith MD, Williams DJ, Petty RD. Predictive biomarkers for personalised anti-cancer drug use: discovery to clinical implementation. Eur J Cancer. 2010. 46(5):869-79.
- Angus DC, Berry S, Lewis RJ, Al-Beidh F, Arabi Y, et al. The REMAP-CAP (Randomized Embedded Multifactorial Adaptive Platform for Community-acquired Pneumonia) Study. Rationale and Design. Ann Am Thorac Soc. 2020 Jul;17(7):879-891.
- Angus DC, Alexander BM, Berry S, et al. Adaptive platform trials: definition, design, conduct and reporting considerations. Nat Rev Drug Discov. 2019. 18:797–807.
- Antoniou M, Kolamunnage-Dona R, Wason J, Bathia R, Billingham C, Bliss JM, Brown LC, Gillman A, Paul J, Jorgensen AL. Biomarker-guided trials: Challenges in practice. Contemp Clin Trials Commun. 2019. 16:100493.
- Ashley EA. The precision medicine initiative: a new national effort. JAMA. 2015. 313:2119-20.
- Bang YJ, Van Cutsem E, Feyereislova A, et al. Trastuzumab in combination with chemotherapy versus chemotherapy alone for treatment of HER2-positive advanced gastric or gastro-oesophageal junction cancer (ToGA): a phase 3, open-label, randomised controlled trial. Lancet. 2010. 376:687-697.
- Barker AD, Sigman CC, Kelloff GJ, Hylton NM, Berry DA, Esserman LJ. I-SPY2: an adaptive breast cancer trial design in the setting of neoadjuvant chemotherapy. Clin Pharmacol Ther. 2009. 86:97-100.
- Bateman RJ, Benzinger TL, Berry S, et al. The DIAN-TU Next Generation Alzheimer's prevention trial: Adaptive design and disease progression model. Alzheimers Dement. 2017. 13(1):8-19.
- Bavry AA. Clopidogrel Versus Standard Therapy to Achieve Optimal Management of Platelet Inhibition–PLATFORM - CHAMPION PLATFORM. American College of Cardiology. 2013. www.acc.org/latest-in-cardiology/clinical-trials/2013/12/19/21/08/champion-pci
- Bedard PL, Hansen AR, Ratain MJ, Siu LL. Tumour heterogeneity in the clinic. Nature. 2013;501(7467):355-364.
- Berry SM, Connor JT, Lewis RJ. The Platform Trial: An Efficient Strategy for Evaluating Multiple

Treatments. JAMA. 2015. 313(16):1619–20.

- Berry DA, Herbst RS, Rubin EH. Design strategies for personalized therapy trials. Clin. Cancer Res. 2012. 18:638–44.
- Berry DA. The Brave New World of clinical cancer research: Adaptive biomarker-driven trials integrating clinical practice with clinical research. Mol Oncol. 2015. 9(5):951-9.
- Berry SM, Petzold EA, Dull P, Thielman NM, Cunningham CK, et al. A response adaptive randomization platform trial for efficient evaluation of Ebola virus treatments: A model for pandemic response. Clin Trials. 2016. 13(1):22–30.
- Berry DA. Emerging innovations in clinical trial design. Clin Pharmacol Ther. 2016. 99(1):82-91.
- Billingham L, Malottki K and Steven N. Research methods to change clinical practice for patients with rare cancers. Lancet Oncol. 2016. 17:e70–e80.
- Bitterman DS, Cagney DN, Singer LL, Nguyen PL, Catalano PJ, Mak RH. Master Protocol Trial Design for Efficient and Rational Evaluation of Novel Therapeutic Oncology Devices. J Natl Cancer Inst. 2020. 112:229-37.
- Burd A, Schilsky RL, Byrd JC, et al. Challenges and approaches to implementing master/basket trials in oncology. Blood Adv. 2019. 3(14):2237-43.
- Butler CC, Coenen S, Saville BR, et al. A trial like ALICE: why design a platform, response-adaptive, open, randomised controlled trial of antivirals for influenza-like illness?. ERJ Open Res. 2018. 4(2):00046-2018.
- Carey LA, Winer EP. I-SPY 2 — Toward More Rapid Progress in Breast Cancer Treatment. N Engl J Med 2016. 375:83-84.
- Casali PG, Le Cesne A, Poveda Velasco A, et al. Time to Definitive Failure to the First Tyrosine Kinase Inhibitor in Localized GI Stromal Tumors Treated With Imatinib As an Adjuvant: A European Organisation for Research and Treatment of Cancer Soft Tissue and Bone Sarcoma Group Intergroup Randomized Trial in Collaboration With the Australasian Gastro-Intestinal Trials Group, UNICANCER, French Sarcoma Group, Italian Sarcoma Group, and Spanish Group for Research on Sarcomas. J Clin Oncol. 2015. 33(36):4276-83.
- Cecchini M, Rubin EH, Blumenthal GM, Ayalew K, Burris HA, et al. Challenges with novel clinical trial designs: master protocols. Clin Cancer Res. 2019. (7):2049-57.
- Chaft JE, Suzanne Eleanor Dahlberg, David E. Gerber, Geoffrey R. Oxnard, Shakun M. Malik, et al. EA5142 adjuvant nivolumab in resected lung cancers (ANVIL): The newest study in the ALCHEMIST platform. Journal of Clinical Oncology 2017. 35:15_suppl, TPS8575-TPS8575
- Chapman PB, Hauschild A, Robert C, Haanen JB, Ascierto P, et al. Improved survival with vemurafenib in melanoma with BRAF V600E mutation. N Engl J Med. 2011. 364:2507–16.
- Chau I, Haag, OE, Rahma TM, Macarulla SL, et al. MORPHEUS: a Phase Ib/II umbrella study platform evaluating the safety and efficacy of multiple cancer immunotherapy (CIT)–based combinations in different tumour types. Annals of Oncology. 2018. 29(suppl_8): viii400-viii441.
- Chen AP, Eljanne M, Harris L, Malik S, Seibel NL. National Cancer Institute Basket/Umbrella Clinical Trials: MATCH, LungMAP, and Beyond. Cancer J. 2019. 25(4):272-281.

- Coyne GO, Takebe N, Chen AP. Defining precision: the precision medicine initiative trials NCI-MPACT and NCI-MATCH. Curr Probl Cancer. 2017. 41:182–193.
- Cunanan KM, Iasonos A., Shen R., Begg C.B., Gonen M. An efficient basket trial design.Stat. Med. 2017; 36: pp. 1568-1579.
- Das S, Lo AW. Re-inventing drug development: A case study of the I-SPY 2 breast cancer clinical trials program. Contemp Clin Trials. 2017. 62:168-174.
- de Olza, OM, Hierro C, Matos I, Martin-Liberal J, Garralda E. et al. Early-drug development in the era of immuno-oncology: are we ready to face the challenges? Annals of Oncology. 2018. 29(8):1727-40.
- Diaz L, Marabelle A, Kim TW, Geva R, Van Cutsem E, André T, Ascierto A, Maio M, Delord J, Gottfried M et al (2017) Efficacy of pembrolizumab in phase 2 KEYNOTE-164 and KEYNOTE-158 studies of microsatellite instability high cancers. Ann Oncol. 2017. 28:122–141.
- Dienstmann R, Rodon J and Tabernero J. Biomarker-driven patient selection for early clinical trials. Curr Opin Oncol. 2013. 25:305–312.
- Dienstmann R, Rodon J, Tabernero J. Optimal design of trials to demonstrate the utility of genomically-guided therapy: Putting Precision Cancer Medicine to the test. Mol Oncol. 2015. 9(5):940-950.
- Do K, O'Sullivan Coyne G, Chen AP. An overview of the NCI precision medicine trials-NCI MATCH and MPACT. Chin Clin Oncol. 2015. 4(3):31.
- Dodd, LE, Proschan MA, Neuhaus J, Koopmeiners JS, Neaton J, Beigel JD, Barrett K, Lane HC, Davey RT. Design of a Randomized Controlled Trial for Ebola Virus Disease Medical Countermeasures: PREVAIL II, the Ebola MCM Study, J Infect Dis. 2016. 213(12):1906-13.
- Doroshow DB, Doroshow JH. From the Broad Phase II Trial to Precision Oncology: A Perspective on the Origins of Basket and Umbrella Clinical Trial Designs in Cancer Drug Development. Cancer J. 2019. 25(4):245-253.
- Doroshow DB, Doroshow J H. Genomics and the History of Precision Oncology. Surgical Oncology Clinics of North America. 2020. 29(1):35-49.
- Drakaki A, Kalebasty AR, Lee JL, et al. Phase Ib/II umbrella trial to evaluate the safety and efficacy of multiple 2L cancer immunotherapy (CIT) combinations in advanced/metastatic urothelial carcinoma (mUC): MORPHEUS-mUC.. Journal of Clinical Oncology 2020 38:6_suppl
- Drilon A, Laetsch TW, Kummar S, et al. Efficacy of Larotrectinib in TRK Fusion-Positive Cancers in Adults and Children. N Engl J Med. 2018 Feb 22;378(8):731-739.
- Ferrarotto R, Redman MW, Gandara DR, Herbst RS, Papadimitrakopoulou VA. Lung-MAP—Framework, overview, and design principles. Chin Clin Oncol. 2015. 4:36–41.
- Fisher JG, Tait D, Garrett-Mayer E, Halabi S, et al. Cetuximab in Patients with Breast Cancer, Non-Small Cell Lung Cancer, and Ovarian Cancer Without KRAS, NRAS, or BRAF Mutations: Results from the Targeted Agent and Profiling Utilization Registry (TAPUR) Study. Target Oncol. 2020 Oct 22. doi: 10.1007/s11523-020-00753-7.
- Flaherty KT, Gray R, Chen A, Li S, Patton D, Hamilton SR, etal. THE MOLECULAR ANALYSIS FOR THERAPY CHOICE (NCI-MATCH) TRIAL: LESSONS for GENOMIC TRIAL DESIGN. JNCI: Journal of the National Cancer Institute. 2020. https://doi.org/10.1093/jnci/djz245

- Folch EE, Pritchett MA, Nead MA, Bowling MR, Murgu SD, et al. Electromagnetic Navigation Bronchoscopy for Peripheral Pulmonary Lesions: One-Year Results of the Prospective, Multicenter NAVIGATE Study. J Thorac Oncol. 2019 Mar;14(3):445-458.
- FOCUS4. FOCUS 4 Aims and Objectives. http://www.focus4trial.org/about/aims-and-objectives/
- FOCUS4. FOCUS 4 Trial Schema. http://www.focus4trial.org/trial-schema/
- Forrest SJ, Geoerger B, Janeway K. Precision medicine in pediatric oncology, Current Opinion in Pediatrics. 2018. 30(1):17-24.
- Garralda E, Dienstmann R, Piris-Giménez A, Braña I, Rodon J, et al. New clinical trial designs in the era of precision medicine. Molecular Oncology. 2019. 13:549-557
- Gerber DE, Oxnard GR, Govindan R. ALCHEMIST: Bringing genomic discovery and targeted therapies to early-stage lung cancer. Clin Pharmacol Ther. 2015. 97(5):447-50.
- Gilson C, Chowdhury S, Parmar MKB, Sydes MR, STAMPEDE Investigators. Incorporating biomarker stratification into STAMPEDE: an adaptive multi-arm, multi-stage trial platform. Clin Oncol. 2017. 29:778–786
- Govindan R, Mandrekar SJ, alden DE, Oxnard GR, Dahlberg SE, et al. ALCHEMIST trials: A golden opportunity to transform outcomes in early-stage non-small cell lung cancer. Clinical Cancer Research 2015. 21(24): 5439–44.
- Griffiths G, Fitzgerald R, Jaki T, Corkhill A, et al; UK NIHR community. AGILE-ACCORD: A Randomized, Multicentre, Seamless, Adaptive Phase I/II Platform Study to Determine the Optimal Dose, Safety and Efficacy of Multiple Candidate Agents for the Treatment of COVID-19: A structured summary of a study protocol for a randomised platform trial. Trials. 2020 Jun 19;21(1):544.
- Hampel H, Williams C, Etcheto A, et al. A precision medicine framework using artificial intelligence for the identification and confirmation of genomic biomarkers of response to an Alzheimer's disease therapy: Analysis of the blarcamesine (ANAVEX2-73) Phase 2a clinical study. Alzheimers Dement (NY). 2020. 6(1):e12013.
- Hanley DF, Thompson RE, Muschelli J, Rosenblum M, McBee N, et al. Safety and efficacy of minimally invasive surgery plus alteplase in intracerebral haemorrhage evacuation (MISTIE): a randomised, controlled, open-label, phase 2 trial. Lancet Neurol. 2016. 15(12):1228–37.
- Hanley DF, Thompson RE, Rosenblum M, et al. Efficacy and safety of minimally invasive surgery with thrombolysis in intracerebral haemorrhage evacuation (MISTIE III): a randomised, controlled, open-label, blinded endpoint phase 3 trial. Lancet. 2019. 393(10175):1021-32.
- Harrington JA, Hernandez-Guerrero TC, Basu B. Early Phase Clinical Trial Designs – State of Play and Adapting for the Future. Clinical Oncology. 2017. 29(12):770-7.
- Heckman-Stoddard BM, Smith JJ. Precision medicine clinical trials: defining new treatment strategies. Semin Oncol Nurs. 2014. 30(2):109-16.
- Herbst R, Redman M, Gandara DR, Hirsch FR, Mack P, et al. OA 14.07 Progress in lung squamous cell carcinoma from the lung-MAP master protocol (S1400) sub-studies S1400A, S1400B, S1400C and S1400D. Journal of Thoracic Oncology. 2017. 12(11):1783–84.
- Herbst RS, Gandara DR, Hirsch FR, Redman MW, LeBlanc M, et al. Lung master protocol (lung-MAP)-

-a biomarker-driven protocol for accelerating development of therapies for squamous cell lung Cancer: herbst S1400. Clin Cancer Res. 2015. 21(7):1514–24.

- Hirakawa A, Asano J, Sato H, Teramukai S.Hirakawa A, et al. Master protocol trials in oncology: Review and new trial designs. Contemp Clin Trials Commun. 2018. 12:1-8.
- Hobbs BP, Chen N, Lee JJ. Controlled multi-arm platform design using predictive probability. Stat Methods Med Res. 2018. 27(1):65-78.
- Hofmann D, Nitz U, Gluz O, et al. WSG ADAPT - adjuvant dynamic marker-adjusted personalized therapy trial optimizing risk assessment and therapy response prediction in early breast cancer: study protocol for a prospective, multi-center, controlled, non-blinded, randomized, investigator initiated phase II/III trial. Trials. 2013. 14:261.
- Hunter DJ. Uncertainty in the Era of Precision Medicine. N Engl J Med. 2016. 375:711-713.
- Hyman DM, Puzanov I, Subbiah V, et al. Vemurafenib in Multiple Nonmelanoma Cancers with BRAF V600 Mutations [published correction appears in N Engl J Med. 2018 Oct 18;379(16):1585]. N Engl J Med. 2015. 373(8):726-736.
- Hyman DM, Solit DB, Arcila ME, Cheng DT, Sabbatini P, Baselga J, Berger MF, Ladanyi M. Precision medicine at Memorial Sloan Kettering Cancer Center: clinical next-generation sequencing enabling next-generation targeted therapy trials. Drug Discov Today. 2015. 20:1422–1428.
- Joshi YB, Light GA. Using EEG-Guided Basket and Umbrella Trials in Psychiatry: A Precision Medicine Approach for Cognitive Impairment in Schizophrenia. Front Psychiatry. 2018. 9:554.
- Kaizer A.M.H., Koopmeiners Brian P., Joseph S. A multi-source adaptive platform design for testing sequential combinatorial therapeutic strategies.Biometrics 2018; 74: pp. 1082-1094.
- Kang B, Slosber E, Snodgrass S, Lebedinsky C, Berry D, Corless C, Stein S, Salvado A. The Signature Program: Bringing the Protocol to the Patient. Clin. Pharmacol. Ther. 2015, 98: 124-126.
- Kaplan R. The FOCUS4 design for biomarker stratified trials. Chin Clin Oncol. 2015. 4(3):35.
- Kaplan R, Maughan T, Crook A, Fisher D, Wilson R, Brown L, Parmar M. Evaluating many treatments and biomarkers in oncology: a new design. J Clin Oncol. 2013. 31(36):4562-68.
- Keefe RS, Mohs RC, Bilder RM, Harvey PD, et al. Neurocognitive assessment in the Clinical Antipsychotic Trials of Intervention Effectiveness (CATIE) project schizophrenia trial: development, methodology, and rationale. Schizophr Bull. 2003;29(1):45-55.
- Kim ES, Herbst RS, Wistuba II, Lee JJ, Blumenschein GR Jr, et al. The BATTLE trial: personalizing therapy for lung cancer. Cancer Discov. 2011. 1(1): 44–53.
- Korn EL, Freidlin B. Adaptive Clinical Trials: Advantages and Disadvantages of Various Adaptive Design Elements. JNCI: Journal of the National Cancer Institute. 2017. 109(6):djx013,
- Lam VK, Papadimitrakopoulou V. Master protocols in lung cancer: experience from Lung Master Protocol. Curr Opin Oncol. 2018. 30(2):92-97.
- Laterre PF, Berry SM, Blemings A, et al. Effect of Selepressin vs Placebo on Ventilator- and Vasopressor-Free Days in Patients With Septic Shock: The SEPSIS-ACT Randomized Clinical Trial. JAMA. 2019. 322(15):1476-85.
- Le DT, Kim TW, Van Cutsem E, Geva R, et al. Phase II Open-Label Study of Pembrolizumab in

Treatment-Refractory, Microsatellite Instability-High/Mismatch Repair-Deficient Metastatic Colorectal Cancer: KEYNOTE-164. J Clin Oncol. 2020 Jan 1;38(1):11-19.

- Le Tourneau C, Kamal M, Trédan O, et al. Designs and challenges for personalized medicine studies in oncology: focus on the SHIVA trial. Target Oncol. 2012. 7(4):253-265.
- Le Tourneau C, Delord JP, Goncalves A, et al. Molecularly targeted therapy based on tumour molecular profiling versus conventional therapy for advanced cancer (SHIVA): a multicentre, open-label, proof-of-concept, randomised, controlled phase 2 trial. Lancet Oncol. 2015. 16:1324-34.
- Le Tourneau C, Kurzrock R. Targeted therapies: What have we learned from SHIVA?. Nat Rev Clin Oncol. 2016. 13(12):719-720.
- Lee KM, Wason J. Including non-concurrent control patients in the analysis of platform trials: is it worth it? BMC Med Res Methodol. 2020 Jun 24;20(1):165.
- Lee JJ, Liu S, Chen N. Biomarker-based Bayesian adaptive designs for targeted agent development—implementation and lessons learned from the BATTLE Trial. (Accessed: Dec 19, 2019) www.newton.ac.uk/ files/seminar/20110815140014452-152818.pdf
- Liu S, Lee JJ. An overview of the design and conduct of the BATTLE trials. Chin Clin Oncol. 2015. 4(3): 33.
- Lopez-Chavez A, Thomas A, Rajan A, et al. Molecular profiling and targeted therapy for advanced thoracic malignancies: a biomarker-derived, multiarm, multihistology phase II basket trial. J Clin Oncol. 2015. 33(9):1000–07.
- Lung-MAP: biomarker-targeted second-line therapy in treating patients with recurrent stage IV squamous cell lung cancer [clinical trial]. US National Library of Medicine. clinicaltrials.gov/ct2/show/NCT02154490. 2014. Updated September 9, 2019.
- Mandrekar SJ, Sargent DJ. Design of clinical trials for biomarker research in oncology. Clinical investigation. 2011. 1(12):1629–36.
- Mandrekar SJ, Dahlberg SE, Simon R. Improving Clinical Trial Efficiency: Thinking outside the Box. Am Soc Clin Oncol Educ Book. 2015. e141-e147.
- Mangat PK, Halabi S, Bruinooge SS, et al. Rationale and Design of the Targeted Agent and Profiling Utilization Registry (TAPUR) Study. JCO Precision Oncology 2018 :2, 1-14
- Marabelle A, Le DT, Ascierto PA, Di Giacomo AM, De Jesus-Acosta A, et al. Efficacy of Pembrolizumab in Patients With Noncolorectal High Microsatellite Instability/Mismatch Repair-Deficient Cancer: Results From the Phase II KEYNOTE-158 Study. J Clin Oncol. 2020. 38(1):1-10.
- Martin-Liberal J, Hierro C, Ochoa de Olza M, Rodon J. Immuno-Oncology: The Third Paradigm in Early Drug Development. Target Oncol. 2017. 12(2):125-138.
- Middleton G, Crack LR, Popat S, Swanton C, Hollingsworth SJ, Buller R, Walker I, Carr TH, Wherton D, Billingham LJ. The National Lung Matrix Trial: translating the biology of stratification in advanced non-small-cell lung cancer. Ann Oncol. 2015. (12):2464-9.
- Middleton, G., Fletcher, P., Popat, S. et al. The National Lung Matrix Trial of personalized therapy in lung cancer. Nature. 2020. 583:807–812.
- Moore KN, Mannel RS. Is the NCI-MATCH trial a match for gynecologic oncology? Gynecol Oncol.

2016. 140:161-166.

- Morgan T, Zuccarello M, Narayan R, Keyl P, Lane K, et al. Preliminary findings of the minimally-invasive surgery plus rtPA for intracerebral hemorrhage evacuation (MISTIE) clinical trial. Acta Neurochir Suppl. 2008. 105:147–151.
- MOtriColor (2015) European Union's Horizon 2020 research and innovation programme under grant agreement No 635342. http://www.motricolor.eu/project/
- Mullard A. NCI-MATCH trial pushes cancer umbrella trial paradigm. Nat Rev Drug Discov. 2015. 14:513–5.
- National Cancer Institute. NCI-MATCH trial (Molecular Analysis for Therapy Choice). https://www.cancer.gov/about-cancer/treatment/clinical-trials/nci-supported/nci-match.
- National Cancer Institute. Pediatric NCI-MATCH trial (Molecular Analysis for Therapy Choice). https://childrensoncologygroup.org/index.php/pediatricmatch
- Nanda R, Liu MC, Yau C, et al. Effect of Pembrolizumab Plus Neoadjuvant Chemotherapy on Pathologic Complete Response in Women With Early-Stage Breast Cancer: An Analysis of the Ongoing Phase 2 Adaptively Randomized I-SPY2 Trial. JAMA Oncol. 2020. e196650.
- Ocana A, Amir E, Vera-Badillo F. Phase III trials of targeted anticancer therapies: redesigning the concept. Clin. Cancer Res. 2013. 19:4931–40.
- Paoletti X, Asselain B, Kamal M, et al. Design and statistical principles of the SHIVA trial. Chin Clin Oncol. 2015. 4(3):32.
- Papadimitrakopoulou V, Lee JJ, Wistuba I, Tsao AS, Fossella FV, Kalhor N, et al. The BATTLE-2 Study: A Biomarker-Integrated Targeted Therapy Study in Previously Treated Patients With Advanced Non–Small-Cell Lung Cancer. Journal of Clinical Oncology. 2016. 34:3638-47.
- Park JJH, Siden E, Zoratti MJ, et al. Systematic review of basket trials, umbrella trials, and platform trials: a landscape analysis of master protocols. Trials. 2019. 20(1):572.
- Park JJH, Hsu G, Siden EG, Thorlund K, Mills EJ. An overview of precision oncology basket and umbrella trials for clinicians. CA Cancer J Clin. 2020. 70(2):125-137.
- Parker J, Rohde G, Rowan K, Turner A, Young P, Derde L, McArthur C, Webb SA. The REMAP-CAP (Randomized Embedded Multifactorial Adaptive Platform for Community-acquired Pneumonia) Study. Rationale and Design. Ann Am Thorac Soc. 2020 Jul;17(7):879-891.
- PREPARE consortium. Platform foR European Preparedness Against (Re-) emerging Epidemics. 2014. https://cordis.europa.eu/project/id/602525
- Redig AJ, Jänne PA. Basket trials and the evolution of clinical trial design in an era of genomic medicine. J Clin Oncol. 2015. 33:975–7.
- REMAP-CAP: Randomized, Embedded, Multifactorial Adaptive Platform Trial for Community-Acquired Pneumonia. ClinicalTrials.gov, NCT02735707. www.remapcap.org.
- Renfro LA, Mandrekar SJ. Definitions and statistical properties of master protocols for personalized medicine in oncology. Journal of Biopharmaceutical Statistics. 2018. 28(2):217-28.
- Renfro LA, Sargent DJ. Statistical controversies in clinical research: basket trials, umbrella trials, and other master protocols: a review and examples, Ann Oncol. 2017. 28(1):34-43.

- Ritchie CW, Molinuevo JL, Truyen L, Satlin A, Van der Geyten S, et al. Development of interventions for the secondary prevention of Alzheimer's dementia: the European Prevention of Alzheimer's Dementia (EPAD) project. The lancet Psychiatry. 2016. 3(2): 179–86.
- Roberts PJ, Stinchcombe TE, Der CJ, Socinski MA. Personalized medicine in non-small-cell lung cancer: is KRAS a useful marker in selecting patients for epidermal growth factor receptor-targeted therapy? J Clin Oncol. 2010. 28(31):4769-4777.
- Rodon J, Soria JC, Berger R, et al. Challenges in initiating and conducting personalized cancer therapy trials: perspectives from WINTHER, a Worldwide Innovative Network (WIN) Consortium trial. Ann Oncol. 2015. 26(8):1791-98.
- Rodon J, Soria J, Berger R, et al. Genomic and transcriptomic profiling expands precision cancer medicine: the WINTHER trial. Nat Med. 2019. 25:751–8.
- Rugo HS, Olopade OI, DeMichele A, Yau C, van 't Veer LJ, et al. Adaptive randomization of veliparib-carboplatin treatment in breast cancer. N Engl J Med. 2016. 375(1):23–34.
- Saura C, Bendell J, Jerusalem G, Su S, et al. Phase Ib study of Buparlisib plus Trastuzumab in patients with HER2-positive advanced or metastatic breast cancer that has progressed on Trastuzumab-based therapy. Clin Cancer Res. 2014, 20:1935-45
- Saville BR, Berry SM. Efficiencies of platform clinical trials: A vision of the future. Clinical trials. 2016. 13(3): 358–66.
- Schiavone F, Bathia R, Letchemanan K, et al. This is a platform alteration: a trial management perspective on the operational aspects of adaptive and platform and umbrella protocols. Trials. 2019. 20(1):264.
- Schöffski P, Sufliarsky J, Gelderblom H, et al. Crizotinib in patients with advanced, inoperable inflammatory myofibroblastic tumours with and without anaplastic lymphoma kinase gene alterations (European Organisation for Research and Treatment of Cancer 90101 CREATE): a multicentre, single-drug, prospective, non-randomised phase 2 trial. Lancet Respir Med. 2018. 6(6):431-41.
- Servant N, Roméjon J, Gestraud P, et al. Bioinformatics for precision medicine in oncology: principles and application to the SHIVA clinical trial. Front Genet. 2014. 5:152.
- Slosberg ED, Kang BP, Peguero J, Taylor M, et al. Signature program: a platform of basket trials. Oncotarget 2018; 9:21383-95.
- Sotelo-Rodríguez DC, Ruíz-Patiño A, Ricaurte L, Arrieta O, Zatarain-Barrón ZL, Cardona AF.Sotelo-Rodríguez DC, et al. Challenges and shifting paradigms in clinical trials in oncology: the case for immunological and targeted therapies. Ecancermedicalscience. 2019. 13:936.
- Southwest Oncology Group (SWOG) Cancer Research Network. A Master Protocol to Evaluate Biomarker-driven Therapies and Immunotherapies in Previously-Treated Non-Small Cell Lung Cancer (Lung-MAP Screening Study). SWOG; 2019. http://swog.org/clinical-trials/lungmap
- Steuer CE, Papadimitrakopoulou V, Herbst RS, Redman MW, Hirsch FR, et al. Innovative clinical trials: the LUNG-MAP study. Clin Pharmacol Ther. 2015. 97(5): 488–91.
- Subbiah V, Kurzrock R. Challenging Standard-of-Care Paradigms in the Precision Oncology Era. Trends Cancer. 2018. 4(2):101-9.
- Sudhop T, Brun NC, Riedel C, Rosso A, Broich K, Senderovitz T. Master protocols in clinical trials: a

universal Swiss Army knife?. Lancet Oncol. 2019. 20(6):e336-e342.

- Swain SM, Baselga J, Kim SB, Ro J, et al. CLEOPATRA Study Group. Pertuzumab, trastuzumab, and docetaxel in HER2-positive metastatic breast cancer. N Engl J Med. 2015. 19;372(8):724-34.
- Sydes MR, Parmar MK, James ND, et al. Issues in applying multi-arm multi-stage methodology to a clinical trial in prostate cancer: the MRC STAMPEDE trial. Trials. 2009. 10:39.
- Sydes MR, Parmar MK, Mason MD, Clarke NW, Amos C, et al. Flexible trial design in practice—stopping arms for lack-of-benefit and adding research arms mid-trial in STAMPEDE: a multi-arm multi-stage randomized controlled trial. Trials. 2012. 13:168.
- Tao JJ, Schram AM, Hyman DM.Tao JJ, et al. Basket Studies: Redefining Clinical Trials in the Era of Genome-Driven Oncology. Annu Rev Med. 2018. 69:319-31.
- Tsimberidou AM, Müller P, Ji Y. Innovative trial design in precision oncology. Semin Cancer Biol. 2020 Oct 3:S1044-579X(20)30195-4.
- US FDA. Master Protocols: Efficient Clinical Trial Design Strategies to Expedite Development of Oncology Drugs and Biologics Guidance for Industry. Guidance for Industry. 2018.
- US FDA. Novel drug approvals for 2019. www.fda.gov/drugs/new-drugs-fda-cders-new-molecular-entities-and-new-therapeutic-biological-products/novel-drug-approvals-2019.
- Vassal G, Cozic N, Ferretti G, Taieb S, et al. Biomarker-driven access to crizotinib in ALK, MET, or ROS1 positive (+) malignancies in adults and children: The French National AcSé Program. J Clinical Oncology. 2018. 36(15):2504.
- Ventz S, Lai A, Cloughesy TF, Wen PY, Trippa L, Alexander BM. Design and Evaluation of an External Control Arm Using Prior Clinical Trials and Real-World Data. Clin Cancer Res. 2019. 25(16):4993-5001.
- Wilkinson T, Dixon R, Page C, Carroll M, Griffiths G, et al; ACCORD Collaborators. ACCORD: A Multicentre, Seamless, Phase 2 Adaptive Randomisation Platform Study to Assess the Efficacy and Safety of Multiple Candidate Agents for the Treatment of COVID-19 in Hospitalised Patients: A structured summary of a study protocol for a randomised controlled trial. Trials. 2020 Jul 31;21(1):691.
- Woodcock J, LaVange LM. Master Protocols to Study Multiple Therapies, Multiple Diseases, or Both. N Engl J Med. 2017. 377:62-70.
- Zhou X, Liu S, Kim ES, Herbst RS, Lee JJ. Bayesian adaptive design for targeted therapy development in lung cancer--a step toward personalized medicine. Clin Trials. 2008. 5(3):181-93.

6

어뎁티브 임상시험의 데이터 분석

Statistical Analysis

이 장의 주제

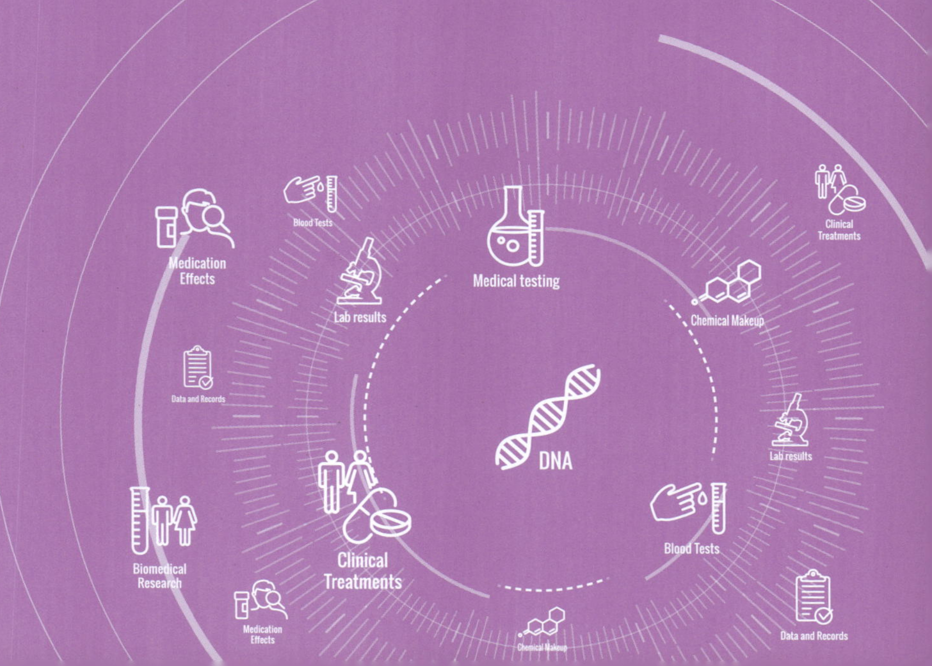

일반적으로 임상시험 설계 단계에서는 매개변수/결과변수가 정확하게 알려지지 않았기 때문에 임상시험 진행 중에 연구가설의 부적절함이 발견될 경우 어뎁션를 통해 가설을 수정하여 임상시험의 성공 가능성을 극대화할 수 있다는 것이 어뎁티브 설계의 잠재적인 유용성이다. 그러나 어뎁티브 설계를 사용하는 임상시험은 운영상의 편향(Bias)을 최소화해야 하며, 1형 오류율을 제어하는데 도움되는 통계적 조정이 절대적으로 필요하다. 6장에서는 어뎁티브 임상시험의 데이터를 분석하는 데에 있어서 주요 관심사인 통계분석계획(SAP), 편향 및 1형 오류율 제어, 다중성 조정, 그리고 통계적 추론 등에 관한 데이터 분석에서의 여러 고려 사항을 살펴본다.

6.1 개요

일반적인 임상시험 환경에서 연구의 중요한 측면은 프로토콜에서 정의되고, 연구가 시작된 이후에는 변경하지 않으나, 원래의 연구가설, 연구목적, 또는 결과변수의 과학적 및 통계적 타당성을 저해하지 않는 한 임상시험 진행 중에도 프로토콜의 변경사항을 부록으로 추가하여 변경할 수도 있다. 만일 피험자의 권리(임상시험에서 철회, 피험자개인정보의 보호 및 정보에 근거한 동의)에 영향을 미치는 요인들 자체뿐만 아니라 이러한 요인들의 타당성에 영향을 미치는 변경 사항이 일어나는 경우에 규제기관 및 윤리위원회로부터 허가를 받는다면 변경의 정당성을 보장받을 수 있다. 이러한 몇몇 경우를 제외하고는 임상시험은 프로토콜에 따라 진행되며, 연구의 내재된 매개변수(parameter)는 프로토콜에 정의되고, 연구의 중요한 측면에 대한 여러 가정은 연구가 시작된 이후에는 변경되지 않는다. 예를 들면, 표본수 계산에서 임상적으로 유의한 치료 효과나 크기, 치료기간 등을 선택하거나 매개변수의 값을 미리 가정한다. 그러나 임상시험 시작 전에 생길 수 있는 불확실성과 편향의 여러 요인을 고려해 볼 때, 중재치료가 효과적일지라도 임상시험 계획 단계에서 매개변수에 대한 부정확한 추정값이나 혹은 잘못된 가정으로 인해 부정적인 연구결과가 초래되는 과소검정력(underpowered) 혹은 과도검정력(overpowered) 연구로 이어지게 되기도 한다. 반면에, 어뎁티브 설계를 사용한 임상시험에서는 연구가 진행됨에 따라 누적된 정보를 기반으로 임상시험의 설계요소를 변경하거나 매개변수를 검토하여 변경을 사전에 계획한다. 또한 각 단계에서 데이터 분석이 실행되고 업데이트된 정보를 바탕으로 어뎁션이 구현된다. 그러므로 이 접근법은 임상시험이 원래 설계되었을 때, 존재할 수 있는 불확실성의 일부를 임상시험이 진행되는 동안에 해결할 수 있고, 피험자 모집률, 베이스라인 공변량 정보, 혹은 결과변수의 빈도 등 수집된 매개변수 정보를 기반으로 어뎁션을 할 수 있어서 매력적인 솔루션이다. 이로서 어뎁티브 설계는 적절하게 계획되어 적용된다면, 임상시험의 유연성을 높이고 임상 연구기간을 단축시키며, 피험자가 실험약물과 관련된 부작용에 노출될 위험을 줄이기 때문에 윤리적이며 또한 과학적인 추론을 할 수 있다. 그러나 어뎁티브 설계는 임상시험 도중에 설계요인의 일부를 변경함으로써 분석적 복잡성이 증가함으로 이에 적절한 통계방법이 필요하다.

어뎁티브 임상시험 실행 중에 도입된 어뎁션에도 불구하고, 올바른 연구결과로 이어질 타당한 통계적 추론을 보장함으로써 임상시험의 과학적 타당성을 보호하는 것이 필요하다. 임상시험 중 재현성, 투명성 및 유효성을 개선하기 위해 연구 프로토콜과 함께 통계분석계획(SAP)이 요구된다. 통계분석계획은 모든 임상시험 설계에 중요하며, 특히 어뎁티브 설계의 경우 통계분석계획은 무작위 배정, 표본수 재평가, 시뮬레이션, 잠재적 어뎁션을 알리기 위한 중간분석 및 완료된 임상시험의 최종분석으로 구성된다. 어뎁티브 임상시험의 최종 통계분석은 일반적인 임상시험과 아주 유사하다. 어뎁티브 설계의 통계문제는 복잡하므로 설계단계에서 특정한 예방 조치를 취하지 않는 한, 특정 치료집단 제거/탈락 등은 1형 오류율을 높일 수 있음을 주지해야 한다. 다음 6.2절에서는 효과적인 SAP 작성에 대한 실질적인 가이드와 함께 SAP의 대상, 이유, 시기, 장소 등 SAP의 주요내용을 강조한다. 6.3~6.6절에서는 어뎁티브 설계 임상시험에서 주지해야 하는 통계적 이슈와 함께 통계적 접근 및 추론 등을 살펴보고, 6.7절에서는 통계분석에 대한 규제기관의 입장을 살펴보기로 한다.

6.2 통계분석계획(SAP)

통계분석계획(Statistical Analysis Plan, SAP)은 계획된 연구목표와 데이터 분석을 서술하는 것으로, 즉 어떤 변수와 결과를 수집하고 어떤 통계적 방법을 사용하여 분석할 것인지를 설명하는 것으로 모든 임상시험 설계에서 아주 중요하다. 그러므로 최종 데이터, 연구 프로토콜, 증례기록서(Case Report Form, CRF), 데이터 수집절차 문서 및 SAP가 제공될 때, 연구에 관여하지 않은 제3자가 주요 분석(1차) 및 부수 분석(2차)을 재현할 수 있어야 한다. 임상연구의 표준인 SAP에는 데이터에 액세스하기 이전에 통계 계획이 정의되었는지의 여부와 해당 계획의 세부사항에 대한 투명한 기록이 필요하다. 또한 1차 결과변수가 연구 설계를 시작할 때 사전에 정의되고 확립되었는지, 또는 데이터 마이닝(data mining) 및 통계적 분석과 함께 데이터수집 완료 후에 생성되었는지 여부를 포함한다. 이러한 SAP는 연구 프로토콜과 함께 완성될 수 있으며, 반드시 데이터 분석 이전에 완성되어야 한다. SAP를 보유함으로써 얻을 수 있는 장점으로는 통계학자와 연구조사자 간의 의사소통의 명확성을 향상하고, 데이터 분석 시에 연구 효율성을 향상하며(처음에는 SAP개발에 시간이 걸리더라도), 연구결과의 내부 및 외부의 유효성/타당성을 향상시킨다. 중재치료 연구에서, 데이터 블라인딩의 오픈 및 분석에 앞서서 필요에 따라 SAP를 업데이트 할 수 있다. 연구의 투명성과 외적 타당성을 보장하기 위해 업데이트하는 이유가 SAP에 명확하게 문서화되어야 하는데, 이것은 언블라인드된 데이터에서는 어떤 변경도 하지 않았음을 보여준다. SAP의 각 업데이트는 SAP 개정내역에 명확하게 문서화되어야 한다. 〈표 6.1〉은 임상시험 연구에 적용하는 일반적인 SAP 항목이다(Gamble, 2017).

표 6.1 임상시험의 통계분석계획(SAP)의 구성 요소

1.	연구 프로토콜과 일치하는 연구 제목
2.	임상시험 등록번호와 등록날짜
3.	SAP 버전 번호
4.	참조된 프로토콜 버전
5.	SAP 개정 이력
6.	각 SAP 개정의 이유
7.	중간분석에 대한 SAP 개정 타이밍
8.	SAP 기여자 및 역할과 책임
9.	SAP 작성자
10.	책임 통계학자
11.	연구책임자
12.	연구의 배경 및 이론적 근거
13.	연구목표 및 가설
14.	연구 유형
15.	무작위 세부사항
16.	적용 가능한 경우 표본수 계산
17.	우월성, 동등성, 또는 비열등성 가설 테스트 프레임워크.
18.	중간분석, 분석시점 및 중간분석 이행자(해당되는 경우)
19.	중간분석으로 인한 유의수준 조정
20.	연구의 조기중단 지침

21. 최종분석 타이밍
22. 각 결과변수 평가 타이밍 및 시간 간격
23. 통계적 유의수준(*p*-값), 단측 또는 양측 테스트
24. 적용 가능한 경우에 1형오류의 제어방법을 포함하여 다중도 조정 계획 및 근거
25. 보고될 신뢰구간, 단측 또는 양측
26. 중재치료 준수의 정의 및 제시 방법
27. 프로토콜 이탈의 정의 및 요약
28. 분석되는 모집단 정의
29. 해당되는 경우 연구 모집단의 대표를 묘사하기 위한 스크리닝 데이터의 보고
30. 피험자 포함 및 제외 기준
31. 피험자 모집 전략
32. 철회 레벨 및 시기
33. 철회 및 추적 관리 데이터 제시
34. 피험자의 베이스라인 특성, 어떻게 기술적으로 요약하는 방법
35. 결과변수 정의 및 측정
36. 특정 측정 및 단위
37. 결과 도출에 사용되는 계산 또는 변환
38. 사용된 분석 방법
39. 치료 효과의 제시
40. 공변량 및 조정
41. 데이터 분포의 가정을 확인하는 방법
42. 데이터 분포의 가정이 잘못된 경우 대체 방법
43. 해당되는 경우 각 결과변수에 대한 민감도 분석
44. 해당하는 경우 부분집단 정의 및 분석
45. 결측 데이터 처리방법
46. 추가 통계분석(해당되는 경우)
47. 안전성 데이터 요약에 대한 세부사항
48. 분석에 사용되는 통계 패키지
49. 표준 운영절차 또는 추가 문서에 대한 참고문헌

데이터 분석계획이라고도 불리는 통계분석계획(SAP)은 모든 임상시험 설계에 중요하지만, 특히 어댑티브 설계의 경우 더욱 중요하다. SAP은 실질적으로 연구 질문과 채택된 설계, 특히 어댑티브 설계의 맥락에서 다양할 수 있다. 어댑티브 설계는 미리 지정된 중간분석을 통해 누적된 데이터를 분석할 수 있으며, 분석결과에 따라서 임상시험의 설계 및 수행이 다음과 같은 사전에 명시된 규칙이 적용될 수 있다.

- 약물효과의 우월성 혹은 무익성의 결론으로 조기중지
- 어댑티브하게 투여 용량 배정(용량-결과반응 관계를 평가하기 위해)
- 치료집단 또는 복용량을 제거 혹은 추가
- 두 단계의 임상시험을 하나의 임상시험에서 결합하는 단계(심리스 임상시험)
- 치료집단에 무작위될 환자의 배정률 변경
- 필요한 표본수를 재계산하는 단계

어댑티브 설계의 SAP에는 기존 임상시험 설계와 마찬가지로, 관찰되거나 예상되는 치료 효과, 임상시험 비용예산, 총 표본수와 같은 여러 요인뿐만 아니라 시뮬레이션, 잠재적 어댑션을 알리기 위한 중간분석 및 완료된 임상시험의 최종분석으로 구성된다. 특히 우산 임상시험, 바구니 임상시험, 어댑티브 플랫폼 임상시험에는 다른 어댑티브 임상시험에 비해 더 많은 중요한 이슈가 있다. 또한 다른 모든 무작위 임상시험과 마찬가지로 어댑티브 플랫폼 임상시험도 분석 데이터 세트 지정, 결측데이터 처리, 중간분석 설명 등과 같은 모든 일반적인 문제를 다루는 포괄적인 통계분석계획(SAP)이 필요하다. 어댑티브 플랫폼 임상시험을 설계할 때 연구조사관은 여러 통계적 설계특징 중에서 선택해야 한다. 이러한 선택은 트레이드-오프(trade-off)를 이해하기 위하여 대안 가능한 임상시험 궤적(trajectory)을 시뮬레이션 함으로 정보가 제공되어야 한다. 그러나 '가능한 임상시험 궤적(possible trial trajectories)'을 정의하는 것은 다소 임의적이다. 지나치게 좁게 시나리오 세트가 시뮬레이션되면, 연구자들은 그들이 선택한 설계의 결과를 이해하지 못할 수 있다. 따라서 SAP 또는 별도의 공개문서(예 : 연구설계가 게시된 논문)에 고려된 설계의 선택에 대한 설명, 어느 정도 가능한 궤적이 시뮬레이션되고, 다른 시뮬레이션된 궤적 하에서 다른 설계 선택을 사용할 때는 임상시험 특성이 무엇인지를 포함시키는 것이 좋다.

어뎁티브 임상시험의 SAP는 연구 프로토콜, 피험자 동의서, 표준작업지침서(Standard Operating Procedures, SOP) 및 증례기록서(CRF)와 유사한 독립형 문서이다. SAP는 다른 연구문서와 함께 저장되며 점검자(Auditor)가 사용할 수 있다. 통계학자와 데이터안전성모니터링위원회(DSMB)는 SAP 사본을 보관한다. IRB 및 연구 등록사이트는 특히 중재치료 연구 SAP의 전체 사본을 요청할 수 있다. SAP는 연구조사관과 연구 책임통계학자 간의 협력을 통해 작성된다. 연구자는 노출, 공변량 및 결과를 포함한 연구목표 및 연구변수를 정의해야 한다. 대부분의 임상시험은 DSMB를 필요로 하며, 이는 연구자와 무관하게 연구에 참여하는 피험자의 안전성을 모니터링하는 역할을 한다. DSMB는 연구과정 중 이상반응을 검토하고 사전 지정된 중간분석에도 참여한다. 연구 프로토콜과 SAP는 연구의 '계속 진행' 혹은 '연구 중단'의 결정을 위한 중간분석을 가이드한다. 최근 통계학자, 학술지 편집자, 규제기관, 연구비지원 기관 및 프로토콜 가이드라인에서 임상시험을 위해 연구계획에 따라 고려해야 할 여러 항목을 SAP에 포함할 것을 권장하며, 미국 국립보건원(National Institute of Health, NIH)은 최근 임상시험에 대한 연구비 신청 요건의 하나로 SAP를 제출하도록 강화하고, 연구지원비를 받는 모든 중재 임상시험은 ClinicalTrials.gov(미국 국립보건원에서 운영하는 세계 최대의 임상시험 온라인 등록 시스템)에 SAP를 올리도록 의무화하고 있다.

어뎁티브 임상시험 프로토콜

어뎁티브 임상시험의 순수성을 손상시키는 운영 편향의 원인이 있다고 가정하면, 프로토콜에서 연구 설계 및 예정된 분석의 모든 측면을 미리 상세하게 열거하는 것이 무엇보다도 중요하다. 따라서 어뎁티브 임상시험 프로토콜은 일반적으로 표준 무작위 배정 임상시험(Randomized Controlled Trials, RCT) 때 보다 훨씬 더 복잡하고 상세해야 한다. 특히 전향적으로 계획된 모든 어뎁션, 실행된 어뎁션에 사용될 통계방법(예 : 표본수의 잠재적 증가 또는 임상시험 기간을 계산하는 방법, 용량 선택에 사용되는 규칙), 1형 오류율의 평가에 대한 정당성, 치료 결과를 결정하기 위해 사용되는 통계적 접근 등을 상세히 서술해야 한다. 그러므로 비-어뎁티브 임상시험 프로토콜의 필수 항목 이 외에도 규제기관에서 어뎁티브 설계 구현을 평가할 수 있도록 하는 다음과 같은 정보가 프로토콜 및 관련 문서(예 : 시뮬레이션 보고서)에 포함되어 있어야 한다.

- 연구 배경과 연구의 이유
- 제안된 어뎁션을 포함하여 설계 템플릿(template)의 정당성
- 제안된 설계 및 1형 오류율 작용의 특성
- 언블라인드 중간분석을 계획할 때 임상시험 순수성 보장 계획
- 임상시험 개발전략에서 어뎁티브 설계의 역할
- 제안된 어뎁티브 설계의 목적, 가능한 어뎁션, 가정, 방법론 분석 및(시뮬레이션을 통해) 취해진 테스트 설계 옵션의 정량적 정당성
- 임상시험의 운영 특성에 대한 어뎁션의 영향(예 : 1형 오류)
- 임상시험 계획 시에 사용된 모델의 요약(예 : 질병진행, 중도탈락, 용량-반응)
- 1형 오류율의 엄격한 제어를 설명하는 통계분석적 도출
- 임상시험의 어뎁션과 모니터링의 계획 및 실행에 관련된 전문가 리스트

6.3 편향(Bias)

편향(Bias)은 '어떤 잘못된 쪽으로 치우친 경향', 즉 체계적인 오류(systemic error)로서, 결과변수 측정에 있어서 참값으로부터 벗어남을 의미한다. 연구의 형태에 따라 여러 종류의 편향이 일어날 수 있는데, 연구 설계를 통하여 편향을 감소시킬 수 있다. 예를 들면, 연구대상의 모집단을 대표하지 않는 일정한 특성을 가진 연구대상자들이 특정 치료를 좀 더 받을 것 같은 경향에서 일어나는 선택 편향(selection bias)과 같은 경우에는 무작위 배정을 이용한다면 편향이 감소될 수 있다. 이러한 편향의 원인은 다음과 같이 4가지 범주로 분류할 수 있다.

- 실험실의 테스트 절차 및/또는 진단 절차의 변경과 같이 예상 가능하고 제어 가능한 것
- 약물용량의 변경 및/또는 치료 기간과 같이 예상 가능하지만 통제할 수 없는 것
- 피험자의 연구중재 순응 미흡과 같이 예상하지 못했지만 통제할 수 있는 것
- 임상반응/임상결과를 관찰에서 랜덤 에러와 같이 예상치 못한 제어 불가능한 것

어뎁티브 설계는 임상시험의 타당성과 순수성을 손상시키지 않으면서 임상시

험의 설계 및 분석에 유연성을 부여하여 사전 계획에 따라 연구실행 중간의 정해진 분석시점에 설계의 일부의 변경을 허용하는 장점이 있지만, 가장 큰 단점이자 위험은 편향의 위험성이 존재한다는 점이다. 임상시험 도중에 설계의 변경 여부에 대한 정보를 제공하기 위하여 중간분석을 하는 것은 편향을 유발할 수 있고, 임상시험의 통계적 타당성을 위험하게 할 수 있다. 즉, 치료 효과의 추정치가 실제 값에서 벗어나는 체계적인 경향(systematic tendency) 또는 통계적 분석으로 인해 1형 오류율(혹은 false positive, 거짓양성)이 증가하는 경우이다. 다시 말해, 어뎁티브 설계는 약물이나 치료의 참 효과를 과소평가할 수 있다. 예를 들어, 어뎁티브 설계가 중간분석에서 여러 치료 옵션들 중에서 가장 치료 효과가 있는 것으로 관찰된 것을 선택한다면, 추정된 치료 효과 측정값이 참 효과값보다 클 가능성이 있다. 또한 통계적 관점에서, 통계 절차 및 임상시험에 대한 중요한 어뎁션 또는 수정은 (i) 타깃 모집단에서 약물치료 매개변수의 편향을 초래할 수 있으며, (ii) 테스트될 연구가설과 상응하는 통계 테스트 사이의 불일치를 초래할 수 있고, (iii) 데이터 수집에서 운영 편향/변형이 도입될 수 있다.

치료 효과 측정치의 편향에 대한 문제는 FDA가이드라인에서도 지적하듯이 '잘 이해된(well-understood)' 어뎁티브 설계에서 조차도 때로는 어려움이 있지만, '덜 잘 이해된(less well-understood)' 어뎁티브 설계에서 더욱더 두드러진다. 용량 선택 어뎁티브 연구에서, 후보약물의 다중 용량레벨이 연구된다고 하자. 두 가지 투여량과 한번의 중간분석을 가진 가장 단순한 연구에서, 일반적으로 더 나은 투여 용량은 후속연구에서 계속 사용하도록 선택하고, 나머지 투여량은 중단된다. 첫 번째 단계 용량 측정값은 그 자체 어느 한 용량의 기대값보다 높을 수도 있기 때문에, 이것은 관측된 측정값에 편향을 유발하여 신뢰구간(Confidence Interval, CI)도 영향을 받을 수 있다. 이러한 상황에서는 측정 편향의 가능성을 적절히 평가하고 이해하기 위해서 시뮬레이션을 수행하는 것이 좋다. 여러 개의 초기 용량레벨과 다른 중간분석 타이밍을 가진 일반적인 경우를 살펴보면, 용량레벨이 증가하거나 중간분석이 임상시험 기간 중 후반부에 발생할수록 편향이 더 심각하다. 중간분석 후에 연속적 다중용량(continuing multiple doses)이나 패자–탈락(drop-the-loser) 설계에서와 같이, 설계의 변경에서 내재적 선택 편향(inherent selection bias)도 일어난다. 편향은 '잘 이해된' 설계나 '덜 잘 이해된' 설계 모두에 존재할 수 있고, 어뎁션이 언블라인드된 데이터를 기반으로 할 때도 다루어야 할 문제이다. 일반적으로 어뎁티브 규칙이 더 유연하거나 복잡할수록 추정량 통계가 일반적인 분포에서 벗어나는 것이 더 커서 편향이 더 심해질 수 있다.

다른 한편으로, 언블라인드된 데이터 분석에 근거한다든지, 혹은 애드 혹(ad hoc) 방식으로 어뎁션이나 치료 선택이 이루어 질 때는 편향의 위험이 아주 높다. 표본수 재계산 설계에서처럼, 언블라인드 치료 효과를 사용하지 않고서 원래의 가정과는 다른 변량값을(중간분석에서 얻은) 기반으로 표본수 조정을 하는 경우에는 거의 편향되지 않는다. 그러나 어뎁티브 설계에서는 관찰된 치료 효과에 근거한 표본수 조정은 언블라인드 결과를 포함하기 때문에 더욱 복잡하다. 이 접근법은 새로운 표본수에 대한 정보지식이 연구에 참여한 주변 사람에 의해서 관찰된 치료 효과를 역산할 수 있기 때문에 운영 편향을 초래한다. 운영 편향으로부터 보호하기 위해, 표본수 재계산을 위한 방법은 데이터모니터링위원회(DMC)만이 알 수 있는 “닫힌(closed)” 프로토콜에 둘 수 있다. 만일 치료 효과가 예상보다 훨씬 작다면 표본수를 크게 늘리기보다는 연구 종료와 같이 관찰된 치료 효과에 대한 임상적 관련성을 평가하는 것이 중요하고 더 적절할 수 있다. 또한 치료 집단을 탈락시킬 수 있는 심리스 임상시험은 일종의 용량선택 어뎁션의 연장으로 볼 수 있으며, 결합된 데이터로 최종분석을 할 때 똑같은 편향 문제가 적용된다.

유럽 EMA(2007)와 FDA(2010, 2019) 등 규제당국은 어뎁티브 설계를 이미 약리학 개발의 규제 환경에서 중추적인 임상시험과 초기 임상시험의 대체 전략으로서 어뎁티브 특성을 가진 임상시험의 타당성을 이미 인정하고, 또한 규제당국의 입장에서 어뎁티브 설계의 한계를 지적했다. 이들 지침 모두는 특히 1형 오류율의 엄격한 제어가 임상시험의 승인에서 필수조건이라는데 동의한다. 그 동안 많이 제안되었던 어뎁티브 설계 연구에 대한 EMA 및 FDA 규제당국의 서한에서 가장 빈번하게 제기된 우려는 어뎁션, 부적합한 1형 오류율 제어 및 연구 편향에 대한 타당성의 불충분이었다.

6.4 1형 오류율 제어와 통계적 접근

임상시험에서 귀무가설(H_0)을 거부하는 전체 확률인 1형 오류율은 중요하지만, 특히 1형 오류율이 실제로 비효율적인 치료 혹은 치료 효과의 무익성 의미로 사용되는 3상 임상시험의 경우에는 아주 중요하다. 몇몇 어뎁티브 설계의 경우에 실질적 1형 오류율은 임상시험 이전에 명시된 알파레벨과 다르게 된다. 예를 들어, 중간분석에서 언블라인드된 데이터가 표본수 조정을 위해서 사용된다면, 계획된 1형 오류율에 대한 팽창은 상당히 클 수 있는 반면에, 블라인드된 표본수 재계산은 비교적 큰 표본수로 수행될 때, 1형 오류율은 여전히 팽창이 일어날 수 있지만 추론에 미치는 영향은 미미하다.

용량선택, 모집단 강화 또는 다른 선택 결정과 관련하여 추론적 심리스 2/3상 확증적 임상시험 이용에서의 두 가지 주요 관심사는 1형 오류율 제어와 임상시험 순수성 및 해석 가능성을 보호하는 것이다. 1형 오류율 제어는 많이 연구되고 있으며 일반적으로 해결될 수 있다. 먼저, 중간분석의 빈도가 1형 오류율을 실질적으로 부풀리지 않도록 제한된다면, 불필요한 매개변수(예 : 제어집단 반응률 또는 연속적 결과변수의 변량)에 근거한 표본수 조정은 간단할 수 있다. 예를 들어, 분산을 기준으로 조정할 경우, 연구원은 허용 가능한 레벨의 정확성으로 분산을 측정하는데 필요한 피험자 수를 측정한 다음에 충분한 데이터를 수집된 후 표본수를 조정하기 위해 중간분석을 계획할 수 있다. 블라인드 데이터를 사용하는 것은 일반적으로 1형 오류 팽창을 최소화하고 언블라인드된 결과를 검토하는 것과 관련된 운영 편향을 피하기 때문에 선호된다. 전체 1형 오류율은 표본수 변경을 가진 테스트 통계량을 변경 전후로 데이터를 분할한 다음, 각각에 가중치를 적용하여서도 1형 오류율을 제어할 수 있다. 어뎁티브 설계 연구의 마지막 단계에서의 테스트 통계량 및 분석은 1형 오류율의 올바른 제어를 보장하려고 여러 통계 방법이 개발되었다. 예를 들어, 언블라인드 치료 효과 측정값을 기초로 표본수가 조정된 경우, p-값(유의확률) 결합 방법에 따라 가중치 테스트 통계량 또는 비-가중치 테스트 통계량을 사용하여 1형 오류율 제어를 유지할 수 있다. 심리스 2/3상 설계와 같은 상황에서 1형 오류율을 제어하는 통계적 방법으로 본페로니(Bonferroni) 테크닉을 사용할 수도 있다. 만약 2/3상 임상시험이 분석에 있어서 첫 번째 단계의 데이터가 두 번째 단계의 데이터와 결합되지 않는 운영상의 심리스 설계로 수행된다면, 두 번째 단계의 데이터 분석에 대한 1형 오류율은 팽창되지 않는다.

특정 연구 설계 내에서 바이오마커 평가를 통합하는 것은 다중 테스트와 함께 증가된 1형 오류율의 위험과 관련해서 우려스럽다. 그러나 다중 테스트를 고려하여 1형 오류율을 제어하거나 조정하기 위해서 적절한 통계 테크닉을 사용하거나 시뮬레이션 테크닉을 사용하여 1형 오류율 제어를 정당화한다. 또한, 바이오마커의 유병률과 예측 정확도에 대한 불확실성과 임상시험 과정에서 수행될 수 있는 표본수 또는 등록기준 조정에 대한 불확실성이 있는 경우에, 다양한 설계 선택과 그 선택에 관련된 예상 검정력을 측정하기 위해서 통계적 시뮬레이션이 필요할 수 있다. 이 전략은 몇 가지 문제를 일으킬 수 있다. 1형 오류율을 전체 귀무영역에 걸쳐서 귀무가설을 잘못 거부할 최대 확률로 정의되므로, 1형 오류율이 영역 내의 특정지점이 아니라 전체 귀무영역에서 제어되도록 해야 한다. 또한 시뮬레이션 결과는 1형 오류율 측정값을 제공하며, 이는 자체적으로 일종의 무작위 변수(random variable)여서 참 1형 오류율이 원하는 수준보다 클 가능성을 배제할 수 없다. 그러므로 이러한 목적으로 시뮬레이션을 사용할 때는 보다 많은 주의를 기울여야 하며, 시뮬레이션 계획에 대해서 규제당국의 검토를 받는 것이 좋다. 또한 계획된 어뎁션을 포함한 임상시험의 운영 특성은 신중하게 문서화하고 시뮬레이션을 사용하여 연구되어야 하며, 더욱이 만일 임상시험이 확증적 임상시험이고 규제승인을 받아야 하는 경우에는 더욱 그러하다.

어뎁티브 임상시험에서 1형 오류율 제어는 EMA 혹은 FDA 등 규제기관에서도 주요 관심사이다. 규제지침서에서도 1형 오류율의 엄격한 제어는 공통적인 주제로 다루고 있으며, 특히 확증적 임상시험의 수용 여부에 있어서 사전 요구 사항이기도 하다. EMA는 관련 통계 원칙을 설명은 하고 있으나 어뎁션 요소가 있는 임상시험에 대한 구체적인 통계 접근법을 제안하지는 않는다. 1형 오류율을 저해하지 않으면서 중간데이터를 기반으로 한 중간분석에서 설계 요인의 수정을 허용하는 광범위한 통계방법들이 개발되었다. 유연성을 향한 첫 단계는 집단순차 설계 혹은 블라인드된 표본수 재계산(Sample Size Recalculation, SSR)에서와 같이 완전히 미리 정해진 어뎁션 규칙이었다. 약 30년 전 확증적 어뎁티브 설계의 이정표는 어뎁션 규칙을 완전히 정하지 않고서도 1형 오류율의 엄격한 제어를 보장하는 완전 어뎁티브 설계의 개발이었다. EMA는 어뎁션 규칙을 완전히 미리 명기할 것을 요구하지 않았으나, 어뎁티브 중간분석의 사전 명시와 이에 따른 1형 오류율을 제어하는 통계방법을 확실하게 요구한다. 어뎁션 규칙의 전체 명시는 검정력 또는 편향과 같은 운영 특성을 탐색하는데 필요할 수 있지만, 1형 오류율 제어를 설명하는 데에 반드시 요구되는 것은 아니다. 그러나 1형 오류율 제어는 가능한 한 모든 어뎁션 선택에 대한 부적절한 조정이 이루어지고 명목상으로 통계적 유의미한 차이를 나타낼 수 있는 여러 기회가 있는 경우에는 1형 오류율이 부풀려질 수 있음을 인지해야 한다. 임상시험에서 분석 및 어뎁션의 각 단계에서, 테스트되는 귀무가설의 일부를 조기에 거부할 기회, 표본수 수정의 가능성, 또는 몇 가지 초기 옵션 중에서 최종 연구 가설을 선택할 기회가 있을 수 있다. 일부 설계 유형의 경우, 1형 오류율의 제어가 달성되었는지 확인하는 방법을 설명하는 것이 어려울 수 있다. FDA 지침에서 언급되었듯이 '잘 이해된(well-understood)' 설계의 경우에, 1형 오류율 제어는 종종 간단하고 또 분석적으로 쉽게 설명할 수 있다. '덜 잘 이해된(less well-understood)' 설계 유형의 경우에는 분석계획이 가능한 모든 시나리오를 커버하는 어뎁션이나 시뮬레이션에 대한 모든 가능한 포괄적 선택 목록을 제공할 수 있는지의 여부는 명확하지가 않다. 이는 결과적으로 연구 전체의 1형 오류율이 부풀어질 가능성이 있다는 점이다.

또한 임상시험의 순수성 및 해석 가능성 측면에서는 비-어뎁티브 임상시험을 모니터링하기 위해 사용된 일반적인 원칙과 프로세스가 주의 깊게 실행되는 경우 임상시험의 순수성을 보호하기 위해 어뎁션 환경에서 사용할 수 있도록 확장될 수 있다. 일반적으로 DMC의 관심 중 하나는 의뢰자로 하여금 데이터 관련 정보에 대한 액세스를 더 제한하고 엄격한 방화벽을 구현하는 것이다. 만일 데이터 정보에 대한 액세스가 정당화된다면, DMC는 이전에 제시된 원칙에 따라서 의뢰자가 언블라인드인 중간데이터 액세스하는 것을 허용할 수도 있다. 통계적 방법으로 1형 오류율을 최소화하고, 엄격하게 제어되더라도 어뎁티브 설계의 연구 결과는 해석하기가 다소 어려울 수 있다. 그러므로 1형 오류율 제어는 특정 어뎁션을 가진 연구 설계 전체와도 관련되기 때문에 통계적, 임상적 관점 모두에서 임상시험 연구 결과에 대한 해석의 어려움을 초래할 수 있는 복잡한 어뎁션 방법은 권장되지 않는다.

6.5 통계적 추론(Statistical Inference)

기존 임상시험 설계와 마찬가지로, 어뎁티브 연구에도 관찰되거나 예상되는 치료 효과, 임상시험 예산 및 총 표본수와 같은 여러 요인뿐만 아니라 시뮬레이션, 잠재적 어뎁션의 적용 여부를 위한 중간분석 및 완료된 임상시험의 최종분석으로 구성된다. 전통적인 통계방법을 사용하여 분석되는 고정 무작위 대조연구(RCT)에서는 치료 효과 측정치, 95% 신뢰구간 및 p-값(유의확률)과 함께 치료집단 간의 성공 비율이나 평균값 차이와 같이 측정된 치료 효과를 제시하는 것이 일반적이다. 집단 간의 치료 효과가 통계적으로 '유의하게(significantly)' 차이 있다는 가설 테스트의 척도로, 예를 들면 미리 명시된 '유의수준' 5% 알파와 비교된다. 어뎁티브 임상시험의 최종 통계분석도 일반적인 임상시험과 아주 유사하다. 이것은 규제기관이 5% 미만의 p-값을 요구하는 것과 같이 기존 통계 방식에 중점을 두기 때문일 수 있다. 그러나 중간분석 중에 임상시험을 어뎁션하기로 결정할 때, 만일 특정한 통계방법을 사용한다면 기존의 통계 접근 관점을 통해 보았을 때 오해의 원인이 될 수 있음을 주지해야 한다. 예를 들어, 어뎁티브 다집단 임상시험이 치료 효과의 우월성 확률에 대해 사전에 정한(베이지안) 임계치를 적용하여 조기 종료를 허용한다면, 최종 데이터의 통계분석은 규제당국의 성공 기준을 충족시키지 못할 수 있다. 특히, 대조군과 비교해서 명백하게 우수한 치료 효과의 양방향 통계테스트는 여러 치료집단 중에서 우월성에 대한 베이지안 확률을 측정하는 것과는 매우 다르다. 즉, 5%보다 큰 p-값을 산출할 수 있고, 이는 특히 중간분석에서 데이터 양이 상대적으로 적을 때 그러하다. 어떤 종류의 통계 추론이 도출될지 계획하는 것은 조기 종료를 검토하는 연구의 경우에 중요하다.

6.5.1 통계적 접근방법

축적된 데이터를 기반으로 임상시험의 분석 및 통계 절차를 수정하는 어뎁티브 설계 임상시험은 연구 중인 실험약물이 실무에 반영될 수 있고, 효능 및 안전성(독성)과 관련된 윤리적 패러다임을 존중하고, 또한 유연하고 효율적이라는 이유로 연구자에게 매우 매력적이다. 그러나, 임상시험의 통계적 타당성이 유지되도록 적절한 분석 방법을 사용해야 하며, 임상시험을 계획할 때 임상시험 방법의 특정 설계 측면에 따라 어떤 분석 방법이 가장 적합한지를 이해하는 것이 아주 중요하다. 어뎁티브 임상시험 설계에서의 적절한 분석 방법은 어뎁티브 임상시험 설계의 첫 원리가 소개된 논문 이후부터 여러 가지 통계적 고려 사항과 함께 그 복잡성이 야기되었다. 초기 형태의 어뎁티브 임상시험 설계로 집단순차 임상시험(Group Sequential Trial, GST) 설계를 살펴보자. 집단순차 설계는 임상시험이 진행될 때, 축적한 데이터를 기반으로 중간분석에서 치료 결과가 유의하거나 무익할 경우에 임상시험을 조기 종료하거나 혹은 임상시험을 계속할지 여부, 그리고 임상시험의 요소 일부를 수정할 수 있기 때문에 어뎁티브 설계의 초기 형태라 하겠다. 기존 GST는 일반적으로 데이터분석 횟수, 총 표본수, 치료집단 수, 연구중지 경계(α-레벨)를 미리 지정한다. 중간분석의 일반적인 경계값에는 Peto, Pocock, O'Brien and Fleming, 그리고 Lan and DeMets이 제안한 방법이 있다. GST분석 방법 중에서 가장 유연한 Lan and DeMets의 알파소비(alpha-spending) 방식은 임상시험 과정 동안에 중간분석 발생 횟수를 수정할 수 있는 경우로 도입될 수 있다. 그러나 이 유연한 알파소비 방식마저도 효능 혹은 무익성으로 조기 종결할 수 있는 가능성을 제외하고는 임상시험의 모든 특성이 미리 정해져 있으므로 여전히 엄격하다. 반면에, 어뎁티브 집단순차 설계는 종래의 집단순차 방법론에 기본이 되는 특정 가설, 최대 표본수, 단계 수 및 그 단계의 표본수가 데이터 의존적 방식으로 선택될 수 있고, 다음 단계 임상시험의 설계를 조정할 수 있다.

어뎁티브 설계의 분석은 종종 서로 다른 단계의 데이터를 결합하는 것과 관련이 있으며, 측정 치료 효과, 신뢰구간 및 p-값을 계산하는 것도 여전히 가능하다. 그러나 이 측정은 고정 설계 임상시험에서와 동일한 방법을 사용하여 나이브(naïve)하게 계산된다면, 채택된 어뎁션의 성격에 따른 바람직한 특성이 결여되는 경우가 있다. 이것은 측정된 치료 효과의 통계적 분포가 어뎁티브 설계에 강하게 영향을 받을 수 있고, 신뢰구간(CI) 및 p-값도 치료 효과 측정치에 따라 달라지므로 또한 영향을 받는다. 그러므로 고전적인 집단순차 설계과 비교해서 보다 강력하고 유연한 보완적 방법이 요구되며, 역정규법(inverse normal method), p-값 결합검정(combination tests) 또는 조건부 오류 함수(conditional error functions)를 사용할 수 있다. 예를 들면, 사전 정의된 조합 테스트(combination test)를 사용하여 2-단계 임상시험의 p-값을 결합하는 아이디어이다. 특정 집단순차 설계의 임계값(critical value)을 사용하는 역정규방법(inverse normal method)을 사용하여 다단계 설계 방법을 일반화하기도 한다. 또한, 역정규방법은 다중비교, 치료집단 선택, 결과변수 선택, 모집단 강화 설계 내에서의 피험자 하위집단 선택과 같이 보다 광범위한 유형의 어뎁션을 제공한다. 조합테스트 원리를 사용하여 신뢰구간과 p-값의 정의는 간단하며, 다중가설 폐쇄 테스트(multiple hypothesis closed testing) 상황에도 적용될 수 있다.

6.5.2 표본수 계산을 위한 효과크기

"임상적 유의미한 최소 차이(minimal clinically important difference)"로도 표현되는 효과 크기(effect size)는 표본수를 계산하기 위해서 임상시험 설계 단계에서 가정되지만, 여러 맥락에서 보면 연관성에 대한 확고한 기준을 정의하는 것은 어렵다. 실제로 임상시험 설계에 사용하는 가정된 치료 효과는 부분적으로는 가능하다고 느껴지는 효과 크기에 기초하거나, 혹은 이전의 연구 결과를 바탕으로 한다. 현저한 치료 효능 신호를 나타내는 약물만이 다음 단계로 이월을 보장하기 위해서라든지, 또는 처음에는 낙관적이면서 그럴듯한 효과 크기를 추측하여 임상시험을 설계하려고 할 수 있다. 중간데이터에서 얻은 치료 효과가 희망했던 것보다 작지만 여전히 임상적인 의미가 있고, 오리지널 설계가 낮은 검정력을 가졌음을 암시하면 표본수를 더 늘릴 수 있다. 따라서 1 형 오류율을 제어하면서 중간분석 결과에 따라 임상시험의 표본수를 변경하는 방법이 제안되었다. 표본수 재계산에 중점을 둔 접근 방법으로는 사전 명시된 가중치를 사용하는 Wald 통계량을 결합하는 방법, 사전 명시된 조건적 오류함수를 사용하는 방법 등이 있다. 이러한 어뎁티브 방법론은 일반적으로 표본수를 증가하기로 결정한 후에 등록된 피험자에게는 분석에서 더 적은 가중치를 주기도 하고, "유망한(promising)" 특정 기준을 충족하는 중간분석 결과를 근거로 피험자의 가중치가 영향을 받지 않고 분석 기준이 조정되지 않은 접근법도 있다. 그럴듯하게 예상되는 치료 효과 크기가 임상적으로 유의미한 최소로 고려될 수 있는 것보다 훨씬 더 큰 경우에는 기존 집단순차법은 어뎁티브 표본수 재계산과 반대되는 방식으로 운영할 수 있다. 즉, 더 큰 최대 표본수를 갖는 임상시험이 설계될 수 있으나, 기대되는 더 큰 치료 효과가 실제로 참이라면 집단순차의 경계를 넘어 임상시험은 조기중지할 수 있다. 어뎁티브 표본수 재계산 접근방법에 대한 집단순차 설계의 이론적인 효율성 장점은 이미 입증되었으나 이에 따른 물류 및 운영상의 복잡성이 추가될 수 있다. 그럼에도 불구하고 어뎁티브 접근법은 초기 자원에 대한 큰 투자에 있어서 제한이 있는 경우에 개발 프로그램을 진행할 수 있는 실용적인 옵션이다. 다집단 어뎁티브 임상시험에서 대조군의 환자 배정은 전체 환자수의 25%와 같이 고정할 수도 있으며, 대조군에서 충분한 데이터가 수집된다면 치료집단 간의 결과변수를 비교하는데 적절한 통계적 검정력을 확보하는 데에 도움된다.

6.5.3 측정값

만일 동일한 프로토콜에 따라 연구가 여러 번 반복해서 이행된다면 평균 측정값(estimates)은 참 치료 효과와 동일할 것이므로 비편향적(unbiased)이다. 중간분석에서 1단계 동안 평가된 데이터에 적용되는 중지 규칙에 따라서 신약치료가 대조치료에 비교하여 비효능인 경우 조기에 중단될 수 있는 2-단계 어뎁티브 RCT를 예를 들어보자. 임상시험이 조기 중단되지 않으면 1단계 & 2 단계의 환자 데이터 모두에서 계산된 최종의 치료 효과 측정값은 상방향(upward)으로 편향되는 경우가 많다. 이것은 임상시험이 1단계에서 신약치료가 단순히 우연(chance)으로 평균에 못미치는 비효능으로 조기 중단되어 이 효과를 상쇄할 수 있는 추가 2단계 데이터가 수집되지 않기 때문이다. 이런 현상은 다양한 어뎁티브 설계에서 발생하지만, 제1단계 효능 데이터를 사용하여 치료집단을 탈락시키는 어뎁션에서 특히 발생할 수 있다. 따라서 어뎁티브 설계에 대한 중지 규칙이 분명히 명시되어있을 때, 특히 집단순차 설계에서 나이브한 측정치보다 치료 효과의 평가를 향상시키는 다양한 테크닉을 이용할 수 있으며, 그 중에서 비편향 측정량을 도출하는 것이 하나의 접근 방법이다. 치료 효과 측정치는 일반적으로 편향되지는 않지만 큰 편차를 가지므로 다른 측정치보다 덜 정확하다. 두 번째 접근법은 고정설계 임상시험에 사용된 방법에 비해 편향을 줄이는 측정치를 사용하지만 편향을 완전히 제거하지는 못한다. 편향의 크기가 교정될 수 있는 최대 우도 추정량(bias-corrected maximum likelihood estimator)이나 모수의 중간값 비편향 추정치(the median unbiased estimator)를 사용하든지, 다집단 임상시험에서 수축(shrinkage)방법을 사용한 측정치는 실질적으로 나이브한 측정치에 비해 편향을 감소시킨다. 치료 효과에 대한 개선된 측정치는 아직 모든 어뎁티브 설계에서 이용 가능하지는 않다. 이러한 경우, 데이터로부터 반복적으로 샘플링하고 각 샘플에 대한 측정치를 계산하는 부트스트랩(bootstrap)을 통해 치료 효과 측정량을 경험적으로 조정할 수 있다. 그런 다음 시뮬레이션을 사용하여 이 bootstrap 측정량의 특성을 평가할 수 있지만, 복잡한 어뎁티브 설계의 경우에서는 고도의 컴퓨팅 능력이 필요하다.

6.5.4 신뢰구간

신뢰구간(Confidence Interval, CI)은 정확한 커버리지(coverage)로서 동일한 프

로토콜에 따라 연구가 여러 번 반복해서 이행된다면, 계산된 모든 신뢰구간 중에서 95%가 참 치료 효과를 포함한다는 의미이다. 일부 어뎁티브 설계의 경우, 단순 반복 신뢰구간을 포함한 신뢰구간을 사용된 설계를 고려한 정확한 커버리지 레벨을 가진 신뢰구간이 있다. 가설 검정과 신뢰구간 두 개 모두를 이용함으로써 신뢰구간 세트가 도출할 수 있다. 대안적인 접근법은 샘플 공간의 단계적 순서에 기초하여 임상시험 종료 시에 단 한번만 신뢰구간을 구축하는 것이다. 결과변수가 정규분포라고 가정할 때, 조건부(1단계 이후의 결과변수의 평균의 순서에) 테스트를 정확한 신뢰수준으로 제어집단 대비 최선의 치료 효과에 대한 신뢰구간을 생성하도록 바꾸어 전환하는 것이다. 어뎁티브 임상시험의 데이터 분석은 치료 선택과 첫 단계 이후 조기중지 가능성 때문에 문제가 될 수 있다. 이러한 측면들은 제어집단과 비교한 선택된 치료집단의 약물효과의 최대 우도 추정치(Maximum Likelihood Estimate, MLE)에 대한 통계적 편향과 함께 관련된 신뢰구간의 부정확한 범위로 이어진다. 최대 우도 추정치(MLE)의 편향은 편향이 조정된 측정값 및 샘플공간의 단계적 순서를 사용하여 선택된 치료 효과에 대한 신뢰영역(confidence region)의 구축을 위한 제안 방법에 따라 평가된다. 올바른 1형 오류율을 제공하도록 조정되어야 하는 것과 같은 방법으로 치료 효과 측정은 통계적 편향을 피하고 정확한 커버리지 확률로 신뢰구간을 생성하도록 조정되어야 한다. 특정 어뎁티브 설계에 쉽게 적용할 수 있는 방법이 없는 경우에는 설계단계에서 시뮬레이션을 수행하여 발견된 신뢰구간의 범위가 계획 수준에서 크게 벗어나는지를 확인하는 것이 바람직하다. 계산이 너무 까다롭지 않다면, 임상시험 설계 과정에서 bootstrap 절차를 광범위하게 적용할 수도 있다.

6.5.5 *p*–값

데이터 분석 결과를 보고할 때 치료 효과 측정치와 신뢰구간과 함께 제시되는 *p*–값(*p*-value)은 귀무가설(null hypothesis, H_0)에 대한 증거 레벨로 요약하는 것이다. 임상시험에서 *p*–값이 설정되는 공통의 유의수준으로 0.05인 약물효과를 선호하는 연구 결과를 생각해 보자. *p*–값은 귀무가설을 잘못 기각할 확률이 아니라(즉, 약물효과가 없을 때 약물효과가 있는 것으로 잘못할 오류), 무작위 표본추출 오류가 보여질 차이로 나타나게 할 수 있는 확률이다. 낮은 *p*–값은 데이터가 참

null 이 있을 때 일어나지 않을 것 같음을 나타낸다. 그러나, p-값은 null이 실제로 참인지 아닌지, 즉 실제로 약물효과가 없으나, 연구샘플이 비정상적이거나 결함이 있었는지에 관해서는 평가하지 않음을 주지해야 한다. 또한 귀무가설이 거짓인지 아닌지의 여부도 평가하지 않는다. 다만 연구의 다른 기능에 결함이 있는지 여부에 관계없이, 연구에서 보여준 명백한 치료 효과가 무작위 샘플링 오류로 인한 것일 가능성이 5%라는 것이 올바른 결론이다. 집단순차 방법과 같은 특정한 어뎁티브 설계의 경우에, 귀무가설에 반대해서 나타나는 증거의 강도라는 관점에서 임상시험 결과가 얼마나 '극단적인(extreme)' 인가로 즉, p-값은 귀무가설이 참일 경우 관찰된 데이터를 혹은 그 보다 극단적인 값이 관찰될 확률로 정의했다. 특정 값보다 극단적인 값이 관찰될 확률인 p-값이 작으면 작을수록 '좀 더 유의하다'라는 식의 해석을 내릴 수 있다. 고정설계 임상시험에서 이것은 단순히 임상시험 통계값의 크기이기도 하지만, 효능 혹은 무익성으로 조기중지를 허용하는 어뎁티브 설계에서는 귀무가설이 거부될 수 있는 여러 가지 방법들 사이의 차이를 구별할 필요가 있다. 예를 들어, 임상시험이 조기 중단되고 귀무가설이 거부된다면, 이것은 임상시험이 끝까지 가서 귀무가설이 거부되는 것보다 더 귀무가설에 대해 '극단적인' 증거라고 결론 내릴 수 있다.

어뎁티브 설계의 데이터가 순차를 정하는 여러 방법이 있으며, 발견된 p-값은 어떤 방법이 사용되는지에 따라 달라질 수 있다. 예를 들면, 집단순차 설계에서 여러 치료집단과 대조군과의 비교는 집단순차 임상시험의 프레임 안에서 모든 치료집단이 동일하다는 글로벌 귀무가설(global null hypothesis) 테스트로 간주될 수 있다. 1형 오류율을 보장하도록 Pocock과 O'Brien-Fleming 타입의 경계를 가진 집단순차적 임상시험을 선택하여 임상시험 과정에서 치료집단이 다른 치료집단보다 현저하게 열등한 경우에 그런 치료집단들을 조기중단할 수 있다. Step-down-type 절차는 일부 치료집단이 제거된 후에도 잔존 치료집단들의 비교에 대한 임계값(critical value)을 낮출 수 있다. 이 접근방식의 핵심은 검정력보다는 1형 오류율을 제어하는 것이다. 연속성 분포의 평균값을 근거로 한 치료집단 선택에 있어서 1형 오류율을 제어하고, 임상적으로 관련된 평균값 차이를 탐지하는데 필요한 검정력을 얻고, 잘못 선택될 확률(즉, 첫 번째 단계 후에 열등한 치료집단이 선택되는 것)을 제어하기 위한 최소 피험자 수를 가진 2-단계 어뎁티브 설계가 개발되었다(Bischoff, 2005). 효능 또는 무익성으로 임상시험 조기중지가 가능하며, 첫 번째 단계에서 얻은 변량(variance)에 대한 정보는 두 번째 단계를 위해 선택된 치료집단과 제어집단의 피험자 수를 결정하는데 사용된다. 치료집단 선택과 확증이 동일한 제1 결과변수에 근거하는 방법과는 달리, 단기 결과변수(대리 결과변수)에 근거한 치료집단 선택을 한 다음, 선택된 치료집단을 장기 1차 결과변수(임상적 결과변수)를 사용하여 선택된 치료집단과 대조군을 비교하는 집단순차적 설계를 고려할 수 있다(Todd, 2005). 또 다른 전략은 각 단계에서 치료집단의 수를 적절하게 조정하여 임상시험 각 단계에서 별도의 p-값을 계산하고 최종분석에 p-값 결합 방법을 사용하는 것이다. 이것은 만일 첫 번째 단계 후에 효능 부족으로 임상시험을 중단되지 않는다면, 두 번째 단계로 진행한다. 두 번째 단계 이후에, 두 번째 단계의 별도 샘플만을 기초로 두 번째 단계의 p-값을 계산한다. 최종분석은 사전 정의된 조합 함수(combination function)를 사용하여 2개의 p-값을 단일 테스트 통계값으로 결합하여 실행된다. 이 조합 규칙은 첫 번째 단계 이후 데이터-의존적(data-dependent)인 방식으로 선택될 수 없고, 계획 단계에서 미리 설명되어야 한다. 어뎁티브 조합테스트는 전반적으로 치료 효과가 없다는 가설하에서 단계별 p-값 분포의 단순한 특성을 보존하는 모든 유형의 어뎁션에서 강한 의미에서의 familywise 1형 오류율(family-wise error rate in a strong sense, 하나의 치료집단이 제어집단보다 우월하다고 잘못 선언될 확률)을 제어한다. 만일 임상시험 동안에 사용된 치료집단 지속 기준이 계획했던 것과 다르다면, 이는 검정력에 영향을 미칠 수 있으나 1형 오류율에는 영향을 미치지 않는다는 점에 유의해야 한다. 이러한 유연한 p-값 결합테스트 전략은 조기중지 혹은 표본수 재계산과 같은 어뎁션뿐만 아니라 용량선택을 조정하는 데에서도 사용된다.

치료 효과 측정치, 신뢰구간 및 p-값은 임상시험에서 치료효능을 평가하는 데 있어 유일한 기준은 아니다. 또 다른 기준으로는 측정치 정확성으로 평균 제곱근 오차(mean squared error), 다단계-다집단 임상시험에서의 참(true) 최상치료집단 식별확률, 그리고 용량 증가(dose-escalation) 1상 임상시험에서의 환자를 효과적으로 치료할 용량 발견 등이 있다. 어뎁티브 설계는 일반적으로 환자들로부터 보다 직접적인 관심을 끈다는 점에서 비-어뎁티브 설계보다 상당히 우수하다. 그러나 어뎁티브 임상시험에서 나온 결과를 이해하는 데에는 많은 주의가 필요하다. 임상시험 데이터에 대한 공식적인 분석은 통계전문가에 의해 수행되지만, 어뎁티브 설계에 대한 전문지식과 경험이 있는 연구자들과 사전에 충분히 상담하는 것이 좋다. 통계분석가는 적절한 분석 방법에 대해 조언하고, 필요한 경우에 제안된 설계의 통계적, 임상시험 운영상의 특성을 평가하기 위한 사전 시뮬레이션 연구뿐만 아니라 통계분석계획서(SAP) 초안작성에 참여한다. 임상의가 고급 통계기법을 상세하게 이해할 필요는 없지만, 임상시험 연구자 모두는 임상시험 결과의 해석 및 보고에 있어서 어뎁티브 설계의 함축과 잠재적으로 있을 만한 함정을 완전히 이해해야 한다. 〈표 6.2〉는 위에서 언급한 치료 효과 측정치, 신뢰구간, p-값의 통계적 특성을 고정 RCT 설계와 어뎁티브 설계에서의 영향을 요약한 것이다.

표 6.2 임상시험 결과보고를 위한 중요한 통계량 및 어뎁티브 설계가 미치는 영향

통계량	고정 설계 RCT 특성	어뎁티브 설계 이슈	잠재적 해결책
효과측정	비편향(Unbiased) : 평균적으로 효과 측정값은 실제값과 동일한 평균값을 가짐	나이브한 방법을 사용한 측정 치료 효과는 잘못된 평균값과 함께 편향될 수 있음	편향을 제거하거나 줄이는 조정된 측정(adjusted estimator) 이용. 편향 정도를 탐구하기 위해 시뮬레이션 이용
신뢰구간 (C.I)	정확한 커버리지 : 95% CI에는 평균 95%의 실제 효과가 포함됨	전통적인 방식으로 계산된 신뢰구간은 잘못된 커버리지(coverage)를 가질 수 있음	정확한 커버리지에 가까운 개선된 신뢰구간 사용. 시뮬레이션을 사용하여 실제 커버리지 탐색
p-값	잘 측정됨(well-calibrated) : 사용된 유의수준은 실제로 달성된 1형 오류율과 같음	전통적인 방식으로 계산된 p-값은 well-calibrated되지 않을 수 있음. 즉 보수적일 수 있음	올바른 이론적 calibration을 가진 -값을 사용. 시뮬레이션을 이용하여 설계의 실제 1형 오류율 탐색

6.6 다중성 조정(Multiplicity Correction)

6.6.1 다중성

어뎁티브 설계 임상시험의 통계분석에서 또 다른 이슈는 다중성(multiplicity)이다. 다중성은 다중 하위집단 비교, 다중 치료집단의 비교, 다중 결과변수 분석, 다른 시점에서의 동일한 결과변수에 대한 다중분석으로 인한 다중 테스트의 결과로 1형 오류율의 잠재적 인플레이션을 나타내는 것으로 기존의 RCT 임상시험에

서도 다중성 문제가 흔하게 일어난다. 다집단 임상시험에서는 다수의 귀무가설이 있으며, 각각 서로 다른 제1연구질문을 가진다. 이로 인해 2-집단 RCT와 같은 하나의 제1 귀무가설이 있는 임상시험을 넘어서 추가적으로 복잡성이 발생된다. 단일 귀무가설이 있는 경우에, 유의수준(또는 1형 오류율)은 귀무가설이 참일 때 이를 기각할 확률이다. 1형 오류율은 일반적으로 임상시험의 유의수준(α)이라고 부르는 귀무가설을 잘못 기각하는 확률이며, 약물이 실제로 효과적일 때 비효과인 것으로 잘못 확인하는데, 그것은 바람직하지 못한 허위결론(false conclusion)이다. 특히 다집단 임상시험에서는 거짓양성 결과를 얻을 수 있는 잠재성이 더 커지고, 이러한 다중성이 적절히 조정되지 않으면 결과는 오인될 수 있다. 거짓 통계적 유의성 위험이 증가하는 것 외에도 다중성은 표본수 결정 및 연구결과의 해석에 중요한 영향을 미친다. 따라서 다중성 조정을 위한 통계방법과 임상시험 설계, 분석 및 해석에서 다중성 조정의 고려가 필요한 경우인지를 살펴보자.

6.6.2 다중성 조정 방법

다중 테스트의 주된 의미는 다중성을 설명하기 위해 임상시험의 전체 유의수준을 조정해야 할 수 있다는 것이다. 즉, 다중 테스트는 제 1형오류가 발생할 확률이 제어되도록 각 가설테스트에 사용되는 유의수준을 조정하는 통계적 방법이다. 가장 엄격한 테스트 절차는 강한 의미에서의 family-wise 1형 오류율 제어(family-wise error rate in a strong sense)이다. 집단별 오류율(familywise error rate, FWER)은 적어도 하나의 제 1 형 오류를 발생시킬 확률이며, '강력한 제어(strong control)'는 최대 가능한 FWER이 사전-정의된 수준에서 제어됨을 의미한다. 예를 들어, 4개의 귀무가설을 테스트하면 하나의 참 귀무가설을 기각할 수 있는 최대 가능성이 0.05 이하라면, 0.05레벨에서 FWER을 강력하게 제어할 수 있다. FWER의 weak 제어(weak control of the FWER)는 비슷하지만 전체 귀무가설로 알려진 모든 귀무가설이 참일 때, 상황의 하위부분 하에서 최대 가능한 FWER만 제어한다. 일반적으로 고려되는 다른 수치는 위발견율(False Discovery Rate, FDR)으로, 기각된 참 귀무가설의 예상률이다. 즉 FDR은 임상적 테스트에서 1형(거짓양성, false positive)과 2형(거짓 음성, false negative) 오류의 상대적으로 간단한 통계 특성에서 나오는 개념이며, 전체 양성 결과에 대한 위양성 결과의 비율(ratio of false positive results)이다. FDR을 통제하는 절차는 기각된 참 귀무가설의 예상 비율이 목표 레벨 아래에 있는 한, 참 귀무가설을 기각을 허용한다. FWER을 제어하는 절차는 적어도 하나의 참 귀무가설을 기각할 확률을 제어한다. FWER을 제어하는 절차도 동일한 레벨에서 FDR을 제어한다.

동일한 연구 내에서 일련의 가설들을 동시에 테스트하면 전체 1형 오류율(즉, 모든 귀무가설들이 사실인 경우에 하나 이상의 귀무가설을 기각할 확률)이 증가하여 잠정적으로 거짓양성 발견의 리스크가 커지게 된다. 예를 들어, 5개의 독립적 또는 관련된 참 귀무가설이 있는 경우에, 유의수준 α=5%(α는 1형 오류율을 나타냄)에서 각각 동시에 테스트되면 테스트 전체에 걸친 1형 오류율은 23%나 된다. 이것은 이항 확률 분포를 사용하여 쉽게 계산할 수 있다. 즉, "Probability of(적어도 1개의 유의한 결과)"$=1-(1-\alpha)^k$이며, 여기서, k는 테스트 횟수이다. 따라서 5개 테스트의 경우 다중 테스트를 제어하지 않으면 실제로 귀무가설이 참일 때, 적어도 하나의 유의한 결과를 얻을 수 있는 것은 23%의 확률이지만, 사람들은 1형 오류율이 5% 수준으로 유지된다고 믿을 수 있다. 다중 테스트에서 거짓양성을 발견할 확률은 실험단위(experiment-wise) 또는 집단별(family-wise) 오류율이라고도 한다(이 경우는 23%).

다중성 조정을 위해서 제안된 몇 가지 통계적 방법이 있다. 가장 단순하고 가장 고전적이며 실용적인 방법은 p−값에 따른 Bonferroni 조정이다. Bonferroni 조정에서 개별 비교는 각각 유의수준 α/k에서 테스트되는데, 여기서 k는 비교 횟수이고 α는 원하는 experiment-wise 오류율이다. 이 접근 방법에서 임상시험의 experiment-wise 오류율은 α−수준으로 유지된다. Bonferroni 방법의 단점은 저−검정력, 지나치게 보수적이며 무관한 귀무가설을 포함한다는 점이다. Bonferroni(1960) 방법의 수정이 제안되었으며, Holm(1979) step-down 방법 및 Hochberg(1995) step-up 방법으로 이들은 보편적이며 탁월한 다중성 조정(adjustment) 방법이다. 최근에, 다수의 개선된 다중성 조정 절차가 제안되고 개발되었으며, 계층적 가설(hierarchical hypotheses)을 테스트할 때 소비되지 않은 유의수준을 재활용하는 방법, 이전 테스트 및 일관성 요구사항의 결과 발견에 α를 채택하는 방법, 유의수준과 가설을 계층적 가설의 패밀리로 그룹화하고 해당 패밀리 간의 유의수준을 재활용한다. 어뎁티브 설계 프레임워크에서 가장 빈번한 것 만을 언급하며 Bonferroni 혹은 Simes 방법을 사용하여 설계의 각 단계 및 각 단계에서 이행되는 다중성 조정에 대한 단계별(stagewise) p-값이 계산된다. 예를 들면, 2-단계의 심리스 임상시험을 설계에서 첫 번째 단계를 실행하고, 모든 치료집단이 위약집단과 동등하다는 글로벌 귀무가설을 테스트하기 위한 첫 번째 단계의 p-값을 얻는다. 임상시험 종료 시 선택된 용량집단과 대조군 테스트에 짝진(pairwise) 비교 프레임워크를 허용하는 가장 직접적인 방법은 초기용량에 근거하여 1형 오류율(α)을 나누는 전통적인 Bonferroni 방법이다. m 치료집단과 대조군을 가진 심리스 2/3상 임상시험을 시작하면 임상시험 결론에서 대조군과 비교할 때 특정 한 치료집단과의 비교에 레벨 α/m에서 비교할 수 있다. 따라서 모든 용량이 임상시험에 계속된다면, full 다중성 조정이 이루어진다. 이 방법은 일반적으로 보수적인 것으로 간주되지만, 만일 적은 용량집단이 있으면(예 : 2 or 3), 다른 방법에 비해 검정력 손실이 최소화될 수 있다. 이러한 조정된 p-값의 조합은 최종분석에 사용된다. 어뎁티브 결합 테스트(adaptive combination test)의 방법은 비록 어뎁티브 중간분석에서 심리스 내, 외부의 모든 이전 정보를 기반으로 치료집단이 선택된다 할지라도 이전 단계의 정보를 이후 단계의 정보와 결합을 허용한다. familywise 1형 오류율을 저해하지 않고도 임상시험의 중도 변경이 가능하다. (Note: FWER과 관련된 용어의 정의 및 제어방법에 대한 상세한 설명은 『일반 통계학』 저서 참조)

6.6.3 임상시험 설계에 따른 다중성 조정 필요의 여부

임상시험 설계의 측면에 따라 다중성 조정이 강조되고, 또 고려되어야 하는지가 달라질 수 있다. 어떤 경우에서 그러한지를 살펴보자.

다수의 제1가설

다수의 제1 가설은 임상시험에서 두 개 이상의 치료집단을 고려하는 경우 외에도 여러 방식으로 발생할 수 있다. 예를 들어, 임상시험은 일반적으로 다수의 결과변수들을 기록하여 신약의 효능을 평가한다. 결과변수들 중 몇몇에서 유의한 차이가 있는 경우 치료가 유효하다고 선언하게 되면 1형 오류율이 증가할 가능성이 있다. 다수의 결과변수를 사용하는 임상시험에서는 다중 테스트 조정이 필요한지를 고려해야 하고, 또한 이 문제를 완전히 피하기 위해 복합(조합)측정을 사용하거나, 혹은 단일 제1 결과측정을 선택하는 것이 권장된다. 만일 확증적 임상시험에서 다수의 제1 결과변수가 사용되고 몇몇 유의한 결과가 치료 신약 승인의 근거가 된다면, 규제기관은 다중 테스트 조정이 필요하다는 점을 명백히 언급한다(FDA, 1998 : EMA, 2002). 다중 테스트 조정이 일상적으로 사용되는 또 다른 상황은 동일한 가설이 다수의 중간분석에서 테스트되는 임상시험이다. 이런 경우에도 중간분석을 사용할 때 1형 오류율과 검정력을 제어하는 그룹순차 설계에 대한 광범위한 문헌과 함께 다중 테스트 조정이 필요하다는 것은 이미 잘 알려져 있다.

다집단–다단계

일반적인 다집단 임상시험 설계는 다수의 실험치료를 하나의 제어집단과 비교하는데, 이것은 개별 임상시험에서 필요한 것보다 표본수를 줄이거나 동일한 표본수에 대한 통계적 검정력을 높여 효율성을 향상시킬 수 있기 때문이다. 다집단 임상시험에서 다중비교를 수행할 때, 1형 오류율의 증가를 피하기 위해 다중성 조정이 고려될 필요가 있다. 다집단–다단계 임상시험(MAMS)과 같은 어뎁티브 설계의 경우에 여러 가설을 테스트하거나 동일한 가설을 여러 번 다시 테스트하거나, 제1 결과변수와 제2 결과변수에 대한 효과가 그룹 순차적으로 테스트될 수 있는데, 이런 것들 모두가 1형 오류율의 인플레이션을 초래할 수 있다. 어뎁티브 설계 혹은 비–어뎁티브 설계의 임상시험에서, 귀무가설이 더 많이 테스트되면 될수록 귀무가설이 부정확하게 거부될 확률이 높아진다. 고정된 알파레벨(예 : 5%)에서 전체 1형 오류율을 제어하려면 다중 테스트에 대한 조정(adjustment)이 필요하다. 이것은 때때로 비교적 간단한 방법으로 수행될 수 있으나, 모든 여러 테스트 절차에 해당하는 신뢰구간을 도출하는 것은 가능하지 않을 수 있다.

다집단–다단계의 환경에서 조정은 임상시험이 확증적일 때, 연구집단이 동일한 치료법에서 투여량이나 처방이 다를 때 특히 중요하다. 다중성에 대한 조정 여부를 결정할 때, 동등한 임상시험 결과가 별도의 2집단 비교 임상시험으로 수행된다면 어떤 조정이 필요한지를 생각하는 것도 도움된다. FDA 지침에서는 일반적으로 단일 임상시험 내에서 다중 테스트에 대한 엄격한 조정을 권고하고 있다. 하나의 임상시험이 연속되는 다단계 임상시험에서는 일반적으로 이전 단계의 정보를 이후 단계의 정보와 결합하는 것은 허용된다. 예를 들면, 2–단계의 심리스 임상시험을 설계에서 첫 번째 단계는 치료집단, 제1 결과변수 측정, 두 번째 단계를 위한 표본수, 피험자 배정규칙, 테스트 통계값, p-값 조합함수 등을 프로토콜에 정한다고 하자. 또는 어뎁티브 심리스 설계에서, 신약의 여러 용량이 테스트되고 중간분석에서 일부는 선택되어 추가 평가를 위해 계속해서 진행될 때 다중성 이슈가 발생한다. 어뎁티브 임상시험은 확증적 측면과 탐색적 측면 모두를 가질 수 있다. 확증적 임상시험에서는 일반적으로 사전 정의된 통계분석계획에서 다중성 조정을 신중하게 고려하고 모든 관련 결과를 투명하게 보고하며 적절한 해석을 제공해야 한다. 반면, 탐색적 임상시험에서의 긍정적인 결과는 임상실무를 변경하기 이전에 추가로 테스트를 받아야 하기 때문에, 탐색적 임상시험에서는 다중성 조정이 필요하지 않을 수 있다.

다수의 결과변수

임상시험은 종종 고비용 임상시험에서 얻은 정보의 유용성을 최대화하기 위해 질병증상, 혈액검사 결과, 치료 부작용, 삶의 질, 또는 사망과 같은 다수의 결과변수를 평가한다. 예를 들어, 심혈관 임상시험에서, 관심 있는 결과는 입원, 뇌졸중, 심부전, 심근경색, 심정지, 장애 및 사망을 포함할 수 있다. 결과변수들을 $\alpha=5\%$ 유의수준에서 개별적 테스트에서는 유의미한 차이를 얻는 경우, 유의성에 대한 잘못된 결론의 가능성이 5%보다 높아지게 된다. 이와 같이 다수의 결과변수가 있는 경우에는 이것을 다루는 몇 가지 접근 방법이 있다.

- 하나를 선택하여 제1 결과변수로 하고, 나머지 결과변수는 제2결과변수로 다룰 수 있다. 이 경우에는 단일 제1결과변수를 가지므로 다중성 조정이 필요하지 않는다.
- 모든 결과변수를 포함하여 새로운 통합적 글로벌 결과변수를 사용하는 것이다. 이 통합적 결과변수는 관련된 결과변수의 총합산 혹은 선택된 결과변수 조합의 합산이다. 이 경우에도 단일 통합 결과변수를 가지므로 다중성 조정이 필요하지 않다. 그러나 단일 통합 결과변수의 사용은 단일 제1 결과변수를 사용하는 것보다 통계적 검정력을 향상시킬 수 있지만 많은 결과변수를 포함하는 통합결과의 유의미한 차이에 대한 임상적 해석이 어렵다.
- 다중 결과변수에 대한 글로벌 측정값을 사용하는 것이다. 모든 개별 결과변수에 대한 결과의 중요도를 반영하는 가중치를 가지고 표준화된 효과 크기를 합

한 다음에 합산된 효과 크기를 글로벌 측정값으로 혹은 가중치를 둔 효과 크기의 함수에서 생성된 총 효과 크기를 글로벌 측정값으로 테스트하는 것이다. 그러나 개별 결과변수의 효과 크기에 대한 적절한 가중치를 결정하는 것이 어려울 수 있다. 또한 개별 결과변수 사이의 상관관계 및 상관성의 정도를 설명할 필요가 있다.

위의 첫번째와 두번째 접근방법은 다수의 제2 결과변수를 가지는 경우에도 적용된다. 다만 제2 결과변수들에서 얻은 결론은 탐색적이고 보조적인 결과로 취급되며, 이에 대해서는 다중성 조정이 필요하지 않다.

다수의 중간분석

집단순차 임상시험과 같이 모니터링하기 위하여 축적된 데이터에 대해 정해진 시점에서 동일한 결과변수를 여러 번 중간분석을 하는 경우가 많다. 여기에서 중간분석은 신치료가 제어치료보다 현저히 우월하거나 혹은 더 많은 부작용이 발생한다면, 임상시험을 조기 중단할지의 여부를 결정하는 것을 목표로 한다. 다수의 중간분석을 수행하는 것은 동일한 데이터를 반복적으로 사용하므로 1형 오류율이 높아진다. 따라서, 여러 시점에서 동일한 결과에 대한 중간분석을 설명하기 위해 다중성 조정을 고려해야 한다. 그룹순차 설계 방법에서 언급했듯이, 일반적으로 최종분석에서 $\alpha=0.05$에 가까운 유의수준을 얻으려면 사전 명시된 중간 모니터링을 위해 엄격한 중지 규칙을 선택한다. 임상시험의 최종분석에서 0.05의 p-값을 유지하기 위하여 중간분석의 중지 규칙으로 Pocock의 방법, O'Brien and Fleming의 방법, 또는 오류소비함수(Lan and DeMets의 방법, Kim and DeMets의 방법)에 기초할 수 있다.

동일한 대조집단 이용

특히 동일한 대조군으로 다수의 투여량 또는 치료법을 비교하여 평가하는 경우에는 여러 치료집단이 관련되어 있으므로 적절한 다중성 테스트 조정이 필요하다. 그러나 별개의 치료집단을 갖춘 다집단 임상시험에서는 다중성 조정은 덜 중요하다. 이러한 경우는 동일한 프로토콜 하에서 2개의 개별 임상시험을 실행하는 것과 유사하므로 동시에 수행되는 다른 임상시험을 조정할 필요는 없다. 그러나 다집단 임상시험에 대한 결과가 단일결론으로 요약된다면 다중성을 고려하고 또 제어되어야 한다. 이것은 단일결론에 포함된 모든 대조는 하나의 실험 혹은 연결된 대조의 패밀리로 간주된다. 예를 들어, 두 신치료(T1, T2) 모두가 '대조치료(C)'보다 우수한지를 평가하는 것이 글로벌 연구목적이라면, 다중성 조정이 필요하다. 글로벌 비교에는 본질적으로 대조치료에 비해 두 치료 각각의 우수성에 관한 두 개의 연결된 제1 가설을 테스트하는 것이 포함되기 때문이다.

동일한 결과변수의 반복 측정

반복 측정을 사용한 임상시험은 시간 경과에 따른 추세 및 연구집단 간의 차이를 조사하기 위하여 종단분석을 한다. 동일한 피험자에 대해 다른 시간대에 동일한 결과변수를 반복적으로 테스트하면 1형 오류율이 부풀려지기 때문에 동일한 결과변수의 개별 측정에 대한 다중성 조정을 고려해야 한다. 예를 들어, 연구자들은 시간이 지남에 따라 중재집단과 제어집단에서의 혈압, 약물 제거율, 우울증, 또는 통증점수, 병원 입원여부와 같은 결과변수를 반복적으로 측정할 수 있다. 다중성 조정은 환자 간의 효과[예 : 치료집단 간의 차이(differences between treatment groups)] 및 환자 내의 효과[(예 : 시간에 따른 환자 개인 내의 차이(within-subject differences over time)] 또는 둘 다 모두[(예 : 치료집단 간의 차이와 시간에 따른 환자 내의 차이(difference between treatment groups and within-subject differences over time)]에 대해 고려해야 한다. 또는 다중성 조정을 피하기 위해서 데이터 수집이 완료된 후 반복 측정 분산분석(Repeated Measures ANOVA) 또는 Time-by-Group Interaction의 통계적 유의성을 평가하는 혼합 효과 모델(mixed effects model)을 사용하여 모든 반복 측정을 분석할 수 있다. 그러나 ANOVA접근은 각 시점에서 치료 효과 비교의 평가(contrasts)를 허용하지 않기 때문에, 종단분석의 mixed effects model에서 time-by-group상호작용을 통합함으로써 만이 분석할 수 있다. 보다 간단한 방법으로는 최종시점(또는 미리 정의된 다른 고정시점)에서의 결과변수 측정을 단일 제1 결과변수로 사용하고 다른 시점에서의 측정을 보조 결과변수로 간주하여 다중성 조정의 필요를 줄일 수 있다. 마찬가지로, 다중성 조정을 피하기 위한 곡선하면적(Area Under the Curve, AUC)과 같은 반복 측정의 단일 요약 결과(summary outcome)를(예 : 반복 측정의 평균값 혹은 중간값) 생성하여 비교할 수 있다.

다수의 하위집단/부분집단 분석

임상시험에서 하위집단 분석을 수행하여 전체 임상시험 결과가 모든 적격 환자에게 적용되는지 또는 성별, 연령, 동반질환의 존재 유무, 혹은 중증도에 따라 정해진 하위집단 간의 중재치료 효과가 차이가 있는지의 여부를 결정하는 것도 연구의 관심사이다. 하위집단/부분집단 분석을 실행할 경우에는 다중성 문제가 발생하는지를 신중하게 고려해야 한다. 사전 정의된 하위집단/부분집단 분석이 다음과 같은 이유로 명시된 경우 다중성 조정이 필요하다.

- 생물학적 타당성을 확인하기 위해(베이스라인 특성에서의 차이가 부분집단 주장을 뒷받침할 수 있는 생물학적 근거를 가질 수 있기 때문에)
- 합리적인 기존의 가설을 확인하기 위해(가설은 이전의 양질의 증거를 기초로 하여 공식화됨)
- 표적 모집단에서 의사결정 지원을 위해 하위집단 효과를 보여주기 위해(특정 하위집단 가설에 대한 결정적인 대답을 추구함으로써 의사결정을 알림)

이와 같은 3가지 조건을 만족하는 하위집단/부분집단 분석은 확증적 특성을 갖는 것으로 간주되기 때문에 다중성 조정이 필요하다. 다른 한편으로, 많은 임상시험이 치료의 일관성을 검토하기 위하여 보조적으로 간주되는 하위집단/부분집단을 사전 명시하는 반면에, 프로토콜 및/혹은 데이터 수집이 완료된 후에 사후 하위집단/부분집단 분석을 수행하고 있다. 사후 하위집단/부분집단 분석은 일반적으로 탐색적 성격을 갖는 것으로 간주된다. 따라서 연구가 끝난 후에 사후 부분집단 분석은 강력한 추론을 한다기보다는 주로 가설 생성에만 사용되기 때문에 다중성 조정이 필요하지 않다.

임상시험 데이터베이스를 사용하여 다른 연구질문을 위한 2차 분석을 수행할 수도 있다. 또한 연구조사자는 임상시험에서 이미 수집한 데이터를 사용하여 1차 또는 2차 결과변수와 관련된 요인을(중재치료 자체 이외) 확인할 수 있거나, 혹은 다른 결과변수(1차 또는 2차 결과변수가 아닌)에 포커스 두기를 원할 수 있다. 예를 들어, PROTECT(Prophylaxis for Thromboembolism in Critical Care Trial)는 중환자에서 다리 정맥혈전증에 대한 달테파린(dalteparin, 저분자량 헤파린) vs 비분획 헤파린(unfractionated heparin)의 효과를 평가하기 위하여 수행된 임상시험이다. 이후에 이 데이터를 이용하여 주요 출혈의 위험 요인, 혈소판 감소증 및 모든 원인으로 인한 사망을 조사하고, 중환자에 의한 공동-등록의 예측인자 및 결과를 탐색하기 위한 여러 연구들이 있다. 이러한 2차 분석은 주요 연구질문과 관련 없기 때문에 임상시험 프로토콜에서 사전 정의되지 않았다. 일부 2차 분석은 임상시험이 끝나기 이전에 제안되어 2차 연구질문을 반영하지만, 다른 2차 분석은 원래의 분석계획 내에 있지 않다. 임상시험 데이터베이스가 새로운 질문에 대답하기에 충분히 완전하다 하더라도 2차 분석에서 나온 결과는 일반적으로 가설을 생성하는데 사용되며, 그 결과는 추가적인 독립적 연구에서 확증되어야 한다. 또한, 2차 분석에서 제기되는 연구질문은 일반적으로 주요 연구질문과는 상당히 다르기 때문에 2차 분석에서는 다중성을 조정할 필요는 없다.

6.6.4 연구 설계, 분석계획, 결과 해석에서의 다중성 관련 논쟁

다중성 문제에서 가장 중요한 것은 임상시험에서 다중성 조정을 치료집단 코드를 오픈하기 전에 사전 정의하여 상세하게 통계분석계획(SAP)에 서술되어야 한다는 것이다. 다중성 이슈를 설계로는 회피할 수 없는 확증적 분석을 가진 임상시험에서는 다중성 조정이 항상 고려되어야 하고, 연구 프로토콜에서 명확하게 서술해야 한다. 다중성 조정을 불가피한 것으로 고려될 때, 잠재적으로 증가하는 집단별(family-wise) 오류율을 상세하게 수량화하고 투명하게 보고할 것을 권고한다. 또한 관련 다중성 조정이 수행되지 않는 경우에는 명확하게 그 이유를 설명하고, 연구 결과를 주의 깊게 해석해야 한다. 만일 임상시험에서 다중 테스트의 여러 레벨이 존재한다면, 다중성 조정은 매우 어려워질 수 있다. 예를 들어, 임상시험은 다집단 치료를 가지고, 여러 제1결과변수를 평가하고, 여러 중간분석 필요하고, 반복적으로 데이터를 수집할 수 있다. 이러 경우에서는 Bonferroni 조정은 실용적이지 않으며, 보다 복잡한 통계 절차가 필요하다. 따라서 임상시험 연구자들이 잠정적 다중성 문제를 확인하고 연구 설계 및 분석 단계에서 이를 해결하기 위한 통계적 접근 방법을 결정하는데 있어서 의학통계 전문가의 조언을 구하고 따르는 것이 좋다. 또한, 다중성 이슈에 비추어 연구 결과에 대한 측정, 적절한 고려와 해석이 가장 중요하다. 다중성 문제는 2형 오류율에도 영향을 미치기 때문에, 따라서 연구 검정력에도 영향을 미친다. 예를 들어, 전체 1형 오류율을 유지하려는 다중성 조정을 고려하기 위해서는 표본수를 늘려야 할 수도 있다. 이러한 다중성 관련 문제는 임상시험에 대한 연구설계, 분석계획 및 결과해석에서 고려되어야 한다.

일반적으로, 공통 조건을 다루는 임상시험의 경우, 다중가설에서 분명한 계층(hierarchy)이 있다고 가정하지 않는 한, 만일 2개 이상의 제1 가설이 있다면 다중성 조정을 고려할 필요가 있다. 이것은 일반적으로 우월성, 동등 및 비열등성 목표를 가진 임상시험에 적용된다. 다중성 조정은 계획된 확증적 가설과 일관성이 있어야 한다. 적절한 표본수를 얻기 힘든 희귀질환에 대한 임상시험에서 다중성 조정의 필요성에 대한 우려가 제기될 수 있다. 희귀병에 대한 임상시험에서는 단일 확증적 가설에 대한 희망하는 검정력을 달성하기가 아주 어렵기에, 대부분의 희귀병 임상시험은 검정력을 강화하기 위한 전략으로 통합된 결과변수를 사용하든지 혹은 다중성 함축이 없는 탐색적 연구로 설계된다.

다중성 조정은 주로 확증적 가설과 해당 분석에 적용된다는 점을 강조한다. 이러한 결정은 필수적인 α−조정을 다루는 충분한 검정력이 있는지 보장하기 위해서 임상시험의 설계 단계에서 내리게 된다. 다집단 임상시험의 경우, 임상시험의 맥락은 다중 테스트 조정이 바람직한지 여부에 영향을 준다. 임상시험이 탐색적이며, 발견된 결과가 향후의 임상시험에서 테스트될 것이라면, 어떤 거짓양성 결과가 실무를 변경하지 않으므로 다중 테스트 조정이 필요하지 않다. 그러나 확증적 설정에서, 다집단 임상시험이 테스트될 가설에 대한 확실한 답을 제공하도록 설계될 때, 다중 테스트 조정의 필요성에 대한 상충되는 견해가 있다. 만약 다른 가설들이 분명히 구별되는 연구질문을 대표한다면(예를 들어, 대조치료와 비교하여 분별되는 실험치료의 효과) FWER를 강력하게 통제하는 절차를 적용하지 않는 것이 합리적이라고 주장하는 학자도 있다. 또한 다중치료를 가진 실험에 관한 섹션은 확증적 설정에서 제1 가설에 대해 다수의 유의성 테스트가 사용될 때 FWER를 제어하는 것이 필수적이라고 주장하는 학자도 있다. 여러 실험군을 하나의 대조군과 비교할 때 다중 테스트 조정이 필요하지 않다는 주장을 하기도 하는데, 치료가 별도의 임상시험에서 테스트되는 경우에는 조정이 필요하지 않기 때문이다. 이 주장은 어떤 치료법이 유익한지에 대한 문제를 고려하는 것이 아니라 독립적인 치료법을 테스트하는 것과는 차별화된다. 동일한 치료의 여러 복용량 또는 투여 일정이 공통 대조군에 대해 테스트될 때 다중 테스트 조정이 필요하지만, 치료법이 구별되고 다집단 임상시험이 효율성에 대해 수행되는 경우에는 그렇지 않다고도 주장한다. 어떤 기각된 귀무가설은 신치료의 권장으로 이어지기 때문에 이 구분이 만들어진다. 다음과 같은 경우에 다중 테스트 조정이 더 필요하다고 명시되어 있다(Proschan & Waclawiw, 2000).

- 테스트되는 가설들이 더 관련되어 있다
- 비교 횟수가 더 많다
- 논란의 정도가 더 높다(즉, 임상시험이 문헌에서의 결과와 상충되는 질문에 분명히 답하고자 하는가)
- 한 측에서 다중 테스트의 혜택을 누릴 경우(예를 들어, 임상시험의 여러 치료가 단일 제조업체에서 생산됨)

〈표 6.3〉는 임상시험 설계 요소 측면에서 다중성 조정 고려에 필요한 관련 조건을 요약한 것이다. 〈그림 6.1~그림 6.5〉는 다중성 조정이 필요한 경우와 함께 적절한 권고 사항을 나타낸 것이다.

표 6.3 임상시험 설계 요소 측면에서 다중성 조정 고려에 필요한 관련 조건

임상시험 요소	관련 질문	다중성 조정 고려에 필요한 조건
모집단	동일한 결과변수에 대해 다수의 하위집단 분석을 실행하면 어떻게 되나?	다중 하위집단 분석
중재치료/비교	연구집단이 2개 이상인 경우 어떻게 하나?	다집단 치료
결과변수	다수 결과변수가 있으면 어떻게 하나?	다수의 결과변수
	2차 결과변수가 다수인 경우 어떻게 해야 하나?	다수의 제2 결과변수
	동일한 결과변수 측정을 반복하면 어떻게 되나?	반복 측정
시간 프레임	다수의 중간분석을 수행하면 어떻게 되나?	다수의 중간분석
통계분석	동일한 결과변수에 대해 다중 민감도 분석을 수행하면 어떻게 되나?	다수의 민감도 분석
	임상시험 데이터를 사용하여 다른 연구질문에 답변하기 위하여 다수의 2차 분석을 수행하기를 원한다면 어떠한가?	다른 연구질문에 대한 다수의 제2 결과변수

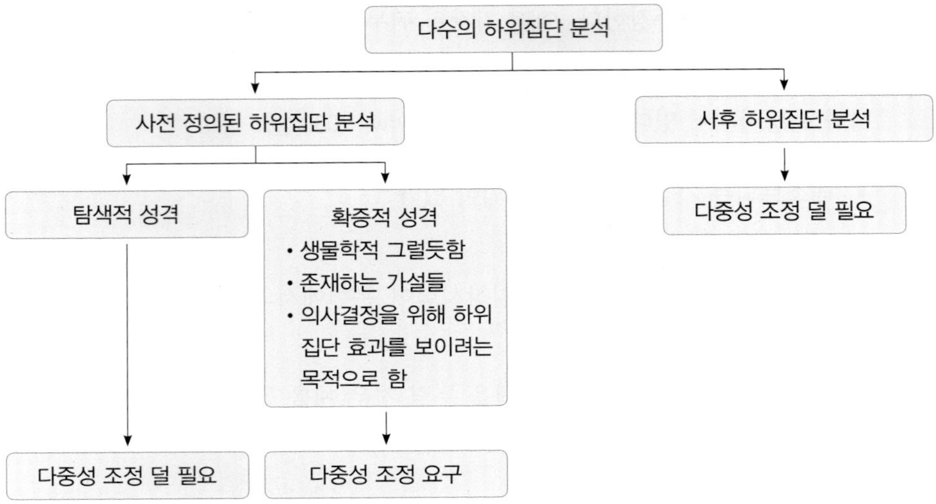

그림 6.1 모집단 측면에서 다중성 조정에 대한 고려 사항과 권고 사항에 요구되는 조건 흐름

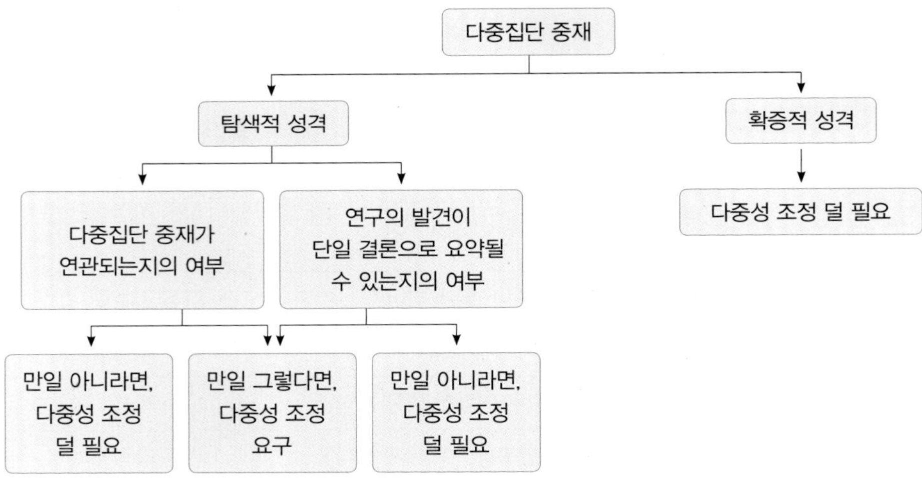

그림 6.2 중재/비교 다중성 조정에 대한 고려 사항과 권고 사항에 요구되는 조건 흐름

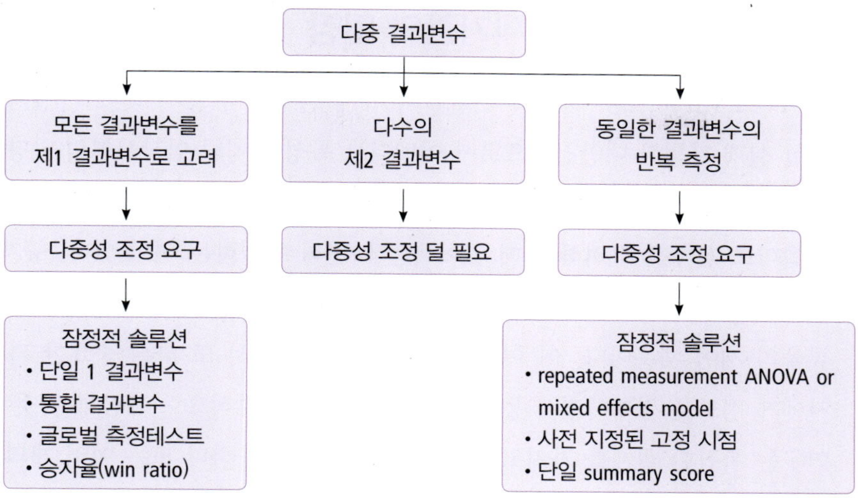

그림 6.3 결과변수 측면에서 다중성 조정에 대한 고려 사항과 권고 사항에 요구되는 조건 흐름

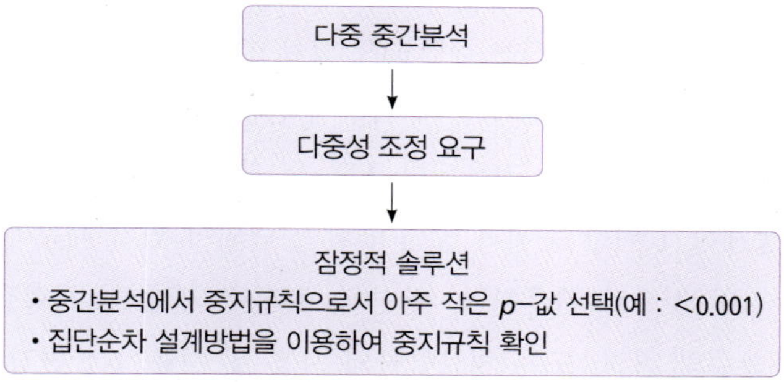

그림 6.4 시간 프레임 측면에서 다중성 조정에 대한 고려 사항과 권고 사항에 요구되는 조건 흐름

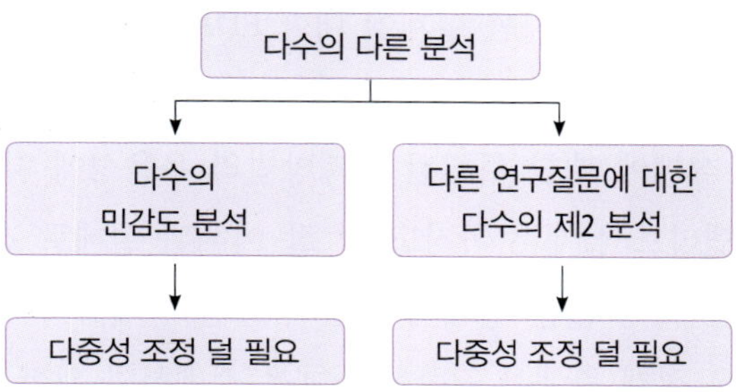

그림 6.5 분석 측면에서 다중성 조정에 대한 고려 사항과 권고 사항에 요구되는 조건 흐름

6.7 통계분석에 대한 규제기관의 입장

FDA와 EMA는 모두 약리학적 발달의 규제 환경에서 중추 및 조기 임상시험을 위한 실행 가능한 대안전략으로서 어뎁티브 특성을 지닌 임상시험의 타당성을 이미 인정했다. 그러나 규제기관은 연구결과를 해석하기가 더 어려울 수 있으므로 어뎁티브 설계를 고려하는 데 있어서는 여전히 주저하는 면이 있다. 규제기관의 주요 관심사 중 하나는 어뎁티브 측정법이 편향을 유발할 수 있음은 물론, 1형 오류율의 제어 때문이다. 이 어뎁티브 유형의 연구에서 또 다른 중요한 과제는 환자에게 정보를 정확하면서 동시에 이해할 수 있는 방식으로 제공하는 것이다. 이 연구는 복잡한 설계를 가지고 있으며 여러 코호트와 하나 또는 여러 개의 약물이 연구 중에 있다. 무엇보다도 시간이 지남에 따라 달라질 수 있으므로 임상시험 설계의 불확실성이 증가하고 환자에게 설명하기가 어려워진다. 이 이슈를 해결하기 위해서 임상시험은 특정 집단에 따라 정보에 근거한 동의를 달리 할 수 있다.

계획된 중간분석을 가지는 집단순차 임상시험을 위한 표준 통계방법이 연구목적 및/또는 연구 결과변수의 존재 여부에 관계없이 2-단계 어뎁티브 설계의 계획 및 데이터 분석에 종종 적용된다. FDA는 집단순차 설계가 전반적인 제 1형 오류율을 통제하기 위한 통계적 방법이 잘 정립되어 있기 때문에 "잘 이해된(well-understood)" 것으로 간주한다. 반면에, 표본수 재계산, 치료집단 수정, 용량선택, 결과변수의 변경, 또는 치료약물의 사용 및 사용기간 변경과 같은 추가적인 어뎁션은 1형 오류를 증가시키기 때문에 임상시험의 타당성 및 통계적 완전성이 어려울 수 있으므로 FDA는 "덜 잘 이해된(less well-understood)" 것으로 간주하고 있다. 어뎁티브 임상시험 설계에 대한 FDA 가이드라인(2010)에서 나타난 바와 같이, 어뎁티브 설계는 잘 정립된 설계 또는 잘 정립되지 않은 설계로 분류되었지만 특정 설계에 대한 확립된 통계방법의 유용성에 따라 분류된다. 실제로, 대부분의 어뎁티브 설계는 아직도 덜 잘 이해된 설계로 간주된다. 따라서 주요 이슈는 잘 알려지지 않은 설계에 대한 유효한 통계방법의 개발뿐만 아니라, 잘 알려지지 않은 설계 중에서 적합한 설계를 선택하기 위한 일련의 기준을 개발하여 유효하고 신뢰할 수 있는 치료 효과를 평가하는 것이다. 어뎁티브 설계를 사용하는 임상시험을 위한 규제 환경에서 주요 고려 사항은 1형 오류율을 제어하기 위한 통계적 방법을 미리 정해야 한다는 것이다. 치료 효과 및 관련된 신뢰구간의 정확한 추정치가 용이해야 하고, 블라인딩 유지가 보장되어야 하며, 모든 설계 변경 동안 치료 효과의 일관된 평가 방법을 미리 계획해야 한다. 어뎁티브 연구 준비에 기본이 되는 방법론의 중요한 측면은 근본적인 접근방식(빈도주의자 혹은 베이지안)에 관계없이 운영 특성과 임상시험의 견고성을 평가하는 것이다. 이 일은 임상시험의 목적달성을 위해 필요하며, 규제당국은 승인서를 제출하기 전에 하도록 요구하고 있다. 결론적으로, 다중성 조정은 임상시험에서 도전적인 이슈로 남아 있으며, 다수의 발표/출판된 임상시험은 다중성을 적절히 조정하지 못하고 있다. 설계 단계에서 이러한 문제를 신중하게 고려하고 명확하게 사전 정의된 통계분석계획을 통해 다중성 이슈를 가진 임상시험의 결과 해석에 대한 혼동을 줄이거나 피할 수 있다. 〈그림 6.6〉은 많은 문헌에서 언급한 다중성-테스트 조정이 필요한 상황에 대해 합의를 나타낸 것이다.

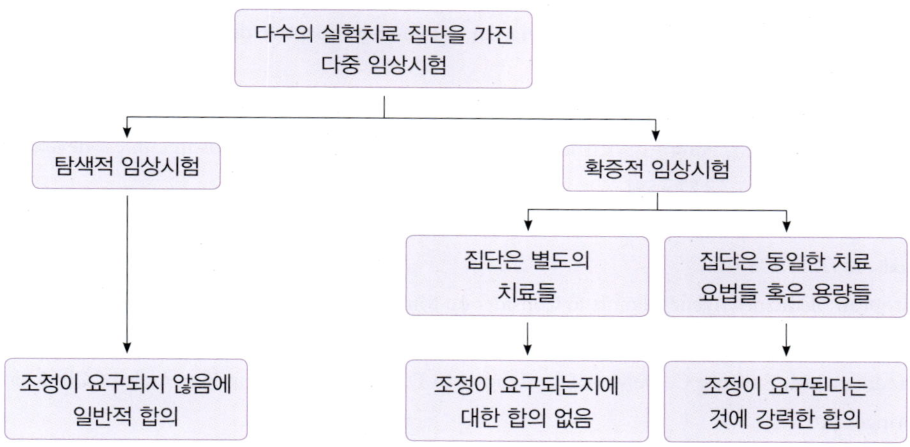

그림 6.6 문헌에서 다중성-테스트 조정이 필요한 상황에 대해 합의를 나타낸 도표(Wason, 2014)

참고문헌

- Adams-Huet B, Ahn C. Bridging clinical investigators and statisticians: writing the statistical methodology for a research proposal. J Investig Med. 2009. 57(8):818–824.
- Graf AC, Bauer P, Glimm E, Koenig F. Maximum type 1 error rate inflation in multiarmed clinical trials

with adaptive interim sample size modifications. Biometrical Journal. 2014. 56(4):614-630.

- Angus DC, Alexander BM, Berry S, et al. Adaptive platform trials: definition, design, conduct and reporting considerations. Nat Rev Drug Discov. 2019. 18:797–807.
- Bauer P, Brannath W. The advantages and disadvantages of adaptive designs for clinical trials. Drug Discov Today. 2004. 9(8):351-357.
- Bebu I, Dragalin V, Luta G. Confidence intervals for confirmatory adaptive two-stage designs with treatment selection. Biometrical J. 2013. 55(3): 294-309.
- Berry SM, Connor JT, Lewis RJ. The Platform Trial: An Efficient Strategy for Evaluating Multiple Treatments. JAMA. 2015. 313(16):1619–20.
- Bornkamp B, Bretz F, Dmitrienko A, et al. Innovative approaches for designing and analyzing adaptive dose-ranging trials. J Biopharm Stat. 2007. 17(6):965-95.
- Bothwell LE, Avorn J, Khan NF, Kesselheim AS. Adaptive design clinical trials: a review of the literature and ClinicalTrials.gov. BMJ Open. 2018. 8:e018320.
- Brannath W, Koenig F, Bauer P. Multiplicity and flexibility in clinical trials. Pharm Stat.. 2007. 6:205-16.
- Bratton DJ, Parmar MK, Phillips PP, Choodari-Oskooei B. Type I error rates of multi-arm multi-stage clinical trials: strong control and impact of intermediate outcomes. Trials. 2016. 17(1):309.
- Carreras M, Brannath W. Shrinkage estimation in two-stage adaptive designs with midtrial treatment selection. Stat Med. 2013. 32(10):1677-90.
- Chang M. Adaptive design method based on sum of p-values. Statistics in Medicine. 2007. 26:2772–84.
- Chow SC, Chang M, Pong A. Statistical consideration of adaptive methods in clinical development. J Biopharm Stat. 2005. 15:575-591.
- Fleming TR, DeMets DL. Monitoring of clinical trials: issues and recommendations. Controlled Clinical Trials, 1993. 14:183–197.
- European Medicines Agency. Points to Consider on Multiplicity Issues in Clinical Trials. 2002. www.ema.europa.eu/docs/en_GB/document_library/Scientific_guideline/2009/09/WC500003640.pdf
- Friedman LM, Furberg C, DeMets DL, Reboussin D, Granger CB. Fundamentals of Clinical Trials. Springer. 2015.
- Fridlyand J, Yeh RF, Mackey H, et al. An industry statistician's perspective on PHC drug development. Contemp Clin Trials. 2013. 36(2):624-635.
- Gallo P, Maurer W. Challenges in implementing adaptive designs: comments on the viewpoints expressed by regulatory statisticians. Biom J. 2006. 48(4):591-7; discussion 613-22.
- Gamble C, Krishan A, Stocken D, et al. Guidelines for the Content of Statistical Analysis Plans in Clinical Trials. JAMA. 2017. 318(23):2337-43.
- Grayling MJ, Wheeler GM. A review of available software for adaptive clinical trial design. Clin Trials. 2020. 17(3):323-331.
- Gupta SK. Use of Bayesian statistics in drug development: Advantages and challenges. Int J Appl Basic Med Res. 2012. 2(1):3-6.
- Howard DR, Brown JM, Todd S, Gregory WM. Recommendations on multiple testing adjustment in multi-arm trials with a shared control group. Stat Methods Med Res. 2018. 27(5):1513-1530.

- Hung HM, Wang SJ, Yang P. Some challenges with statistical inference in adaptive designs. J Biopharm Stat. 2014. 24(5):1059-72.
- Hung HM, Wang SJ, O'Neill R. Statistical considerations for testing multiple endpoints in group sequential or adaptive clinical trials. J Biopharm Stat. 2007. 17(6):1201-10.
- Jennison C, Turnbull BW. Group Sequential Methods with Applications to Clinical Trials. Chapman & Hall/CRC. 2000.
- Korn E, Freidling B. Outcome-adaptive randomization in early clinical trials. Design and Analysis of Clinical Trials for Predictive Medicine (eds Matsui S, Buyse M and Simon R, editors). Chapman&Hall/CRC, Boca Raton, FL. 2015, 72:111–128.
- Korn EL, Freidlin B. Adaptive Clinical Trials: Advantages and Disadvantages of Various Adaptive Design Elements. JNCI: Journal of the National Cancer Institute. 2017. 109(6):djx013
- Lan KKG, DeMets DL, Halperin M. More flexible sequential and non-sequential designs in long-term clinial trials. Communications in Statistics, Part A – Theory and Methods. 1984. 13:2339-53.
- Li G, Taljaard M, Van den Heuvel ER, et al. An introduction to multiplicity issues in clinical trials: the what, why, when and how. Int J Epidemiol. 2016. 46(2): 746– 755.
- Liu Q, Chi GY. Understanding the FDA guidance on adaptive designs: historical, legal, and statistical perspectives. J Biopharm Stat. 2010. 20(6):1178-1219.
- Mehta CR, Pocock, SJ. Adaptive increase in sample size when interim results are promising: a practical guide with examples. Statis. Med. 2011. 30:3267–84.
- Menis J, Hasan B, Besse B. New clinical research strategies in thoracic oncology: clinical trial design, adaptive, basket and umbrella trials, new end-points and new evaluations of response. European Respiratory Review. 2014. 23(133):367-78.
- Nhacolo A, Brannath W. Interval and point estimation in adaptive Phase II trials with binary endpoint. Statistical Methods in Medical Research. 2019. 28(9):2635–48.
- O'Brien PC, Fleming TR. A Multiple Testing Procedure for Clinical Trials. Biometrics. 1979. 35(3):549–56.
- O'Neill RT. FDA's critical path initiative: a perspective on contributions of biostatistics. Biom J. 2006. 48(4):559-64.
- Paoletti X, Asselain B, Kamal M, et al. Design and statistical principles of the SHIVA trial. Chin Clin Oncol. 2015. 4(3):32.
- Pocock SJ. When (not) to stop a clinical trial for benefit. JAMA. 2005. 294:2228–30.
- Polley M-YC, Freidlin B, Korn EL, Conley BA, Abrams JS, McShane LM. Statistical and practical considerations for clinical evaluation of predictive biomarkers. J National Cancer Institute. 2013. 105(22):1677–83.
- Posch M, Klinglmueller F, König F, Miller F. Estimation after blinded sample size reassessment. Stat Methods Med Res. 2018. 27(6):1830-46.
- Proschan MA. Sample size re-estimation in clinical trials. Biom J. 2009. 51(2):348-57.
- Proschan MA, Waclawiw MA. Practical guidelines for multiplicity adjustment in clinical trials. Control Clin Trials. 2000. 21(6):527-39.

- Sill MW, Sampson AR. Drop-the-losers Design: Binomial Case. Computational Statistics and Data Analysis. 2009. 53(3):586-95.
- Tu D, Shalay K, Pater J. Adjustments of treatment effect for covariates in clinical trials statistical and regulatory issues. Drug Inf J. 2000. 34:511–23.
- US FDA. Statistical Principles for Clinical Trials. E9. 1998, www.ich.org/fileadmin/Public_Web_Site/ICH_Products/Guidelines/Efficacy/E9/Step4/E9_Guideline.pdf
- US FDA. Adaptive Design Clinical Trials for Drugs and Biologics. Guidance for Industry. 2019. https://www. fda.gov/regulatory-information/search-fda-guidance-documents/adaptive-design-clinical-trials-drugs-and-biologics-guidance-industry
- US FDA. Adaptive design clinical trials for drugs and biologics. Guidance for industry. 2010. www.fda.gov/ downloads/ Drugs/GuidanceComplianceRegulatoryInformation/Guidances /UCM201790.pdf
- Wang SJ, Hung HM, O'Neill R. Paradigms for adaptive statistical information designs: practical experiences and strategies. Stat Med. 2012. 31(25):3011-23.
- SJ, James Hung HM, O'Neill RT. Impacts on type I error rate with inappropriate use of learn and confirm in confirmatory adaptive design trials. Biom J. 2010. 52(6):798-810.
- Wason J, Magirr D, Law M, Jaki T. Some recommendations for multi-arm multi-stage trials. Stat Methods Med Res. 2016. 25(2):716-27.
- Wason JMS, Jaki T. Optimal design of multi-arm multi-stage trials. Statistics in medicine. 2012. 31(30):4269–79.
- Wason JM, Stecher L, Mander AP. Correcting for multiple-testing in multi-arm trials: is it necessary and is it done? Trials. 2014. 15:364.
- Wassmer G. On sample size determination in multi-armed confirmatory adaptive designs. J. Biopharmaceutical Statistics. 2011. 21:802–17.
- Wassmer G, Vandemeulebroecke M. A brief review on software developments for group sequential and adaptive designs. Biom J. 2006. 48(4):732-7.
- Yee LM, McShane LM, Freidlin B, Mooney MM, Korn EL. Biostatistical and Logistical Considerations in the Development of Basket and Umbrella Clinical Trials. Cancer J. 2019. 25(4):254-63.
- Yuan I, Topjian AA, Kurth CD, Kirschen MP, Ward CG, Zhang B, Mensinger JL. Guide to the statistical analysis plan. Paediatr Anaesth. 2019. 29(3):237-42.
- Zhang Y, Trippa L, Parmigiani G. Frequentist operating characteristics of Bayesian optimal designs via simulation. Stat Med. 2019. 38(21):4026-39.
- 임현자. 임상시험 연구의 설계와 응용. 황소걸음 출판사. 2015.

7

어뎁티브 임상시험 이행

Implementation of Adaptive Clinical Trial

이 장의 주제

7.1 개요

7.2 의사결정규칙 및 프로세스

7.3 어뎁티브 임상시험 운영

7.4 시뮬레이션

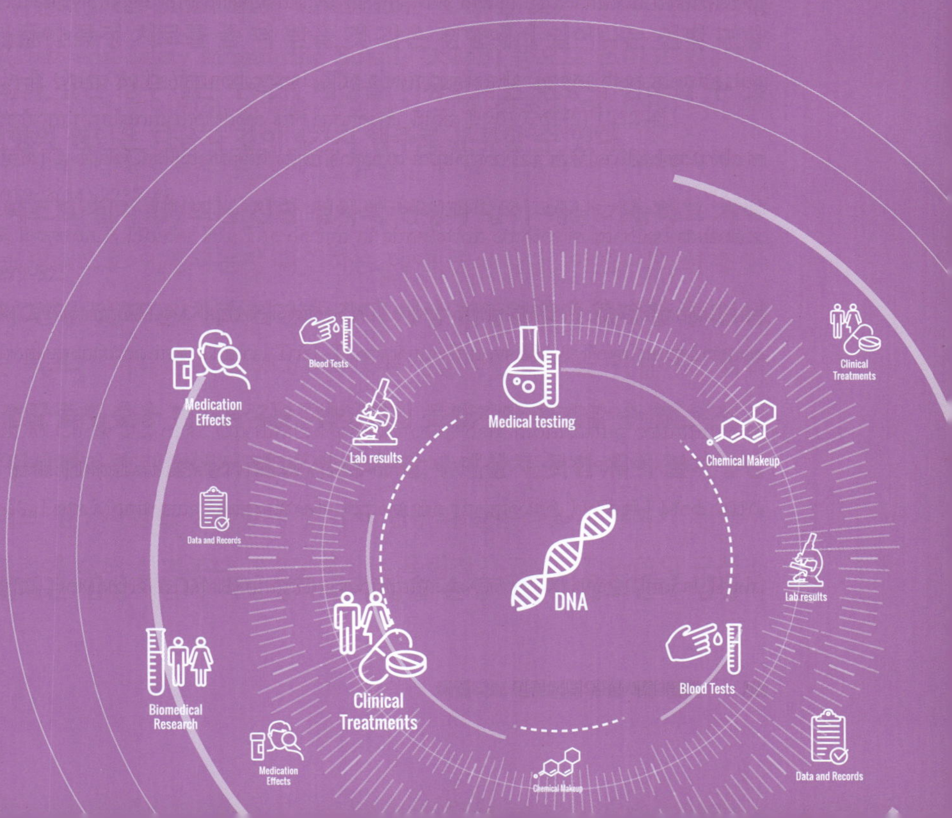

어뎁티브 임상시험은 기존 RCT 임상시험보다 여러 가지 장점을 제공하지만, 효율성이나 윤리적 측면에서 항상 혜택을 제공하는 것은 아니다. 어뎁티브 임상시험을 설계하려는 연구자를 위해 실질적인 지침은 계획 단계에서는 임상시험 시뮬레이션의 사용 및 그 장점을 이해하고, 임상시험 어뎁션을 위한 의사결정규칙의 적절성을 결정하는 방법이나 통계분석 계획의 고유한 측면을 이해하는 것이 무엇보다도 중요하다. 그러므로 임상시험을 계획하고 실행하는데 있어서 더 많은 노력과 시간을 쏟아야 한다. 또한 적시에 유연한 공급망 관리를 통해서 약물공급을 최적화할 뿐만 아니라 연구를 지원, 보완하는 인프라(infra)를 가지고서 고속 데이터 수집과 분석, 연구 결과 리포트 기능을 구축함으로써 어뎁티브 설계의 성공적 실행을 얻을 수 있다. 또한 어뎁티브 임상시험에서는 통계분석 전문가의 역할은 아주 중요하므로 임상시험 계획단계 초기부터 적극적인 참여가 필요하다.

7.1 개요

잘 설계되고 수행된 무작위-제어-임상시험(RCT)은 오랫동안 통계적 정확성과 함께 편향을 피하는 메커니즘으로 중재치료의 효능을 평가하는데 있어서 표준으로 인정되어 왔다. 글로벌 규제기관들도 일반적으로 신약 마케팅 승인의 여부를 평가할 때는 전형적인 RCT 설계의 임상시험을 여전히 선호하고 있다. 이러한 RCT는 대략 다음의 3단계로 진행된다.

- 임상시험 계획
- 임상시험 프로토콜에 명시된 대로 실행
- 데이터가 준비되면 사전에 정해진 분석계획에 따라 데이터 분석

전형적인 RCT를 설계하고 실행하는 데는 상당한 시간 및 자원이 요구되기에 그 대안책으로 연구 프로그램 성공률을 높이는 동시에 임상개발 기간과 비용을 줄이는 어뎁티브 임상시험이 개발되었다. 또한 전형적인 RCT는 여러 측면에서 간단하지만 임상시험 과정 중에 필요할 수도 있는 설계 일부의 변경할 수 있는 옵션을 포함하지 않으므로 융통성이 없는 반면에, 어뎁티브 설계는 환자의 치료반응에 따라 설계의 일부를 조정하고 변경할 수 있는 유연한 설계이다. 이러한 어뎁티브 설계는 사전에 지정된 시점에서 피험자 치료결과를 관찰 및 분석하고, 이러한 관찰을 바탕으로 설계의 사전 변경 계획에 따라 어뎁션이 구현된다. 즉, 임상시험이 진행되는 동안 유효성 및 순수성을 유지하는 동시에 예정된 중간분석을 허용하며, 누적된 데이터의 분석을 기반으로 사전에 명시된 변경/어뎁션을 수행 할 수 있다. 어뎁티브 설계가 허용 할 수 있는 계획된 어뎁션으로는 표본수 재조정, 치료집단 탈락, 피험자 배정비율 변경, 가장 유익할 것 같은 환자집단 모집, 치료약물의 유의한 효능 혹은 무익성에 따른 임상시험 전체의 조기중단 등이 있다.

6장에서 살펴보았듯이, 어뎁티브 임상시험 설계에서는 1형 오류율 제어, 치료효과의 추정치에 대한 어뎁션, 관련 통계분석 방법, 운영 편향의 영향 최소화, 연구 결과의 현실적, 임상적 해석 가능성이 주요 관심사이다. 이러한 관심사 외에도, 어뎁티브 설계 임상시험의 성공적인 구현을 위해서는 임상시험의 현장사이트와 DSMB와의 신속한 의사소통을 용이하게 하는 인프라, 유연한 약물공급 프로

세스, 신속하게 관찰될 수 있는 약물반응, 효율적인 설계와 빠른 컴퓨팅에 요구되는 통계분석도 필요하다. 그러므로 어뎁티브 연구는 임상의, IT 담당자, 프로젝트 관리자, 의약품 공급업체, 생물 통계학자, 규제당국 및 의뢰자(sponsor) 등의 다른 이해관계자도 실제로 참여하기 때문에 어뎁티브 임상시험 계획시점에서부터 복잡하고 또 많은 시간이 걸린다. 예를 들면, 게놈데이터의 엄격한 분석 및 확실한 임상적 해석은 임상-등급 데이터 해석을 지원하는 전산 알고리즘의 도움 없이는 불가능하기 때문에, IT 담당자는 빈번한 데이터 수용 및 많은 양의 데이터 정보 흐름을 구성해야 한다. 또한 포괄적인 프로젝트 관리자는 유연한 의약품 공급을 구성해야 하며, 불균형한 피험자 배정으로 인해 변동성이 증가됨으로 치료 효과 측정, 1형 오류율 측정 및 정확도, 시뮬레이션 실행에 요구되는 광범위한 임상시험 경험이 있고 교육받은 의학 통계학자의 절대적 참여와 기여가 필요하다. 〈그림 7.1〉은 일반적인 어뎁티브 임상시험 이행의 흐름을 나타낸 것이다.

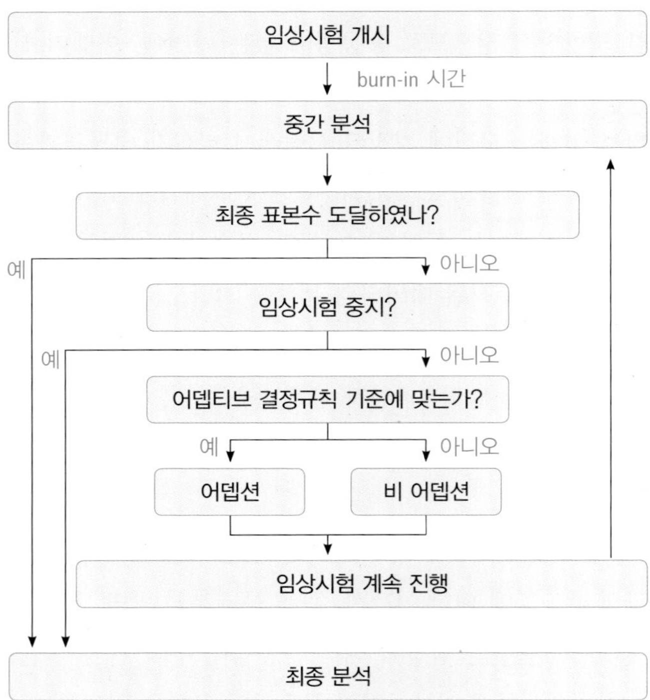

그림 7.1 일반적인 어뎁티브 임상시험 이행 도표

여기 7장에서는 어뎁티브 설계 이행에 있어서 필요한 사항 중에서 의사결정 프로세스, 약물공급 및 물류, 운영, 그리고 임상시험 과정에서 요구되는 포괄적인 시뮬레이션에 대해 살펴보기로 한다.

7.2 의사결정규칙 및 프로세스

어뎁티브 임상시험은 데이터를 수집하는 동안에 임상시험 설계의 중요한 구성요소를 지속적으로 수정하는 것을 허용함으로써 전형적인 RCT 설계 임상시험과는 다르다. 이 혁신적인 어뎁티브 접근방식은 임상시험 완료까지의 시간 감소와 함께 열등한 치료에 피험자 배정을 제한하며 임상시험 결과가 과학적, 임상적으로 관련될 확률을 높이게 한다. 어뎁티브 설계는 약물을 평가하는 임상시험의 거의 모든 단계에서 사용되며, 그 용도 또한 점점 더 넓혀지고 있다. 나아가 어뎁티브 임상시험 실행의 실용적인 도전과제는 많은 측면에서 전형적인 고정 비-어뎁티브 설계와 비슷하지만, 어뎁션의 적용에 있어서의 임상시험 실행은 추가적인 주의가 특히 더 필요하다. 예를 들어, 다집단 임상시험에서 연구사이트 간의 불균형이 커질 때에는 더 복잡할 수 있고, 또 치료중단으로 약물수요 예측이 어렵게 될 수 있다. 그러므로 임상시험 진행 중에 환자의 치료배정 비율을 변경할 수 있는 임상시험에서는 무작위 배정이나 약물공급을 위한 맞춤식 중앙시스템이 중요하다. 맞춤식 중앙시스템은 무작위배정에서의 실수를 최소화하고, 약물공급 요구사항이 연구약물을 조제하는 약국에 즉시 전달될 수 있다. 미국 FDA의 어뎁티브 임상 설계에 대한 가이드라인에는 일반적인 설계 원리나 여러 종류의 어뎁티브 임상시험에 대해서는 집중 조명하고 있지만, 그러한 임상시험을 디자인하는데 있어서 고려되어야 하는 중요한 사항에 대해서는 구체적인 가이드를 제공하지 않고 있다.

7.2.1 의사결정규칙

임상시험에서 어뎁션할지 여부의 결정은 임의적이지만, 이에 대한 의사결정규칙은 사전에 정해져야 하며, 투명해야 한다. 투명성은 의사결정규칙 및 어뎁티브 임상시험 설계의 핵심이므로, 어뎁션을 알리는 의사결정규칙에 사용될 결과변수와 그 정당성에 대해서도 명확해야 한다. 가장 일반적인 결정규칙은 치료집단의 탈락, 임상시험의 종결, 치료집단 간의 피험자 배정률 수정 등을 위한 수학적 표현이나, 표본수의 재계산, 피험자 적격성의 축소, 혹은 용량-반응 모델을 가장 잘 전달하는 새로운 치료집단 선택 등 미리 정해진 정량적 기준이 포함된다. 이외에도 의사결정규칙을 위해서 어떤 결과변수가 평가될 것인지, 그리고 결과변수의 선택이 설계의 속성에 어떤 영향을 미치는지에 대해서도 고려해야 한다. 결정규칙에 사용되는 결과변수는 타당성을 보장하기 위하여 충분한 임상적 관련성을 가져야 하며, 해당 결과변수를 측정하는데 필요한 시간도 고려되어야 한다. 만일 결과변수가 이러한 기준을 충족시키지 못한다면, 어뎁티브 임상시험의 장점과 통계적 견고성이 부적절할 수 있다. 예를 들어, 피험자 등록에 2년 넘게 걸리는 임상시험에서 1년 시점의 종양 무진행생존율(Progression Free Survival, PFS)이 반응-어뎁티브 무작위 배정을 알리는데 사용되는 결과변수인 경우에, 임상시험 중간에 어뎁션 결정을 지지하기 위한 충분한 데이터 수집, 정리 및 분석에 필요한 시간이 너무 길어서 등록된 피험자의 낮은 비율만으로 이러한 어뎁션은 혜택을 얻을 수 있을 수 있을지언정, 실제적으로 효율성 향상은 이루기가 어렵다. 반대로, 3개월 종양반응과 같은 결과변수는 조기 어뎁션을 알리기에 충분한 데이터 수집을 촉진할 수 있지만, 3개월 종양반응이 전체생존기간(Overall Survival, OS)과 같은 임상적 제1 결과변수와 충분한 상관관계가 부족할 수도 있다. 반면에, 6개월의 무진행생존은 데이터 수집시간과 견고성 사이에서 보다 적절한 균형을 맞출 수 있다. 이와 같이 결과변수를 관찰하고 충분한 중간데이터를 수집하는데 필요한 시간은 임상시험이 종료되기 전에 어뎁션으로 효율성과 윤리적 이득 둘 모두가 달성될 수 있을 만큼 충분히 짧아야 한다. 또한 편향이 더해질 수 있는 어뎁션을 피하기 위해서 결정규칙은 이행하기가 쉬워야 한다.

일반적으로 임상시험의 제1 결과변수와 규제적 요건을 바탕으로 우월성, 비열등성, 동등성 테스트가 필요한지의 여부와 중간분석 횟수를 결정한다. 특히 중간분석의 시기 및 횟수는 안전성 요건, 통계적 효율성(중간분석이 많을수록 표본수가 줄어들 수 있음) 및 실현 가능성(임상시험 개발의 복잡성 및 관련 비용)에 따라 달라질 수 있다. 이때 임상시험 연구팀이 고려해야 할 요인으로는 다음과 같다.

- 임상시험은 얼마나 걸리는가?
- 중간분석 중에는 환자모집 등 임상시험을 유예해야 하는가?
- 중간분석 및 데이터 정리는 언제 실행할 수 있는가?
- 중간분석을 실행하고 중간 모니터링 계획을 작성할 책임자는 누구인가?
- 무작위 배정은 어떻게 실행하는가?
- 실험약물은 연구센터에 어떻게 배포될 것인가?
- 어뎁티브 임상시험의 주요 데이터분석은 어떻게 실행되는가?

7.2.2 의사결정 프로세스

독립적인 데이터모니터링위원회(Independant Data-Monitoring Committee, IDMC)를 이용하는 어뎁티브 임상시험의 경우에, 임상시험 계획 및 실행에 있어서 다수의 연구 관련자가 다양한 단계에서 서로 상호작용을 하게 된다. 어뎁티브 임상시험에서 사전 명시된 의사결정 프로세스의 구현은 축적한 데이터를 검토할 IDMC를 포함한다. IDMC를 확립하는 것은 어뎁티브 연구의 과학적 성과를 위한 전제조건이며, 3상 임상시험에서는 의무적이다. 실제로, 학제 간의 전문가 그룹으로 구성되는 IDMC는 중간분석에서의 데이터를 언블라인드(unblinded)로 검토하여 임상시험에 대한 권고를 할 수 있어야 하며, 의뢰자와도 독립적이어야 한다. 권고사항 범위 내에는 임상시험 중단뿐만 아니라 연구의 순수성을 유지하면서 임상시험 수행을 변경하는 것을 포함하고 있다. 임상시험 결과 평가와 결정은 완전한 독립성을 가져야 하며, 어뎁티브 임상시험 실행에 필수적인 문서가 되는 DMC 헌장에 명확하게 설명되어야 한다(9.2절 참조). DMC헌장 서류는 의사결정을 위해 어떤 데이터가, 어떤 시점에서, 그리고 누구에게 용이할지가 기술되어야 하며, 또한 이 헌장은 연구개시 이전에 마무리되어야 한다. 이들 당사자로는 DMC, 의뢰자 인력, 필요한 언블라인드된 결과를 산출하고, 그 결과를 DMC 및 운영위원회(Steering Committee, SC)에 제공할 책임을 가지는 통계분석센터(SAC)가 포함된다. 통계분석센터는 DMC와 SC를 위한 데이터 준비, 중간분석 및 결과 보고서를 작성한다. 어뎁티브 임상시험에서의 또 다른 어려움으로는 DMC는 일반적으로 의뢰자가 결정하는 조치(예 : 치료집단 중지, 표본수 변경)를 제안한다는 점이다. 이러한 이유로 의뢰자의 제한된 참여를 요구할 수 있지만, 이러한 참여의 요구에는 기밀유지 방법에 대한 설득력 있는 문서가 제공되어야 한다. 의사소통의 기밀성은 "누가 언제 무엇을 보았는가"로 규제하고 문서화하는 컴퓨터 시스템을 사용함으로써 강화될 수 있으며, FDA 지침에 강조 표시된 우려를 해결하는 데에 도움이 된다. 이러한 시스템은 방화벽과 감시추적을 제공한다. 또한 중간분석 보고서와 이 정보에 대한 규제된 액세스로 DMC 권고사항을 중앙집중식으로 저장할 수 있다.

어뎁티브 임상시험에서는 코호트 완료와 어뎁션의 구현 사이에 임상시험이 지연될 수가 있다. 결정규칙이 적용되기 이전에 먼저 데이터를 수집, 정리, 분석해야 한다. 결정규칙에 따라 어뎁션을 이행하는 데에 있어서의 지연은 대부분 연구사이트에서의 순조로운 약물공급 가능성에 의해 좌우된다. 따라서 연구사이트에서의 약물 재공급은 임상시험 개발 초기 단계와 어뎁티브 설계 프로토콜에서 임상연구팀과 논의되어야 할 사항이다. 여기에서 논의하는 많은 연구팀 부서 간의 상호작용 문제는 DMC를 사용하는 모든 임상시험에서 기본적이지만, 어뎁티브 환경에서의 추가 복잡성으로 상호작용이 명확하게 정의되고, 잘 이해되며, 올바르게 구현되도록 하는 것이 더 중요하다. 이러한 연구팀 구성원들 간의 상호작용을 위한 지침 원칙은 중간 데이터를 기반으로 의사결정을 내리는데 필요한 전문지식을 활용하는 한편, 임상시험 순수성을 보호하기 위해 중요한 정보에 대한 액세스(접근)를 제한하는 것이다. 모든 당사자는 책임감 있게 행동해야 하며 특히 임상시험의 중간결과에 대한 액세스를 신중하게 통제하고 제한하는 방식으로 그들의 역할은 충실히 실천되어야 한다.

7.3 어뎁티브 임상시험 운영

7.3.1 물류 운영

어뎁티브 설계는 신약개발에서 완전히 새로운 연구 설계 방법으로 어뎁티브 변수가 연구대상과 임상시험의 과학적 타당성에 적용 가능하고 유익한지의 여부를 결정하기 이전에 여러가지 운영과 조직 측면을 고려해야 한다. 임상시험 운영은 실제로 프로토콜을 정의하고 연구를 정의하며 정밀하게 실행하는 것이다. 특히, 운영 관점에서 임상시험 중 신속한 결정을 내리기 위해서 재빠른 대응으로 임상시험 물류의 최적화 외에도 데이터 관리, 모니터링, 전자데이터 캡처 및 의약품 공급관리가 설계의 중요한 요소로 신속하게 대응할 수 있어야 한다. 그러므로 어뎁션 실행 환경 등 여러 가지 운영 측면을 하나의 시스템으로 통합하는 것이 중요하다. 어뎁티브 임상시험은 연구 진행 도중에 변경 여부, 변경 시점 및 변경 사항을 결정해야 함에 따라 일어나는 추가적인 복잡성으로 운영상의 문제가 야기된다. 그 중에서도 약물공급에 따른 물류적 장벽이나 중간분석에서의 의사결정을 위한 신속한 데이터 액세스 및 중간분석 결과 도출을 위한 어려움을 극복해야 한다.

어뎁티브 설계는 의약품 공급관리 관점에서 전형적인 RCT 보다는 더 어렵다. 전형적 임상시험 설계는 공급 측면에서 약물공급 및 관리를 예측하기 용이한 반면에, 어뎁티브 임상시험에서는 연구진행 중 어뎁션이 결정되면 약물공급망의 변화가 야기되기 때문에, 약물공급망은 훨씬 더 민첩하고 유연해야 한다. 다양한 종류의 어뎁션으로 치료집단 또는 용량을 중단할 수 있고, 특정 집단에 더 많은 피험자를 배정할 수 있으며, 중간분석 이후에 표본수를 다시 계산하기도 하기 때문에 모든 연구사이트에 약물공급을 적절한 양으로 사전에 계획하기가 어렵다. 활성약물 성분(Active Pharmaceutical Ingredient, API)의 양을 계산하는 것도 간단하지 않을 수 있으며, 더 많은 리드타임(lead time, 소요시간)이 필요할 수 있다. 또한 임상시험 기간 동안에 치료집단의 수가 바뀌는 경우에 약물공급이나 약물포장은 이런 환경에서 더욱더 어려울 수가 있다. 향후 약물 재공급 요구를 예측하고 실시간 약물공급망 관리를 용이하게 하는 지원 인프라를 구축하기 위해서 공급망 시뮬레이션을 실행하여 어뎁션 과정에서 공급망 물류에 미치는 영향을 이해하는 것이 중요한다. 예측이 시작되기 이전에 어뎁티브 의사결정 규칙 및 임상적 매개변수가 우선적으로 설정되어야 한다. 어뎁티브 임상시험은 잠재적인 결과가 전형적인 RCT 임상시험에 비해 다양하기 때문에 연구가 진행되는 동안의 피험자 모집 & 약물공급 관련 사항을 모델링하고 예측 시뮬레이션을 활용하기 위하여 추가적인 계획과 시간이 필요하다. 만일 향후 재공급 요구를 예측하고 실시간 공급망 관리를 용이하게 하는 지원 인프라를 구축하는 약물공급 예측 알고리즘을 가진다면, 어뎁티브 및 비-어뎁티브 연구약물의 유연한 실시간 공급체인 관리가 가능하다. 약물공급 낭비를 최소화하는 것은 의약품비가 높은 생물의약품과 특히 관련이 있다. 약물공급 예측 및 계획에는 약물포장이나 라벨링과 같은 기능에 있어서도 중요하다.

7.3.2 데이터 운영

어뎁티브 임상시험의 성공적인 구현을 위한 전제 조건은 기본 방법론, 데이터관리, 모니터링 절차, 전자데이터 캡처(Electronic Data Capture, EDC), 대화식 웹 및 음성반응서비스(Interactive Web and Voice Response Services, IWRS/IVRS), 의약품 공급 관리, DMC 운영절차와 같은 임상시험 물류의 영향에 대한 이해이다. 이러한 것들은 약물개발 전략, 임상시험 프로토콜, 피험자 동의서, 데이터 분석 및 결과 보고의 계획에 영향을 미친다. 예를 들면, 정보 흐름을 체계화하는 데에 따르는 어려움이 어뎁티브 임상시험 구현의 장벽이 될 수 있다. 정보를 얻는 시간은 어뎁티브 임상시험을 효율적으로 수행하는데 중요하며, 데이터 캡처는 환자들의 약물반응 관찰에서 정보가 정리되고 데이터 기반으로 되는 시간을 획기적으로 단축시킨다. 대규모 다기관 임상시험에서 이것은 운영 관점에서 도전이 될 수 있으며, 추가 관리나 직원 교육과 함께 신중한 준비가 필요하다. 중간분석 결과의 유출 혹은 블라인딩 파기를 피하기 위해서는 데이터 흐름에 대한 문서가 필요하며, 이에 특별한 주의가 필요하다. 또한 데이터 분석, 의사결정 및 설계 변경 구현을 위한 매우 빠른 타임라인도 중요하며, 이것은 신중하게 관리되어야 한다. 임상시험 수행과 관련된 연구조사자 또는 프로젝트 팀원에게 차단되지 않은 정보가 누설되면 임상시험의 순수성과 유효성이 훼손될 수 있다. 그러므로 어뎁티브 임상시험에서 주요 이슈인 운영 편향을 최소화하기 위해서, 임상시험 중에 중간분석 결과를 블라인드되지 않은 연구관계자들이 접근하지 못하도록 통제하고, 제한하는 것은 반드시 필요하다. 이를 달성하는 방법으로 데이터의 컴퓨터 코딩으로 액세스를 제한하고, 임상시험에서 미리 결정된 시간에만 액세스를 해제하는 것이다. 또한, 통계 어뎁티브 알고리즘의 세부 정보가 DMC, 윤리위원회 및 규제기관에 연구정보가 전달되는 SAP의 프로토콜 절차와 분리되도록 하는 것이 좋다. 예를 들어, 어뎁티브 집단순차 설계의 경우, 중간분석이 실행되었음을 모든 연구자에게 통보하지 않아야 한다. 이와 같이 노출되지 못하게 하는 통합분석은 임상시험이 정의된 프로토콜에 따르고 동시에 중간분석과 관련된 편향을 최소화한다는 것을 보장한다. 마찬가지로, 제1 결과변수의 어뎁티브 선택 또는 어뎁티브 가설의 선택을 하는 임상시험에서는 프로토콜에 따라 모든 변수가 정의된다고 가정하면 어뎁션 결정을 모든 연구센터에 전달할 필요가 없다. 이것은 곧 임상시험의 과학적 순수성에 관련되며, 외부 관찰자로 하여금 어뎁션에 관한 정보 지식을 기반으로 중간분석 결과에 편향을 줄 수 있을 가능성을 감소시킨다. 일단 데이터가 수집, 정리 및 분석되면, 어뎁티브 임상시험이 얻을 수 있는 효율성을 달성하기 위해서는 신속하게 어뎁션 의사결정에 도달하고, 해당 변경 사항을 효율적으로 구현하고, 언블라인드된 정보로 가능한 정보 흐름과 의사결정 과정을 계획하고 문서화하는 것은 곧 운영 편향의 위험을 최소화하는 일이다.

어뎁티브 임상시험은 통계적 방법으로써 뿐만 아니라 실제로 임상시험을 수행하는데 사용되는 전반적인 프로세스 및 테크놀로지의 변화라고 생각해야 한다. 왜냐하면, 이것은 임상시험 실행 자체에서 복잡성을 더하기 때문이다. 통계적 이슈 외에도, 임상시험 결과의 해석 가능성은 연구자가 어뎁티브 설계 임상시험을 수행하는 방법, 특히 임상시험 중간데이터 분석의 영향을 받을 수 있다. 임상시험의 어떤 설계 측면을 수정하기 위해 중간데이터를 사용하는 것은 잠재적인 운영상의 편향으로 일부 이해관계자가 불안해할 수 있다. 중간결과의 정보, 누출 또는 단순추측은 연구자, 환자 및 과학공동체를 포함하여 임상시험에 참여한 사람들의 행동을 바꿀 수 있다. 또한 여러 단계에서의 변경에 따른 임상시험 이행의 비일관성은 운영 편향(operational bias)을 도입하여 내적, 외적 타당성을 낮추고, 따라서 임상시험 결과에 대한 신뢰성을 훼손시킬 수 있다. 그러므로 정보에 입각한 의사결정을 내리기 위해서는 모든 소스의 실시간 임상데이터에 액세스할 수 있어야 데이터를 쉽게 검토하고 평가할 수 있다. 임상시험의 계획과 분석이 전문 의학통계학자에 의해 수행되더라도 연구자는 이 설계의 실제적인 도전이 무엇인지, 무엇이 가능하고 무엇이 불가능할 수 있는지, 그런 임상시험의 결과에서 무엇이 추론될 것인지, 어떻게 결과를 보고하고 전달할 것인지 등 어뎁티브 설계의 사용이 함축하고 있는 것을 이해하는 것이 중요하다. 임상시험 연구자뿐만 아니라 임상시험 보고서의 사용자는 다음 사항을 고려해야 한다.

- 누가 중간 데이터에 접근하는가?
- 누가 중간분석을 수행하는가?
- 임상시험 결과를 어떻게 공유하는가?
- 임상시험 결과를 어떻게 기밀유지 할 것인가?
- 의사결정 과정에서 의뢰자의 역할은 무엇인가?

종합하면, 어뎁티브 설계가 올바르게 구현되도록 하기 위해서는 견고한 인프라가 구축되어야 한다. 어뎁티브 임상시험을 진행하는 동안에 어뎁션으로 인한 필요한 약물을 공급하는 것이 어려울 수도 있다. 제약업계는 어뎁티브 설계의 잠재적인 장점을 얻기 위해서 여러 물류적 장벽을 해결할 필요가 있다. 이러한 장벽을 해결하는 데에 있어서 학계의 임상시험 연구자보다는 제약업계가 더 많이 앞서고 더 많이 고민하고 있는 것이 현실이다. 지속적인 데이터 업데이트에 많이 의존하는 어뎁티브 임상시험의 경우에는 정확하고 신뢰할 수 있는 전자데이터 수집은 필수적이다. 어뎁션을 실행하기 위해서 DMC가 정기적으로, 그리고 필요시에 신속하게 미팅을 개최할 수 있어야 한다. 또한 어뎁티브 임상시험은 설계 및 프로토콜을 개발하기 위한 컴퓨터 기반 시뮬레이션을 필요로 하기 때문에 보다 많은 전문지식이 필요하며, 임상시험을 수행하는 연구팀은 적절한 전문지식을 갖추고 있다는 확신이 있어야 한다. 학계의 임상시험 연구자는 어뎁티브 임상시험 설계의 장점을 얻기 위해 교육, 인프라, 기존 연구자금 모델 수정과 데이터 및 안전성 모니터링위원회(DSMB)에 대한 영향과 같은 중요한 문제를 해결해야 한다. 임상시험의 조정 및 모니터링에 관련된 모든 관련자(의뢰자, 피험자, 연구조사팀 전체)는 구현된 어뎁티브 설계의 원칙에 대해서 종합적인 이해를 가져야 한다. 표본수, 연구목표, 결과변수 또는 레퍼런스(reference) 값의 중간변경 및 어뎁션은 물리적 자원(모든 추가절차가 포함된 물리적 공간), 기술(추가장비 필요), 예산(추가 무작위 또는 치료배정 절차의 경우에 피험자 추가비용을 충당하기 위한 것), 인적자원(추가절차가 도입되어 연구팀을 늘릴 필요가 있는 경우) 및 임상시험 결과의 품질에 영향을 미치는 통계방법의 용이성에 있어서의 도전이 있을 수 있다.

7.4 시뮬레이션

7.4.1 시뮬레이션 실행

어뎁티브 임상시험에서의 시뮬레이션은 임상시험를 실행에 있어서 내재한 모든 절차와 방법을 모방한 구조적 접근 방법으로, 생성된 결과에 사용된 테스트 설계 모델에서 매개변수의 영향을 결정할 수 있다. 그러므로 시뮬레이션은 임상시험의 과학적 및 통계적 타당성뿐만 아니라 어뎁션이 연구에 미치는 영향을 이해하는데 도움을 준다. 이러한 시뮬레이션은 모든 유형의 연구 설계에 사용할 수 있지만, 어뎁티브 설계에서는 일반적으로 다양한 궤적(trajectories)으로 사용되므로 통계적, 실용적인 특성을 확립하고 결정하는데 필수적이다. 특히 어뎁티브 임상시험에서의 운영 특성으로 피험자 등록률, 중도 이탈율, 치료에 대한 피험자 반응 등의 여러 시나리오 하에서 임상시험이 어떻게 진행되는가를 측정하고 여러 어뎁션에 따른 형태를 리뷰하여 예측하는데 있어서 실질적인 가이드 역할을 한다. 일련의 시뮬레이션 시나리오 하에서 운영 특성을 위하여 생성된 그래프 및 테이블을 사용하여 다양성을 쉽게 비교할 수도 있다. 예를 들어, 선택 규칙의 임계 조건 혹은 표본수 재계산 규칙에서 다음 단계에 목표한 조건부 검정력을 수정하고 최상의 성능을 얻기 위해 주어진 설계의 매개변수를 상세하게 조정하는데 이용할 수 있는 도구가 되기도 한다.

어뎁티브 임상시험을 실시하는 것은 보통 중간분석과 결정의 사이클을 포함한다. 반복적인 과정인 시뮬레이션은 현재의 증거 또는 의견을 바탕으로 몇몇 “최선의 경우"와 “최악의 경우” 시나리오로 시작한다. 이때 연구조사자와 임상시험 통계학자는 어뎁티브 설계의 가능한 장점이 잠재적 위험에 비해 크게 상회할 때까지 시뮬레이션을 확장하여 재실행된다. 그런 다음 피드백을 위해 다른 시나리오로 확장된 보다 포괄적인 시뮬레이션이 공유될 수 있다. 이때 여러 시나리오를 탐색하는 것은 기존 설계에 비해 어뎁티브 설계를 응용함으로써 발생할 수 있는 효율성 향상을 신속하게 파악하는데 도움될 수 있다. 나아가 간단한 시뮬레이션만으로 집단 토론을 시작하는 것은 연구조사자의 임상 전문지식을 활용하고 시행 시뮬레이션 해석에 보다 익숙해지도록 도와주는데 중요할 수 있다. 〈그림 7.2〉은 어뎁티브 임상시험에서 일반적으로 실행하는 시뮬레이션이다.

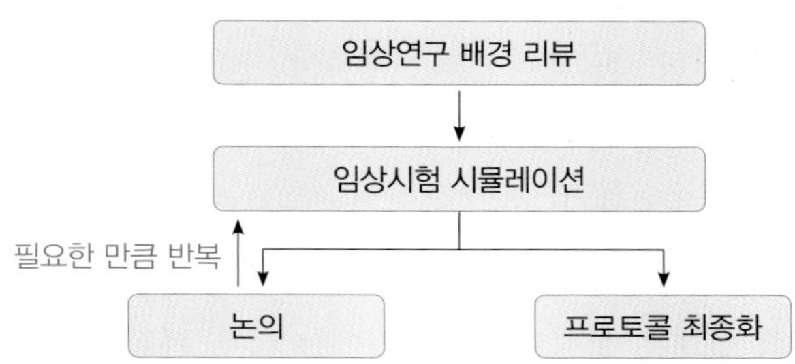

그림 7.2 어뎁티브 임상시험에서의 시뮬레이션

7.4.2 컴퓨터 생성 시뮬레이션

컴퓨터 생성 시뮬레이션은 다양한 시나리오에서 연구 설계의 운영 특성을 제공할 수 있으며, 특히 의약품 공급 계획 등의 물류 지원에도 이용할 수 있다. 일반적으로, 설계 초기에는 시뮬레이션 프로그램을 사용하여 모집 피험자 수를 측정하고, 각 치료집단에 전체 배정, 시간 경과에 따른 무작위 배정률 변경 등의 각 시나리오 하에서 임상시험 설계를 시뮬레이션 한다. 그런 다음에 그 결과는 피험자 등록률, 중도 이탈율, 연구사이트/저장창고의 수, 연구에 참여할 국가(혹은 연구사이트)의 시기, 포장 시나리오와 같은 가정을 토대로 필요한 약물공급을 측정하는 두 번째 프로그램으로 보내진다. 이러한 가정을 다양화함으로써 여러 대안 시나리오의 영향을 조사하고, 이를 통해 임상연구팀은 피험자 모집률 및 중도 이탈율과 같은 통제할 수 없는 다양한 시나리오의 옵션을 평가할 수 있다. 임상시험 중간에서 실행하는 시뮬레이션은 예비 시뮬레이션과 비교해서 약물공급 필요에 대한 불확실성과 공급 전략의 중요한 변경에 대한 불확실성을 줄이고, 약물공급 실패의 위험을 줄일 수 있다. 이 외에도 컴퓨터 생성 시뮬레이션은 중간분석의 횟수와 시기를 다르게 하는 다양한 시나리오를 평가할 수 있으며, 어뎁티브 설계를 비-어뎁티브 설계와 비교하거나 혹은 여러 어뎁티브 설계의 장단점을 비교하는데 사용할 수 있다. 또한 필요한 표본수, 운영 특성에 대한 추가적인 이해를 제공할 수 있고, 또한 분석 방법으로 실행할 수 없는 경우에 임상시험의 설계와 피험자 특성을 상호 연관시킬 수 있다. 모든 어뎁티브 임상시험은 연구 계획을 보다 광범위하게 함으로써 어뎁션 가능성을 가진 중간분석을 한다. 여기에서 연구조사자는 가능한 모든 어뎁션의 궤도와 관련된 문제를 고려하고 예상해야 하며, 편향되거나 비효율적인 어뎁션의 위험을 최소화하는 의사결정 규칙을 수립해야 하며, 위험-이익 평가(risk-benefit assessment)를 위한 여러 시나리오에 대한 광범위한 임상시험 시뮬레이션을 실행해야 한다. 예를 들면, 강화설계는 연구의 단계 수, 사전 명시된 하위집단 수, 다중비교 테스트 전략, 교호 작용(interaction) 테스트, 순차적 중지규칙, 하위집단 선택규칙 및 표본수 재계산 규칙과 같은 연구 설계의 어뎁션을 위해서 이용될 수 있는 몇몇 요소를 가지고 있다. 이러한 어뎁티브 강화 설계는 실제로 운영하기에는 너무 복잡하고, 일반화가 제한될 수 있으며, 탈락된 집단에서의 치료 효능에 대한 정보를 제공하지 않을 수 있다. 또한 특정 연구 설계 내에 바이오마커 평가의 통합은 다중성 테스트와 팽창된1형 오류율의 위험과 관련된 우려를 가져온다. 따라서, 다중성 테스트를 고려해야 하며 1형 오류율을 제어하거나 조정하기 위한 적절한 통계 테크닉이 사용되어야 한다. 또한, 바이오마커의 유병률과 예측 정확도에 대한 불확실성, 임상시험 과정에서 수행될 수 있는 표본수, 또는 환자의 등록기준 조정에 대한 불확실성이 있는 경우에는 어뎁티브 강화를 통한 표본수 계획이 어려울 수 있다. 그러므로 다양한 설계 선택과 관련된 예상 검정력을 측정하기 위해서 통계적 시뮬레이션이 필요하다.

7.4.3 통계적 시뮬레이션

통계적 시뮬레이션은 집단순차 방법과 같이 '잘 이해된(well-understood)' 어뎁티브 설계의 경우, 피어리뷰(peer review, 동료 평가)된 출판물 및 사용된 통계 소프트웨어를 언급/참조하는 것이 설계의 타당성을 정당화하기에 충분할 것이다. 그러나 일부 어뎁티브 임상시험에서 1형 및 2형 오류율에 대한 리스크는 기존 방법으로 평가하기가 다소 어렵다. 통계적 특성을 확립하기 위해 다음과 같은 여러 시나리오에 따른 시뮬레이션 작업이 필요할 수 있다.

- 전체 1형 오류율, 표본수 및 검정력 등과 같은 설계의 통계적 특성들을 평가
- 통계적 측정 과정에서 발생할 수 있는 잠재적 편향을 평가
- 통계적 특성과 운영상의 특성에 대한 어뎁션의 구현/비구현에 대한 영향 탐색

이때 시뮬레이션의 명확한 목적, 조사된 시나리오의 근거 및 원하는 통계적 특성이 보존되었음을 보여주는 증거를 제공하는 것이 중요하다. 결과를 생성하는데 사용된 모든 소프트웨어 코드뿐만 아니라 시뮬레이션 프로토콜 및 보고서가 접근(이용)이 가능해야 한다.

시뮬레이션의 유용성과 양질은 현실적인 시나리오를 설계하는 능력에 달려 있음을 주지해야 한다. 시뮬레이션 프로그래밍 오류는 감지하기가 어려울 수 있으며, 이는 곧 적절하지 않은 테스트 설계를 선택할 수 있다. 다중 결과변수 또는 복잡한 귀무가설 탐지 범위와 관련된 복잡한 임상시험 설계는 시뮬레이션하기 어려울 수 있다는 점도 한계이다.

7.4.4 시뮬레이션에 대한 FDA 입장

어뎁티브 설계 구현에 대한 FDA 지침에서는 어뎁티브 설계의 운영 특성을 확립하고, 특정 설계의 선택을 정당화하기 위하여 대안 설계와 비교하고, 어뎁티브 설계의 연역적(deductive) 속성[임상시험의 연구 가정(study hypothesis)을 전제로 하여 명확이 규정된 논리적 규칙에 따라 결론을 도출]을 이해하는 임상시험 시뮬레이션의 중요성을 인지하고 있다. 실제로 어뎁티브 임상시험에서 거짓양성(1형 오류) 및 거짓음성(2형 오류)의 위험은 기존 방법으로 평가하기가 어렵다. 규제기관의 신약승인에서는 일반적으로 이런 1형 오류율 및 2형 오류율를 제어해야 하므로 필요한 표본수의 감소, 연구완료까지의 시간, 피할 수 있는 치료실패 횟수, 편향된 중간분석 치료 효과 측정의 위험 및 임상시험 종료 시 계획된 통계분석의 견고성과 같은 기준을 사용하여 결정한다. 어뎁티브 설계 임상시험의 복잡성을 감안할 때, 임상시험의 시뮬레이션은 연구 프로토콜에서 요구한 각 어뎁티브 모델이 1형 오류율, 연구 검정력 및 편향의 크기 정도에 어떻게 영향을 주는지를 정하는 데에 매우 중요하다. 그러므로 FDA 지침은 의뢰자가 어뎁티브 설계의 사용을 제안할 때, 어뎁티브 임상시험 시뮬레이션 보고도 FDA에 제출될 문서의 중요한 구성요소임을 밝히고 있다. FDA 지침에서 어뎁티브 테스트의 시뮬레이션을 기반으로 평가할 때 고려될 수 있는 설계의 유형, 그리고 어뎁티브 임상시험 시뮬레이션을 통보할 때 설명해야 하는 모든 요소 등을 자세히 설명하고 있다. 특히 어뎁티브 플랫폼 임상시험에서의 어뎁션은 광범위한 사전 임상시험 시뮬레이션을 통해 평가되어야 하는데, 일반적으로 사건 발생률, 피험자 모집률, 예상되는 치료 효과와 상호작용과 함께 관심있는 아형(subtype)의 빈도를 고려하면서 연구하려는 질병의 가능한 모집단 분포에서 도출된 몬테카를로 방법(Monte-Carlo Method) 시뮬레이션을 사용한다. 그러나 어뎁티브 플랫폼 임상시험에 대한 명시적이고 투명한 리뷰 프로세스가 없으며 또한 국가적, 국제적 감시 감독 및 검토 기관에 표준화된 평가 메커니즘도 없다. 그러나 규제기관의 리뷰에는 반응–어뎁티브 무작위 규칙을 작동하는 알고리즘 및 모델을 실행하고 시뮬레이션을 생성하는데 사용되는 소프트웨어 또는 사용자 코딩에 대한 신중한 검토를 포함한다. FDA 또는 EMA 등의 규제감독기관이 시뮬레이션의 매개변수 선택에 관한 표준 매개변수 또는 규칙을 만드는 것이 이상적이다. 그리하여 전반적인 설계의 특징에 합의하게 되면, 각각 특정 도메인 또는 중재는 관련 부록을 검토하여 독립적으로 평가될 수 있다. 그러나 이 프로세스는 통계적 방법 및 시뮬레이션의 사전평가에 있어서 표준 무작위 임상시험보다 훨씬 더 많은 노력이 필요하다.

요약하면, 어뎁티브 임상시험 계획은 모든 가능한 어뎁션의 가능한 결과와 이득 및 통합된 의사결정 규칙의 적합성을 이해하기 위해 가능한 조건의 범위가 충분히 광범위하고 포괄적인 시뮬레이션에 뿌리를 두고 있다. 제안된 어뎁티브 설계의 속성을 정당화하려면 광범위한 시뮬레이션 연구를 실행하고, 임상적 인풋(input)으로 계획되어야 하며 투명해야 한다. 시뮬레이션 연구는 여러 시나리오를 탐색하면서 기존 설계에 비해 어뎁티브 설계를 응용함으로써 얻을 수 있는 효율성을 신속하게 파악하는데 도움된다. 그러나 필요한 시뮬레이션을 이행하는 데에 많은 사전 계획을 필요로 하며, 시간이 오래 걸릴 수 있다.

참고문헌

- Antonijevic Z, Gallo P, Chuang-Stein C, et al. Views on Emerging Issues Pertaining to Data Monitoring Committees for Adaptive Trials. Ther Innov Regul Sci. 2013. 47(4):495-502.
- Bauer P, Brannath W. The advantages and disadvantages of adaptive designs for clinical trials. Drug Discov Today. 2004. 9(8):351-357.
- Bhattacharyya A, Gallo P, Crisp A, LaVange L, et al. The changing landscape of data monitoring committees-Perspectives from regulators, members, and sponsors. Biom J. 2019. 61(5):1232-41.
- Burd A, Schilsky RL, Byrd JC, et al. Challenges and approaches to implementing master/ basket trials in oncology. Blood Adv. 2019. 3(14):2237-43.
- Burton A, Altman DG, Royston P, Holder RL. The design of simulation studies in medical statistics. Statist Med. 2006. 25:4279-92.
- Cerqueira FP, Jesus AMC, Cotrim MD. Adaptive Design: A Review of the Technical, Statistical, and Regulatory Aspects of Implementation in a Clinical Trial. Therapeutic Innovation & Regulatory Science. 2020. 54:246–258.
- Chow SC, Corey R, Lin M.Chow SC, et al. On the independence of data monitoring committee in adaptive design clinical trials. J Biopharm Stat. 2012. 22(4):853-67.
- DeMets DL, Ellenberg SS. Data Monitoring Committees—expect the unexpected. N Engl J Med. 2016. 375: 1365–71.
- Fleming TR, Ellenberg SS, DeMets DL. Data Monitoring Committees: Current issues. Clinical Trials.

2018. 15(4):321–328.

- Gallo P. Operational challenges in adaptive design implementation. Pharm Stat. 2006. 5(2):119-124.
- Hague D, Townsend S, Masters L, et al. Changing platforms without stopping the train: experiences of data management and data management systems when adapting platform protocols by adding and closing comparisons. Trials. 2019. 20(1):294.
- Mullard A. Regulators and industry tackle dose-finding issues. Nat Rev Drug Discov. 2015. 14:371–372.
- Pallmann P, Bedding AW, Choodari-Oskooei B, Dimairo M, Flight L, et al. Adaptive designs in clinical trials: why use them, and how to run and report them. BMC Med. 2018. 28:16(1):29.
- Quinlan A, Krams M. Implementing adaptive designs: logistical and operational considerations. Therapeutic Innovation & Regulatory Science. 2006. 40(4):437–44.
- Sanchez-Kam M, Gallo P, Loewy J, Menon S, Antonijevic Z, Christensen J, et al. A Practical Guide to Data Monitoring Committees in adaptive Trials. Therapeutic Innovation & Regulatory Science. 2014. 48(3):316-26.
- Schiavone F, Bathia R, Letchemanan K, et al. This is a platform alteration: a trial management perspective on the operational aspects of adaptive and platform and umbrella protocols. Trials. 2019. 20(1):264.
- US FDA. Adaptive Design Clinical Trials for Drugs and Biologics. Guidance for Industry. 2019. https://www. fda.gov/regulatory-information/search-fda-guidance-documents/adaptive-design-clinical-trials-drugs-and-biologics-guidance-industry
- US FDA. Adaptive design clinical trials for drugs and biologics. Guidance for industry. 2010. www.fda.gov/ downloads/ Drugs/GuidanceComplianceRegulatoryInformation/Guidances/ UCM201790.pdf
- US FDA. Master Protocols: Efficient Clinical Trial Design Strategies to Expedite Development of Oncology Drugs and Biologics Guidance for Industry. 2018. www.fda.gov/media/120721/
- US FDA. The establishment and operation of clinical trial Data Monitoring Committees: Guidance for clinical trial sponsors. 2006. www.fda.gov/RegulatoryInformation/Guidances/ ucm127069.htm.
- Wei L, Pan X, Fernandez S. Practical considerations for the implementation of adaptive designs for oncology Phase I dose-finding trials. Future Drug Discov. 2019. 1(2):FDD18.
- Yap C, Craddock C, Collins G, Khan J, Siddique S, et al. Implementation of adaptive dose-finding designs in two early phase haematological trials: clinical, operational, and methodological challenges. Trials. 2013. 14(Suppl 1): O75.
- Yee LM, McShane LM, Freidlin B, Mooney MM, Korn EL. Biostatistical and Logistical Considerations in the Development of Basket and Umbrella Clinical Trials. Cancer J. 2019. 25(4):254-63.

8

규제 문제
Regulatory Concerns

이 장의 주제

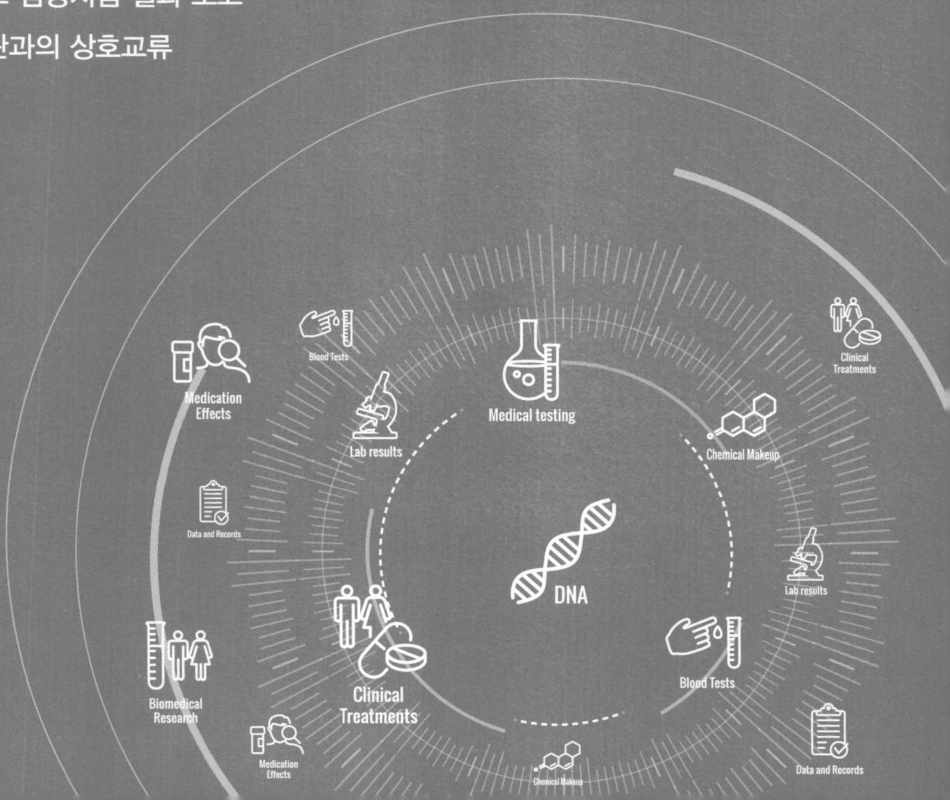

미국 FDA와 유럽 EMA는 어뎁티브 임상시험 설계의 타당성을 인정하고, 사전 심사과정 및 임상시험 단계에서 연구자는 규제적 사항을 고려해야 하는 방법에 대한 가이드라인을 제공하고, 신약개발에 있어서 어뎁티브 설계의 사용을 적극적으로 지지한다. 그러나 일반적으로 임상의와 연구자들 사이에는 어뎁티브 임상시험에 관한 부적절한 정보 부족, 어뎁티브 임상시험을 시행하는 방법에 대한 실질적인 이해와 인식의 부족 등으로 인해 어뎁티브 설계의 사용이 여전히 제한적이다. 어뎁티브 임상시험은 다소 복잡한 어뎁션 설계로 준비해야 하는 주요 문서, DMC의 모니터링 및 감시감독에 관한 깊은 이해가 필요하고, 설계 및 실행의 복잡성 증가로 인해서 신뢰할 수 있고 투명하며 반복 가능한 방식의 연구 결과 보고를 위한 추가적인 기준이 요구된다. 특히 모든 임상시험 연구 결과 보고서에는 환자가 어떻게 모집 & 등록되고, 무작위되며, 피험자들의 베이스라인 특성 및 안전성 데이터에 대한 자세한 정보를 제공한다. 또한 잠재적 편향이 있을 경우에, 보고서에서 그것을 강조해야 하며, 통계분석에서 가정이 결과에 얼마나 민감한지에 대한 의견도 제시해야 한다. 신약개발과 관련된 어뎁티브 임상시험 경우에는 초기 계획 단계에서부터 활발하게 규제당국과 논의를 진행하고, 특히 연구 의뢰자로부터 언블라인드된 정보를 보호하여 운영 편향(operational bias)의 문제를 해결하는 방법에 대해서 규제당국과의 상호 교류를 통해 동의할 것을 권고한다.

8.1 개요

제약업계는 전형적인 RCT 임상시험은 구조적인 면에서 연구가 진행됨에 따라 생성되는 데이터와 계속해서 나타나는 지식정보를 사용하기에는 유연성이 충분하지 않는다는 점을 점차 인식하게 되었다. 또한 종양학, 면역학에서의 표적약물과 생물제제의 급속한 증가로 전형적인 RCT 설계의 한계를 주지하게 되었다. 이에 새로운 혁신신약 개발에 드는 시간과 비용을 감안하여 FDA는 2004년에 최상경로계획(Critical Path Initiative, CPI)을 발표하고, 2006년에는 최상경로기회 목록(critical path opportunity list)을 발표함으로써 혁신적 임상시험 설계를 발전시킬 필요성을 강조하였다. 혁신적인 설계 방법으로 제안된 어뎁티브 임상시험은 연구진행에서 생성된 데이터의 중간분석 결과에 따라 미리 명시된 설계의 일부 요소 변경을 도입함으로써 연구 단계의 단축, 필요한 피험자 수 및 약물개발 비용 감소, 이후 신약의 성공 여부의 더 나은 예측 등의 개선과 융통성을 가져왔다. 이 설계는 기본적인 과학 연구와 의약물 개발 사이의 격차를 해소할 수 있지만, 현실적으로 어뎁티브 임상시험의 개념에 대한 이해가 여전히 부족한 실정이다. 미국 FDA와 유럽 EMA에서도 치료 효과를 잘못 감지하는 위험(1형 오류율), 비-효율적인 것으로 잘못하여 유망한 치료의 조기중단(2형 오류율), 편향과 통계적 도전, 그리고 운영 편향의 위험을 우려하고 있다.

8장에서는 규제적 이슈를 포괄적으로 살펴본다. 8.2절에서는 대표적인 FDA와 EMA 규제지침을 살펴보고, 8.3절에서는 어뎁티브 임상시험에서 필요한 주요 문서를 살펴본다. 또한 8.4절에서는 감시감독, 8.5절에서는 임상시험 결과보고에 대해서 살펴보기로 한다.

8.2 규제 지침(Regulatory Guidance)

전형적 무작위 RCT 설계와 중요한 차이가 있는 새로운 어뎁티브 설계와 기술에 대한 관심이 커짐에 따라, 어뎁티브 임상시험만을 위한 연구과정 및 이행을 위한 구체적 프로세스를 통합한 지침이 필요하였다. 이에 유럽 EMA(EMA Reflection Paper, 2007)와 미국 FDA(FDA Guidance, 2010 & 2019)는 어뎁티브 임상시험 계획의 타당성을 인정하고, 사전 심사과정 및 임상시험 단계에서 연구자가 규제적 사항을 고려해야 하는 방법에 대한 지침을 제공하였다. EMA는 2007년 확증적 어뎁티브 임상시험에서 방법적 문제에 관한 보고서를 발표했다. EMA 문서는 대부분 확증 연구에 초점을 맞추고 있으며, 규제적 관점에서 어뎁티브 설계 사용을 권장하거나 배제하지 않는 비교적 간략한 문서이다. FDA는 2010년 & 2019년에 약물 및 생물학적 제제를 위한 어뎁티브 임상시험 지침을 발표했다. 이 FDA 가이드라인은 잠재적으로 적응될 수 있는 임상시험의 여러 측면을 요약하고, 관련 방법론 및 어뎁티브 설계의 물류 측면에 대해 설명하며, 확증적 연구설정(3상)에서 어뎁티브 설계를 사용하는 것과 관련된 특정 이슈 및 주의사항을 설명한다. 또한 FDA는 어뎁티브 임상시험에서의 유형을 "잘 이해된(well understood)" 또는 "덜 잘 이해된(less-well understood)"의 구분과 함께 어뎁티브 설계 방법들, 즉 이용 가능한 규제승인 경험의 양을 기반으로 구별하였다. EMA와 FDA의 가이드라인은 어뎁티브 임상시험 방법론의 개발과 특히 의약품 개발에서의 수용에 있어서 핵심적이므로 자세히 살펴보기로 한다.

8.2.1 FDA 가이드라인

FDA 2010년 가이드라인

2010년 2월 미국 FDA는 "의약품 및 생물학적 제제를 위한 어뎁티브 설계 임상시험에 관한 업계 지침(Guidance for Industry on Adaptive Design Clinical Trials for Drugs and Biologics)"을 발표했다. 이 가이드라인에서는 어뎁티브 임상시험을 다음과 같이 정의하고 있다.

> 『임상시험에서 피험자의 데이터에 대한 중간분석을 근거로 하여 "… 연구설계의 특정한 면을 수정하도록 전향적으로 계획된 기회가 포함된 연구(… a study that includes a prospectively planned opportunity for modification of one or more specified aspects of the study design)".』

이 가이드라인은 어뎁티브 설계 임상시험에 대한 일반적인 설명과 동기부여 외에도 약물개발에서 이 설계를 사용하는 것과 관련된 전반적인 관심사를 다루었으며, 적절하고 잘 제어된 임상시험에서 수행될 가능성에 대해 크게 우려되지 않는 설계 유형과 높은 우려가 있는 설계 유형 사이를 구별하였다. 비교적 규제 경험이 거의 없고 특성이 충분히 이해되지 않았던 어뎁티브 연구 설계에 대한 개요를 다루며, 이들을 "덜 잘 이해된(less well-understood)"것으로 분류하였다. 가이드라인에서는 설계 및 통계 방법이 보다 전통적 연구 설계를 사용해서는 주요 연구 목적을 달성할 수 없는 상황에서 주로 고려되어야 하며 그러한 경우에도 확증적인 증거를 제공할 수 있는 능력에 의문이 제기될 수 있다고 지적하고, 확증적 역할을 하는 어뎁티브 연구에 대한 몇 가지 사항을 설명하고 권장 사항을 제시한다. 그 중에서 중간분석이 블라인디드 혹은 언블라인디드일 수 있다는 사실을 주장하지만, FDA는 언블라인디드 후의 프로토콜 개정이 결과 해석에 잠재적 위험을 가진 것으로 정의되어야 한다고 강조했다. 또한 편향의 위험에 대해 길게 논의한다. 편향(bias)은 다양한 용량, 결과변수, 분석 등과 연관될 수 있다. 중간분석 결과에 관여하는 데이터 분석자의 언블라인딩(unblinding)은 연구수행 방식에 영향을 줄 수 있다(운영 편향). 언블라인드(unblinded)된 평가에 기초로 임상적 혹은 바이오마커 특성에 근거한 환자 하위집단 선택도 논의되고, 편향의 위험 및 1형 오류 인플레이션이 잠재적 위험으로 강조된다. FDA는 연구력을 향상시키기 위해 높은 이벤트 발생률 혹은 낮은 변량을 가진 환자에게 하위집단의 어뎁션을 포함하는 베이스라인 데이터를 기반으로 한 연구 적격성 기준의 어뎁션이나 블라인드된 중간분석을 기반으로 한 표본수 재평가와 같은 '잘 이해된 어뎁티브(well-understood adaptive)' 설계를 설명한다. FDA는 바이오마커에 기초한 투여 용량 결정에 대해 블라인드 평가가 수행되고 1형 오류율의 제어가 엄격하게 통제될 필요가 있는 용량선택 연구에 대해서는 주의를 기울인다. 어뎁티브 무작위배정도 특히 용량-반응 평가와 관련하여 논의되며, 베이스라인 특성의 불균형 위험이 강조되어 있다. 중간분석에서 효과 크기에 대한 비-블라인드된 평가를 기반으로 한 표본수 재평가는 허용되지만, 1형 오류율이 제어되고 연구크기(연구규모)가 전체적으로 증가하는 경우에만 허용된다. 통계적 고려 사항 관점에서, 중간에 발생할 수 있는 수정은 프로토콜에 명시되어야 하며, 지정되지 않은 수정은 최소한으로 제한되어야 하며, 통계분석계획(SAP)은 중간분석에서 수행될 수 있는 모든 수정은 우선적으로 명시해야 한다. 가이드라인은 중간분석 결과에 따라 예상되는 다양한 시나리오를 묘사할 필요가 있다고 주장한다. 준비 단계에서 데이터 시뮬레이션을 수행하는 것에 대한 관심은 편향의 위험과 1형 오류율의 위험에 대한 잠재적 영향을 평가하기 위해 임상시험 제출 패키지의 전제조건이라고 강조된다. 특히 등록연구에 대해 시작 이전에 연구 프로토콜과 설계에 대해 FDA와 논의할 것을 권장한다. FDA는 어뎁티브 임상시험 설계로 탐색단계와 확증단계 사이의 시간을 확보하면 약물개발자로 하여금 탐색단계 결과의 적절한 분석을 막을 수 있다고 경고하는데, 이 분석은 확증단계의 설계를 개선하고 성공 가능성을 높일 수 있다.

FDA 2019년 가이드라인

FDA의 2019년 가이드라인은 어뎁티브 임상시험에 대한 2010년 가이드라인에 대한 대체 보완하는 개정판이라 할 수 있으며, FDA의 임상시험 현대화와 미국 대중을 위한 안전하고 효과적인 의약품 및 생물학적 제제의 개발을 위한 과학기반의 사명 중 하나이다. “약물 및 생물학적 제제의 임상시험을 위한 어뎁티브 설계(Adaptive Designs for Clinical Trials of Drugs and Biologics)”라는 제목으로 어뎁티브 설계 임상시험의 사용에 대한 새로운 지침을 제안하면서 약물개발을 위한 임상시험 설계 및 접근법을 현대화하였다. 이 가이드라인의 목적은 약물 또는 생물학적 제제의 효과와 안전성에 대한 증거를 제공하려는 임상시험을 위한 어뎁티브 설계의 적절한 사용에 대하여 권고를 한다. 여기에는 어뎁티브 임상시험의 설계, 실행 및 리포트에 대한 중요한 원칙이 포함되어 있으며 어뎁티브 설계를 사용하여 임상시험의 결과를 평가하기 위해 규제당국이 필요로 하는 정보에 대한 세부정보를 제공하고 있다. 주요 초점은 약물의 효과와 안전성을 지원하기 위한 임상시험을 위한 어뎁티브 설계에 있으며, 주요 쟁점은 다음과 같다.

- 어뎁티브 설계에 대한 설명 및 동기
- 어뎁티브 설계의 원리
- 비-비교 데이터를 기반으로 한 어뎁티브 설계
- 비교 데이터를 기반으로 한 어뎁티브 설계
- 특별 고려 사항 및 관련 주제
- 임상시험 순수성 유지
- 규제적 고려 사항

2019년 가이드라인은 특히 1형 오류율로 인한 잠재적 악영향을 인정하고, 편향의 위험을 증가시킬 수 있는 언블라인딩(unblinding)과 같은 요인에 보다 더 많이 집중한 평가를 중시하면서 "잘 이해된(well-understood)" 및 "잘 이해되지 않은(not well-understood)" 어뎁티브 설계 방법의 불명확한 범주 분류를 없애는데 있어서의 FDA 입장 변화를 반영하고 있다. 또한 이 지침은 어뎁티브 임상시험의 한계, 잘못된 결론에 대한 가능성을 제어하는 방법, 치료 효과를 추정하는 방법, 비교 데이터와 비-비교 데이터를 기반으로 한 어뎁티브 설계 및 환자 모집단에 대한 어뎁션 등이 포함되어 있다. 특수 고려 사항 섹션에서는 어뎁티브 설계 계획, 베이지안 어뎁티브 설계, 어떤 사건이 발생하기까지 시간(time-to-event) 설정에서의 어뎁션, 잠재적 대리변수 또는 중간 결과변수에 기반한 어뎁션, 제2 결과변수, 초기 단계 탐색적 임상시험에서의 어뎁티브 설계, 비교 중간분석 결과를 기반으로 계획되지 않은 설계 변경, 그리고 임상시험 외부 소스의 정보를 기반으로 한 설계 변경에 대한 시뮬레이션에 대해서도 논의하고 있다. 나아가 어뎁티브 임상시험의 설계, 실행하기 위한 원칙을 설명하고, 또한 의뢰자에게 FDA가 설계를 위해 컴퓨터 시뮬레이션에 의존하는 베이지안 어뎁티브 임상시험을 포함해 어뎁티브 설계를 사용한 임상시험 결과를 평가하는데 필요한 정보 유형에 대해 조언한다. 예상하지 못한 설계 변경은 비교 중간결과 및 임상시험 외부 소스의 정보를 기반으로 한 설계 변경을 말한다. 이 가이드라인에서 소개한 어뎁티브 설계의 사례로 HPV 백신, 에볼라(Ebola) 치료뿐만 아니라 어뎁티브 설계의 성공한 여러 임상시험을 언급한다.

FDA의 어뎁티브 설계 구현 지침

FDA 가이드라인은 전반적으로 어뎁티브 설계의 적용을 장려하고 있다. 또한 어뎁티브의 가장 큰 매력이 임상시험 기간 내내 사전 계획된 중간수정을 허용하며, 연구 설계 과정을 검토하고, 얻어진 데이터를 바탕으로 결과변수를 재조정하는 것임을 인지한다. 이 설계가 신약개발의 효율성과 성공률을 향상시킬 잠재력이 있음을 FDA도 인정하지만, 확증 테스트에서의 적용에 대해 몇 가지 질문을 제기한다. 주요 주의사항은 가이드라인의 시작과 중간 부분에서 지적하고 있는 1형 오류율의 팽창가능과 운영 편향의 증가이다. 이것은 연구의 과학적 순수성과 최종 결과의 타당성/해석을 손상시킬 수 있다. 언블라인드된 데이터를 기반으로 한 다양한 어뎁티브 설계에서 1형 오류율을 적절하게 제어하는 통계 방법이 있지만(블라인드 데이터로 어뎁션이 이루어지면 1형 오류율의 영향은 적음), 의뢰자는 사용된 통계분석법이 1형 오류율을 제어할 것임을 분석적으로 입증해야 한다. FDA의 어뎁티브 설계에 관한 또 다른 이슈는 임상시험 과정에서 언블라인드된 데이터의 누출로 인한 잠재적인 운영 편향이라고 규정하고 있다. 이 운영 편향은 제어하기가 더 어렵다는 것이다. 블라인딩 없이 어뎁션 이후의 피험자 모집단의 변경은 어뎁티브 설계와 관련된 운영 편향의 예로 인용된다. 물론, 그러한 변경은 연구 후반시점에 다른 연구센터에서의 피험자 모집 개시에서 비롯될 수 있기 때문에 어뎁션이 임상시험에 도입되지 않을 때도 발생할 수 있다.

FDA 가이드라인에서는 추가 용량−반응, 하위집단−기반 지식(subgroup-based knowledge)에 대한 모델을 제공하고 임상연구 효율성을 크게 향상시킬 수 있는 잠재력을 가지고 있음을 입증하는 탐색적 임상시험의 맥락에서 어뎁티브 설계 사용을 명시적으로 지지하고 있다.(Note : 보다 세부적인 내용은 이 저서의 부록으로 첨부된 FDA 2019년 가이드라인 참조)

8.2.2 EMA 가이드라인

어뎁티브 설계에 대한 EMA의 검토보고서(EMA : reflection paper on adaptive design, 2007)는 어뎁티브 설계의 방법론, 실행 및 규제타당성과 같은 다양한 측면에 대한 집중적인 논의가 있을 시기에 발표되어, 어뎁티브 설계의 규제방침에 있어서 선구적인 역할을 하고 있다. 이 보고서는 FDA의 가이드라인만큼 구체적이지 않고 다루는 범위도 제한되어 있지만, FDA 문서에서는 가볍게 다루는 어뎁티브 설계에 대한 몇몇 규제적 측면을 강조하여 FDA 가이드라인에 유용한 부수적 문서로 참고될 수 있다.

EMA는 어뎁티브 설계가 신약의 개발 시간을 단축시키고, 과학적 및 규제적 기준을 손상시키지 않고서 보다 효율적으로 자원을 배정할 수 있는 잠재성을 인식하고 있다. EMA 검토보고서는 거의 독점적으로 확증연구에 중점을 두고 있다. EMA의 입장은 어뎁티브 설계와 그 잠재적 유용성을 검증하는 것이지만, 임상연구의 실행에 대한 적절한 구현에 대해 확실한 주의를 기울여야 한다는 것이다. 어뎁티브 설계에 대해서는 FDA보다 비교적 덜 장려하지만 적절하게 계획, 실행, 분석될 때 어뎁티브 설계 사용을 무시하지 않는다. 몇 가지 흥미로운 점이 있다면, EMA는 중간분석에서 설계 변경에 대한 것으로 진행 중인 3상 임상시험 설계의 변경은 권장하지 않는다. 이 보고서는 설계 변경이 발생하면 이 설계 변경을 미리 잘 계획되고 중간분석 및 최종분석 결과를 결합해야 한다는 사실을 반영한다. 어뎁티브 임상시험 동안에 표본수 재평가의 경우에서는 다소 회의적이며, 아주 잘 정당화되는 경우에만 허용한다. 또한 EMA는 임상시험 단계 전반에 걸쳐 1차 결과변수의 일관성을 보기를 원하므로 중간분석 이후 1차 결과변수 변경을 승인하지 않는다. 임상시험 도중에 치료집단의 중단/탈락에 대해서도, 어뎁티브 설계는 임상시험의 첫 단계에서 위약집단을 포함한 민감도를 테스트하기에 좋은 설계이고, 두 번째 단계 동안에 활성제어집단 대비 우수성에만 초점을 두고 중간에 제거될 수 있는 좋은 설계이라고 생각한다. 그러나, 심리스 2/3상 임상시험과 같은 설계는 2개의 3상 임상시험을 대체하기에는 충분하지 않은 것으로 간주된다. 단일 3상 임상시험이 충분할 수 있는 특정 상황에서, 그것은 이미 용이한 2상 데이터로부터 충분한 데이터가 이미 획득되었기 때문에 발생하는 것으로 가정하기 때문이다. 따라서, 심리스 2/3상 연구는 희귀표시를 제외하고 용인되지 않는다. 이 내용은 이 서류에 명시적으로 언급되어 있지 않지만, 사전에 인체용 의약품 위원회(Committee for Medicinal Products for Human Use, CHMP)의 과학적 조언을 구하는 것이 좋다.

EMA의 어뎁티브 설계 구현 지침

FDA 가이드라인과 함께 EMA의 검토보고서는 어뎁티브 구현의 모든 단계가 미리 계획되고, 개발된 임상시험의 맥락에서 적절하게 정당화되어야 하며, 최소 필수로 유지되어야 한다고 공식화한다. 제1형 오류율의 엄격한 통제는 어뎁티브 설계의 규제적 승인을 위한 전제조건으로 표시될 뿐만 아니라 치료 효과(p−값 및 오차범위) 결정을 위한 적절한 통계 방법의 사용도 필요하다. 유럽에서 EMA는 EU 국가들에 적용되는 규제가 있다. ICH 지침서 개발은 임상시험 기준을 국제적으로 보다 호환되도록 만들기 위한 것이다. 그러나 여전히 나라마다 규제기관의 법규나 가이드라인이 달라서 다른 승인 결정을 내리는데 차이가 있다. 유럽에서의 규제 및 가이드라인은 시대에 따라 변천하여 왔다. 다국적 임상시험이 이행될 때, 여러 국가에서의 임상시험 이행 규칙이 다르다는 것이다. 심지어 공동의 기준을 가진 한 국가 내에서 조차 이런 기준을 응용함에 있어서 판단의 차이가 있을 수 있다는 것이다. 그 차이를 임상시험 연구자에게 모두를 알리는 것은 어렵다.

그럼에도 불구하고, 만일 임상시험 연구자들이 성공적인 임상시험 프로그램 개발을 원한다면, 임상시험 연구자들은 알아야 하는 것들이다.

요약하면, FDA와 EMA의 가이드라인은 탐색적 및 확증적 연구(특히 후자에 대한 연구)를 모두 포함하여 보다 상세하게 기술하고 있으며, 신약 또는 의료기기의 개발에서 어뎁티브 설계의 사용에 대한 잠재적 한계뿐만 아니라 그 한계를 극복하는 방법에 대한 권고를 밝히고 있다. EMA 검토 보고서는 FDA 지침보다 덜 독창적이며, FDA의 "잘 이해된"과 "덜 잘 이해된" 어뎁티브 설계로 분류하지 않는다. 보고서의 마지막 페이지에서 어뎁티브 설계에 대한 보다 공식적인 정의가 포함되어 있으며, 제한된 관점으로 『"1형 오류율이 완전한 제어된 중간분석에서 … 통계방법론이 설계 요소의 수정을 허용할 때"』 '어뎁티브' 연구라고 한다. 이 정의에서, 어뎁티브 설계의 타당성에 대한 EMA의 주요 관심사는 가능한 어뎁션이 있을 때의 1형 오류율 제어라는 것이 분명해진다. 즉, 대표적인 규제기관인 FDA와 EMA의 주요 관심사는 연구전체 1형 오류율을 제어, 어뎁션에 의해 유도된 통계적 편향 혹은 운영 편향이 치료 효과 측정에 미치는 영향을 최소화, 그리고 임상시험 결과의 해석 가능성에 관련된다고 요약할 수 있다.

8.3 어뎁티브 임상시험 문서

어뎁티브 설계의 목표는 임상시험이 진행되는 동안 축적되는 데이터에서 나온 정보를 토대로 전향적으로 명시된 방식에 따라 연구의 특정한 측면을 가능한 빨리 어뎁션하여 연구 성공을 위한 유연성과 융통성을 가지는 것이다. 기존의 고정 RCT설계에 비해 구성 요인 및 구조에서 보다 복잡한 어뎁티브 임상시험은 실행에 있어서 고려되는 어뎁션의 사전에 결정된 특성을 감안할 때, 적절한 계획이 반드시 필요하다. 어뎁티브 설계는 전향적, 지속적 조정, 혹은 동시적, 그리고 후향적으로 분류될 수 있으며, 가장 많이 이용되고 있는 전향적 어뎁티브 설계는 중간데이터 분석결과에 따라 표본수 크기, 추적 기간, 임상적 결과변수와 같은 연구측면을 변경할 수 있도록 미리 명시된 프로토콜이 있다. 프로토콜에는 어뎁티브 설계 적용에 대한 정당성 및 임상시험의 사전 시뮬레이션을 근거로 한 계획이 포함된다. 또한, 어뎁션 메커니즘에 대한 명확한 설명이 포함되어야 하며,

통계분석센터의 역할이 설명되어야 하며, 1형 오류율 제어, 측정치 및 오차범위(margin of error)와 관련된 부연 논의가 있어야 한다. 임상시험 프로토콜과 통계분석계획(SAP)에서 설계를 설명하는 것 외에도 임상시험에 대한 자세한 DMC 헌장, 임상시험 시뮬레이션 보고서, 그리고 운영 계획이 필요하다. 운영 계획에는 중간분석을 실행할 사람, 어뎁션 계획을 실행할 사람, 중간분석의 결과에 액세스할 수 있는 사람 및 액세스가 부여되는 방법을 설명하는 포괄적인 절차에 대한 설명도 필요하다. 계획 단계에서, 중간분석의 가설적인 결과에 기초한 어뎁티브 시나리오는 어뎁티브 계획이 견고하고 모든 연구관계자가 설계 및 어뎁션 계획에 의해 결정될 의사결정에 대해 인정하고 수용하기 위해 탐색할 필요가 있다. 다음 절에서는 어뎁티브 임상시험에서 준비해야 할 중요한 문서들을 살펴보기로 한다.

안전성의 모니터링 & 보고

미국연방규정(Code of Federal Regulations, CFR)에서 언급되었듯이 임상시험 의뢰자는 해당 연구의 현장사이트에 대한 적절한 모니터링을 보장해야 하며, 임상시험계획승인신청서(Investigational New Drug Application, IND)에 명시된 일반적인 조사 계획과 프로토콜에 따라 연구를 수행해야 한다. 확장된 코호트 임상시험의 복잡성과 이 가이드라인을 준수하기 위해 의뢰자는 환자의 치료 리스크를 완화하기 위하여 해당 질병의 치료와 관련한 경험 및 임상시험 수행에 필요한 적절한 교육과 훈련을 통하여 자격을 갖추고 있는 의료진을 선택하도록 노력해야 한다. 심각한 안전성 문제를 처리하기 위해 미국연방규정집(Code of Federal Regulations, CFR)과 가이드라인 초안에서는 의뢰자가 이러한 심각한 사건을 임상시험 연구조사관 및 규제기관에 신속하게 전달하는 방법을 서술하고 있다. 또한 가이드라인에는 안전성 문제를 해결하기 위해 프로토콜 수정을 활성화할 계획이 있어야 한다고 명시되어 있다.

피험자 동의서(Informed Consent Form)

임상시험 기간 동안 환자의 임상시험 참여 또는 잔류 여부에 관한 환자의 결정에 영향을 줄 수 있는 새로운 리스크 또는 프로토콜 개정을 반영하도록 피험자 동의서를 업데이트해야 한다. 다중 확장 코호트 임상시험이 수정됨에 따라, 피험자 동의서에 대한 업데이트와 함께 개정 문서는 개정이 이행되기 전에 IND에 제출되어야 한다. 마지막으로, 의뢰자는 환자가 임상시험 참여에 관한 결정을 내릴 수 있도록 피험자 설명서(Patient Information, PI)와 피험자 동의서 표준안(Informed Consent Form template, ICF)을 제공하고, FDA는 의뢰자가 피험자 동의서 원본은 물론 모든 업데이트된 피험자 동의서를 IND에 제출하도록 요청한다.

임상시험 웹사이트 등록

대부분의 어뎁티브 플랫폼 임상시험은 새로운 부록을 추가하는 모듈식(modular)이기 때문에 미국 국립보건원(NIH)에서 운영하는 세계 최대의 임상시험 온라인 등록 시스템인 ClinicalTrials.gov와 같은 적절한 웹사이트에 어뎁티브 임상시험을 등록해야 할 뿐만 아니라 자료의 변화가 있을 때 정기적으로 등록을 업데이트 하겠다는 확약이 있어야 한다. 치료집단을 추가하거나 제거할 때 치료옵션의 범위를 변경하는 업데이트가 특히 중요하다. 이용 가능한 치료집단에 대한 정보에 쉽게 액세스할 수 있도록 웹사이트를 구성하는 것도 중요하다. 등록 사이트가 때로는 일부 어뎁티브 플랫폼 임상시험 기능을 설명하기에는 충분한 유연성이 없다는 것이 잠재적으로 문제가 될 수 있다. 예를 들어, ClinicalTrials.gov는 하나의 연구에 단일 의뢰자에 관한 정보를 요청하기 때문에 다수의 의뢰자 및 자금출처가 있을 경우 혼동될 수가 있다.

연구 프로토콜

프로토콜은 임상시험의 수행방법과 데이터 수집 및 분석방법을 상세하게 기술한 계획서로서 임상시험의 적절성과 유효성을 기획, 운영 및 분석 측면에서 적합성과 타당성을 보장하기 때문에 임상시험의 가장 중요한 문서이다. 임상시험을 실시하는 동안 프로토콜 준수는 중요하며, 이것은 임상시험 결과에서 도출된 결론이 편향적이며 오도되지 않도록 보장한다. 어뎁티브 임상시험의 복잡성과 어뎁티브 임상시험 실행에서 고려되는 어뎁션의 사전 결정된 특성을 감안할 때, 적절한 계획이 반드시 필요하다. 다른 연구와 마찬가지로 임상시험의 프로토콜은 연구근거와 임상시험이 성취할 것으로 제안된 기본 연구목표가 정확하게 작성되어야 한다. 또한 통계적 이슈 이외 운영 측면에서도 사전평가가 필요하다. 예를 들어, 중간분석 후에 어느 용량이 유지되거나 어느 치료집단이 중단될지에 대한 예측의 어려움으로 비록 사전 계획이 힘들더라도 연구 현장에 실험약물의 시기적절한 분배를 보장하기 위한 어뎁티브 범위에서의 물류 문제도 고려되어야 한다. 마스터 프로토콜에는 피험자의 적격성, 무작위 배정 메커니즘, 연구의 결과변수, 중요한 데이터 분석방법을 포함한다. 특히 어뎁티브 플랫폼 임상시험에서는 포괄적이고 개별 치료집단에서 연구될 중재치료와 관련없이 기타 모든 설계 요소와 관리(governing) 규칙을 포함해야 한다. 초기의 실험군(중재치료) 또는 치료집단(예를 들어, 특정치료 영역 내)은 프로토콜 부록으로 정의될 수 있다. 어뎁티브 플랫폼 임상시험이 계속 진행함에 따라, 새로운 연구질문, 새로운 연구영역 또는 실험집단이 후속 부록에서 정의될 수 있다. 마찬가지로 어뎁티브 플랫폼 임상시험에 지역별 요소가 있는 경우에는 지역별 부록에 정의될 수 있다.

통계분석계획(SAP)

다른 기존의 RCT 임상시험과 마찬가지로 어뎁티브 임상시험도 분석할 데이터베이스 지정, 결측데이터(missing data) 처리, 중간분석 설명 등과 같은 모든 일반적인 문제를 다루는 포괄적인 통계분석계획(SAP)이 필요하다(6.2절 참조). 특히 어뎁티브 플랫폼 임상시험을 설계할 때, 중요한 고려 사항의 하나로 연구조사관은 여러 통계적 특징 중에서 선택해야 한다. 이러한 선택은 트레이드오프(trade-off, 상충 또는 절충)를 이해하기 위하여 대안적으로 가능한 임상시험 궤적(possible trial trajectories)을 시뮬레이션함으로써 정보가 제공되어야 한다. 그러나 '가능한 임상시험 궤적'을 정의하는 것은 다소 임의적이다. 지나치게 좁은 범위의 시나리오 세트가 시뮬레이션된다면, 연구자들은 그들이 선택한 설계의 결과를 이해하지 못할 수 있다. 따라서 SAP(부록에서) 또는 별도의 공개문서(예 : 연구설계가 게시된 논문)에서는 고려된 설계 선택에 대한 설명과 함께 어느 궤적이 시뮬레이션되고, 또 다른 시뮬레이션된 궤적 하에서 다른 설계 선택을 사용할 때는 임상시험의 특성이 무엇인지를 포함시키기는 것이 좋다. 시뮬레이션을 통해 결과를 평가해야 하는 특정 설계 이슈는 다음과 같다.

- 베이지안 사전정보(Bayesian prior)에 사용된 데이터와 분포(베이지안 모델 사용 가정 하에서)
- 중재치료와 하위유형 간의 교호작용, 혹은 '타임머신'기능과 같은 모델에 포함할지 여부에 대한 결정
- 제안된 반응–어뎁티브 무작위 배정 규칙, 결과변수 및 결과변수에 대한 종방향(longitudinal) 모델링
- 다양한 형태의 결측데이터에 대한 견고성, 가변비율 및 아형 내에서 피험자 모집
- 거짓양성 및 거짓음성 비율(false positive and false negative rates)

특정 시뮬레이션 이슈에는 가능한 조건의 범위가 충분히 광범위하고 포괄적인지 확인하는 것뿐만 아니라 귀무조건(null condition) 및 하위 치료 효과를 정의하는 것도 포함된다. SAP는 또한 임상시험에서 서로 다른 치료집단에 대한 차이점을 다루기 위해서 모듈식 부록(modular appendices)으로 가질 수 있다.

개정안

신규 임상시험에서 사용된 치료집단의 수가 증가함에 따라 연구의 초기 단계와 비교하여 더 많은 프로토콜 수정안을 가지게 된다. 프로토콜 개정안으로 모든 임상시험의 복잡성이 증가되고, 과도한 서류 작업이 만들어지며, 연구에 대한 재정적 고려도 크게 증가된다. 개정안에 대한 규제 승인, 연구조사관과 직원의 훈련 및 교육 시간도 상당히 증가한다. 각 개정안마다 이러한 시간이 필요하지만, 단일 동의변경에 대한 재교육은 사실상 모든 연구관련자와 상관없는 경우가 많다. 여러 개정사항을 실시간으로 관리하고, 개정안의 특정 상태를 추적해야 할 필요성으로 인해 추가로 현장직원의 고용이나 현장사이트에서의 자체 전자모니터링 시스템 개발로 연구비용이 증가할 수도 있다. 그러므로 가능한 한, 개정을 최소화하기 위해서 프로토콜 업데이트는 통합되어야 한다. 연구 진행중에 프로토콜 수정안을(특히 피험자 포함기준이 변경되는 경우) 최소화하고, 중요한 윤리적 혹은 과학적 동기에 근거한 그런 수정안으로 제한하는 것이 중요하다. 비록 외향적으로는 포함 기준에 미미한 변화가 있더라도 수정 전후에 임상시험에 포함된 피험자의 결과가 연구 결과변수에서 현저하게 다르게 나타날 수가 있다. 많은 연구

에서 연구 프로토콜의 완전한 이해, 치료될 질병에 대한 올바른 진단, 연구 치료요법의 적절한 관리 및 효능 결과변수의 정확한 평가 등과 관련하여 현장연구요원의 "학습곡선(learning curves)"이 영향을 미칠 수가 있다.

8.4 감시감독

임상시험이 시작되면 연구는 RCT 임상시험 수행에 대한 일반적인 임상시험 관리기준(Good Clinical Practice, GCP) 하에 속하므로 관련 규정을 준수하고, 대부분의 감시감독 문제는 GCP 데이터 안전 및 모니터링 계획과 비슷하다. 따라서 중요한 문제 중 하나는 DMC(Data Monitoring Committee) 혹은 DSMB(Data Safety and Monitoring Board)가 임상시험용의약품 및 계획서, 동의서, 그 밖에 시험대상자에게 제공되는 서면정보, 의뢰자의 SOP, GCP 및 관련 규정에 대한 충분한 지식을 가지고 있어 임상시험의 진행 상황이 적절히 수행되고 기록된다는 것을 보장하는 것과 관련 있다. 예를 들어, 반응-어뎁티브 무작위 배정을 사용하는 어뎁티브 플랫폼 임상시험에서는 주로 자동화된 중간 업데이트를 자주하게 된다. DSMB는 이러한 업데이트를 검토할 수 있지만, 임상시험 이전의 시뮬레이션에서 예상하지 못한 궤적이 전개되는 경우나 피험자에게 심각한 위험 상황이 일어나는 경우를 제외하고는 연구에 직접 개입하지 않을 것이다. 만약 개입해야 하는 상황이 발생하면, DSMB에게 데이터 정보가 제공되고, 잠재적 결과를 더 잘 이해하기 위한 시뮬레이션이 추가로 수행되어야 한다. DSMB가 이러한 상황을 인식할 수 있으려면 어뎁티브 플랫폼 임상시험에 대한 수준 높은 전문지식이 필요할 것이다. 감시감독과 관련된 또 다른 이슈 중의 하나는 방화벽 및 블라인드에 대한 올바른 메커니즘을 확립하는 것이며, 이러한 이슈도 일반적인 임상시험의 모니터링과 크게 다르지 않다. 그러나 어뎁티브 플랫폼 임상시험과 같은 다소 복잡한 연구에서는 다른 설계 요인의 결정과 관련하여 표준적이며, 특별하게 포괄적인 방법이 없이도 설계 특징이나 잠재적 궤적에 관한 광범위한 유연성을 지닌다. 예를 들어, 2개의 피험자 모집계층(아형)을 다양한 중재치료에 노출시키고, 공통의 제어집단에 비교하는 다중 중재치료에 대한 치료 효과 추정치를 산출하기 위한 포괄적 모델을 사용하는 어뎁티브 플랫폼 임상시험을 고려해보자. 제어집단에 대비하여 중재집단의 우월성이 모집단의 2개 계층에 걸쳐 합계되어야 하는지, 혹은 치료 효과가 각 계층에 대해 평가해야 하는지에 대한 선택이 결정되어야 한다. 만일 후자를 선택한다면, 더 나아가 계층-내 치료 효과(within-stratum effects)가 계층 내(within the stratum)의 피험자들에서만 추정되는지, 또는 추정치가 다른 계층의 중재치료 및 제어치료의 효능에서 나온 정보를 얻어온 것인지의 여부가 선택된다. 이들 각각 선택의 장점은 계층별 중재치료 효과(intervention-by-stratum effect)가 실제로 존재하는지 여부에 따라 상황이 달라지게 된다.

현재 유일한 임상시험 사전 감시감독 및 승인절차는 미국 FDA의 통계검토 및 내용검토와 같은 전문가 피어리뷰(peer review)를 통한 것이다. FDA는 마스터 프로토콜 및 어뎁티브 임상시험에 대한 비판과 허용에 대한 정책 가이드를 개발했으며, 다른 국가의 감시감독 집단도 유사한 가이드라인을 가지고 있거나 개발하고 있다. 현재는 어뎁티브 플랫폼 임상시험에 대한 명시적이고 투명한 리뷰 프로세스가 없고, 국가적, 국제적 감시감독 및 검토기관에 표준화된 평가 메커니즘도 존재하지 않는다. 그러나 표준화된 프로세스는 마스터 프로토콜과 SAP에 포함된 포괄적인 설계에 대한 리뷰로부터 출발하는 것을 권고하지만, 시뮬레이션에서 설명된 것처럼 이론적으로 중재치료가 일어날 것 같은 가장 적합한 궤적(trajectory)의 범위 내에서 선택될 어뎁티브 설계의 성능에 포커스 두는 것이 바람직하다. 규제적 리뷰에는 반응-어뎁티브 배정 규칙을 작동하는 알고리즘 및 모델을 실행하고, 시뮬레이션을 생성하는데 사용되는 소프트웨어 또는 사용자 코딩에 대한 검토가 포함되어야 한다. FDA 또는 유사한 감독기관은 시뮬레이션의 매개변수 선택에 관한 표준적인 매개변수 규칙을 만드는 것이 이상적인 것일 수 있다. 전반적인 설계의 특징에 합의하게 되면, 각각 특정 도메인 또는 중재는 관련 부록을 검토함으로써 독립적으로 평가될 수 있다. 이 프로세스는 통계적 방법 및 시뮬레이션의 사전 평가에 있어서 표준 RCT 임상시험보다 훨씬 더 많은 노력이 필요하다.

IRB : 윤리 사전 검토

어뎁티브 플랫폼 임상시험 경우에는 마스터 프로토콜의 초기 승인 후에도, 임상시험이 진행되는 동안에도 임상시험심사위원회 및 임상시험윤리위원회(Institutional Review Board, IRB)의 검토가 계속 진행된다. 의뢰자는 필요한 다른 정보와 함께 누적된 안전성 정보를 IRB에 제공해야 한다. FDA는 일반적으로 의뢰자가 정한 일정에 따라 1년에 1회 이상 정기적으로 안전성을 평가할 것을 기대한다. FDA는 의뢰자가 실험약물에 대한 최신 데이터, 특히 약물 안전성 및 유해 사례에 관한 데이터를 연구조사자에게 계속 알려줄 것을 요구하고 있다. 따라서 연구조사자는 이 정보를 지속적인 리뷰의 일환으로 IRB에 보고해야 한다. 약물 부작용이 증가된다면, IRB는 그 리스크의 해명을 요구하기 위하여 새로 나타나는 안전성 관련 데이터 리뷰를 위한 추가 임시회의를 고려해야 한다. 또는 FDA는 새로운 데이터 또는 확장 코호트 임상시험의 개정을 검토하기 위하여 예고 없이 촉박한 통보에도 미팅을 개최할 수 있는 별도의 IRB를 제정하는 다른 옵션을 제시한다. 마지막으로, FDA는 경험이 많은 중앙 IRB를 사용하여 다중 확장 코호트 임상시험의 리뷰를 신속하게 실시할 것을 권장한다.

어뎁티브 플랫폼 임상시험의 여러 기능은 등록 시 다수의 계층 또는 아형, 다중 중재치료에 노출, 복잡하거나 익숙하지 않은 통계 기법, 시간의 흐름에 따라 변하는 피험자의 불균형 집단배정의 잠재성이 포함되어 매우 복잡하다. 임상시험 설계의 구성 요소 각각은 잘 방어될 수 있지만, 전체 임상시험은 IRB를 압도하게 하는 것으로 보일 수 있으며, 임상시험 연장으로 인해 피험자는 혼란스러워 진정으로 정보에 입각한 동의(Informed Consent)를 할 수 없다는 우려가 제기될 수 있다. 따라서 윤리적 검토는 3가지의 광범위한 이슈를 다룰 것을 제안한다.

- 반응–어뎁티브 무작위와 같은 어뎁티브 플랫폼 임상시험 설계의 주요 특징이 합의 과정에서 일반 용어로 적절하게 설명되어 있는가?
- 정보 교환은 피험자의 부담과 과부하를 최소화하는 방식으로 관리되는가?
- 개별 실험중재에 대한 노출에 관련된 위험이 적절하게 기술되고 관리되는가?

동시에 다수의 임상시험이 진행되는 어뎁티브 플랫폼 임상시험에서 임상시험 실행 리뷰의 복잡성을 고려했을 때, 중앙 IRB를 사용하는 것도 도움될 수 있다. 또한 어뎁티브 플랫폼 임상시험의 설계 및 구현에 피험자와 이해관계자를 포함시키는 것도 일어날 가능성이 있는 윤리적 문제를 적절히 해결하는 데 도움될 수 있다.

DMC/DSMB : 연구실행 중의 감시감독

비–어뎁티브 임상시험에서와 비슷한 방식으로 어뎁티브 임상시험에서 DMC/DSMB의 역할, 책임이 필요하다. 감시감독에 관한 FDA 지침은 특정한 임상시험을 위해서 DMC/DSMB를 수립할 것인지의 여부를 결정할 때 고려해야 할 요소들에 관한 훌륭한 논점을 제시하고 있다. DMC/DSMB는 다음과 같은 경우에 필요하다.

- 질병이 생명을 위협하거나 합병증이 발생할 것으로 예상되는 경우
- 사전에 명시된 어뎁션 계획의 실행으로 인해 연구실행 중에 치료 효과가 의뢰자에게 언블라인드되는 경우

독립적 데이터모니터링위원회(IDMC)는 일반적으로 신속하게 안전성 보고서를 분석하고, 약물에 관련된 모든 심각한 이상반응 검토하며, 이상반응의 점진적 요약을 작성하여 임상시험에 등록된 환자의 리스크를 줄이기 위해서 프로토콜 수정을 권고하는 책임이 있다. 예를 들어, 반응–어뎁티브 무작위 배정을 사용하는 어뎁티브 플랫폼 임상시험은 주로 자동화된 중간 업데이트를 자주 실행하며, DMC/DSMB는 이러한 업데이트를 검토할 수는 있지만, 임상시험 이전의 시뮬레이션에서 예상되지 않은 궤도가 전개되는 경우와 잠재적인 위해 리스크와 관련된 경우를 제외하고 연구에 개입하지 않는다. 그러나 이와 같은 상황이 발생하면, DMC/DSMB에게 정보가 제공되고, 시뮬레이션이 추가적으로 수행하게 된다.

FDA의 어뎁티브 설계 지침은 어뎁션을 구현하기 위해 누적된 데이터를 검토하는 결정 프로세스 이슈에 중점을 둔다. 현재의 관행에서 중간 데이터에 대한 액세스의 민감성과 중간분석 결과에 대해 알려질(공개될) 가능성은 임상시험에 편향된 영향을 보이고 최종결과에 대한 올바른 해석을 손상하며, 그에 따라 치료 효능 및 안전성에 대한 필수적 확증 증거를 제공할 임상시험의 능력을 손상시키기 때문에 우려된다. 중간 데이터에 대한 지식을 바탕으로 운영 편향이 임상시험에 도입될 수 있는 근본적인 이유는DMC/DSMB에 대한 FDA 지침에 잘 설명되어 있다. 임상시험의 안전성과 무익성을 평가하는 DMC/DSMB는 안전성 보고서 혹은 중간분석 보고서에 따라 다음과 같은 프로토콜 수정을 제안할 수 있다.

- 치료가 환자에게 더 큰 위험에 노출하는 것으로 보이는 경우 하위집단의 적격성 기준 수정

- 부작용 발생률을 줄이기 위해 약물복용량 또는 투여 일정(schedule) 변경
- 사전동의서 양식의 변경을 통해 현재 및 미래의 임상시험 피험자에게 전달해야 하는 새로운 리스크 확인

DMC/DSMB가 그 책임을 잘 실천하기 위해서 회원들은 어뎁션의 함의를 충분히 알고 이해해야 하며, 요청되는 어뎁션 유형의 결정을 하는 데에 경험이 있어야 한다. 통계적으로 어뎁티브 설계 방법론에 대해 경험 많은 전문가를 추가로 DMC/DSMB 구성원으로 포함할 것을 권고한다. DSMB의 모니터링에 관한 자세한 논의는 다음 9장에서 다룬다.

8.5 어뎁티브 임상시험 연구 결과 보고

연구 결과의 고품질 리포팅은 성공적인 임상시험을 실행하는 데에 있어서 핵심적인 부분으로, 보고된 결과는 신뢰할 수 있고, 투명하며, 반복 가능해야 한다. 기본적으로 모든 임상시험 연구 결과 보고서는 피험자가 등록되고, 무작위되고, 평가 가능한 것으로 간주되어 보고된 실험군 또는 대조군의 베이스라인 특성 및 안전성 데이터에 대한 자세한 정보를 제공한다. 또한 잠재적 편향이 있을 경우에, 리포팅에서 그것을 강조해야 하며, 통계 분석에서 프로토콜에서의 가정이 결과에 얼마나 민감한지에 대한 의견도 제시해야 한다. 국제 의학저널 편집자위원회 및 결과 보고에 관한 CONSORT(Consolidated Standards of Reporting Trials) 표준 지침은 기존 RCT 보고서에 포함되어야 하는 최소한의 인포메이션 항목을 두어 무작위 RCT에 대한 투명한 보고를 촉진하고, 임상시험 보고서의 품질을 향상시키고 있다.

어뎁티브 임상시험에서는 임상시험 설계 및 실행에서의 복잡성 증가로 인해서, 기존 RCT 보고서에서 요구하는 신뢰성, 투명성, 반복 가능성의 연구 결과 보고 외에도 추가적인 기준이 요구된다. 2010년 CONSORT 기준에는 계획된 어뎁션과 계획되지 않은 변경 및 중간 중지규칙을 구별 없이 임상시험 실행 이후에 임상시험 설계 및 방법에 대한 변경의 개념이 포함되어 있다. 그러나 어뎁티브 설계를 사용하는 무작위 RCT 임상시험의 일반적인 보고 필요성을 구체적으로 다루지는 않다. 그러므로 어뎁티브 설계 임상시험의 결합을 보고하는 것이 강조되었

으며, 이 문제를 해결하기 위한 추가적인 보고에 대한 고려가 필요하게 되었다. 특정한 연구 목적을 다루기 위한 어뎁션의 필요성뿐만 아니라, 실행된 임상시험 및 관찰된 결과와 관련하여 원래의 연구 질문에 대한 연구 결과의 해석 가능성을 논의해야 한다. 특히, 연구 결과가 누구에게 적용되는지를 고려하고, 논의해야 한다. 예를 들어, 부분집단 선정이나 바이오마커 어뎁티브 설계에서 신약치료의 혜택을 가장 많이 받을 가능성이 있는 환자를 특성화할 필요성 때문이다. 따라서 최종결과는 일반적인 모집단이나 등록된 모집단이 아닌 특정한 특성을 가진 환자에게만 적용될 수 있다.

연구 결과 보고서에는 얼마나 많은 환자가 스크리닝되고 등록되었는지, 얼마나 많은 적격 피험자가 치료집단에 무작위로 배정되었는지, 얼마나 추적 불가하여 결측되는지, 대조군과 비교되고(추적률 및 평가 가능한 수와 함께), 보고서에 제시되지 않았지만 다른 치료집단에 무작위로 배정된 피험자의 수 등을 기록한 연구흐름도식(study flowchart)을 제시해야 한다. 또한 보고서는 피험자들의 베이스라인 특성 및 안전성 데이터에 대한 자세한 정보를 제공하고, 치료효능에 대해서는 제1 결과변수의 측정치를 제시한다. 이와 같은 CONSORT 기준항목 이외에 어뎁티브 설계 임상시험의 연구 결과 보고서에는 추가적 항목으로 통계 방법, 임상시험 단계 간의 이질성 여부, 시뮬레이션 진행과 결과, 예기치 못한 설계 변경 등이 포함된다. 어뎁티브 임상시험은 연구 진행 중 여러 단계에서의 변경에 따른 임상시험 수행의 비일관성은 운영 편향을 도입하여 내적, 외적 타당성을 낮추고, 따라서 임상시험 결과에 대한 신뢰성을 훼손시킬 수 있다. 예를 들어, 임상시험 참여 자격 기준을 수정하면 시간이 지남에 따라 환자모집단이 변할 수 있으며, 환자가 중간분석 전후에 모집되었는지의 여부에 따라 결과들이 달라질 수 있다. 결과적으로, 이것은 전반적인 치료 효과를 평가하기 위하여 독립적인 중간 단계에 걸쳐 얻은 결과로 과학적 타당성과 재현성을 보장하는 임상시험의 결과로 종합할 수 있을지에 대한 의구심이 들게 한다. 어뎁티브 설계 임상시험 단계 간의 이질성(heterogeneity)은 임상시험이 제한된 수의 국가에서 몇개의 의료기관으로부터 환자모집을 시작할 때 발생할 수 있으며, 모집되고 운영된 의료기관이 모든 의료기관을 대표하지 않을 수도 있다. 피험자의 기본적 인구학적 특성의 이질성으로 중간 단계 및 연구현장사이트에서 나온 연구 결과를 해석하는 데에 어려움이 있게 되며, 연구 결과의 신뢰성을 훼손할 수 있다. 어뎁션/변경으로 인한 이질성과 운영 편향성에 의해 영향을 받는 이질성을 구별하기는 어렵지만, 단계별 이질성을 탐색하여 다음 사항을 보고한다면 과학적 형태의 신빙성을 가질 수 있다.

- 각 다른 단계에서 모집된 임상시험 참가자들의 중요한 기본적 특성 요약
- 중간분석 결과에 대한 연구사이트의 기여 요약
- 각 단계 또는 각 연구사이트에서의 연구 결과 이질성 탐색
- 나이브 치료 효과와 신뢰구간만 사용하여 단계들에 걸친 중간분석 결과
- 독립적인 단계와 치료집단에 따른 주요 환자특성과 결과 제시

또한, 시뮬레이션의 명확한 목적, 조사된 시나리오의 근거 및 원하는 통계적 특성이 보존되었음을 보여주는 증거로서 중요하다. 시뮬레이션 결과를 산출하는데 사용된 모든 소프트웨어 코드뿐만 아니라 시뮬레이션 프로토콜 및 보고서가 접근(이용)가능해야 한다. 설계의 타당성을 정당화하기 위해서 일부 어뎁티브 설계는 다음과 같은 여러 시나리오에 따른 시뮬레이션 작업이 필요할 수 있다.

- 전체 1형 오류율, 표본수 및 검정력 등과 같은 설계의 통계적 특성들을 평가
- 통계적 측정 과정에서 발생할 수 있는 잠재적 편향을 평가
- 통계적 특성과 운영상의 특성에 대한 어뎁션을 구현(비구현)의 영향을 탐색.

어뎁티브 설계가 타당한 추론을 산출하는 특별한 방법을 보증하는 것으로, 어떻게 치료 효과 측정치, 신뢰구간 및 p-값을 구했는지 등의 통계 방법을 명시하는 것이 특히 중요하다. 또한 전통적인 나이브한 측정치는 조정된 측정치와 나란히 보고될 수 있다. 여러 단계의 데이터가 분석에 결합될 때마다 사용된 조합방법과 그것을 뒷받침하는 이론적 근거를 공개하는 것이 중요하다.

어뎁티브 설계에서 예상된 계획은 신뢰성 및 규제적 고려에 중요하다. 그러나 다른(비-어뎁티브 설계) 임상시험에서와 마찬가지로 임상시험 기간 동안에 예상하지 못한 사건으로 사전 계획된 어뎁션의 범위를 벗어난 설계의 변경이 필요하거나, 계획된 어뎁션을 실행을 하지 못하게 될 수 있다. 예기하지 못한 변경(Unplanned modifications)이 일어날 경우에 다음과 같은 질문을 고려하여, 계획되지 않은 애드 혹(ad hoc) 변경으로 인한 영향에 관한 질문과 설명을 함께 명확하게 명시해야 한다.

- 계획된 통계적 프레임워크가 여전히 유효한가?
- 잠재적인 편향으로 일어난 변화가 있는가?
- 원래의 연구 질문과 관련하여 임상시험 결과를 해석할 수 있는가?
- 따라서 계획되지 않은 변경사항은 왜 구현되었는가?
- 임상시험 결과의 해석에 어떤 영향을 미칠 수 있는가?

특히 동시에 다수의 임상시험이 진행되는 어뎁티브 플랫폼 임상시험의 연구 결과 보고서는 CONSORT의 기준과 원칙 외에 위에 언급한 어뎁티브 설계의 경우보다도 더 복잡할 수 있다. 아마도 가장 중요한 이슈는 어뎁티브 플랫폼 임상시험이 어뎁티브 임상시험의 다른 부분은 여전히 진행되는 동안에 특정 실험연구에 대해서는 최종적인 결과를 생성하도록 설계되었다는 것이다[예 : 특정 치료법을 하나 이상의 아형 내에서 혹은 하나 이상의 대안치료와 비교하기 위한 중지규칙 작동(trigger)]. 모든 피험자의 정보를 사용하는 전체 모델에서 생성된 각 하위아형(sub-type) 내에서 각각의 중재치료 효과와 함께 두 개의 피험자 아형에서 다중 중재치료를 테스트하는 어뎁티브 플랫폼 임상시험에서 중재치료가 한 아형 내에서만 우월한 것으로 밝혀지면 어떤 데이터를 보고서에 제시해야 하는지 확실하지 않다. 오직 그 아형의 피험자만 보고된 경우에, 제1 연구 결과(서류에 보고되지 않은 피험자들에서 파생된 모델 측정치)를 뒷받침할 수 있는 데이터가 부적절하다고 할 수 있다. 등록된 모든 피험자에 대한 정보가 포함되어 있다면, 많은 평가가 아직 완료되지 않았더라도 전체 임상시험이 언블라인딩되게 된다. 미래에 주목될 것으로 전망되는 어뎁티브 플랫폼 임상시험에서 실험군 vs 비-동시(또는 혼합) 대조군의 비교의 경우, 혹은 장기간 진행될 어뎁티브 플랫폼 임상시험이 피험자 아형 내에서 일련의 개별 실험군 vs 대조군의 비교의 경우에 보고서의 기준과 원칙이 필요하다. 의학저널과 규제당국은 보다 새롭고 명확한 연구 결과 보고서 작성에 대한 가이드라인을 제시해야 한다.

8.6 규제기관과의 상호교류

어뎁티브 설계 방법이 종양학 및 여러 의료분야 연구에 응용되면서 많은 주목을 받아 성장하고 있으며, 어뎁티브 설계에 대한 FDA 및 EMA 규제 경험도 널리 관심을 끄는 주제가 되고 있다. 많은 연구자는 이들 규제기관이 어뎁티브 설계를 지지하지 않는다고 생각할 수도 있지만, 규제기관들은 어뎁티브 설계의 일반적인 접근법에 대한 논의에 오픈하고 있으며, 탐색적 약물개발에서 어뎁티브 설계를 응용하는 것을 지지하고 있다. 반면에, 확증적 임상시험에서의 어뎁티브 접근에 대해서는 보다 더 신중한 입장을 취한다. 그 이유는 임상시험 결과의 해석 가능성에 대한 규제기관의 우려가 가장 주목할 만하다.

학계의 과학자, 산업계, FDA 및 EMA에서도 독립적인 DMC/DSMB가 없는 어뎁티브 임상시험은 편향된 데이터 해석의 위험이 더 높다는 것을 인지하고 있다. DMC/DSMB는 어뎁티브 임상시험의 중간분석 동안의 어뎁션 구현에 대해 조언하기 때문에 블라인드된 중간분석과 함께 어뎁티브 임상시험에서 훨씬 더 중요하다. 의학통계학자 및 규제 관련 전문가는 연구설계, 실행 또는 결과 해석에 있어서 편향되는 것을 피하기 위하여 연구조사자, 의뢰자 또는 DMC/DSMB 외부 누군가에서 중간분석 블라인딩을 유지하는 안전장치 수립을 강력히 권고한다. 블라인드된 중간분석 또는 독립적 DMC/DSMB가 실현 가능하지 않는 경우에 어뎁티브 설계는 주의 깊게 사용되어야 한다.

어뎁티브 임상시험 연구팀은 초기 계획 단계에서부터 활발하게 규제기관과 논의를 진행하고, 상호교류를 통해 DMC/DSMB을 적절하게 구성 & 설정하고, 임상시험 실행에 포함된 모든 연구 관련자로부터(특히 연구의뢰자) 언블라인드된 정보를 보호함으로써 운영 편향의 문제를 해결하는 방법 등에 대해서 규제기관과 동의할 것을 권고한다. 이를 위해 규제기관 담당부서는 리뷰 과정에서 어뎁티브 설계의 방법론적인 결함이나 데이터 수집 문제로 인해 의뢰자와 규제기관 담당자는 상호교류의 시간을 가지게 된다. 따라서 규제기관이 어뎁티브 임상시험의 연구 결과가 불충분하다는 과거의 시나리오를 반복할 가능성을 줄이기 위해 신약승인신청 의뢰자들에게 임상시험 실행 이전과 실행 도중에 규제관련 전문가들과 긴밀히 협조하도록 격려하는 것이 어뎁티브 임상시험과 관련된 정책에 유용할 수 있다. 특히, 다중 어뎁션은 여전히 잘 이해되지 않고 있으며, 단일 임상시험에서 여러 어뎁션을 도입하는 설계 방법은 미래에는 가능하겠지만 주의 깊게 고려해야 한다. 현재에는, 빠른 1상의 용량 증가 임상시험에 이어 상당히 확장된 연구 설계가 진행되고 있으며, 바이오마커-약물 공동개발 과정을 최적화하기 위한 바스켓 설계, 우산 설계, 플랫폼 임상시험에서와 함께 새로운 어뎁티브 설계 임상시험이 출현하고 있다. 이러한 임상시험 설계의 복잡성이 증가함에 따라 임상연구자, 제약사 및 규제기관을 포함한 약물개발에서의 모든 이해관계자 간의 보다 강력하고 빠른 공동연구(collaboration)를 위한 새로운 프레임워크가 확립되어야 한다.

참고문헌

- Adams-Huet B, Ahn C. Bridging clinical investigators and statisticians: writing the statistical methodology for a research proposal. J Investig Med. 2009; 57(8): 818– 824.
- Ando Y, Pharmaceuticals and Medical Devices Agency. Guidance on Data Monitoring Committee: Regulatory Perspective in Japan. https://www.pmda.go.jp/files/000204620.pdf
- Angus DC, Alexander BM, Berry S, et al. Adaptive platform trials: definition, design, conduct and reporting considerations. Nat Rev Drug Discov. 2019. 18:797–807.
- Antonijevic Z, Gallo P, Chuang-Stein C, et al. Views on Emerging Issues Pertaining to Data Monitoring Committees for Adaptive Trials. Ther Innov Regul Sci. 2013. 47(4):495-502.
- Baron G, Perrodeau E, Boutron I, Ravaud P: Reporting of analyses from randomized controlled trials with multiple arms: a systematic review. BMC Med. 2013. 11: 84
- Bhatt DL, Mehta C. Adaptive designs for clinical trials. N Engl J Med. 2016. 375(1):65–74.
- Bhattacharyya A, Gallo P, Crisp A, LaVange L, Molenberghs G, Pétavy F, Seltzer J.Bhattacharyya A, et al. The changing landscape of data monitoring committees-Perspectives from regulators, members, and sponsors. Biom J. 2019. 61(5):1232-41.
- Bothwell LE, Greene JA, Podolsky SH, Jones DS. Assessing the gold standard — lessons from the history of RCTs. N Engl J Med. 2016. 374:2175-81.
- Bretz F, Gallo P, Maurer W. Adaptive designs: The Swiss Army knife among clinical trial designs? Clin Trials. 2017. 14(5):417-24.
- Burd A, Schilsky RL, Byrd JC, et al. Challenges and approaches to implementing master/basket trials in oncology. Blood Adv. 2019. 3(14):2237-43.
- Burnham N, Quinlan J, He W, Marshall M, Nicholls G, et al. Effective Drug Supply for Adaptive Clinical Trials: Recommendations by the DIA Adaptive Design Scientific Working Group Drug Supply Subteam. Therapeutic Innovation & Regulatory Science. 2015. 49(1):100-7.
- Cerqueira FP, Jesus AMC, Cotrim MD. Adaptive Design: A Review of the Technical, Statistical, and Regulatory Aspects of Implementation in a Clinical Trial. Therapeutic Innovation & Regulatory Science. 2020. 54:246–258.
- Coffey CS, Levin B, Clark C, Timmerman C, Wittes J, et al. Overview, hurdles, and future work in adaptive designs: perspectives from a National Institutes of Health-funded workshop. Clinical Trials.

2012. 9:671-680.

- DeMets DL, Ellenberg SS. Data Monitoring Committees—expect the unexpected. N Engl J Med. 2016. 375: 1365–71.
- Dimairo M, Coates E, Pallmann P, Todd S, Julious SA, et al. Development process of a consensus-driven CONSORT extension for randomised trials using an adaptive design. BMC Med. 2018. 16(1):210.
- Elsäßer A, Regnstrom J, Vetter T, et al. Adaptive clinical trial designs for European marketing authorization: a survey of scientific advice letters from the European Medicines Agency. Trials. 2014. 15:383.
- European Medicines Agency. Committee for Medicinal Products for Human Use. Reflection paper on methodological issues in confirmatory clinical trials planned with an adaptive design. London: EMEA. 2007.
- Fleming TR, Ellenberg SS, DeMets DL. Data Monitoring Committees: Current issues. Clinical Trials. 2018. 15(4):321–328.
- Gallo P, Chuang-Stein C, Dragalin V, Gaydos B, Krams M, Pinheiro J and PhRMA Working Group. Adaptive designs in clinical drug development—an executive summary of the PhRMA working group. J Biopharm Stat. 2006. 16(3):275–283.
- Gallo P, Maurer W. Challenges in implementing adaptive designs: comments on the viewpoints expressed by regulatory statisticians. Biom J. 2006. 48(4):591-7; discussion 613-22.
- Gamble C, Krishan A, Stocken D, et al. Guidelines for the Content of Statistical Analysis Plans in Clinical Trials. JAMA. 2017. 318(23):2337-43.
- Gaydos B, Anderson KM, Berry D, Burnham N, Chuang-Stein C, et al. Good practices for adaptive clinical trials in pharmaceutical product development. Drug Information Journal. 2009. 43(5):539–56.
- Herder M. Government regulators must steward drug transparency. Nat Med. 2014. 20(8):806.
- Hung HM, Wang SJ, O'Neill R. Flexible design clinical trial methodology in regulatory applications. Stat Med. 2011. 30(13):1519-27.
- Lai TL, Lavori PW, Tsang KW, Lai TL, et al. Adaptive design of confirmatory trials: Advances and challenges. Contemp Clin Trials. 2015. 45(Pt A):93-102.
- Le-Rademacher J, Dahlberg S, Lee JJ, et al. Biomarker Clinical Trials in Lung Cancer: Design, Logistics, Challenges, and Practical Considerations. Journal of Thoracic Oncology. 2018. 13(11):1625-37.
- Miller E, Gallo P, He W, Kammerman LA, Koury K,et al, DIA's Adaptive Design Scientific Working Group (ADSWG): Best Practices Case Studies for "Less Well-understood" Adaptive Designs. Ther Innov Regul Sci. 2017. 51(1):77-88.
- Mistry P, Dunn JA, Marshall A. A literature review of applied adaptive design methodology within the field of oncology in randomised controlled trials and a proposed extension to the CONSORT guidelines. BMC Med Res Methodol. 2017. 17(1):108.
- Mullard A. Regulators and industry tackle dose-finding issues. Nat Rev Drug Discov. 2015. 14:371–372.
- Mullard A. 2FDA drug approvals. Nat Rev Drug Discov. 2016. 15:73–76.
- Pallmann P, Bedding AW, Choodari-Oskooei B, Dimairo M, Flight L, et al. Adaptive designs in clinical trials: why use them, and how to run and report them. BMC Med. 2018. 16(1):29.

- Quinlan J, Gaydos B, Maca J, Krams M. Barriers and opportunities for implementation of adaptive designs in pharmaceutical product development. Clin Trials. 2010. 7(2):167-73.
- Sanchez-Kam M, Gallo P, Loewy J, Menon S, Antonijevic Z, Christensen J, et al. A Practical Guide to Data Monitoring Committees in adaptive Trials. Therapeutic Innovation & Regulatory Science. 2014. 48(3):316-26.
- Siden EG, Park JJ, Zoratti MJ, et al. Reporting of master protocols towards a standardized approach: a systematic review. Contemp Clin Trials Commun. 2019. 15:100406.
- Strzebonska K, Waligora M. Umbrella and basket trials in oncology: ethical challenges. BMC Med Ethics. 2019. 20(1):58.
- Thorlund K, Haggstrom J, Park JJ, Mills EJ. Key design considerations for adaptive clinical trials: a primer for clinicians. BMJ. 2018. 360:k698.
- Triphaty V. Adaptive clinical trials: challenges and opportunities. 2013. ww.tcs.com/ SiteCollectionDocuments /White%20Papers/LS-WhitePaper-Adaptive-clinical-trials-challenges-opportunites-0713%20-1.pdf.
- US FDA. Adaptive Design Clinical Trials for Drugs and Biologics. Guidance for Industry. 2019. https:// www. fda.gov/regulatory-information/search-fda-guidance-documents/adaptive-design-clinical-trials-drugs-and-biologics-guidance-industry
- US FDA. Adaptive design clinical trials for drugs and biologics. Guidance for industry. 2010. www.fda. gov/ downloads/ Drugs/GuidanceComplianceRegulatoryInformation/Guidances/UCM201790.pdf
- US FDA. Master Protocols: Efficient Clinical Trial Design Strategies to Expedite Development of Oncology Drugs and Biologics Guidance for Industry. 2018, Oct.
- Wang M, Wu YC, Tsai GF. A Regulatory View of Adaptive Trial Design. J Formos Med Assoc. 2008. 107(12 Suppl):3–8.

9

모니터링
Monitoring

이 장의 주제

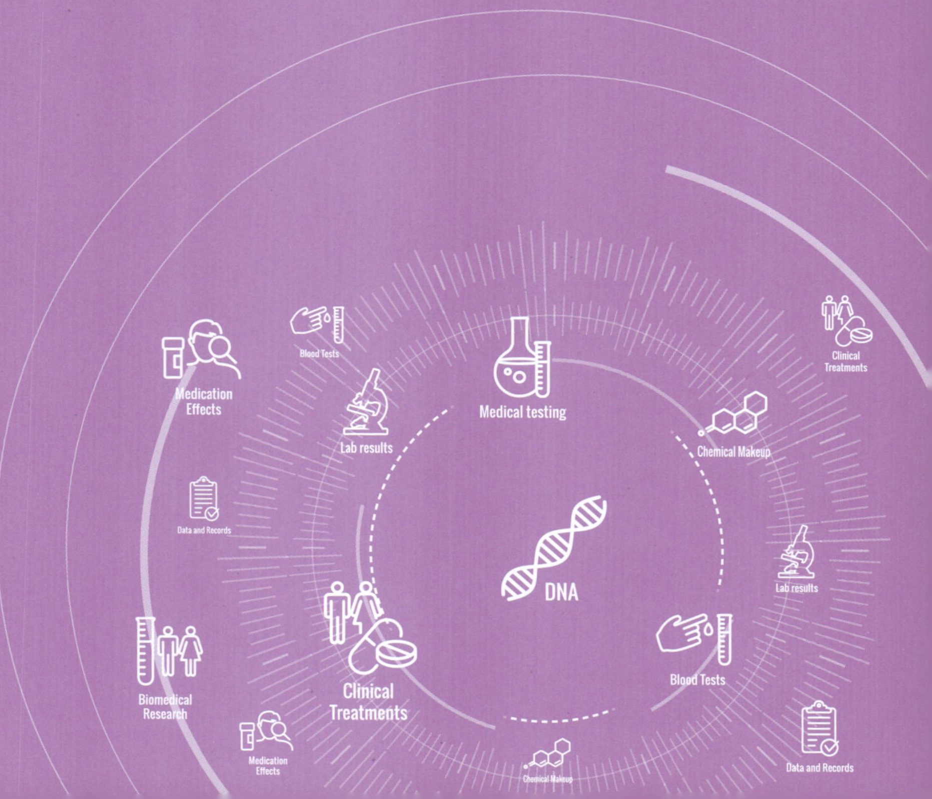

일반적으로 독립적인 DMC/DSMB는 RCT 임상시험에서 피험자를 보호하고 임상시험의 과학적 가치를 향상시키며, 임상시험 결과의 순수성 및 해석가능성을 유지하기 위한 목적으로 중요한 역할을 담당하며, 모니터링 작업과 관련된 전문지식을 보유한 전문가 집단이다. 특히 복잡한 설계와 운영 측면을 가진 어뎁티브 설계 임상시험에서는 연구의 특징상 어뎁션 전략을 구현하기 위해 축적된 데이터와 중간분석 결과를 검토하는 주체로서의 DMC/DSMB의 역할은 확대되고 책임도 증가된다. 어뎁티브 임상시험을 실행함에 있어서 연구의 순수성을 유지하기 위해서 중요한 독립적인 DMC/DSMB의 구성 및 역할, 그리고 의뢰자(제약사 혹은 연구자)가 임상시험 실행에서 데이터 수집, 실험약물의 안전성 등에서의 모니터링을 이해하는 것은 아주 중요하다.

9.1 개요

중간 모니터링을 가진 단순한 설계인 집단순차 임상시험은 주요 연구질문에 대답하기 위하여 정해진 표본수로 정해진 시점에 결과변수 데이터를 반복적으로 평가한다. 중간 모니터링이 시작되면, 그 이후에 소비되는 모니터링 비용은 그리 많이 들지 않으므로, 데이터를 자주 분석하고, 통계적 유의성(혹은 무익성)으로 적절한 경우에는 임상시험을 조기 중지할 수 있다. 반면, 어뎁티브 임상시험은 가능한 한 단기간에 더 적은 수의 피험자와 더 낮은 비용으로 제1 연구가설을 테스트할 수 있는 유연성을 가지려는 연구 설계로서, 이를 달성하기 위해서 프로토콜에 미리 명시된 방식에 따라 축적되는 데이터를 사용하여 연구 설계의 요소 일부를 변경한다. 그러나 이러한 어뎁티브 설계는 축적된 데이터에 따른 연구요소의 변경방법을 명시하기 위한 프로세스 계획으로 임상시험 시작이 다소 지연될 수 있으며, 실행에서의 복잡성과 같은 어려운 점도 많다. 특히 확증적 임상시험에서 어뎁티브 설계를 구현할 때는 어뎁션이 기반되는 중간분석 결과에 대한 연구자나 이해관계자들의 접근을 통제하는 것도 중요하고 또한 어렵다. 어뎁티브 설계 방법은 잘 구현된다면 적절한 설정에서 임상개발의 효율성을 높일 수 있는 잠재력을 가지지만, 중간 모니터링이 다소 복잡하여 항상 효율적이라고는 할 수 없다.

지침 혹은 국가에 따라 독립적 데이터 모니터링 위원회(IDMC)라는 용어는 데이터모니터링위원회(Data Monitoring Committee, DMC) 또는 데이터안전성모니터링위원회(Data and Safety Monitoring Board, DSMB) 등으로 쓰이고 있는데, 독립적인 DMC/DSMB는 어뎁션 전략을 구현하기 위해 축적된 데이터와 중간분석 결과를 검토하는 주체이다. 기존의 RCT 임상시험에서도 DMC/DSMB의 참여는 데이터 모니터링과 더불어 임상시험 연구결과의 과학적 타당성 및 해석 가능성을 유지하는 방식으로 이행되는지 확인하는 데에 중요하다. 어뎁티브 설계 임상시험에서의 DMC/DSMB의 실무는 기존 RCT에서의 역할에다 훨씬 더 많은 새로운 모니터링 목표가 더해진다. DMC/DSMB의 성공적인 운영을 위해서는 위원들 각각은 적절한 독립성과 전문지식을 확보하고, 언블라인드된 데이터의 액세스를 적절하게 통제하고, 모니터링 프로세스의 주요 측면을 문서화해야 한다. 9장에서는 어뎁티브 임상시험을 실행함에 있어서 연구의 순수성을 유지하기 위해서 중요한 모니터링에 대해 살펴본다. 9.2절에서는 독립적인 DMC/DSMB의 구성과 역할을 살펴보고, 모범사례를 제시한다. 9.3절에서는 의뢰자(제약사 혹은 연구자)가 임상시험 실행함에 있어서 데이터 수집, 실험약물의 안전성 등에서의 모니터링을 간략하게 살펴본다.

9.2 DMC/DSMB 모니터링

데이터모니터링위원회/데이터안전성모니터링위원회(DMC/DSMB)는 임상시험이 진행되는 동안에 임상시험의 과정을 모니터링하고, 연구 결과에 대한 과학적, 윤리적 평가를 담당하는 독립적인 자문기구로서, 의학, 임상약물학, 독성학, 질병역학, 생물통계학, 윤리학 등의 다양한 분야의 전문가로 구성하도록 되어 있으며, 임상시험 결과에 따라 임상시험의 중지, 계속, 혹은 조사 등을 권고하는 기능을 가진다. 미국, 유럽 등의 선진국은 2001년부터(유럽은 2005년부터) 가이드라인을 마련하여 임상시험 의뢰자(제약사)에게 신약개발 및 중재치료법 개발을 위한 임상시험은 DMC/DSMB를 구성하여 운영하도록 권고하고 있다.

9.2.1 DMC/DSMB의 발전

먼저 DMC/DSMB의 역사적 발전을 간략하게 살펴보자. 현대적인 블라인드된 무작위 임상시험의 첫 번째로 알려진 결핵치료제인 스트렙토마이신(Streptomycin) 임상시험을 시초로 임상시험 데이터를 평가할 독립적 위원회 구성에 대한 개념이 생겨났다. 1967년에 미국 국립심장연구원(National Heart Institute)가 발표한 '그린버거 보고서(The Greenberg Report)'에는 중재약물의 안전성 및 효능, 그리고 임상시험 실행에 관한 누적된 데이터를 검토하기 위한 공식적인 위원회를 설립할 것을 권고하였다. 이 보고서는 관상동맥중재술 프로젝트(Coronary Drug Project, CDP)에 기인하며, 다기관 임상시험의 조직 및 운영절차의 과정의 진화에 있어서 아주 중요한 역사적 문서로 간주된다. CDP 연구는 심근경색을 가진 남성 8341명에서 5가지의 lipid-변형약물에 대한 대규모 무작위, 이중블라인드, 위약대조 임상시험으로 연구팀은 처음으로 반복적 테스트 문제를 해결할 수 있는 통계적 절차를 제공하였다. CDP의 긍정적 영향으로 미국 국립보건연구원(National Institute of Health, NIH)은 정부 의뢰자의 다른 모든 임상시험 연구들은 데이터

모니터링위원회를 임상시험 과정의 기본 구성요소로 통합하는 임상시험 모델을 제안하도록 유도하였다.

1990년대까지 제약산업이 의뢰하는 임상시험에 있어서 DMC/DSMB는 규칙이라기 보다는 예외적인 경우에 속하였으며, 1980년대에 심혈관질환과 에이즈 질병분야에서NIH와 제약산업계와의 협력에서 증가했다. 제약업계는 정부 의뢰자의 임상시험에서 경험 많은 연구자들의 DMC/DSMB 모델에 대한 지지로 영향을 많이 받았다. 이에 제약업계가 의뢰하는 임상시험에서도 DMC/DSMB의 사용이 늘어남에 따라 많은 제약업계와 FDA 등 각국의 규제기관은 이 주제에 대한 워크숍(workshop)을 하였다. FDA는 2006년3월에 최초로 임상시험 DMC/DSMB에 대한 지침이 발행하였다. 이 지침은 안전성모니터링 및 집단순차 설계의 일반적으로 '잘 이해된(well-understood)' 프레임워크 하에서 DMC/DSMB에 대해 논의하고 있다. 최근 제약산업, FDA, NIH 및 학계에서 어뎁티브 설계에 대한 관심이 높아짐에 따라 어뎁티브 설계를 사용한 연구에 대한 FDA의 2010년과 2019년의 지침서에도 어뎁티브 임상시험을 수행하는 방법과 함께 DMC/DSMB의 중요성을 강조하였다.

9.2.2 DMC/DSMB의 구성과 역할

독립적인 DMC/DSMB는 임상시험에서 중요한 역할을 담당하며, 연구에 참여하는 피험자를 보호하고, 임상시험의 과학적 가치를 향상시키며, 임상시험 결과의 순수성 및 해석 가능성을 유지하기 위한 목적으로 활용되는 것이 일반적이다. 이 위원회는 임상시험의 본질과 모니터링의 목적에 기초하여 모니터링 작업과 관련된 전문지식을 보유한 학제 간 전문가 집단이다. 여기에서 "독립적"이란 언어를 사용하는 것은 이들 개개인의 과학적 전문지식을 활용하여 신흥 데이터 및 임상시험 진행 상황을 편향 없이 해석함으로써 임상시험 의뢰자, 이해상충, 그리고 임상시험에서의 모든 다른 활동으로부터의 독립을 의미한다.

일반적인 RCT 연구에서와 같이 어뎁티브 임상시험에서의 DMC/DSMB도 구성원의 독립성, 객관성 및 전문성이 가지지만, 특히 설계와 실행에서의 복잡성 때문에 그들의 역할은 중요하다. 그러므로 이들은 연구대상의 질병영역에 대한 전문가, 부작용 모니터링에서의 전문가, 의학통계의 전문지식을 보유하고 있는 전문가 등 총체적으로 해당 책임을 실행하는 모든 관련 경험과 전문지식을 소유해야 한다. 또한 완전히 전문적이고 정보에 입각한 방식으로 그들의 업무를 실행하기 위해서는 상당한 경험은 필수적이며, 해당 어뎁티브 설계 방법을 완전히 이해하는 통계학자를 포함해야 하며, 다른 구성원들도 자신의 역할을 충실히 실행할 수 있는 어뎁티브 계획을 충분히 이해해야 한다. 특히 의학통계위원은 중간데이터 모니터링 및 임상시험 설계 및 통계분석계획(Statistical Analysis Plan, SAP)에서 통계기법과 관련된 통계방법에 정통해야 한다. 임상시험의 성격과 DMC/DSMB 결정의 범위에 따라서 다른 전문지식을 소유한 멤버의 추가도 필요할 수 있다.

어뎁티브 임상시험에 대한 DMC/DSMB 문서는 일반적으로 비-어뎁티브 임상시험보다 광범위하다. 비-어뎁티브 임상시험에서의 DMC/DSMB는 진행 중인 임상시험에 영향을 미치는 결정을 내리는 경우도 있지만(예 : 독성이 높은 용량집단 탈락), DMC/DSMB의 권고는 안전성 고려, 입증된 효능 또는 무익성으로 임상시험을 계속할지 또는 중지할지를 해결한다. 보다 광범위하고 시의적절한 계획, 적절한 DMC/DSMB 구성원 선정, 명확하게 정의된 역할과 책임을 지닌 건전한 프로세스를 반영하는 잘 쓰여진 DMC/DSMB 문서(혹은 DMC/DSMB 헌장)를 개발하는 것은 어뎁티브 설계를 성공적으로 구현하는데 중요한 구성 요소이다. DMC/DSMB 문서에서는 위원회의 주요 책임, 다른 임상시험 구성 요소와의 관계, 회원자격 및 회의목적 및 시기를 정의해야 한다. 또한 중간분석을 실행할 사람, 어뎁티브 계획을 실행할 사람, 추가 방화벽, 언블라인드된 데이터에 대한 액세스를 엄격하게 제어하는 규칙, 기밀유지 및 의사결정이 전달되는 방법, 위원회에 제공될 공개 및 종결 보고서의 내용 등의 포괄적인 절차를 전향적으로 정의하고 문서화해야 한다. 2002년 Ellenberg 등이 발표한 'Data monitoring committees in clinical trials : A practical perspective'에서는 DMC/DSMB로서의 중요한 내용을 담은 표준 DMC/DSMB 헌장이라고 할 수 있다.어뎁티브 설계 임상시험에서 DMC/DSMB의 주요 역할은 임상시험의 위험관리 기능을 포괄하고 임상시험의 통계적, 과학적 순수성을 평가하고 보호하는 것이다. 언블라인딩은 임상의 타당성을 저해하는 결과변수 평가의 객관성, 중재치료 순응, 피험자 모집 혹은 유지에 있어서 변화를 가져오는 운영 편향을 초래할 수 있다. 어뎁티브 임상연구에서 특히 문제가 되는 주요 도전은 블라인딩과 관련된 문제이며, 이는 환자, 임상

연구자 및 의뢰자에게 편향을 유발할 수 있다. 어뎁티브 임상시험에서는 중간분석 결과에 대한 액세스가 진행 중에 있는 임상시험의 실행 측면을 수정하는 추가 목표를 가지고 있다. 그러므로 임상시험의 목표와 이러한 결정이 어떻게 내려지고 구현되는지에 대한 해석 가능성과 중간분석 결과에 대한 액세스의 민감성은 어뎁티브 임상시험에 중요한 도전이다. 따라서 의뢰자가 데이터를 캡처하고 오직 허락된 사람들만이 액세스할 수 있는 보장된 시스템을 갖추는 것이 중요하다. DMC/DSMB는 일차적인 책임을 실행하는데 필요한 데이터를 지속적으로 액세스해야 하며, 또한 안전성 데이터뿐만 아니라 효능에 대한 액세스는 정보에 근거한 결정을 내리는 데에 필수적이다. DMC/DSMB는 운영 편향 가능성에 초점을 맞추면서 임상시험 전반에 걸쳐 사전 계획된 어뎁션에 대한 권고를 공식화할 수 있도록 언블라인드 데이터에 액세스할 수 있다. 따라서 임상시험 초기에 운영 편향을 최소화할 수 있는 표준운영절차를 정해야 한다, 즉, 언블라인드 데이터 누출을 방지하는 절차를 표준화해야 한다. DMC/DSMB는 임상시험 의뢰자 및 연구조사원이 임상시험 중에 눈가림이 유지되어야 할 데이터(예 : 치료효과)를 검토함으로써 운영 편향을 줄일 수 있으나, 마스킹(masking)하지 않은 데이터를 검토한 후에 임상시험을 재설계해야 할 책임은 없다.

DMC/DSMB의 주요 권고사항은 본질적으로 임상시험 결과에 대한 정보를 전달하거나 권고사항을 유도한 결과의 전달을 요구하므로 최종결정이 가장 신속하게 이루어질 수 있다. 데이터 분석 결과를 검토한 후에 비공개 DMC/DSMB 심의 결과는 의뢰자에게 전달된다. 만일 그 어떤 어뎁션 권고가 이루어지지 않고 예기치 않은 결과가 없다면, DMC/DSMB는 변경 없이 임상시험을 단순히 계속할 것을 권장할 수 있다. 여기에는 향후 회의를 위한 보충정보 요청이 포함될 수도 있다. 예를 들어, DMC/DSMB는 공개 세션(session, 기간) 중에 제기된 임상시험 실행 준수 문제에 대해 의견을 제시하고, 임상시험 팀에 해당 조치를 권장할 수 있다. 중간분석 결과를 기밀로 유지하는 것이 중요하다는 사실을 인지하고 있는 DMC/DSMB는 치료비교 결과에 대한 그 어떤 정보도 전달되지 않는 방식으로 "일상적인" 의사소통(communication)을 해야 할 것이다. 어뎁티브 설계에서의 계획에 따른 변경은 신뢰성 및 규제적 관점에서 아주 중요하지만, 다른 비-어뎁티브 설계 임상시험에서와 마찬가지로 임상시험 기간 동안에 예상하지 못한 사건으로 어뎁션의 범위를 벗어난 설계의 변경이 필요하거나, 계획된 어뎁션을 실행하지 못하게 될 수도 있다. 이러한 경우에는 계획되지 않은 애드 혹(ad hoc) 변경으로 인한 영향에 대해서 신중하게 생각해야 한다. 예를 들면, 계획된 통계적 프레임워크가 여전히 유효한가? 잠재적인 편향으로 일어난 변화가 있는가? 원래의 연구 질문과 관련하여 임상시험 결과를 해석할 수 있는가? 이러한 질문에 대한 답변으로 계획되지 않은 변경사항은 왜 구현되었는지, 임상시험 결과의 해석에 어떤 영향을 미칠 수 있는지에 대한 설명을 명시하고, 이에 대한 DMC/DSMB의 의견과 결정을 들어야 한다. 그러므로 계획되지 않은 변경을 이행하기 전에는 반드시 DMC/DSMB가 그 정당성을 이해하고, 승인해야만이 임상시험에서 실행될 수 있다.

사례

INHANCE 연구

INHANCE(The International Head and Neck Cancer Epidemiology) 연구는 만성폐쇄성폐질환(Chronic Obstructive Pulmonary Disease, COPD)에 대한 치료의 유효용량을 확인하고, 효능에 대한 확증적 증거를 제공하는 어뎁티브 심리스 설계로서 단일 DMC가 구성되었으며, 의뢰자는 참여하지 않았다. 연구 설계에 따르면 770명의 초기 피험자를 7개의 치료집단에 동일비율로 무작위 배정했다[인다카테롤(Indacaterol) 4개 용량집단, 활성대조군으로 티오트로피움(Tiotropium)과 포모테롤(Formoterol) 2개 집단, 위약집단]. 제1 효능 결과변수는 12주 후의 1초 강제호기량(Forced Expiratory Volume in 1 second, FEV1)이다. 피험자의 초기 코호트가 2주 FEV1 평가를 받은 후, 중간분석 결과로 인다카테롤(Indacaterol)의 두 용량, 티오트로피움(Tiotropium)과 위약(Placebo)에 추가 1,100명의 피험자를 등록한다. 선택된 두 용량 대비 티오트로피움 및 위약의 최종분석에는 1형 오류율을 제어하기 위해 적절한 다중도 조정을 사용하여 두 연구 코호트에서의 용량집단들 모두에 등록된 피험자가 포함된다(Donohue, 2010).

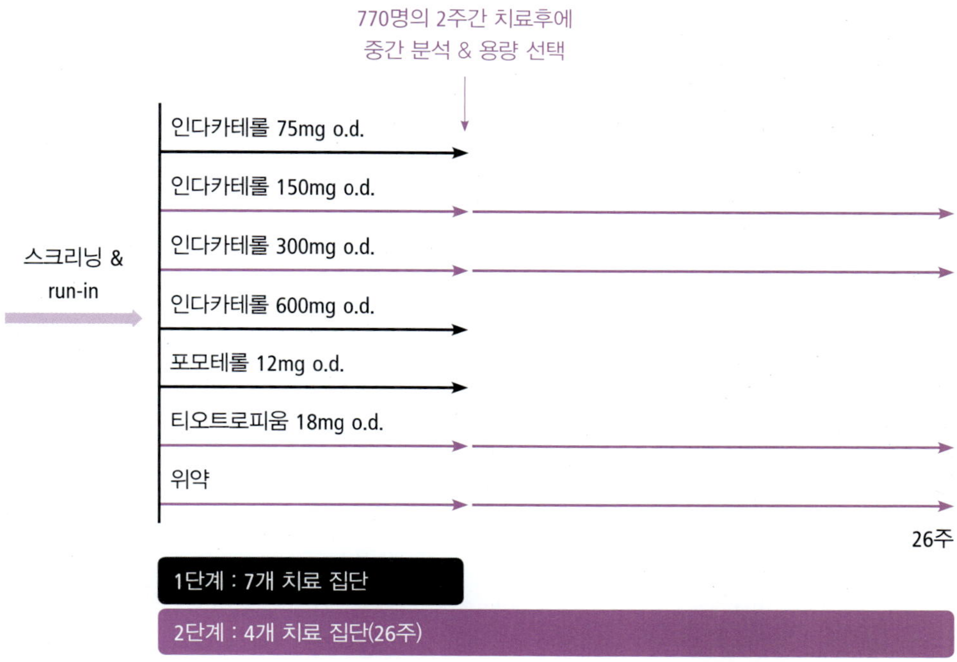

그림 9.1 INHANCE 연구설계 개요

연구 의뢰자와 독립적인 DMC는 주기적으로 안전성 데이터를 검토하는 것 외에도 임상시험의 두 번째 단계로 이월할 용량에 대한 결정을 내릴 권한이 있었다. 연구 계획 동안에 광범위한 시뮬레이션을 통해 복잡한 알고리즘이 용량 선택을 관리하도록 개발되었다. 본질적으로, 위약과 활성대조약에 대해 충분한 장점을 보이는 가장 낮은 용량(따라서 가장 안전한 것으로 측정되는)이 추진될 것이다. DMC와의 광범위한 사전 논의를 근거로 중간데이터에 대한 의뢰자의 액세스 없이 DMC가 기밀로 내린 선택결정을 할 수 있다는 것에 의뢰자는 만족했다. 의뢰자에게 제공되는 유일한 정보는 선택된 용량의 확인이었다. 데이터에 예기치 않은 문제(안전성 모니터링을 위해 시험용 의약품의 심각한, 예상치 못한 부작용 보고 등)가 발생하는 경우에 DMC는 사전 정의된 알고리즘의 적절성에 의문을 제기할 수 있으며, DMC가 보증한 것으로 판단되면 임상시험 실행과 무관한 의뢰자의 관리직원에게 기밀로 연락할 수 있다. 이 조건부 접촉을 해야 할지의 여부는 전적으로 DMC의 재량에 달려있다. 이 연구는 계획대로 진행되었고, DMC는 이 알고리즘에 의문을 제기할 필요가 없었으며, 두 번째 단계에 이월될 복용량을 선택했다. 계획에 따르면, 선택된 용량이 의뢰자에게 확인되었지만, 의뢰자는 임상시험이 진행되는 동안 결코 언블라인드 데이터나 중간분석 결과를 받지 못했다. 이 연구는 위약(제1 분석) 및 활성대조(제2 분석)에 비해 선택된 용량이 통계적으로 유의한 효능이 있다고 결론지었다.

사례 AWARD 연구

AWARD-4(AdministRation of LY2189265 in Diabete) 연구는 제2형 당뇨병 치료를 위한 두라글루티드(Dulaglutide)의 개발을 뒷받침하기 위해 설계된 어뎁티브, 용량발견, 추론적 심리스 2/3상 연구로서 단일 DMC가 구성되었으며, 의뢰자는 제한적으로 참여하였다. 이 연구는 독립적 무작위 방식을 사용하여 베이지안 어뎁티브(1단계)와 고정형(2단계)으로 구성된 2-단계 연구이다. 임상시험의 1단계는 어뎁티브 용량연구 설계로 피험자들은 위약, 활성대조군, 7개의 두라글루티드 용량집단으로 적응적으로 무작위 배정되었으며, 1단계의 결과로 용량선택(추후 2단계 평가를 위해 최대 2개의 용량) 또는 무익성으로 인한 조기 연구종료를 결정한다. 어뎁티브 계획의 의도는 4 가지의 사전 명시된 안전성과 효능을 반영하는 단일 척도를 기반으로 더 많은 치료 혜택을 제공할 것으로 예상되는 용량으로 더 많은 피험자에게 배정하는 것이었다. 또한, 표본수 재계산은 52주 치료 후 활성대조군에 비해 우월성을 달성할 수 있는 예측 확률을 기초로 통계분석센터(SAC)에서 실행하도록 미리 지정되었다. 임상시험 완료시에 전체 연구는 확증 임상시험으로 사용되었다(Umpierrez, 2014). 〈그림 9.2〉는 AWARD-4의 설계이며, 표는 AWARD에서의 하위 임상시험이다.

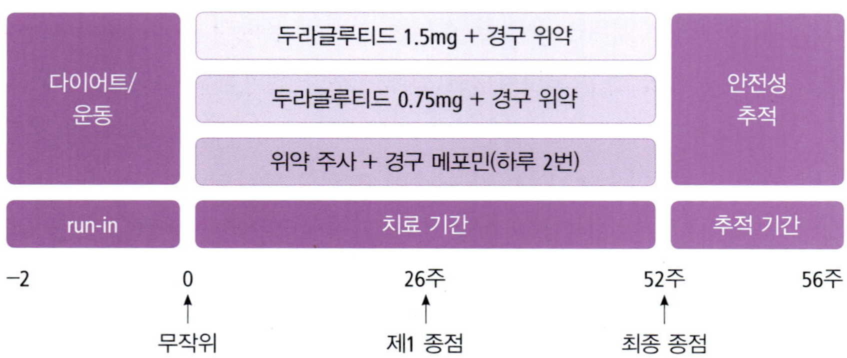

그림 9.2 AWARD-4 연구 설계

이 연구에서 DMC의 역할과 책임은 전통적인 피험자 안전성 감독의 역할을 넘어서 어뎁티브 알고리즘의 성능을 모니터링하기 위하여 매 2개월마다 중간데이터 평가를 포함하는 것으로 확장되었다. 이를 위해서는 어뎁티브 임상시험 설계와 베이지안 방법론에 대한 전문가가 필요했다. DMC 헌장에 사전 정의된 특정 상황하에서, 의뢰자의 내부검토위원회(Internal Review Committee, IRC)는 DMC와 동일한 중간데이터를 검토하도록 요청할 수 있다(예 : 만일 DMC 가 치료집단을 중단할 것을 권장하거나 혹은 용량선택이 발생한 경우). IRC는 두라글루티드 연구팀과 독립되며 연구개시 이전에 선정된 선임의사와 의학통계학자의 소집단으로 구성되었다. 의뢰자는 임상시험 개시 이후에 발생할 수 있는 규제환경 및/또는 경쟁 당뇨병 시장의 변화를 고려하기 위해 제한적으로 참여하는 것이 필수적이라고 느꼈다. 만일 연구하의 그 어떤 용량도 현재 복용하고 있는 항당뇨병약보다 잠재적인 혜택을 제공하지 못한다면, IRC는 임상시험을 종료할 수 있다. 임상시험 동안 중간데이터 및 분석결과에 대한 액세스는 임상시험 순수성을 유지하고 임상시험 결과에 편향 가능성을 피하기 위하여 임상시험 방화벽을 통해 제한되었다. DMC와 IRC의 역할, 책임 및 의사결정 과정은 DMC 헌장에 사전 명시되어 있으며, 연구개시 이전에 모든 당사자들은 동의했다. 이러한 조항은 결정 과정에서 제한된 의뢰자 참여가 적절하고 수용 가능하다는 것을 보장하기 위하여 규제당국과 협의했다. 사전 명시된 의사결정 프로세스와 위원회는 계획에 따라 기능을 적절하게 발휘했다.

중간분석 결과를 근거로 의사결정 시점에서 2개의 두라글루티드 용량이 선택되었다. 선택된 두 용량 중 높은 용량은 최대 유용성을 가지는 것으로 측정된 용량이었고, 낮은 용량은 유의한 임상적 혜택을 제공하는 것으로 측정되는 최저용량이었다. 이 임상시험은 그 용량의 지속적인 평가를 위해 2 단계로의 진행이 허용되어 연구가 진행되었고 원활하게 완료되었으며, 제1 결과변수에서 활성대조군과 비교하여 통계적으로 우수한 감소를 입증했다.

사례 CHAMPION 연구

모집집단 강화, 별도의 DMC 및 어뎁션 리뷰집단을 가진 어뎁티브 집단순차 설계의 CHAMPION(CardioMEMS Heart Sensor Allows Monitoring of Pressure to

Improve Outcomes in NYHA Class III Heart Failure Patients trial) 심혈관 임상시험은 낮은 사건 발생률, 작은 치료효과 크기, 그리고 엄청난 표본수가 요구될 수 있는 피험자 모집단의 다양성과 같은 주요 문제에 직면한다. 고위험군 피험자 집단에서는 사건 발생률이 더 높을 수 있고 효과적인 치료의 혜택이 더 클 수 있다.

칸그렐러(Cangrelor)와 관련한 대규모 임상연구는 CHAMPION-PCI, CHAMPION-PLATFORM, 그리고 CHAMPION-PHOENIX로, 이 연구들은 전처치가 안 된 환자에서 혈전예방약물로 칸그렐러(Cangrelor)와 클로피도그렐(Clopidogrel)의 임상적 효능을 비교했다. CHAMPION-PCI연구는 경피관상동맥중재술(Percutaneous Coronary Intervention, PCI)을 겪은 피험자들에서 항혈소판제인 주사형 칸그렐러와 클로피도그렐 정제를 비교한 무작위, 이중-블라인드, 이중-위약(placebo) 활성대조 우월성 임상시험이었다(Bavry, 2013). CHAMPION-PLATFORM 연구는 칸그렐러와 위약을 비교한 무작위, 이중-블라인드, 위약대조 우월성 임상시험이었다. 두 임상시험 모두에서 모집단 강화 잠재성을 가진 어뎁티브 집단순차 설계가 실행되었다. 이 설계는 제1 결과변수의 우월성 혹은 효능부족으로 임상시험 조기종료, 전체 임상시험 모집단의 표본수 증가, 또는 특정 하위집단의 표본수 증가를 허용했다. 연구데이터를 언블라인드 전에 3개의 내재(nested)된 하위집단이 식별되며, 중간분석에서 측정된 조건부 검정력(Conditional Power, CP)을 근거로 사전 명시된 결정규칙에 따라 진행된다.

이 두 임상시험은 별도의 DMC를 가지고서 각각의 어뎁션 리뷰그룹을 구성하여 연구를 진행했다(Bavry, 2013). 두 개의 독립적 DMC는 피험자 안전성에 대한 검토와 감독을 담당하고, 의뢰자와 임상시험운영위원회도 가이드했다. 별도의 집단인 중간분석검토위원회(Interim Analysis Review Committee, IARC)는 원래 계획한 피험자의 70%를 바탕으로 중간분석을 검토하고, 사전 정의된 알고리즘을 기반으로 한 어뎁션 권장사항을 작성한다. CHAMPION-PCI의 70% 중간분석에서, IARC는 우월성에 대해 측정된 조건부 검정력(Conditional Power, CP)이 낮다고 보고했다. DMC는 안전성 우려가 보고되지 않았으므로 집행위원회와 의뢰자는 동반자 임상시험인 CHAMPION-PLATFORM이 70%의 중간분석을 할 때까지 임상시험을 계속하기로 결정했다. 그 당시 IARC와 DMC는 CHAMPION-PLATFORM에서 측정된 CP도 낮아서 두 임상시험 모두에 피험자 등록을 중단할 것을 권고했다.

무작위, 이중-블라인드CHAMPION-PHOENIX 연구는 수술 전 칸그렐러 투여시작 후에 클로피도그렐 부하요법 치료 vs 수술 전 클로피도그렐 부하요법 치료를 비교했지만, 칸그렐러 사용이 중증 출혈을 증가시키지 않으면서 스텐트 혈전증(Stent Thrombosis, ST) 을 포함한 허혈성 사건의 비율을 유의하게 줄였다.

이 연구들에서의 규제문제로는 어뎁티브 변경에 대한 지침과 어뎁티브 결정을 보고하기 위한 메커니즘을 가지는 DMC가 할 수 있는 기능을 실행하는 독립적인 IARC(The International Agency for Research on Cancer) 설립이 포함되었다. 연구자 모집과 등록, 제1 결과변수 평가, 임상시험에 대한 열의의 편향을 피하기 위해 어뎁티브 강화 결정을 전달하는 DMC역할이 특별하게 우려되었다. 또한 연구설계가 1형 오류율을 제어하였고 임상시험 순수성이 손상되지 않는다는 확실한 증거를 보여주는 특별한 프로토콜 평가와 대면회의와 같은 메커니즘을 통해 규제 승인이 필요했다.

9.3 의뢰자(혹은 의뢰자 측의) 모니터링

일반적으로 3상 확증 임상시험에서의 모니터링 상황에서는 의뢰자(혹은 의뢰자 측의 대리인)는 DMC/DSMB의 구성원이 아니며, 또한 중간분석 결과에 대한 액세스가 허용되지 않는다. 어뎁티브 임상시험에서는 의뢰자가 어느 정도로 데이터 검토 및 어뎁션 프로세스에 참여 가능한지에 대한 질문이 발생한다. 어뎁티브 설계의 복잡성으로 인한 애매모호함 없이 연구 결과를 쉽게 해석할 수 있도록 연구현장에서의 모니터링을 증가시켜 훈련된 연구팀뿐만 아니라 전자데이터수집(Electronic Data Capture, EDC)이 요구되는 데이터 품질을 보장하는 것이 매우 중요하다. 전자데이터는 연구결과 자료의 관리를 용이하게 할 기회를 제공하고, 연구데이터 관리 및 정리 속도를 높이는 것도 의뢰자가 해야 하는 모니터링의 한 부분이다. 모니터링의 범위와 특성은 결과변수의 유형 및 연구 설계 복잡성에 따라 주로 임상시험 의뢰자에 의해 결정된다. 또한 임상시험 계획 단계에서 약물평가 담당자는 모든 관련 데이터 문제, 데이터 흐름 프로세스 및 방화벽을 배워야 하며, 통계분석가는 임상시험 동안 DMC/DSMB에게 최적의 지원을 제공하기 위하여 임상시험 설계, 데이터 구조, 분석계획 및 어뎁션 계획에 대한 완벽하게 알고 있어야 한다. 어뎁티브 임상시험에 사용된 통계방법 및 어뎁션 알고리즘이 적절하고 타당한지를 확인하는 것도 의뢰자의 책임이다. 또한 어뎁티브 임상시험에서는 약물 공급체인의 복잡성이 크게 증가하기 때문에 의뢰자는 어떻게 약물공급 관리 리스크를 최소화 할지를 고려해야 한다. 특히, 약물공급망은 어뎁션에 적용할 수 있는 유연성이 필요하며, 실제로 임상시험 계획에서 큰 부담을 가져다 준다. 임상시험 운영팀과 공급망 계획자 간의 긴밀한 통합과 소통이 이루어져야 한다. 일반적으로 어뎁티브 임상시험에서 약물공급은 크게 증가한다. 의뢰자들은 약물 부족의 위험을 줄이기 위해서 미리 약물을 최대한 많이 공급하는 보수적인 접근 방식을 취할 수 있지만, 제조상의 어려움으로 의약품 사용이 제한될 수 있는 생물학적 의약품의 경우 약물공급을 최적화하는 것이 특히 중요하다. 시뮬레이션을 통해 가능한 한 초과분량을 많이 줄일 수 있으나, 그 대가는 임상개발 시간과 비용을 줄이면서 어뎁티브 임상시험에서 제공하는 절감액에 비해 실제로 별로 크지 않다.

의뢰자는 어뎁티브 임상시험의 임상적 결과물 증거가 수집될 때, 이에 대응할 수 있는 유연성을 제공하지만, 모든 관련 사항들에 대한 결정을 통합하려는 욕구와 중간분석 결과를 의뢰자에게 제한하여 임상시험의 순수성을 유지하는 관행 사이에는 마찰이 일어나기도 한다. 의뢰자의 직접적인 참여가 정당화될 수 있는 경우에는 그 참여의 정도를 제한하거나 최소화하고, 임상시험에 직접 관련된 연구원으로부터 어떤 정보와도 분리하는 원칙이 논의되어야 한다. 철저한 사전 계획과 논의는 의뢰자의 직접적인 참여와 접근의 필요성을 제한하거나 제거할 수 있다. 예를 들면, 가령 어뎁티브 심리스 설계에서는 학습단계가 끝날 때, 지속적인 임상개발을 위한 용량집단 선택과 같은 그런 최선의 결정을 내리는 의사결정 프로세스에 의뢰자 참여를 유도할 수 있다. 하지만 다른 유형의 어뎁티브 임상시험에서는 어뎁션 결정 프로세스에서의 의뢰자 참여는 문제가 제기될 수 있다. 이는 어뎁티브 결정이 기존 비-어뎁티브 임상시험(예 : 후속개발을 위한 용량선택)에서 의뢰자의 책임이었고, 어뎁션 결정이 장기적으로 중요한 영향을 미치는 경우 특히 그러하다. 비-확증적 임상시험에서 많은 결정이 내부적인 것으로 판단되며, 제품이 여전히 확증단계에서 엄격한 테스트를 거쳐야 하기 때문에 의뢰자의 참여를 더 많이 허용할 수 있다. 그러나 3상 확증 임상시험에서는 의뢰자의 개입은 중간분석 결과에 대한 의뢰자의 정보로 편향을 줄 가능성이 있기 때문에 다소 문제가 있으므로 의뢰자 참여는 신중하게 검토되어야 하며, 또한 명확한 정당성이 있어야 한다. 중요한 정보(예 : 누가, 언제, 어디서 공유되는지 등)의 기밀성을 보장하기 위하여 실행되는 프로세스의 세부사항을 설명하는 문서를 가짐으로써 안전한 방화벽을 마련해야 한다. 만일 의뢰자 측에서 아무 불편함이 없다면(허용한다면), 완전히 독립적인 DMC/DSMB가 의뢰자의 직접적인 참여 없이 잘 개발된 프로토콜 계획에 따라 어뎁션 결정을 내릴 수 있다는 것이 더욱 바람직하고 안전한 접근 방법이다.

어뎁티브 임상시험에서는 데이터 검토 및 어뎁션 프로세스에 대한 의뢰자 관련 문제는 다수의 치료집단을 가지고서 여러 제약사의 협업으로 수행되는 바스켓 임상시험, 우산 임상시험이나 플랫폼 임상시험에서는 훨씬 더 복잡하다. 그러므로 제약사 간의 이해충돌 및 경쟁적 이해를 다루기 위해서 의뢰자들의 신중한 사전 평가가 필요하다. 또한 추가 이슈로는 제어집단을 위한 자금조달에서 최선의 방법, 특히 제어집단이 모집된 후에 실험집단이 추가되는 경우 또는 데이터 저장 비용을 나누는 방법, 참여하는 제약사들이 표준화된 데이터 해석과 결과보고를 보장하는 방법과 같은 여러 문제를 해결해야 한다. 가령 신약신청/등록을 목표로 설계된 바스켓 임상시험의 경우, 임상시험이 특정 바이오마커를 기반으로 혜택이 나타나도록 설계되고, 해당 종양조직에 무의미한 효능을 갖도록 설계되거나, 특정 종양유형에 대한 혜택이 나타나도록 설계된 경우에 우선순위가 결정되어야 한다. 티슈조직에 구애받지 않는 경우, 어떤 종양유형이 포함되는지, 종양유형에 관계없이 약물효능을 뒷받침하기 위해 어떤 생물학적 증거가 필요한지를 미리 결정하는 것도 중요하다. 또한 임상시험 의뢰자는 바스켓 임상시험의 맥락에서 개별 치료약물에 대한 승인서류 제출을 지원하는 효능을 입증하고자 하는 경우, 서류 제출에 필요한 개별 코호트에서 데이터를 분리하기 위한 프로그래밍 문제를 확인해야 한다. 이 외에도 여러 연구기관과 제약사들이 파트너로 참여하는 바스켓 임상시험, 우산 임상시험이나 플랫폼 임상시험에서는 누가 연구책임자(PI)가 되어야 하는지에 대한 딜레마가 발생하며, 궁극적으로 환자모집, 출판 및 저작권에 대한 어려움도 있다. 그러므로 데이터 액세스의 범위에 관계없이 DMC/DSMB 헌장이나 의뢰자의 표준운영절차와 같은 문서에서 모든 연구 관련 당사자, 데이터 흐름 프로세스, 액세스 기준 및 방화벽에 대한 정당성 등과 함께 더불어 이에 대한 명확한 문서가 사전에 작성되어야 한다.

참고문헌

- Antonijevic Z, Gallo P, Chuang-Stein C, et al. Views on Emerging Issues Pertaining to Data Monitoring Committees for Adaptive Trials. Ther Innov Regul Sci. 2013;47(4):495-502.
- Bavry AA. Cangrelor Versus Standard Therapy to Achieve Optimal Management of Platelet Inhibition–PCI - CHAMPION PCI. American College of Cardiology. 2013. www.acc.org/latest-in-cardiology/clinical-trials/2013/12/19/21/17/champion-platform
- Bhattacharyya A, Gallo P, Crisp A, LaVange L, Molenberghs G, Pétavy F, Seltzer J.Bhattacharyya A, et al. The changing landscape of data monitoring committees-Perspectives from regulators, members, and sponsors. Biom J. 2019. 61(5):1232-41.
- Chow SC, Corey R, Lin M.Chow SC, et al. On the independence of data monitoring committee in adaptive design clinical trials. J Biopharm Stat. 2012. 22(4):853-67.
- Coffey CS, Kairalla JA. Adaptive Clinical Trials: Progress and Challenges. Drugs R&D, 2008, 9: 229-242.
- Cuffe RL, Lawrence D, Stone A, Vandemeulebroecke M. When is a seamless study desirable? Case studies from different pharmaceutical sponsors. Pharm Stat. 2014. 13:229–237.
- DeMets DL, Ellenberg SS. Data Monitoring Committees—expect the unexpected. N Engl J Med. 2016. 375: 1365–71.
- Donohue JF, Fogarty C, Lötvall J, et al. Once-daily bronchodilators for chronic obstructive pulmonary disease: indacaterol versus tiotropium. Am J Respir Crit Care Med. 2010. 182(2):155-162.
- Ellenberg, S.S., Fleming, T.R. and DeMets, D.L. (2002). Data Monitoring Committees in Clinical Trials: A Practical Perspective, John Wiley & Sons, New York. (https://onlinelibrary.wiley.com/doi/pdf/10.1002/0470854162.app)
- Elsäßer A, Regnstrom J, Vetter T, et al. Adaptive clinical trial designs for European marketing authorization: a survey of scientific advice letters from the European Medicines Agency. Trials. 2014. 15:383.
- European Medicines Agency (EMA). Committee for Medicinal Products for Human Use(CHMP). Guideline on Data Monitoring Committees. 2005. www.ema.europa.eu/docs/en_GB/document_library/Scientific_guideline
- Fleming TR, DeMets DL. Monitoring of clinical trials: issues and recommendations. Controlled Clinical Trials, 1993. 14:183–197.
- European Medicines Agency (EMA). Committee for Medicinal Products for Human Use(CHMP). Guideline on Data Monitoring Committees. 2005. www.ema.europa.eu/docs/en_GB/document_library/Scientific_guideline
- Fleming TR, Ellenberg SS, DeMets DL. Data Monitoring Committees: Current issues. Clinical Trials. 2018. 15(4):321–328.
- Fleming TR, Sharples K, McCall J, Moore A, Rodgers A, Stewart R. Maintaining Confidentiality of Interim Data to Enhance Trial Integrity and Credibility. Clin Trials. 2008. 5(2):157–167.

- Gallo P. Operational challenges in adaptive design implementation. Pharm Stat. 2006. 5(2):119-124.
- Gallo P, Chuang-Stein C, Dragalin V, Gaydos B, Krams M, Pinheiro J and PhRMA Working Group. Adaptive designs in clinical drug development—an executive summary of the PhRMA working group. J Biopharm Stat. 2006. 16(3):275–283.
- Hirakawa A, Asano J, Sato H, Teramukai S.Hirakawa A, et al. Master protocol trials in oncology: Review and new trial designs. Contemp Clin Trials Commun. 2018. 12:1-8.
- Sanchez-Kam M, Gallo P, Loewy J, Menon S, Antonijevic Z, Christensen J, et al. A Practical Guide to Data Monitoring Committees in adaptive Trials. Therapeutic Innovation & Regulatory Science. 2014. 48(3):316-26.
- Simon GE, Shortreed SM, Rossom RC, Penfold RB, Sperl-Hillen JAM, O'Connor P. Principles and procedures for data and safety monitoring in pragmatic clinical trials. Trials. 2019. 20(1):690.
- US FDA. Adaptive Design Clinical Trials for Drugs and Biologics. Guidance for Industry. 2019. https://www. fda.gov/regulatory-information/search-fda-guidance-documents/adaptive-design-clinical-trials-drugs-and-biologics-guidance-industry
- US FDA. Adaptive design clinical trials for drugs and biologics. Guidance for industry. 2010. www.fda.gov/ downloads/ Drugs/GuidanceComplianceRegulatoryInformation/Guidances/UCM201790.pdf
- US FDA. The establishment and operation of clinical trial Data Monitoring Committees: Guidance for clinical trial sponsors. 2006. www.fda.gov/RegulatoryInformation/Guidances/ucm127069.htm.
- 임현자. 임상시험 연구의 설계와 응용. 황소걸음 출판사. 2015.

10

어뎁티브 설계 관련 이슈

Issues related to Adaptive Designs

이 장의 주제

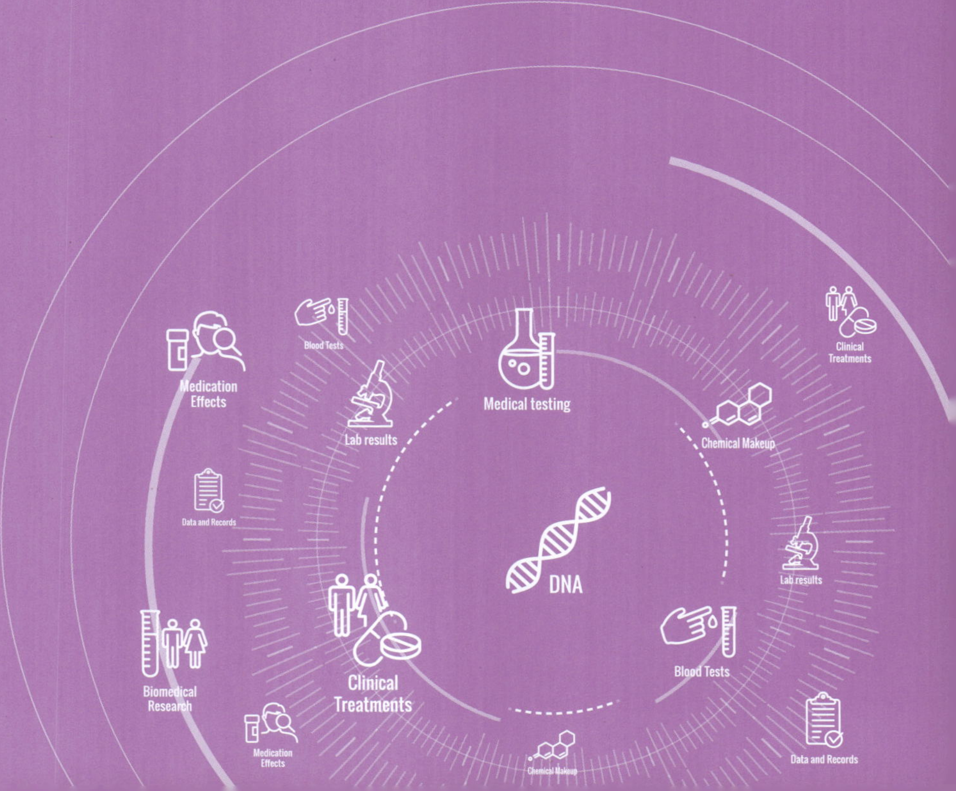

임상시험 동안에 축적되는 데이터의 중간분석을 바탕으로 연구설계 일부의 수정을 허용하는 어뎁티브 임상시험은 적절하게 사용된다면 더 많은 수의 피험자가 효과적인 치료법에 무작위 배정되고, 더 적은 수의 피험자는 무익한 치료에 노출된다는 점에서 효율적이고, 윤리적인 임상시험 설계의 미래이며, 혁신이다. 그러나 어뎁티브 임상시험은 설계의 복잡성으로 인해서 야기되는 윤리적 논쟁을 가질 수 있으며, 피험자 사전동의 문제, 연구이행의 투명성, 과학적 타당성 및 순수성 등과 같은 기타 여러 다른 이슈도 존재한다.

10.1 개요

지난 수년 동안 종양생물학, 유전체학 기술, 전산분석 및 약물발견에서의 발전은 임상연구에서 많은 진전을 이루어 왔으며, 특히 현재 유전체학으로의 움직임은 치료에 필요한 질병진단 정보를 변화시키고 개인맞춤형 의료 혹은 정밀의학의 새로운 개념이 등장하였다. 그것의 목표는 맞춤형치료를 사용하여 질병을 유발하는 특정한 유전적 변이를 표적으로 하는 해당 질병에 대한 분자레벨에서의 이해를 향상시키고, 적절한 약물과 투여 용량을 조정할 수 있는 표적치료제의 혜택을 극대화할 수 있다. 이와 같이 신약개발을 위한 임상시험 수행에서 유전체 염기서열 및 오믹스(Omics, Genomics 혹은 Proteomics와 같이 ~omics라는 글자로 끝나는 유기체의 구조, 기능 및 역학으로 변환되는 생물학적 분자 풀의 집단적 특성화 및 정량화를 목표로 하는 연구 분야를 총칭.) 분석을 통해 얻은 정보를 이용하는 새로운 접근법이 필요하다. 새로운 접근법 중의 하나로 손꼽을 수 있는 어뎁티브 설계는 임상시험 동안에 축적된 데이터의 중간분석을 바탕으로 프로토콜 수정을 허용함으로써 치료효과, 용량-반응 및 하위집단의 치료효과에 대한 더 나은 이해를 제공하고, 연구목표를 달성할 가능성을 높여준다. 또한 이 설계의 적절한 사용은 연구기간과 연구비용을 감소하고, 작은 표본수로 보다 광범위한 치료옵션 내지 치료용량을 탐색할 수 있는 효율적인 연구로서 임상시험 설계에서의 혁신이기도 하다. 그러나 임상시험 결과에서의 순수성, 해석 가능성 및 수용 가능성을 보장하기 위해서는 연구 설계는 신중하게 고려한 후 많은 계획을 수립하고 구현해야 한다. 또한 임상시험 개시에 앞서 어뎁션의 영역을 전향적으로 정의해야 한다는 것도 중요하다. 연구 설계의 일부를 임시방편적으로 수정하는 것이 아니라, 미리 신중하게 고려된 구체적인 어뎁션과 그 이행의 기초가 엄격한 규칙에 따라 정의되고, 통계적, 그리고 과학적으로 정당화되어야 한다. 이러한 어뎁티브 설계는 비효율적인 치료에는 되도록이면 적은 수의 피험자를 노출시킬 수 있다는 잠재적인 윤리적 이점이 있는 반면에, 낮은 투명성과 같은 또 다른 윤리적 이슈로 오히려 역효과가 나타날 가능성도 있음을 주지해야 한다.

10.2절은 어뎁티브 임상시험의 윤리, 10.3절은 어뎁티브 임상시험 연구 결과의 타당성과 순수성에 대해 살펴본다. 그리고 10.4절에서는 현재 어뎁티브 임상시험에서 제기될 수 있는 여러 다른 도전 및 과제를 살펴보기로 한다.

10.2 윤리

임상시험 이행에 있어서 기본적인 윤리 원칙은 임상시험이 연구 부담을 최소화해야 한다는 위험−이익(risk-benefit) 비율을 염두에 두어야 한다. 만일 임상시험이 잘못 설계되어 이행된다면, 잠재적인 과학적, 윤리적 이득이 편향이나 임상시험의 비효율성을 초래할 위험이 있기 때문에 어댑션에 대한 모든 가능한 결정은 엄격한 위험−이익 평가를 거쳐야 한다. 위험−이익 비율 기준은 비−유해성 및 자선의 윤리 원칙이 있다.

- 참여자의 리스크 최소화
- 기대된 혜택 극대화
- 참여자와 사회에 가능한 이익은 연구참여와 관련된 위험보다 중요

기존 RCT 설계는 일반적으로 임상시험이 완료된 후에 그 연구의 결과로부터 학습이 이루어지는 반면에, 어댑티브 설계는 데이터가 누적될 때 지속적인 학습을 이룬다고 할 수 있다. 어댑티브 설계에서의 또 다른 장점은 기존 RCT 임상시험 프레임에서는 고정된 설정으로 유연성이 불가능한 반면에, 어댑티브 설계에 부여하는 유연성으로, 이는 곧 어댑션이 사전에 계획되었다면, 중간분석 결과를 근거로 연구 설계의 몇몇 요소가 수정될 수 있다. 이러한 어댑티브 설계는 성공적인 임상시험의 기회를 증가시키면서 임상시험을 실행함에 경제적 리스크를 낮출 수 있는 잠재력을 지닌다. 또한, 유의하지 못한 임상시험을 조기 중단할 수 있는 기회로 피험자 수와 자원의 필요량을 줄일 수 있는 반면에, 열등한 치료법에 노출될 피험자 수의 감소하고, 유의한 효능을 보인 치료는 임상시험을 일찍 중단하여 시장 출시까지의 시간을 단축시켜서 더 많은 환자에서 더 효과적인 치료를 신속하게 적용될 수 있다. 그러므로, 제대로 실행되고 통계적 추론이 보장된다면, 어댑티브 임상시험은 보다 윤리적인 것으로 간주될 수 있다. 그리고 중재치료의 효능 혜택에 대한 입증 기준에 달성했음에도 피험자에게 열등한 치료로 계속 치료하는 것은 비윤리적 일 수 있다.

어댑티브 임상시험에 관한 윤리적 논쟁은 많으며, 피험자 사전 동의 문제, 연구 타당성 유지의 중요성 및 기타 여러 문제도 포함한다. 어댑티브 임상시험이 더 윤리적이라는 주장에도 불구하고, 그렇지 않다는 강력한 반론도 있다. 현대

의 어뎁티브 임상시험은 종종 2상의 후반까지는(2B상 임상시험) 검증되거나 거부되지 않는 어중간한(intermediate) 반응마커에 의존해야 하기 때문에 실제 피험자 부담이 줄어든다 것은 분명하지 않다. 2상 연구가 가설이 아직 입증되지 않은 상태이므로 실제로 더 효과적인 치료라는 신속한 승인을 받기 어려운 상황에서는 어뎁티브 임상시험은 피험자의 부담을 개선하지 못할 수 있고, 피험자들의 치료 결과를 전반적으로 향상시킨다고 보여주지 못할 수도 있다.

몇몇 어뎁티브 설계에서 윤리적 관점을 살펴보자. 전형적인 RCT 설계에서의 무작위배정은 임상시험 방법론의 초석으로 확고하게 확립되어 임상연구의 타당성을 향상시키는 것으로 여겨지고 있지만, 많은 연구자들은 실제로 윤리적인지에 대해서는 여전히 의문을 제기한다. 표면상으로, 무작위 배정은 피험자의 관심인 최선의 치료와 임상실무의 윤리가 충돌하는 것으로 보인다. '임상적 평형(clinical equipoise)'은 임상시험의 모든 치료군에서의 치료효과에 대한 임상적 불확실 상태(clinical uncertainty)라는 가정이 필요하다. 이 상태가 유지되는 한, 임상시험에 등록된 모든 환자는 적절한 의료서비스를 받을 수 있다. 일반적으로 심각한 질병에 대해 '임상적 평형조건'이 유지되는 경우에만 무작위제어 임상시험(RCT)은 윤리적으로 허용된다. 즉, 무작위배정은 심각한 의학적 상태에 있는 피험자에게 연구 치료의 효능에 대해 불확실한 경우에만 윤리적이다. 그러므로, 어뎁티브 배정 설계가 일반적인 윤리적 장점을 제공한다는 주장은 애매모호한 면이 있다. 적어도 2-치료집단 설정에서는 연구절차와 입증되지 않은 약물에 피험자를 노출시키는 것은 환자에게 부담을 악화시키는 것처럼 보인다. 대신에, 피험자들에게 진화되는 증거에 따라 치료집단 배정이 조정될 것이라 하지만, 여전히 오류 가능성이 존재하는 경우 치료적 과대평가를 불러 일으키는 한편, 연구의 과학적 목적과 치료목적 사이에 해결되지 않은 긴장감이 남아있다. 적어도, 심각한 질병의 맥락에서 '임상적 평형'에서 벗어나는 것은 비윤리적인 것으로 간주된다.

반응-어뎁티브 무작위배정 설계를 사용하면, 진행 중인 임상시험의 축적된 결과데이터는 더 효능이 있는 것처럼 보이는 치료집단에 더 높은 비율로 무작위되도록 하는 배정률을 다이내믹하게 조정하는데 사용된다. 이러한 대안적 배정 체계는 종종 환자 혜택의 증가에 호소함으로써 정당화된다. 즉, 실험치료 혹은 "더 나은 효과" 치료군을 선호하여 배정률을 높힘으로써, 임상시험은 추정된 우월치료를 받는 피험자의 수를 증가시킨다. 젤렌(Zelen, 1969)의 "승자원칙놀이(play the winner)" 규칙은 비교연구에서 피험자가 치료에 반응하면 다음 피험자는 그 연구집단에 배정되는 반응–어뎁티브 설계의 예제이다. 젤렌은 이 방법이 다음과 같은 윤리적 함의를 가진다고 언급했다.

- 피험자는 임상시험 동안 성공적인 치료집단에 점점 더 배정된다.
- 이론적으로 비효과적이거나 덜 효과적인 치료를 받는 피험자는 적다.
- 임상시험 기간이 이론적으로 단축되어 효과적인 의약품의 시장출시 시간을 최소화할 수 있다.

따라서, 이들 옹호자들은 그러한 임상시험은 차선의 치료에 환자의 노출을 제한하기 때문에 비평등한 배정체계가 임상적 평형을 더 잘 수용할 수 있다고 주장한다. 그러나 유용성 혹은 적합성에 대한 질문을 제기하는 많은 단점이 있다. 첫 번째는 임상시험에 등록한 피험자 모집단의 예후적 특성에 대한 모든 추세가 임상시험의 결과를 편향되게 할 것이라는 점이다. 예를 들어, 임상시험 초기에 피험자를 무작위로 실험집단과 대조집단에 배정되지만, 임상시험 후반부로 갈수록 실험집단에 9 : 1로 무작위된다면, 임상시험에서 무작위로 배정된 피험자의 유익한 예후 풀(prognostic pool)은 실험집단에 유리하게 편향되게 한다. 다만, 특별한 통계방법으로 이러한 편향은 어느 정도 극복할 수는 있지만, 상당한 검정력 손실이 초래될 수 있음을 유념해야 한다. 다른 한편으로, 확증적 3상 임상시험에서는 비평등한 배정률은 피험자 부담을 최소화하지 못하고, 치료효과에 대한 오평가(misestimation)를 하고, 잠재적으로 새로운 내적 타당성 위협을 초래할 수 있기 때문에 윤리적으로 문제가 있다.

혁신적이고, 새로운 임상시험 설계로 알려진 바스켓 임상시험, 우산 임상시험, 플랫폼 임상시험에서의 비범한 유연성을 가진 임상시험 프로토콜과 비교해서 도출된 연구결과에서의 주요 차이점, 오해의 소지가 있는 용어와 악성종양의 복잡성 등은 윤리적으로 민감한 측면을 지니고 있기 때문에 검토되어야 한다. 또한 이러한 혁신적인 임상시험에서는 타당한 사전동의를 제공하는 관점에서 오해의 문제가 있는지를 평가해야 한다. 만일 피험자가 임상시험의 목적과 임상시험 참여로 인한 실제적인 결과를 완전히 이해하지 못한다면, 연구에 참여하려는 피험자의 사전동의 결정은 윤리적일 수 없다. 윤리적 관심인 이러한 오해 중 하나는 임상시험의 목적이 과학지식에 기여할 목적으로 데이터를 수집하기 보다는 개별 환자에게 혜택을 준다는 믿음으로 정의된 치료적 오해일 것이다. 이러한 경향은 모든 다른 유형의 임상시험에서도 흔하게 일어나며, 임상시험에 참여할 의사가 있는 환자뿐만 아니라 임상연구자 모두에게 영향을 줄 수 있다. 윤리적 요구사항은 적어도 과학적 타당성, 유리한 위험-이익 비율, 사전동의와 같은 3가지 측면에서 분석해야 한다(Emanuel, 2000).

첫째, 과학적 타당성

혁신적인 임상시험 설계 덕분에, 희귀질병 환자는 임상시험에 등록하고 혜택을 받을 수 있는 기회가 있지만, 모집할 수 있는 환자가 불충분하여 임상적으로 미미한 결과가 나올 수 있다. 희귀질병 연구 치료집단에서 불충분한 표본수와 대리 결과변수를 사용하여 확증된 효능 없이도 약물승인은 있을 수 있다. 특히, 종양 샘플의 복잡성, 제한된 품질 및 이용 가능성은 편향을 유발하고, 신뢰성 및 대표성이 없는 결과를 초래할 뿐만 아니라 환자에게 해를 끼치거나 환자를 부적절한 치료군에 배정할 수 있다.

둘째, 리스크와 혜택

혁신적인 임상시험은 효과적인 치료를 개발하기 위해 향후 임상시험에 사용될 수 있는 다양한 종양에 대한 중요한 지식정보를 얻을 수 있지만, 피험자에게 직접적인 혜택은 제공하지 못할 수 있다. 모든 잠재적 임상시험 참여자는 유전자 선별검사 결과를 약 2주 정도 기다려야 하는데, 그 시간 동안에 참여자는 많은 스트레스와 함께 불안을 유발할 수 있다. 단일 돌연변이와 일치하는 치료에서 종양이 다수의 돌연변이를 갖는 환자의 등록은 논란의 여지가 더 많다.

셋째, 환자의 사전동의(Informed Consent)

"맞춤치료" 또는 "정밀종양학"과 같은 문구의 과도한 사용은 오해의 소지가 있을 수 있으며, 연구 프로토콜이 임상시험 참가자의 개인적 건강관련 니즈(needs)를 충족시키도록 설계된다는 개인적 확신을 일으킬 수 있다.

요약하면, 어뎁티브 임상시험은 적어도 2가지 관점에서 피험자를 보다 윤리적인 치료에 배정되도록 할 수 있다. 첫째, 더 많은 수의 피험자가 효과적인 치료법에 무작위 배정되고, 더 적은 수의 피험자가 무익한 치료에 노출된다. 또한, 전체 피험자 수를 사용하며 부작용 위험을 줄일 수 있는 잠재성도 있다. 그리고 개별적 연구 레벨이 아닌 프로그램 레벨에서 피험자 수가 더 크게 감소할 수 있다. 예를 들어, 어뎁티브 설계는 반복 연구의 필요성을 감소시킬 가능성이 매우 높다.

10.3 어뎁티브 설계의 타당성과 순수성

어뎁티브 설계의 특징은 중간데이터 분석의 결과가 임상시험의 순수성 또는 타당성을 손상시키지 않으면서 진행 중인 임상시험을 수정하는데 사용된다는 것이다. 임상시험에서 순수성이란 임상시험 데이터 및 프로세스가 손상되지 않음을, 즉, 중간분석에서 정보 유출이 최소화 되도록 하는 것을 의미한다. 타당성이란 해당 임상시험이 원래의 연구 질문에 적절하게 응답되었음을, 즉, 치료효과의 측정 및 치료효과의 비교를 위한 정확한 p-값 계산과 신뢰구간의 측정을 할 수 있는 방법의 사용을 의미한다. 어뎁티브 설계에서서는 임상시험이 진행되는 동안 데이터를 반복적으로 테스트함으로 모든 단계에서 의약품 임상시험 관리기준(Good Clinical Practice, GCP)에 따라 데이터가 정확하게 수집, 분석 및 저장되었는지 확인해야 한다. 어뎁티브 또는 비-어뎁티브의 대안책을 고려해야 하며, 피험자의 윤리적인 치료, 시간 및/또는 자원절약, 그리고 더 나은 품질의 임상시험 결과 및 정보의 생성 여부에 관계없이 선택한 어뎁션이 다른 옵션보다 확실한 이점을 가지고 있음을 입증해야 한다. 1형 오류율 제어는 데이터 분석에 사용된 통계 방법의 주요 목적이기도 하기 때문에(특히, 확증적 테스트에서), 1형 오류율 제어의 성공 정도에 따라 생성된 결과 및 추론의 타당성이 결정된다.

10.3.1 타당성

임상시험의 가장 중요한 목적은 임상적 의사결정을 뒷받침할 수 있는 증거를 제공하는 것이므로 연구의 과학적 타당성은 필수 윤리적 요구사항 중 하나이다. 무엇보다도, 임상시험 연구는 중재치료와 임상적 치료효과 사이의 인과관계에 대한 유효한 추론을 뒷받침하는 연구가 필요하다. 무작위의 목적은 모든 연구집단의 피험자가 동일한 모집단에서 추출되도록 하기 때문에 모집단 변이성으로 인한 교란효과(confounding effects of population variability)를 제한하는 것이다. 따라서 어뎁티브 배정이 다른 수단을 사용하여 피할 수 있는 타당성에 대한 위협을 유발하는지의 여부를 고려하는 것이 중요하다. 비판자들과 지지자들 모두는 어뎁티브 배정이 내부 타당성(internal validity)에 일부 위협을 초래한다는 것을 인정한다. 우선, 어뎁티브 임상시험은 다이내믹 실체이다. 테스트 과정에서 모집단과 치료가 바뀌고, 다른 모집단으로부터 도출된 새 연구사이트가 추가되거나, 프로토콜이 수정될 수 있으며, 연구조사자들은 전달 기술에 더 능숙하게 된다. 임상시험 환경 또한 다이내믹하다. 치료표준은 연구의 과정에 따라 변할 수 있으며 보조치료와 시약/약물공급 업체도 마찬가지로 변할 수 있다. 이러한 요소 모두는 치료집단의 배정률이 변경될 때 치료효과의 비교에 있어서 편향을 유발할 가능성이 있다. 또한, 어뎁티브 배정은 임상의–연구조사관의 행동에 영향을 미친다. 그리고 더 나은 치료를 받을 확률은 임상시험 과정 동안에도 지속적으로 개선될 것이라는 점을 고려할 때, 대기하여 가능한 한 늦게 등록하는 것이 환자의 최고 관심이다. 따라서 어뎁티브 설계의 사용은 연구 중인 실험치료의 효능 및 안전성과 관련하여 가능한 임상적 혜택, 시그널 및 경향(trend)을 알 수 있는 잠재적 유연성으로 유망한 것으로 보이지만, 주요 어뎁션은 임상시험의 순수성과 타당성에 영향을 미칠 수 있으며, 이는 곧 실험치료의 정확하고 신뢰할 수 있는 평가에 대한 우려를 일으킬 수가 있다. 미리 선정된 유의수준에서 전체 1형 오류율(α) 제어와 산출된 p–값의 정확성, 산출된 신뢰구간의 신뢰도에 대한 우려도 있다. 그리고, 가장 중요한 우려는 어뎁션으로 인해서 임상시험이 원래의 연구가 의도한(추구한) 과학적, 의학적 문제를 다룰 수 없는 완전히 다른 임상시험이 될 수 있다는 것이다. 특히 이것은 우산 임상시험, 바스켓 임상시험, 플랫폼 임상시험에서 더욱 크게 우려된다.

예를 들면, 종양연구의 혁신적 우산설계, 바스켓설계, 플랫폼 설계에서 과학적 타당성에 위협이 될 수 있는 첫 번째는 한 번에 다수의 돌연변이를 가질 수 있는 종양에서 단일 돌연변이만 매치하는 치료의 설계인 경우이다. 종양의 이질성은 원발성 종양 내에서 종양내 이질성(intratumoral heterogeneity)뿐만 아니라 원발성 종양과 그 전이 사이의 종양 간 이질성(intertumoral heterogeneity), 환자 간 이질성(interpatient heterogeneity)으로 구별될 수 있다. 따라서, 종양생물학의 복잡성을 고려하지 않고서 단일 돌연변이를 표적으로 하는 분자치료에만 초점을 맞추는 것은 편향을 초래할 수 있다. NCI–MATCH 및 Lung–MAP 임상시험에서 얼마나 많은 환자가 하나 이상의 돌연변이를 갖는 것으로 진단되는지는 아직 확실하게 알려지지 않고 있다. 전체적으로 매치하는 것(하나의 유전자 변화만 가짐)보다 중재에 부분적으로만 매치하는(다중 유전자변화를 가짐) 환자가 많을 수 있다. 또한, Lung-MAP 임상시험에서와 같은 무작위 임상시험에서, 두 집단의 환자(실험집단과 표준치료집단)는 비교될 종양 내에서 유사한 유전자변이를 가져야 하고, 동일한 환자 모집단을 대표해야 한다. 종양의 복잡성과 이질성을 무시한다면, 치료의 성공/실패와 과학적으로 신뢰할 만한 결과를 얻을 수 없는 결과가 초래될 수 있다.

혁신적인 우산, 바스켓, 플랫폼 임상시험에서는 유연한 설계 구조 덕분에 프로토콜의 변경을 가능하게 하고, 다수의 치료중재를 동시에 테스트할 수 있어 비효과적인 치료집단은 조기에 폐쇄하고, 새로운 프로토콜을 작성하지 않고도 새로운 치료집단이 소개되어 시간과 재정 자원을 절약할 수 있다. 그러나 다른(비-어뎁티브 설계) 임상시험에서와 마찬가지로, 어뎁티브 설계는 임상시험 기간 동안에 예상하지 못한 사건으로 사전에 계획된 어뎁션의 범위를 벗어난 설계의 변경이 필요하거나, 혹은 계획된 어뎁션을 실행하지 못하게 될 수도 있다. 이러한 경우에는 계획되지 않은 애드 혹(임시, 특별) 변경으로 인한 영향에 관한 다음과 같은 질문이 제기될 수도 있다.

- 계획된 통계적 프레임워크가 여전히 유효한가? 잠재적인 편향으로 일어난 변화가 있는가?
- 원래의 연구 질문과 관련하여 임상시험 결과를 해석할 수 있는가?

따라서, 계획되지 않은 변경 사항은 왜 구현되었는지, 임상시험 결과의 해석에 어떤 영향을 미칠 수 있는지에 대한 설명과 함께 명확하게 명시되어야 한다. 이것은 연구 설계가 처음부터 아무도 그것을 예견하지 않았음을 의미할 수가 있다. 프로토콜에 설명되지 않는 설계 일부의 변경은 과학적 타당성을 위협한다. 충분한 피험자를 등록할 수 없는 희귀질병의 바스켓 임상시험은 유효한 과학지식을 생성할 수 없으며, 과학적 타당성과 관련하여 치료집단에 대한 불충분한 환자모집으로 통계방법과 검정력에 영향을 미치며, 연구결과의 신뢰성을 손상시킬 수 있다. 만일 특정 돌연변이를 가진 환자의 모집을 위해서 연구 기간을 연장한다면, 임상시험의 결과 발표가 지연될 것이고, 또한 불충분한 환자수로 테스트된 연구 결과와 대리결과변수를 이용한 경우에는 낮은 등급의 증거로 간주되며, 확증된 치료효능 없이 규제당국으로부터 승인될 수 있는지에 대해서 의문스럽다.

10.3.2 순수성

어뎁티브 임상시험에서 미리 계획된 설계의 일부를 변경하는 것은 부적절한 계획에 대한 해결책이 아니라, 임상시험의 성공을 향상시키기 위해서 축적된 데이터에서 도출된 중간결과에 따라 변경을 미리 계획하여 실행하려는 것이다. 그러므로 어뎁션의 전향적 계획이 실패한다면, 연구결과의 순수성은 손상된다. 임상시험의 결과가 연구의 주된 목적, 규제기관의 윤리적 및 과학적 요구사항, 의뢰자의 전략적 이익에 얼마나 잘 해석되고 조정되는지와 마찬가지로 편향의 잠재적 원인도 고려해야 한다.

'설계에 의한 어뎁션(적응)'이라는 일반적인 개념을 지지하고 있지만, 어뎁티브 설계가 임상시험의 유효성과 순수성을 유지하는지 여부를 결정하는 유일한 방법은 데이터를 검토하기 이전에 어뎁션 규칙을 사전에 명시해야 한다는 것이다(예를 들면, '만일 X가 일어나면, Y를 할 것이다'). 또한 어뎁티브 설계는 전형적인 RCT 설계보다 잘 이해되지 않기 때문에, 임상시험 설계의 타당성 및 견고성을 테스트하는 시뮬레이션 연구가 요구되기도 한다. 만일 어뎁션이 사전 명시되면, 광범위한 시뮬레이션을 실행할 수 있다. 계획되지 않은 어뎁션을 가지고도 시뮬레이션을 실행할 수 있는 기회가 발생할 수는 있지만, 이러한 시뮬레이션은 일반적으로 어뎁션 시점부터 앞으로 있을(미래의) 운영 활동에만 적용된다. 시뮬레이션은 제안된 어뎁션이 편향을 야기하는지의 여부를 결정한다. 또한 만일 편향이 일어난다면, 편향을 가장 잘 교정하는 방법과 어뎁티브 설계의 특성을 표준 고정 설계(어뎁티브 설계가 항상 좋지는 않음)에서 얻은 것과 비교하는데 중요하다. 따라서 계획된 어뎁션만을 어뎁션함으로써 미지의 편향을 피할 수 있고, 재현 가능하고 따라서 통계적으로 엄격한 실험을 제공할 수 있다.

어뎁티브 설계는 임상시험을 수정할 수 있는 기회가 주어질 수 있다는 장점에도 불구하고, 임상시험 실행에 도입된 편향에 기인한 운영상 문제가 더 많을 수 있다. FDA 가이드라인에 명시된 바와 같이, 언블라인드된 중간데이터를 검토한 후에 임상시험 절차 혹은 통계 절차에 대한 어뎁션이 적용될 때 운영 편향이 발생할 수 있어서 임상시험의 과학적 순수성 및 타당성이 보장되는지의 여부가 이슈가 된다. 이때 임상시험 절차로는 피험자 적격성 기준(포함/제외 조건), 약물용량 및 치료기간, 사용된 결과변수 선택 및 평가, Lab 검사절차 등을 포함하며, 통계 절차는 연구 목적을 반영하는 통계적 가설, 결과변수 선택, 표본수 계산을 위한 검정력 분석, 표본수 재계산 또는 표본수 조정, 무작위화 스케줄 및 통계분석계획(SAP) 등을 말한다. 이러한 임상시험 및 통계절차와 관련하여 중간분석 결과를 근거로 한 표본수 재계산, 치료 배정률 조정(예 : 1 : 1 비율에서 2 : 1 비율로 변경), 프로토콜 수정으로 인한 환자 모집단 변경, 다른 통계방법, 결과변수 변경(예 : 종양 임상시험에서 반응률과 생존율에서 질병 재발까지의 시간으로 변경), 가설변경(예 : 우월성 가설을 비열등성 가설로 변경)이 일반적으로 채택되는 어뎁션이다. 사전 명시된 어뎁션에 대해서 종종 연구조사자와 규제기관 간의 오해가 일어날 수도 있다. 많은 연구자들은 어뎁티브 설계를 실행하기를 원하지만, FDA가 평범하지 않은 것을 받아들이지 않을 것이라고 생각하기 때문에 주저한다. 반면에 FDA 규제 심사관은 연구자가 임상시험이 연구의 운영 특성(1형오류율 제어, 편향 부재 등)을 보존한다는 충분한 증거를 제공하는 경우에만 어뎁티브 설계 사용을 권장할 수 있다. 사전에 어뎁션을 지정하고, 적절한 시뮬레이션 연구를 실행하면 연구자와 FDA 모두의 우려는 무난하게 해결될 수 있다.

10.4 기타 도전

어뎁티브 설계의 목적은 누적된 데이터를 통해 배우고, 이 정보를 가능한 빨리 진행 중인 임상시험에 이용하려는 것이다. 이 유연한 어뎁티브 설계는 보다 효율적으로 약물개발 프로세스를 가속화하여 임상시험 기간을 단축하고, 더 빠른 개발 결정을 지원하며, 단일 임상시험에서 여러 용량 혹은 여러 치료 대안을 비교함으로써 신약개발에서 점점 커지는 도전을 대응하는데 아주 적합하다. 2016년 말에 미국의회는 FDA가 연구의약품 및 생물학적 제제의 의뢰자를 위한 어뎁티브 설계 지침을 업데이트하도록 21세기 치료법(The 21st Century Cures Act)을 통과시키고, 이 법안은 어뎁티브 설계를 '현대적'이며 '참신한' 방법으로 지칭했다. FDA와 EMA는 어뎁티브 설계 임상시험의 적극적 실행을 권장에도 불구하고 여러 다른 국가의 규제당국이나 많은 제약업체에서는 그다지 적극적이지는 않다. 최근의 연구에 따르면 완성된 어뎁티브 설계 임상시험에 대한 부적절한 정보와 응용 교육/훈련의 부족으로 어뎁티브 임상시험 구현에 대한 실제적인 이해가 결여되어 어뎁티브 설계 사용에 어려움이 있다고 밝혀졌다. 어뎁티브 임상시험의 계획 및 설계, 이행에 있어서 장벽은 크게 다음과 같다.

- 추가적 계획 시간 필요
- 옵션과 임상시험 시뮬레이션의 공식적 시나리오 분석 실행과 관련된 추가 활동에 대한 프로젝트팀의 참여 의지
- 통계 및 임상 전문지식과 소프트웨어의 용이성
- 약물 공급 관리를 포함한 임상개발을 지원하는 작동라인에 어뎁티브 접근의 영향
- 어뎁티브 접근법을 가능하게 하는 인프라 구축에 R&D 조직으로부터의 불충분한 재정 및 동기부여 부족

어뎁티브 설계의 광범위한 구현에 대한 또 다른 장벽은 어뎁티브 임상시험 계획과 관련하여 일반적으로 기존 고정 연구 설계보다 훨씬 더 많은 선행 작업과 계획이 필요하다는 점이다. 특히, 연구 설계의 최적 특성을 결정하는 것은 설계 단계에서 더 많은 계획과 시간을 필요로 하는 복잡하고도 중요한 결정이 될 수 있다. 이것은 곧 연구에 적용될 모든 어뎁션이 미리 지정되고, 또한 그 근거가 명시되어야 하기 때문이다. 임상시험을 실시하는 동안 3~5 차례의 프로토콜 수정하는 것은 일반적이며, 수차례의 프로토콜 수정안으로 처음에 타깃한 모집단이 임상시험 기간 동안 점점 유동적이어서 임상시험 마지막에는 전혀 다른 환자 표본집단이 될 수 있고, 따라서 전체 1형 오류율이 제어되지 못할 수 있다. 뿐만 아니라, 진행 중인 임상시험의 주요 어뎁션 또는 통계 절차의 수정으로 임상시험이 처음에 답변하려고 했던 연구질문을 해결할 수 없는 완전히 다른 임상시험으로 변할 수도 있다. 그러므로 어뎁티브 설계는 미래의 임상시험을 위해 많은 유망한 특징을 가지고 유익할 수 있을지는 모르지만, 통계 모델 및 운영 특성의 탐색은 복잡하며, 적절한 임상시험 설계를 선택하기 위한 광범위한 시뮬레이션 중심적/집약적이라는 도전이 있다.

시뮬레이션 과정 동안, 여러 시뮬레이션 매개변수를 변경하여 대안적 궤적(trajectory) 범위를 탐구한다고 할지라도, 제한된 범위의 시나리오를 바탕으로 임

상시험 연구자가 설계 선택의 결과를 이해하지 못할 수가 있다. 가령 베이지안 모델을 사용한다고 가정할 때, 베이지안 사전(prior) 분포/확률 선택, 데이터 모델의 선택, 각 치료집단에 대한 근저 치료효과, 아형(subtype)내의 피험자 비율 등 이다. 치료 성공의 예측 확률과 같은 시뮬레이션 기반의 결과 매트릭스에 의존하는 설계의 경우에, 모델링 가정에 대한 민감도를 탐지하지 못한다면, 실제 미래의 피험자에게 위험을 초래할 수 있다. 특히 많은 하위집단이나 약물 조합을 고려한 임상 설계에서는 통계 검정력의 보존에 필요한 복잡성만을 가진 통계 모델은 세심한 고려가 필요하다.

FDA 가이드라인에서 강조했듯이, 어뎁티브 설계가 기존의 RCT 설계 방법보다 더 우수하다고 가정해서는 안 된다. 즉, 어뎁티브 설계는 대안책이며, 어떤 경우에든 연구의 특성을 최적화하는데 도움이 될 시뮬레이션을 실행하여 비교해야 한다. 이런 과정은 수 개월이 더 소요될 수 있으며, 실제로 임상시험 자체를 실행하는데 걸리는 기간을 줄이는 것과 상쇄될 수도 있다. 어뎁티브 디자인이 제공할 수 있는 잠재적 혜택이 많음에도 불구하고 활용하는 데에 있어서 여러 어려움이 있다. 그 중 하나의 장벽은 규제기관이 어뎁티브 임상시험의 결론을 수용할 것인지는 불확실하다. 규제적 관점에서 볼 때, FDA는 어뎁티브 설계 임상시험의 적절한 이행을 정의하는 요소들을 아직까지 파악하고 있는 중이지만, 기본적으로 그 설계를 지지한다. 그러나 FDA 가이드라인에도 설명했지만 2가지 우려가 있다.

- 첫 번째, 데이터의 중간분석이 언블라인드(unblinded) 될 때, 제1형 오류(false-positive)를 야기하여 임상시험 분석에 편향을 초래할 가능성이 있다.
- 두 번째, 여러 적응(multiple adaptions)이 연구에 도입하면 연구결과의 통계적 해석에 어려움이 있을 수 있다.

이들 모든 경우에 있어서, FDA가이드라인은 이러한 문제에 대한 해결책을 제공하지는 않지만, 해결해야 할 주요 이슈를 지적하고 있다. 그러므로 어뎁티브 임상시험에 대해서는 다소 열광적이지만, 임상시험 실행이나 규제 논의에서 직면하게 된 몇몇 어려움과 장애로 실제 이 설계의 사용은 아직도 그리 활발하지 않다.

더 많은 어뎁션을 갖는 어뎁티브 설계는 매우 복잡 할 수 있고, 따라서 치료효과의 평가를 위한 적절한 통계적 방법이 이용 가능하지 않을 수 있고, 불가능하지는 않지만 획득하기 어렵다. 따라서, 임상시험에서 어뎁티브 디자인 방법을 구현하기 위한 또 다른 주요 장애물 중 하나는 다양한 어뎁션과 관련하여 적절한 통계적 방법이 확립되어 있지 않다는 점이다. 전략적 응용 시스템(Strategic Application System, SAS)과 같은 현재 소프트웨어 패키지는 직접 적용할 수 없으나, 복잡한 어뎁티브 임상시험의 계획, 시뮬레이션, 분석을 위한 강력한 도구로 이미 여러 상용 소프트웨어 패키지가 있다. ExpDesign Studio, EastSurvAdapt 및 ADDPLAN 은 특정 유형의 어뎁티브 임상 설계에만 이용될 수 있다. FACTSTM는 사전 확증 개발 단계 임상시험에서 어뎁티브 임상시험의 포괄적인 소프트웨어이며, 유효성 및 안전성 반응 둘 모두를 기반으로 한 용량확대 설계, 어뎁티브 용량범위 조사, 중간 결정 규칙을 포함한다. DPLANTM은 확증 단계에서의 어뎁티브 임상시험 소프트웨어로 표본수 재계산, 어뎁티브 집단순차 설계, 다집단 어뎁티브 임상시험에서의 다중비교 절차, 임상연구 단계들의 융통성있는 조합, 모집단 강화 설계를 포함하고 있다. 그러나 임상시험에서 어뎁티브 설계의 구현을 위해서는 보다 쉬운 사용자 친화적(user friendly) 소프트웨어 패키지로 임상시험의 설계 방법 지원이 절실히 필요하다. 또한 모든 가능한 어뎁션에 대해 보편적으로 허용되는 통계 방법이 아직 없다는 이유에서도, 제약업계뿐만 아니라 어뎁션 테스트와 관련된 규제기관의 제한된 경험을 감안할 때 이 혁신적 임상시험 설계의 과학적 타당성의 수락 및 규제당국의 승인 과정이 불가능하지는 않더라도 어려운 것은 현실이다.

종합하면, 어뎁티브 설계는 근본적으로 효능 있는 의약물을 환자에게 더 빨리 제공하는 것으로 어뎁티브 디자인의 잠재력을 극대화하려면 이러한 다양한 이해관계자들 간의 긴밀한 상호작용과 대화가 필요하다. 통계적 도전과 함께 어뎁티브 임상시험이 여전히 인기가 없는 다른 이유는 제약산업이 일반적으로 보수적이며, 이는 어뎁티브 임상시험이 종종 불필요하다고 간주되기 때문이다. 실제로, 어뎁티브 방법론이 지난 수년간 존재해 왔지만, 이 설계에 대한 많은 사례 연구가 규제기관에 성공적으로 제출되지 않았으므로 제약사는 그 사용에 보다 더 신중하게 된다. 또한 설계의 복잡성으로 인해 자금조달 관계자, 임상시험심사위원회(IRB), 피험자, 참여 임상의, 연구저널에서도 이 설계에 익숙하지 않은 그들에게 이 임상시험의 특징을 전달하는 것은 어려운 일이다.

참고문헌

- Ajithkumar TV, Gilbert DC. Modern Challenges of Cancer Clinical Trials. Clinical Oncology. 2017. 29(12):767-769.
- Antoniou M, Kolamunnage-Dona R, Wason J, Bathia R, Billingham C, Bliss JM, Brown LC, Gillman A, Paul J, Jorgensen AL. Biomarker-guided trials: Challenges in practice. Contemp Clin Trials Commun. 2019. 16:100493.
- Berry DA. Emerging innovations in clinical trial design. Clin Pharmacol Ther. 2016. 99(1):82-91.
- Bretz F, Gallo P, Maurer W. Adaptive designs: The Swiss Army knife among clinical trial designs? Clin Trials. 2017. 14(5):417-24.
- Burd A, Schilsky RL, Byrd JC, et al. Challenges and approaches to implementing master /basket trials in oncology. Blood Adv. 2019. 3(14):2237-43.
- Calvo F, Apolone G, Baumann M. Cancer Core Europe: A European cancer research alliance realizing a research infrastructure with critical mass and programmatic approach to cure cancer in the 21st century. Eur J Cancer. 2018. 103:155-9.
- Cecchini M, Rubin EH, Blumenthal GM, Ayalew K, Burris HA, et al. Challenges with novel clinical trial designs: master protocols. Clin Cancer Res. 2019. (7):2049-57
- Cerqueira FP, Jesus AMC, Cotrim MD. Adaptive Design: A Review of the Technical, Statistical, and Regulatory Aspects of Implementation in a Clinical Trial. Therapeutic Innovation & Regulatory Science. 2020. 54:246–258.
- Chang M, Chow SC, Pong A. Adaptive design in clinical research: issues, opportunities, and recommendations. J Biopharm Stat. 2006. 16(3):299-312.
- Chen YHJ, Gesser R, Luxembourg A. A seamless phase 2B/3 adaptive outcome trial: Design rationale and implementation challenges. Clinical Trials. 2015. 12(1): 84–90.
- Cheng B, Chow SC. On flexibility of adaptive designs and criteria for choosing a good one--a discussion of FDA draft guidance. J Biopharm Stat. 2010. 20(6):1171-77.
- Chiu YD, Koenig F, Posch M, Jaki T. Design and estimation in clinical trials with subpopulation selection. Stat Med. 2018. 37(29):4335-52.
- Coffey CS, Kairalla JA. Adaptive Clinical Trials: Progress and Challenges. Drugs R&D, 2008, 9: 229-242.
- Eggermont AM, Caldas C, Ringborg U, Medema R, Tabernero J, Wiestler O. Cancer Core Europe: a consortium to address the cancer care-cancer research continuum challenge. Eur J Cancer. 2014. 50:2745–46.
- Ellenberg SS. Are all monitoring boundaries equally ethical? (Invited commentary). Controlled Clinical Trials, 2003. 24:585-588.
- Emanuel EJ, Joffe S, Grady C, Wendler D, Persad G. Clinical research: should patients pay to play? Sci. Transl. Med. 2015. 7:298s216 10.1126/scitranslmed.aac5204
- Fleming TR, Ellenberg SS, DeMets DL. Data Monitoring Committees: Current issues. Clinical Trials. 2018. 15(4):321–328.

- Fleming TR, Sharples K, McCall J, Moore A, Rodgers A, Stewart R. Maintaining Confidentiality of Interim Data to Enhance Trial Integrity and Credibility. Clin Trials. 2008. 5(2):157–167.
- Gallo P. Operational challenges in adaptive design implementation. Pharm Stat. 2006. 5(2):119-124.
- Gupta, Saksham, Timothy R. Smith, and Marike L. Broekman. Ethical considerations of neuro-oncology trial design in the era of precision medicine. Journal of Neuro-Oncology. 2017. 134 (1): 1-7.
- He W, Gallo P, Miller E, et al. Addressing Challenges and Opportunities of "Less Well-Understood" Adaptive Designs. Ther Innov Regul Sci. 2017. 51(1):60-68.
- Hey SP, Kimmelman J. Are Outcome-adaptive Allocation Trials Ethical? Clin Trials. 2015. 12(2):102-106.
- Hung HM, Wang SJ, Yang P. Some challenges with statistical inference in adaptive designs. J Biopharm Stat. 2014. 24(5):1059-72.
- Krams M, Burman CF, Dragalin V, Gaydos B, Grieve AP, et al. Adaptive designs in clinical drug development: opportunities, challenges, and scope reflections following PhRMA's November 2006 workshop. J Biopharm Stat. 2007. 17(6): 957-64.
- Lai TL, Lavori PW, Tsang KW, Lai TL, et al. Adaptive design of confirmatory trials: Advances and challenges. Contemp Clin Trials. 2015. 45(Pt A):93-102.
- Le-Rademacher J, Dahlberg S, Lee JJ, et al. Biomarker Clinical Trials in Lung Cancer: Design, Logistics, Challenges, and Practical Considerations. Journal of Thoracic Oncology. 2018. 13(11):1625-37.
- Legocki LJ, Meurer WJ, Frederiksen S, Lewis RJ, Durkalski VL, et al. Clinical trialist perspectives on the ethics of adaptive clinical trials: a mixed-methods analysis. BMC Med Ethics. 2015. 16: 27.
- Mahajan R, Gupta K. Adaptive design clinical trials: Methodology, challenges and prospect. Indian J Pharmacol. 2010. 42(4): 201-207.
- Matrana MR, Campbell B. Precision Medicine and the Institutional Review Board: Ethics and the Genome. Ochsner J. 2020. 20(1):98-103.
- Redig AJ, Jänne PA. Basket trials and the evolution of clinical trial design in an era of genomic medicine. J Clin Oncol. 2015. 33:975–7.
- Strzebonska K, Waligora M. Umbrella and basket trials in oncology: ethical challenges. BMC Med Ethics. 2019. 20(1):58.
- Triphaty V. Adaptive clinical trials: challenges and opportunities. 2013. ww.tcs.com/SiteCollectionDocuments/White%20Papers/
- LS-WhitePaper-Adaptive-clinical-trials-challenges-opportunites-0713%20-1.pdf.
- Tymofyeyev Y. A review of available software and capabilities for adaptive designs. Practical considerations for adaptive trial design and implementation. New York: Springer. 2014. pp139–55.
- van der Graaf R, Cheah PY. Ethics of alternative trial designs and methods in low-resource settings. Trials. 2019. 20(Suppl 2):705.
- Yee LM, McShane LM, Freidlin B, Mooney MM, Korn EL. Biostatistical and Logistical Considerations in the Development of Basket and Umbrella Clinical Trials. Cancer J. 2019. 25(4):254-63.
- Zelen M. The randomization and stratification of patients to clinical trials. J Chronic Dis. 1974. 27:365–75.
- 임현자. 임상시험 연구의 설계와 응용. 황소걸음 출판사. 2015.

11

어뎁티브 설계의 현재와 미래 방향

Future Direction

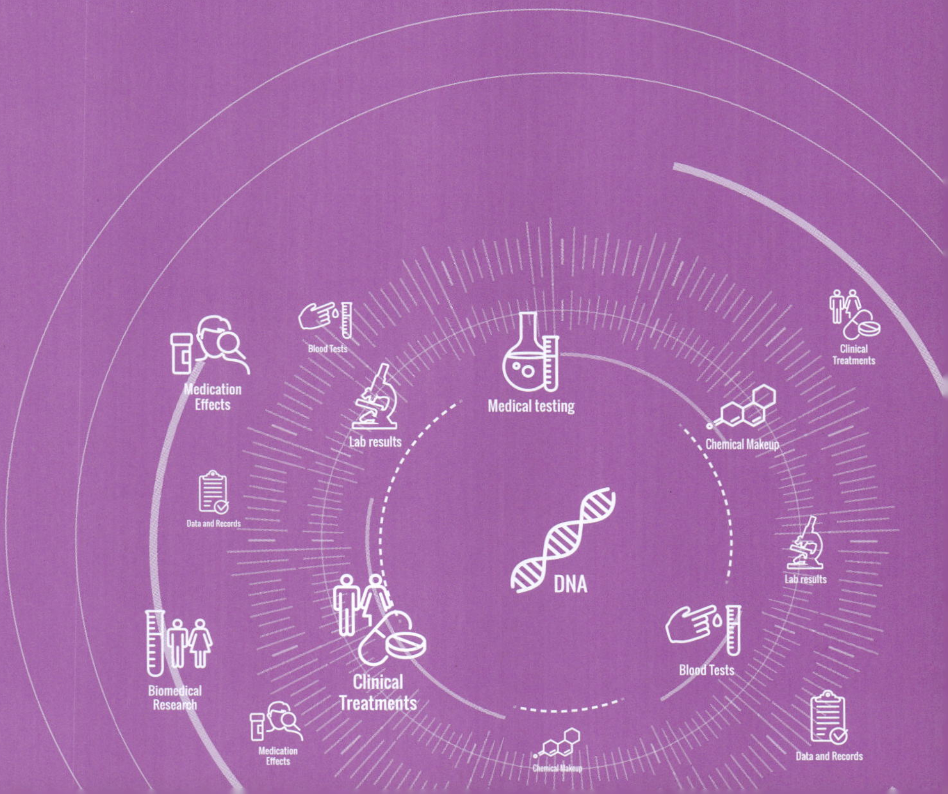

신약개발에서의 고비용 및 고위험, 신약승인의 수 정체라는 생산성 저하는 현재 제약산업의 글로벌 비즈니스 모델을 개발하기 위한 도전을 하고 있다. 차세대 염기서열 분석(Next-Generation Sequencing, NGS, 차세대 시퀀싱) & 오믹스(omics)의 지속적 발전에 따라, 동일한 연구에서 특정 바이오마커(Biomarker) 프로파일을 기반으로 한 여러 치료 혹은 환자 하위집단에서의 약물 효과를 비교하는 우산 임상시험, 바스켓 임상시험, 그리고 플랫폼 임상시험은 급속한 관심과 함께 발전하고 있으며, 또한 새로운 어뎁티브 접근 방식의 기반을 강화하는 방법론적 토대가 되고 있다. 미래의 신약개발은 더 이상 제약산업 자체의 단독으로는 어려울 것이며, 오픈 이노베이션(open innovation), 공공–민간 파트너십(Public Private Partnerships, PPP), 실제임상자료(Real World Data, RWD)/실제임상근거(Real World Evidence, RWE) 및 빅데이터(big data), 혁신적인 어뎁티브 설계 사용 등을 통해 약물개발의 효율성을 높일 수 있는 기회를 가져야 할 것이다. 또한 학계연구자, 제약사, 규제기관, 건강기술평가 기관 & 단체, 보험사, 그리고 환자보호단체 및 환자 간의 조기 오픈 대화로 기존의 의료 니즈(needs)를 해결하기 위해 새로운 약물개발 방식을 점차적으로 형성해야 할 것이다.

제약업계의 R&D에 대한 투자 증가에도 불구하고, 신약개발에서의 고위험, 고비용 및 신약승인의 수 정체라는 생산성 저하는 현재 제약산업의 글로벌 비즈니스 모델을 개발하기 위한 도전을 하고 있으며, 효율성 개선을 위한 출구가 절실하다. 이는 곧 유연성을 높이고 축적된 정보/지식의 사용을 극대화하여 보다 통합된 신약개발 모델을 채택함으로써 효율성을 향상시킬 수 있는 새로운 접근 방식의 임상개발 및 임상시험 설계에 주목하게 되었다. 또한, 비용 증가와 가격 책정 압력의 증가라는 두 가지 과제에 직면해 있는 제약 업계뿐만 아니라, 연구자 및 다른 많은 이해관계자들도 약물 R&D의 효율성을 향상시키는 방법에 대해 활발하게 논의하고 있다. 그 중에서도 최근의 표적 치료제에 대한 관심이 증가함에 따라 임상시험 설계의 복잡성 심화, 수집 데이터의 폭발적인 증가, 희귀질환 환자 모집 등으로 실행 과정에 있어서도 기존 방식의 RCT 임상시험을 벗어난 접근이 요구된다. 특히 약물개발에서 바이오마커에 기초한 정밀의학(Precision Medicine, 정밀의료)이 점점 더 자리를 잡을수록 가능한 한 빨리 약물 효과를 보일 환자의 하위집단을 식별할 수 있고, 따라서 피험자들의 참여도를 활성화시킬 수 있으며, 개인맞춤화할 수 있는 환자 선정 설계 방법이 필요한 상황이다.

또한 오믹스(Omics, Genomics 혹은 Proteomics와 같이 ~omics라는 글자로 끝나는 유기체의 구조, 기능 및 역학으로 변환되는 생물학적 분자 풀의 집단적 특성화 및 정량화를 목표로 하는 연구 분야를 총칭.)를 활용하는 개인맞춤형(personalized medicine) 치료는 임상시험 방법론에서 높은 장애물을 극복하게 되면 임상적으로 유의미하고 비용–효과적인 방법으로 환자의 치료 효과를 높일 수 있다. 그러나 현실적으로 연구자들은 다음과 같은 몇몇 과제에 직면하고 있다.

- 서로 다른 조직에서 유사한 변이/비정상(종양에 걸친 유사성)이 비슷한 생물학적 중요성을 가지고 있으며 동일한 약제로 성공적으로 표적화될 수 있는지를 결정하는 것
- 특정한 기능(성)이 알려지지 않은 돌연변이의 존재
- 환자 내의 이질성
- 임상시험 동안 치료 타깃(target) 조절
- 약물공급, 참여 연구그룹 간의 협업 및 빠른 결정 처리 시간

동일한 연구에서 특정 바이오마커 프로파일을 기반으로 여러 치료 혹은 여러

하위집단을 비교할 수 있는 새로운 어뎁티브 접근 방식의 기반을 강화하는 방법론적 토대가 최근에는 발표되고 있다. 그 중에서 우산임상시험, 바스켓임상시험, 그리고 플랫폼 임상시험에 대한 관심은 급속하게 발전하고 있다. 어뎁티브 임상시험은 데이터가 수집되는 임상시험 동안 임상시험 구성 요소의 일부를 사전 계획된 결정 규칙을 사용하여 수정하는 것을 허용한다는 점에서 기존 RCT 임상시험과 크게 다르다. 이러한 어뎁티브 설계의 사용은 연구 중인 약물의 임상효과를 확인하는데 있어서 유연성과 효율성으로 매우 매력적이며, 고정적인 기존 RCT 보다 더 많은 장점을 가지고 있다고 연구자들은 주장한다. 학계의 지지와 함께 EMA 및 FDA의 어뎁티브 설계의 가이드라인에서는 어뎁티브 설계 임상시험은 적절하게 계획되고 실행된다면 신약개발의 전체 기간을 단축하고, 새로운 치료 솔루션(solution)에 신속하게 접근할 수 있는 효율성 향상과 최적화의 기회로 간주하고 있다. 지난 몇 년 동안 약물개발 분야에서 이 혁신적인 어뎁티브 설계의 사용하여 실행하는 데에 어려움이 있었음에도 불구하고 실제로 이 설계를 도입하려고 할 뿐만 아니라 증가하는 추세에 있으며, 앞으로는 더욱더 어뎁티브 연구의 수와 그 관심은 계속될 것으로 전망된다. 임상연구를 강화해야 할 필요성에 대한 제약업계의 방향에서 변화가 있었고, 최근 경험한 변화를 따라야 한다는 일반적인 인식이 있다. 이런 인식과 어뎁티브 임상시험에 대한 요구는 다음과 같은 부분에 기인한다고 할 수 있다.

- 신약 임상개발은 길고 비용이 많이 드는 과정이다.
- 프로세스를 개선하고 단축할 수 있는 솔루션을 찾아야 한다.
- 어뎁티브 설계는 임상시험에 보다 신속한 개발 결정을 허용하는 유연성을 도입한다.
- 어뎁티브 임상시험의 통계방법론은 기존의 임상시험 방법보다 복잡하다.
- 어뎁티브 임상시험은 운영 및 물류 관점에서 더 많은 것을 요구하고 있다.
- 연구를 시작하기 전에 사전에 규제기관과 상담하고 조언을 구하는 것이 권장된다.
- 어뎁티브 임상시험 설계는 약물개발의 미래 방향으로 발전할 것이다.

어뎁티브 임상시험의 새로운 트렌드(trend)는 신약개발의 난이도 확대와 전자데이터 수집(Electronic Data Capture, EDC)으로 인한 임상데이터의 조기 가용성이 점차 증가함에 따라서 비롯된다. 그러므로 어뎁티브 임상시험의 향후 전망은 제약업계 및 규제 당국은 물론 환자들의 입장에서도 매우 고무적이다. 어뎁티브 설계는 임상시험 초기부터 규제기관과 의뢰자 간의 소통을 장려하여 실패 가능성을 최소화할 수 있다. 희귀질환 치료제 개발에 매우 유용할 어뎁티브 설계 연구는 불치/희귀병의 치료 옵션을 발견하기 위하여 규제기관, 바이오업계, 학계 간의 보다 건설적인 협업을 위한 컨소시엄 형태가 가속화될 것이다. 규제기관도 어뎁티브 임상시험에 대해 긍정적인 입장을 취하고 있으나, 이 방법론은 임상연구의 모든 단계에서 그리고 모든 치료 영역에서 어뎁티브 설계 적용이 가능하지도 바람직하지도 않기 때문에 임상시험에 적용하려는 일은 주의 깊게 해야 한다. 현 시점에서는 설계의 급격한 변경은 종종 충분한 사전 계획의 부재로 간주되기도 하며, 특히 2b상 내지 3상 임상시험에서 약물의 효능을 입증할 때 비판을 받을 수 있음을 주지해야 한다.

케이스 바이 케이스(case-by-case) 기준으로 어뎁티브 설계를 적용할 때의 실현 가능성과 장점을 평가하는 것이 바람직하지만, 각 연구센터에서 이 방법론의 올바른 적용에 필요한 자원(연구원, 예산, 물류)도 고려해야 한다. 현재, 어뎁티브 설계의 실행에는 몇 가지 문제점이 있지만, 점점 더 많은 제약기업들이 어뎁티브 설계를 사용하여 신약개발 프로세스를 단축하고 비용을 절감하려고 할 것이다.

차세대 염기서열 분석(NGS) 및 오믹스(Omics)의 정보 기반 연구가 계속 발전함에 따라, 바스켓 임상시험이나 우산 임상시험을 포함한 마스터 프로토콜은 매치된 치료(예를 들어, 다중 돌연변이, 바이오마커 혹은 경로에 따른 병용치료)에 피험자를 배정하는 것으로 그 사용이 증가할 것으로 보인다. 특히 정밀의학에서 마스터 프로토콜의 미래 방향으로 임상적 종양의 현재 궤적(trajectory)을 고려할 때, 바스켓 임상시험, 우산 임상시험, 플랫폼 및 관련 설계를 포함한 모든 유형의 마스터 프로토콜은 대규모 무작위 임상시험이 실행 가능해짐에 따라 계속 사용이 증가할 것으로 예상한다. 이러한 설계는 일반적으로 고유의 마스터 프로토콜 하에서 여러 하위연구를 포괄하며, 각 하위연구는 특정 설계와 가설에 따라 다를 수 있다. 마스터 프로토콜은 크기와 모양이 다르지만 많은 공통점을 공유하다. 모두 서로 다른 이해관계자의 목표를 충족시키기 위해 계획의 노력과 통합이 증대된다. 혁신적인 설계 요소는 연구 노력을 통해 최대한의 정보를 얻도록 보장하며, 구현에 필요한 인프라는 독립형 임상시험에 비해서 데이터 품질 및 임상시험 효율성을 높인다. 올바로 설계된 경우, 마스터 프로토콜은 실험실에서 신속하게 임상평가로 전환하는 혁신으로 수년, 심지어 수십 년 동안 지속될 수 있다. 신약의 목표가 점점 더 정밀해짐에 따라 이러한 공동연구 노력으로 나아가는 것 외에 다른 대안은 없다고 하겠다.

미래의 임상시험으로 주목을 받게 될 BOB(Basket of Baskets) 연구는 테스트된 약물의 환자를 선택하는 방법으로 순환 종양 DNA(circulating tumor DNA, ctDNA) 분석을 포함하여 이러한 유전적 맥락에서 특정 바이오마커를 기반으로 하는 동반 진단의 개발에 포함되는 여러 질병/유전자에서 치료(therapy)를 테스트하려는 바스켓 설계의 미래라고 하겠다. 이 BOB는 광범위한 유전자분석 및 임상적 상황에서 전체 엑솜 염기서열 분석(whole exome sequencing)의 타당성과 가치를 테스트할 뿐만 아니라 신약 재창출(drug repurposing)에 도움이 될 수 있는 다른 환자 모집단의 계층화를 위한 데이터 베이스의 개발을 용이하게 한다. 바스켓 연구의 확장이며, 신약개발에서 미래의 임상시험 모델로 발전할 BOB 연구는 신약승인의 제출 자료에서 중추가 될 것이다. 〈그림 11.1〉은 Cancer Core Europe가 개발한 BOB 임상시험 설계이다.

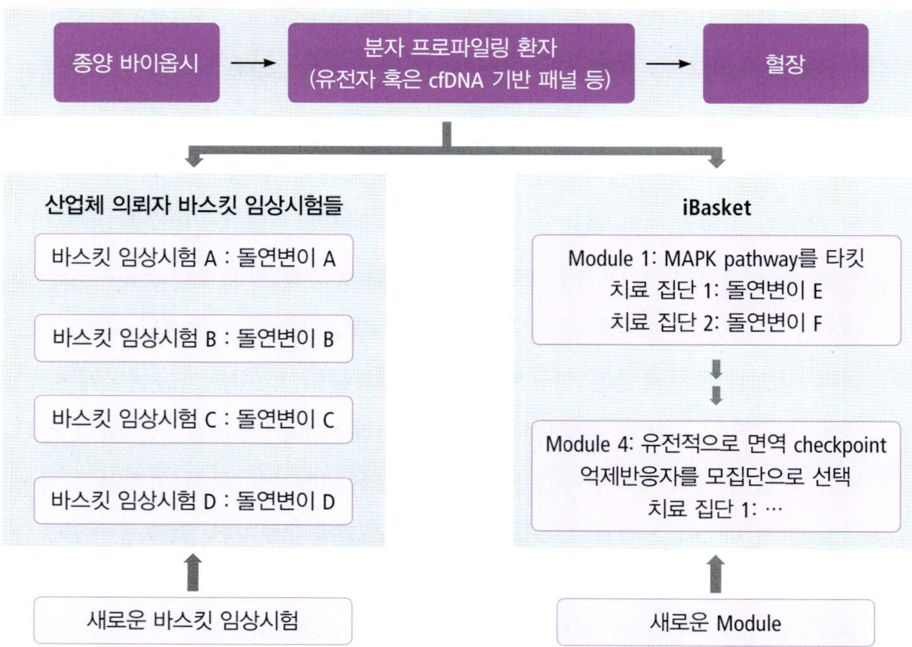

그림 11.1 Cancer Core Europe이 개발한 Basket of Baskets 임상시험의 연구설계(Verweij, 2019)

더 많은 임상시험으로부터 더 많은 데이터가 수집되고 분석될 때 연구자들은 단일 임상시험의 범위 안에서는 고려조차 하지 못했던 해답을 찾기 위해 협력할 수 있다. "빅데이터"는 일반적으로 대량의 데이터 분량의 힘으로 예기치 않은 패턴과 숨겨진 정보를 발견할 수 있는 조합 및 분석을 허용한다. 데이터 플랫폼을 활용하여 임상시험을 설계하고 관리하는 방식이 도입된다면, 미래의 '맞춤형 정밀의학' 개발은 비용도 절감될 뿐만 아니라, 신속하게 환자의 특성에 맞춘 올바른 약제를 신속하게 처방할 수 있다. 특히 헬스케어(healthcare)와 관련하여, 실사용데이터(RWD/RWE)는 대부분 의사와 병원의 의료기록, 환자 등록(registry), 보험회사 의료비 청구, 제약 및 의료기 R&D, 웨어러블(wearable) 기기 등에서 나온다. 또한 환자의 행동과 감정, 인구 및 공중보건 데이터도 포함할 수 있고, 더 넓게는 게놈 데이터와 대규모 형질(phenotyping)도 포함할 수 있다. 빅데이터의 사용에서 비롯된 수많은 기회가 있으며 이를 실제 용도로 전환하는 것은 시작에 불과하다. 예를 들어, 제약 및 기타 헬스케어 회사는 잠재적인 문제 혹은 부작용을 확인하기 위하여 이전 임상시험에서 얻은 정보수집에 빅데이터 분석을 적용할 수 있다. 빅데이터는 또한 개발 중인 유사한 약물의 활동에서 얻은 통찰을 통합하기 위하여 실시간으로 임상데이터를 분석할 수 있으며, 이것은 제약사뿐만 아니라 규제기관에도 잠재적인 관심사이다. 보험청구와 같은 실제 데이터의 분석은 약물 혹은 의료기기의 효과 평가에서 고객에게 목소리를 전하는 것으로 보여질 수 있다. 다른 예로는 웨어러블과 같은 라이프 스타일(life style) 제품에서 나오는 의료정보가 있다. 따라서, 빅데이터는 역학 탐색, 약물표적 확인에서 임상개발에 이르는 전반적 가치 변화에 따른 기회를 제공한다. 또한, 빅데이터는 폐기물과 비효율성을 줄임으로써 헬스케어 의사결정에 영향을 미치고, 케어의 적절한 표준화를 표시함으로써 비용을 절감할 수 있으며, 고객-중심의 커뮤니케이션 접근 방식을 촉진한다. 빅데이터의 사용은 실험을 가능하게 하고 새로운 지식과 투명성을 창출할 수 있는 기회를 제공한다. 이를 통해 제품 및 서비스를 맞춤으로 타깃하고 의사결정을 개선하며 혁신을 촉진할 수 있다. 이러한 빅데이터를 활용한 잠재력을 임상연구에 적용하기 위해서는 여러 가지 도전적인 과제에 직면한다. 일부 빅데이터 소스는 잘 구조화되어 있지만, 주요 제약사 내에서 생성된 경우에도 아주 이질적이고 분산되어 있다. 따라서 빅데이터에서 지식을 생성하고 전달할 수 있는 능력과 마찬가지로 데이터 관리 및 데이터 분리 전략이 여전히 개발되고 있다. 그러나 빅데이터의 사용 및 분석에서 가장 큰 도전은 사용자가 액세스(access)하고 이해할 수 있는 방식으로 모든 정보를 제공하는 프로세스를 설계하는 것이다.

최근 실사용데이터(RWD/RWE), 전자건강기록(electronic health record, EHR), 임상시험, 환자 등록 및 기타 다양한 출처의 데이터를 이용할 수 있는 소위 BD4BO(Big Data for Better Outcomes) 프로그램을 통해 이러한 과제를 해결하기 시작했으며, 이러한 이질성 데이터분석을 위한 새로운 접근법이 개발될 것이다. 만일 성공한다면, 더 나은 치료 선택 결정을 내리고, 보다 목표에 맞는 개발을 위한 더 나은 가이드라인을 지원할 기회를 제공할 수 있다. 또한 제약업계의 마케팅 허가를 얻기 위한 새로운 약물의 효능 및 안전성에 대한 증거는 여전히 무작위 RCT 임상시험의 영역으로 남아있을 가능성이 높다. 빅데이터는 헬스케어 효율성 문제를 해결하는데 도움이 될 수 있지만, 이러한 데이터를 해석할 때는 여러 가지 편향, 특히 활용편향과 같은 요소를 고려해야 한다. 미국에서는 데이터분석 업체인 SAS와 글로벌 제약사 GSK 간의 제휴는 이러한 도전에 대한 해결책을 강구하고 있다. 다른 문제로는 약물개발에 빅데이터를 사용하기 위한 명확한 규제 및 법적 프레임워크(미국의 건강보험 이동성 및 책임법의 개인정보보호 규칙 혹은 데이터보호 및 개인정보 보호법 등 포함)가 없다는 것이다. 또한 기술적인 측면에서 중앙 데이터 저장소에서 데이터를 보호하는 것도 잠재적인 문제일 수 있다. 그러므로 실사용데이터(RWD/RWE) 및 빅데이터의 사용은 기존 정보를 약물발견 및 약물개발에 유용한 지식으로 활용할 수 있는 기회를 제공하지만, 환자사전동의 및 개인정보보호의 제한을 존중하는 것은 빅데이터 사용에 있어서 여전히 풀어야 할 중요한 과제이다.

미래의 신약개발은 더 이상 제약산업 자체의 단독으로는 비효율적이고 어려울 것이다. 공공–민간 파트너십(Public Private Partnerships, PPP), 어뎁티브 설계, RWD/RWE 및 빅데이터 사용은 약물개발의 효율성을 높일 수 있는 기회를 제공한다. 학계연구자, 제약사, 규제기관, 건강기술평가기관 단체, 보험회사, 그리고 환자보호단체 및 환자 간의 조기 오픈 대화로 기존의 의료 니즈를 해결하기 위해 새로운 약물개발 방식을 점차적으로 형성해야 할 것이다. 보다 비용–효율적인 약물발견 및 개발을 위한 유망한 기회로는 제약사 혹은 공공–민간 파트너십(PPP) 간의 상호협력을 나타낼 수 있는 협력 모델이다. 파트너십은 참가자의 유형 혹은 프로젝트의 범위 및 기간에 따라 분류될 수 있으며, 이는 경쟁 혹은 사전 경쟁 영역에 속할 수 있다. 그들 각각은 공공과 민간 파트너 사이에 특정한 책임의 균형을 가지고 있다. 참여자 레벨에서 파트너십에는 회사 간의 협업이 포함될 수 있다. 예를 들어, 경쟁분야에서의 협업을 대표하여 두 회사는 정밀의학의 동반진단기기 개발을 위해 협력할 수 있다. 파트너십에는 일반적으로 약물발견 및 개발의 사전경쟁 측면에서 다수의 제약사가 참여할 수 있다. 미국의 글로벌 비영리 단체 트랜스셀러레이트(TransCelerate) 이니셔티브(initiative)가 그 예이다. 파트너십에는 제약사 및 공공기관을 포함된다. PPP는 제약산업의 생산성 향상을 지원할 뿐만 아니라, 공적자금 연구에서 얻은 가치를 향상시켜 사회에 도움이 되는 학술적 약물발견 능력의 개발을 자금지원하고 유지하도록 돕는다. PPP는 경쟁 혹은 사전경쟁 영역에서도 운영할 수 있다. 또 다른 접근 방법으로는 임페리얼 칼리지 런던(Imperial College London)의 미쓰비시 유전 치료 센터(Mitsubishi Genetic Therapies Center), 임페리얼 칼리지에서 GSK의 아카데믹 얼터너티브 디스커버리 이니셔티브(Academic Alternative Discovery Initiative), 혹은 임페리얼 칼리지와 존슨&존슨(Johnson & Johnson)의 협력과 같은 개념증명 기금과 같은 교육기관에서의 기업 미니랩(minilab)을 포함한다. 2016년 국제심포지엄에서 이미 3가지 특정 영역, 즉 공공–민간 파트너십, 어뎁티브 설계 및 빅데이터의 기회와 도전에 대해 논의했다. 공동연구(collaboration) 유형 중 연구조사자 주도의 연구는 관심과 매력적이기는 하지만, 현실적으로 법적, 윤리적, 재정적 함축을 가진다. 또한 어뎁티브 임상시험 설계도 점차 논의되고 있으나, 실패한 임상시험의 용도를 바꾸는 도구로 어뎁티브 설계가 사용되어서는 안 된다.

요약하면, 의약품 개발비용의 상승은 의약품 가격에 대한 압력 증가와 함께 현재 제약산업의 글로벌 비즈니스 모델을 개발하기 위한 도전을 하고 있다. 차세대 염기서열 분석(NGS) & 오믹스(Omics)의 정보 기반 연구가 계속 발전함에 따라, 동일한 연구에서 특정 바이오마커 프로파일을 기반으로 여러 치료약물 혹은 여러 하위집단을 비교하는 우산, 바스켓, 그리고 플랫폼 임상시험은 급속한 관심과 발전으로 새로운 어뎁티브 접근방식의 기반을 강화하는 방법론적 토대가 되고 있다. 또한 오픈 이노베이션, 공공–민간 파트너십, RWD/RWE & 빅데이터, 혁신적인 어뎁티브 설계 등의 사용은 약물개발의 효율성을 높일 수 있는 기회를 제공하며, 이 기회는 이들 각각의 고유한 한계를 이해한다면 잘 활용될 수 있다. 새로운 의약품을 개발하는 것은 더 이상 제약업계의 단독으로는 어려울 것임을 예측할 수 있다. 오히려 학계연구자, 제약바이오, 규제기관, 건강기술평가기관 단체, 보험사, 그리고 환자보호단체 및 환자 간의 조기 대화로 기존의 의료 니즈를 해결하기 위해 새로운 약물개발 방식을 점차적으로 형성할 수 있을 것이다.

참고문헌

- Ajithkumar TV, Gilbert DC. Modern Challenges of Cancer Clinical Trials. Clinical Oncology. 2017. 29(12):767-769.
- Alexander BM, Ba S, Berger MS, Berry DA, Cavenee WK, Chang SM, et al. Adaptive global innovative learning environment for glioblastoma: GBM AGILE. Clin Cancer Res. 2018. 24:737–43.
- Antoniou M, Kolamunnage-Dona R, Wason J, et al. Biomarker-guided trials: Challenges in practice. Contemp Clin Trials Commun. 2019. 16:100493.
- Ashley EA. The precision medicine initiative: a new national effort. JAMA. 2015. 313:2119-20.
- Bauer P, Bretz F, Dragalin V, König F, Wassmer G. Twenty-five years of confirmatory adaptive designs: opportunities and pitfalls. Statist Med. 2016. 35:325– 347.
- Baumfeld Andre E, Reynolds R, Caubel P, Azoulay L, Dreyer NA. Trial designs using real-world data: The changing landscape of the regulatory approval process. Pharmacoepidemiol Drug Saf. 2019. 10.1002/pds.4932.
- Berry DA. Emerging innovations in clinical trial design. Clin Pharmacol Ther. 2016. 99(1):82-91.
- Berry SM, Connor JT, Lewis RJ. The Platform Trial: An Efficient Strategy for Evaluating Multiple Treatments. JAMA. 2015. 313(16):1619–20.
- Biankin AV, Piantadosi S, Hollingsworth SJ. Patient-centric trials for therapeutic development in precision oncology. Nature. 2015. 526:361–70.
- Bitterman DS, Cagney DN, Singer LL, et al. Master Protocol Trial Design for Efficient and Rational Evaluation of Novel Therapeutic Oncology Devices. J Natl Cancer Inst. 2020. 112:229-37.
- Bothwell LE, Greene JA, Podolsky SH, Jones DS. Assessing the gold standard — lessons from the history of RCTs. N Engl J Med. 2016. 374:2175-81.
- Bretz F, Gallo P, Maurer W. Adaptive designs: The Swiss Army knife among clinical trial designs? Clin Trials. 2017. 14(5):417-24.
- Burd A, Schilsky RL, Byrd JC, et al. Challenges and approaches to implementing master/basket trials in oncology. Blood Adv. 2019. 3(14):2237-43.
- Calvo F, Apolone G, Baumann M. Cancer Core Europe: A European cancer research alliance realizing a research infrastructure with critical mass and programmatic approach to cure cancer in the 21st century.

Eur J Cancer. 2018. 103:155-9.
- Catenacci DV. Next-generation clinical trials: novel strategies to address the challenge of tumor molecular heterogeneity. Mol Oncol. 2015. 9(5):967–996.
- Cecchini M, Rubin EH, Blumenthal GM, Ayalew K, Burris HA, et al. Challenges with novel clinical trial designs: master protocols. Clin Cancer Res. 2019. (7):2049-57.
- de Olza, OM, Hierro C, Matos I, Martin-Liberal J, et al. Early-drug development in the era of immuno-oncology: are we ready to face the challenges? Annals of Oncology. 2018. 29(8):1727-40.
- de Vrueh RL, Awad W, Stolk A, Dijcks FA, Rijnders TW, Janssen JW. Deal watch: Roles and strategies for health foundations in public-private partnerships. Nat Rev Drug Discov. 2014. 13(6):406.
- D'Hooghe T. Transparent collaboration between industry and academia can serve unmet patient need and contribute to reproductive public health. Hum Reprod. 2017. 32(8):1549-1555.
- Doroshow DB, Doroshow J H. Genomics and the History of Precision Oncology. Surgical Oncology Clinics of North America. 2020. 29(1):35-49.
- Flight L, Julious S, Brennan A, Todd S, Hind D. How can health economics be used in the design and analysis of adaptive clinical trials? A qualitative analysis. Trials. 2020. 21(1):252.
- Flight L, Julious SA, Goodacre S. Can emergency medicine research benefit from adaptive design clinical trials? Emerg Med J. 2017. 34(4):243-248.
- Flockhart D, Bies R, Gastonguay MR, Schwartz SL. Big data: challenges and opportunities for clinical pharmacology. Br. J. Clin. Pharmacol. 2016. 81:804–806.
- Gajewski BJ, Statland J, Barohn R. Using Adaptive Designs to Avoid Selecting the Wrong Arms in Multiarm Comparative Effectiveness Trials. Stat Biopharm Res. 2019. 11(4):375-386.
- Ghirtis K. Regulatory Aspects of Genomic Medicine and Pharmacogenomics. Applied Genomics and Public Health. 2020. 345-60.
- He W, Gallo P, Miller E, et al. Addressing Challenges and Opportunities of "Less Well-Understood" Adaptive Designs. Ther Innov Regul Sci. 2017. 51(1):60-68.
- Heerspink HJL, List J, Perkovic V. New clinical trial designs for establishing drug efficacy and safety in a precision medicine era. Diabetes Obes Metab. 2018. 20(3):14-18.
- Hirakawa A, Asano J, Sato H, Teramukai S.Hirakawa A, et al. Master protocol trials in oncology: Review and new trial designs. Contemp Clin Trials Commun. 2018. 12:1-8.
- Irurzun-Arana I, Rackauckas C, McDonald TO, Trocóniz IF. Beyond Deterministic Models in Drug Discovery and Development. Trends Pharmacol Sci. 2020. 41(11):882-895.
- Koromina M, Pandi MT, Patrinos. GP. OMICS: A Journal of Integrative Biology. 2019. 23(11):539-48.
- Lai TL, Lavori PW, Lai TL, et al. Innovative Clinical Trial Designs: Toward a 21st-Century Health Care System. Stat Biosci. 2011. 3(2):145-168.
- Lass A. Pharmaceutical industry contribution to research is essential but full transparency and guidelines are required. Hum Reprod. 2017 Oct 1;32(10):2147-2148.
- Le-Rademacher J, Dahlberg S, Lee JJ, et al. Biomarker Clinical Trials in Lung Cancer: Design, Logistics, Challenges, and Practical Considerations. Journal of Thoracic Oncology. 2018. 13(11):1625-37.
- Mahajan R, Gupta K. Adaptive design clinical trials: Methodology, challenges and prospect. Indian J

Pharmacol. 2010. 42(4): 201-207

- Mandrekar SJ, Dahlberg SE, Simon R. Improving Clinical Trial Efficiency: Thinking outside the Box. Am Soc Clin Oncol Educ Book. 2015. e141-e147.
- Mangat PK, Halabi S, Bruinooge SS, Garrett-Mayer E, et al. Rationale and Design of the Targeted Agent and Profiling Utilization Registry (TAPUR) Study. JCO Precision Oncology. 2018. 2:1-14
- Mansinho A, Boni V, Miguel M, Calvo E. New designs in early clinical drug development. Ann Oncol. 2019. 30(9):1460-65.
- Marabelle A, Le DT, Ascierto PA, Di Giacomo AM, et al. Efficacy of Pembrolizumab in Patients With Noncolorectal High Microsatellite Instability/Mismatch Repair-Deficient Cancer: Results From the Phase II KEYNOTE-158 Study. J Clin Oncol. 2020. 38(1):1-10.
- Martina R, Jenkins D, Bujkiewicz S, Dequen P, Abrams K. The inclusion of real world evidence in clinical development planning. Trials. 2018. 19(1):468.
- Martin-Liberal J, Hierro C, Ochoa de Olza M, Rodon J. Immuno-Oncology: The Third Paradigm in Early Drug Development. Target Oncol. 2017. 12(2):125-138.
- Massard C, Michiels S, Ferté C, et al. High-Throughput Genomics and Clinical Outcome in Hard-to-Treat Advanced Cancers: Results of the MOSCATO 01 Trial. Cancer Discov. 2017: 7(6):586-95.
- Matrana MR, Campbell B. Precision Medicine and the Institutional Review Board: Ethics and the Genome. Ochsner J. 2020. 20(1):98-103.
- Redig AJ, Jänne PA. Basket trials and the evolution of clinical trial design in an era of genomic medicine. J Clin Oncol. 2015. 33:975–7.
- Saville BR, Berry SM. Efficiencies of platform clinical trials: A vision of the future. Clinical Trials. 2016. 13(3): 358–66.
- Saville BR, Berry SM. Efficiencies of platform clinical trials: A vision of the future. Clinical Trials. 2016. 13(3):358–366.
- Sherman RE, Anderson SA, Dal Pan GJ, et al. Real-World Evidence - What Is It and What Can It Tell Us? New England Journal of Medicine. 2016. 375(23): 2293-297.
- Simeon-Dubach D, Roehrl MH, Hofman P, Puchois P. Enhancing Cooperation Between Academic Biobanks and Biomedical Industry: Better Mutual Understanding and New Collaborative Models Are Needed. Biopreserv Biobank. 2020. 18(2):144-149.
- Sotelo-Rodríguez DC, Ruíz-Patiño A, Ricaurte L, et al. Challenges and shifting paradigms in clinical trials in oncology: the case for immunological and targeted therapies. Ecancermedicalscience. 2019. 13:936.
- Strzebonska K, Waligora M. Umbrella and basket trials in oncology: ethical challenges. BMC Med Ethics. 2019. 20(1):58.
- Tang Y, Cao Y. Modeling Pharmacokinetics and Pharmacodynamics of Therapeutic Antibodies: Progress, Challenges, and Future Directions. Pharmaceutics. 2021. 13(3):422
- Tao JJ, Schram AM, Hyman DM.Tao JJ, et al. Basket Studies: Redefining Clinical Trials in the Era of Genome-Driven Oncology. Annu Rev Med. 2018. 69:319-31.
- Thiboutot J, Yarmus LB, Lee HJ, Rivera MP, Ost DE, Feller-Kopman D. Real-World Application of the NAVIGATE Trial. J Thorac Oncol. 2019. 14(7):e146-e147.

- Trippa L, Alexander BM.Trippa L, et al. Bayesian Baskets: A Novel Design for Biomarker-Based Clinical Trials. J Clin Oncol. 2017. 35(6):681-7.
- US FDA. Adaptive Design Clinical Trials for Drugs and Biologics. Guidance for Industry. 2019. https:// www. fda.gov/regulatory-information/search-fda-guidance-documents/adaptive-design-clinical-trials-drugs-and-biologics-guidance-industry
- US FDA. Adaptive designs for medical device clinical studies. 2016. https://www.fda.gov/regulatory-information/search-fda-guidance-documents/adaptive-designs-medical-device-clinical-studies
- US FDA. Framework for FDA's Real-World Evidence Program. 2018. https://www.fda.gov/media/120060/ download
- US FDA. Master Protocols: Efficient Clinical Trial Design Strategies to Expedite Development of Oncology Drugs and Biologics Guidance for Industry. Guidance for Industry. 2018.
- Ventz S, Lai A, Cloughesy TF, Wen PY, Trippa L, Alexander BM. Design and Evaluation of an External Control Arm Using Prior Clinical Trials and Real-World Data. Clin Cancer Res. 2019. 25(16):4993-5001.
- Verweij J, Hendriks HR, Zwierzina H. Cancer Drug Development Forum. Innovation in oncology clinical trial design. Cancer Treat Rev. 2019. 74:15-20.
- Yeung AWK, Atanasov AG, Sheridan H, et al. Open Innovation in Medical and Pharmaceutical Research: A Literature Landscape Analysis. Front Pharmacol. 2021. 11:587526.
- Yildirim O, Gottwald M, Schüler P, Michel MC. Opportunities and Challenges for Drug Development: Public–Private Partnerships, Adaptive Designs and Big Data. Front Pharmacol. 2016, 7: 461.
- Zarrinpar A, David Cheng TY, Huo Z. What Can We Learn About Drug Safety and Other Effects in the Era of Electronic Health Records and Big Data That We Would Not Be Able to Learn From Classic Epidemiology? J Surg Res. 2020. 246:599-604.
- Verweij J, Hendriks HR, Zwierzina H; Cancer Drug Development Forum. Innovation in oncology clinical trial design. Cancer Treat Rev. 2019. 74:15-20.

부록 1

약물 및 생물학적 제제의 임상시험을 위한 어뎁티브 설계*

Adaptive Designs for Clinical Trials of Drugs and Biologics Guidance for Industry

---

U.S. Department of Health and Human Services
Food and Drug Administration
Center for Drug Evaluation and Research(CDER)
Center for Biologics Evaluation and Research(CBER)

November 2019
Biostatistics

이 지침서 초안은 이 주제에 대한 미국 식품의약국(FDA 또는 Agency)의 현재 입장을 나타낸 것이다. 이 지침서는 어떤 개인에 대한 어떠한 권리도 설정하지 않으며, FDA 또는 일반인에게 구속력을 가지지 않는다. 적용 가능한 법령 및 규정의 요구 사항을 충족하는 경우에 대안적 접근 방법을 사용할 수 있다. 대안적 접근 방법에 대해 논의하려면 이 지침서 제목 페이지에 열거된 담당 FDA 직원에게 문의하는 것을 권한다.

* 이 지침서는 FDA의 생물의약품 평가 및 조사 센터(CBER)의 의학통계사무국과 의약품 평가 및 조사 센터(CDER)의 의학통계부서에 의해 작성되었다.

차례

1. 서론과 범위

이 지침서는 약물[1] 또는 생물학적 제제의 안전성과 유효성의 증거를 제공하기 위한 임상시험에서 어뎁티브 설계의 적절한 사용에 대한 임상시험 계획 승인 신청(Investigational New Drug Application, IND), 신약 허가 신청서(New Drug Application, NDA), 생물학적 제제 허가 신청(Biologics Licensing Application, BLA), 또는 보충 신청서를 제출하려는 의뢰자나 신청자에게 지침을 제공한다. 이 지침서는 어뎁티브 설계 임상시험의 설계, 실시 및 결과 보고를 위한 중요한 원칙들을 설명한다.

지침서는 또한 의뢰자들에게 컴퓨터 시뮬레이션에 의존하는 베이지안 어뎁티브와 복잡한 임상시험을 포함하여 어뎁티브 임상시험에서 나온 결과를 FDA가 평가하는 데에 필요로 하는 정보에 대해서도 조언한다.

이 지침서는 약물의 유효성과 안전성을 뒷받침하는 임상시험을 위한 어뎁티브 설계에 그 초점을 맞춘다. 이 지침서에 포함된 개념은 초기 단계 및 탐색적 임상시험 연구의 설계와 응용시험뿐만 아니라 시판 후 임상시험이나 시판 후 약정 또는 요구 사항을 충족시키기 위해 시행되는 임상시험에도 유용하다.

일반적으로 FDA의 지침서들은 합법적으로 집행이 가능한 책임을 규정하지 않는다. 대신, 이러한 지침서들은 주제와 관련된 FDA의 현재의 견해(/입장)를 설명하고, 특수한 규제 또는 법적 요구 사항이 인용된 경우가 아니라면 권고로만 간주되어야 한다. FDA의 지침에서 '… 해야 한다(should)'라는 표현은 어떠한 사실이 요구된다는 것이 아니라 제안되거나 권장된다는 뜻이다.

이 지침서는 2010년에 발표된 산업체를 위한 '약물 및 생물학적 제제의 임상시험을 위한 어뎁티브 설계' 지침서 초안을 대체한다.

2. 어뎁티브 설계에 대한 기술 및 동기

A. 정의

이 지침서의 목적상, 어뎁티브 설계란 임상시험에서 피험자로부터의 축적한 데이

1 이 지침서에서 사용된 '약물(drug)'은 특별하게 지정하지 않는 한 인간대상 약물과 생물학적 제품을 지칭한다.

터에 기초하여 설계의 하나 이상의 측면에 대해 전향적으로 계획된 수정/변경을 허용하는 임상시험 설계로 정의된다.

B. 중요 개념

다음은 이 지침서에서 사용된 중요한 개념에 대한 설명이다.

- 중간분석은 임상시험이 진행되는 동안에 임상시험의 피험자로부터 얻은 데이터를 검토하는 것이며 공식적인 그룹 간 비교가 있는 경우에만 국한되지는 않는다.[2] 중간분석에 사용되는 관측된 데이터는 베이스라인 데이터, 안전성 결과 데이터, PK, PD 또는 다른 바이오마커 데이터, 또는 효능 결과 데이터와 같은 다양한 유형의 데이터를 포함할 수 있다.
- 비-비교분석(non-comparative analysis)은 피험자의 치료 집단 배정이 분석에서 어떤 방식으로도 사용되지 않는 누적 임상시험 데이터에 대한 검토이다. 비교분석은 치료 집단이 실제 배정된 치료 또는 코드로(예 : A 및 B로 표기되어 어느 것이 신약인지를 드러내지 않고) 식별되는 누적 임상시험 데이터에 대한 검토이다.[3] 언블라인드 분석(unblinded analysis)과 블라인드 분석(blinded analysis) 이라는 용어는 때때로 치료 배정이 식별된 분석과 식별되지 않은 분석을 구별하는 데에 사용된다. 이 지침서에서는 언블라인드 분석이나 블라인드 분석의 용어는 치료 배정의 지식(정보)이 어뎁션 알고리즘에서 치료 배정의 사용으로 잘못 합쳐질 수 있기 때문에 이 용어의 사용을 피한다.

중간분석은 임상시험 대상자, 조사자, 또는 의뢰자 및 데이터 모니터링 위원회(DMC)와 같은 기타 인력이 개별 치료 배정이나 비교분석 결과에 블라인드로 남아있는지에 상관없이 비교분석 또는 비-비교분석일 수 있다. 예를 들면, 오픈라

---

2 FDA 업계를 위한 지침 『임상시험의 통계원칙(E9 Statistical Principles for Clinical Trials. 1998년 9월)』은 중간분석을 "유효성 또는 안전성과 관련하여 치료 집단들을 비교하기 위한 분석"으로 정의한다. 현재의 지침서는 중간분석을 임상시험 어뎁션을 결정하는데 사용될 수 있는 누적 데이터 분석의 보다 넓은 범위를 수용하는 더 넓은 의미로 사용한다. 우리는 주기적으로 지침서를 업데이트하며, 가장 최근 버전은 FDA Drugs or Biologics 지침 웹 페이지 참조(https://www.fda.gov/Drugs/GuidanceComplianceRegulatoryInformation/Guidances/default.htm.)

3 비-비교분석(non-comparative analysis)과 비교분석(comparative analysis)의 정의는 다중 집단 임상시험의 설정을 참조한다. 단일 집단 임상시험에서의 누적 임상시험 데이터 분석은 치료 배정 정보의 식별을 포함하므로 이 지침서의 목적에서는 비교분석에 견줄 수 있는 것으로 간주된다.

벨 임상시험 연구의 설계와 응용연구조차 비-비교분석에 근거한 어뎁션을 포함할 수 있지만, 그러나 그 어뎁션이 비교 데이터의 지식(정보)에서 완전히 영향을 받지 않음을 보장하는 것에는 추가적 어려움이 있다. 비교 중간분석 결과에 대한 접근 제한의 중요성은 이 지침서의 7장에서 자세히 논의된다.

- 이 지침서의 목적상, '전향적(prospective)' 이라는 용어는 누적 임상시험 데이터에 대한 비교 분석을 하기 이전에 어뎁션이 계획되고, 그 세부사항이 구체화되어 있음을 의미한다. 거의 모든 상황에서 잠정적 어뎁티브 설계 변경은 임상시험 개시 전에 임상시험 프로토콜(및 별도의 통계분석 계획서)에 계획되고 설명되어야 한다.
- 이 지침서는 유효성에 대한 실질적인 증거를 제공하기 위한 임상시험과 탐색적 임상시험[4]이라고 불리는 임상시험을 구별한다. 이러한 구분은 임상시험의 여러 특성, 예를 들어, 제1 결과변수의 임상적 관련성, 임상시험 수행의 품질, 잘못된 결론 도출의 가능성에 대한 엄격한 제어, 추정치의 신뢰성과 같은 여러 가지 특징에 달려있다.
- 고정 표본(fixed sample) 임상시험은 타깃 총 표본 수 또는 타깃 총 사건 수[5]를 가지는 임상시험으로, 설계 단계에서 지정되며 전향적으로 계획된 어뎁션이 아니다.
- 비-어뎁티브(non-adaptive) 임상시험은 설계 변경을 위한 전향적으로 계획된 기회가 없는 임상시험이다.
- 편향(bias)은 치료 효과 추정값이 실제값에서 벗어나게 되는 체계적 경향을 나타낸다.
- 신뢰성(reliability)은 임상 시험의 통계적 추론이 정확하고 정밀하게 치료 효과를 평가하는 정도이다.
- 임상 시험에서 약물의 효과 및 경우에 따라 약물의 안전성을 입증하는데 있어

---

4 『미국연방규정집(Code of Federal Regulations, CFR)의 제21편, 21 CFR 312.21』에서처럼 '1상, 2상 및 3상' 또는 FDA 업계를 위한 지침 『임상시험의 통계원칙(E9 Statistical Principles for Clinical Trials)』에서처럼 '추축(pivotal), 등록(registration), 확증적'과 같은 임상시험의 여러 종류를 기술하는 다양한 용어가 사용되어왔다. 이러한 용어들은 이 지침서에서 사용되지 않을 것이다.

5 제1 결과변수가 사건(예 : 사망) 발생까지의 시간인 경우, 임상시험의 통계적 검정력은 표본 수가 아닌 관찰된 총 사건 수에 의해 결정된다.

중요한 구성 요소는 귀무가설을 테스트하는 것이다. 임상적으로 의미 있는 약물의 효과 입증과 함께 만약 귀무가설이 특정 유의수준(일반적으로 단측 수준 0.025)에서 기각되면, 그 증거는 일반적으로 유효성 결론을 뒷받침한다. 그러나 약물이 효과적이지 않더라도 귀무가설이 기각되는 때도 있는데, 이것을 1형 오류(Type I error)라고 한다. 일반적으로, 귀무가설이 참인 시나리오는 여러 가지가 있다. 1형 오류율이란 용어는 이런 시나리오 중에서 귀무가설을 기각할 최대 확률을 지칭하기 위해 사용한다.

C. 잠재적 장점과 예제

어뎁티브 설계는 비-어뎁티브 설계에 비해 다양한 장점을 가진다. 이 장점들은 어뎁티브 설계 임상시험의 기본적인 특성에서 비롯된다. 임상시험이 시작될 때 이용할 수 없었던 정보로 임상시험을 조정할 수 있다. 이 장점의 특성은 과학적 맥락이나 고려된 어뎁션 종류에 따라 달라지며, 그 잠재적 장점에 따라 다음과 같은 주요 카테고리로 나누어진다.

- **통계적 효율성** : 경우에 따라서 어뎁티브 설계는 유사한 비-어뎁티브(comparable non-adaptive) 설계[6]보다 실제 약물 효과를 탐지할 수 있는 더 큰 기회(i.e., 더 큰 통계적 검정력)를 제공할 수 있다. 예를 들어, 그룹 순차 설계(5.A절)와 표본 수에 대한 어뎁티브 수정 설계(5.B절)에서는 종종 해당된다. 또한, 어뎁티브 설계는 유사한 비-어뎁티브 설계보다 더 적은 표본 수[7] 혹은 더 짧은 임상시험 기간으로도 동일한 통계 검정력을 제공할 수 있다.
- **윤리적 고려 사항** : 어뎁티브 설계는 비-어뎁티브 설계보다 더 많은 윤리적 장점을 제공할 수 있다. 예를 들어, 임상시험이 유효성을 입증하지 못한다는 것이 분명한 경우에 임상시험을 조기 중지함으로써 비효율적인 실험 치료로 불필요한 위험에 노출될 환자의 수를 줄이고, 환자가 더 유망한 치료 대안을 탐색할 수 있는 기회를 준다.

---

6 유사한 비-어뎁티브 설계의 예로는 어뎁티브 설계의 추정 표본 수와 동일한 표본 수를 갖는 고정 표본 설계가 있다.

7 예상 표본 수는 임상시험이 여러 번 반복될 경우의 평균 표본 수이다.

- **약물 효과에 대한 이해 향상** : 어뎁티브 설계는 보통 비-어뎁티브 설계로 실현 가능한 것보다 더 광범위한 질문에 답할 수 있다. 예를 들면, 비-어뎁티브 설계에서는 실현 불가능하게 큰 표본 수가 요구되지만, 어뎁티브 강화 설계(5.C절)에서는 주어진 환자 모집단 또는 모집단의 타깃 하위집단에서 치료 효과 입증이 가능할 수 있다. 어뎁티브 설계는 또한 실험 치료의 효과에 대한 이해도 향상시킬 수 있다. 예를 들어, 어뎁티브 용량 선택 설계(5.D절)로 더 나은 용량-반응 관계의 측정값을 산출할 수 있으며, 이것은 또한 보다 효율적인 후속 시험으로 이어질 수 있다.
- **이해관계자들의 수용 가능성** : 어뎁티브 설계는 부연된 융통성 때문에 이해관계자들에게는 유사한 비-어뎁티브 설계보다는 더 수용될 수 있다. 예를 들어, 의뢰자들은 축적된 정보에 기초한 계획된 설계 변경을 허용하는 임상시험에 더 기꺼이 헌신할 수 있다. 환자는 피험자가 보다 효과적인 치료를 받을 확률을 높일 수 있는 반응-어뎁션 무작위 배정(5.E절)을 사용하는 임상시험에 더 기꺼이 등록할 것이다.

다음은 어뎁티브 설계를 사용한 임상시험이 가지는 몇몇 잠재적 장점을 보여준 사례이다.

- 심한 두부 손상으로 고통 받는 환자의 치료로 신경보호제인 엘리프로딜(Eliprodil)을 평가하기 위한 임상시험이 실행되었다(Bolland et al., 1998). 제1 유효성 결과변수는 치료 6개월 후 환자의 기능 상태를 규정하는 3가지 범주 결과변수였다. 설계 단계에서 위약 대조군이 이 3가지 기능적 결과를 각각 경험할 것으로 추측되는 환자의 비율에 관해서 상당한 불확실성이 있었다. 잠재적으로 표본 수를 증가시키기 위해서 누적된 비-비교 데이터(pooled, non-comparative data)를 토대로 이 비율의 추정치를 업데이트하기 위한 중간분석이 미리 정해졌다. 이 접근 방식은 부적절한 통계 검정력을 가진 임상시험을 피하고, 효율적이고 확실하게 연구 목적을 성취하도록 보장하는데 도움을 주었다. 중간분석은 궁극적으로 표본 수를 400명에서 450명으로 증가시켰다.
- PARADIGM-HF는 만성 심부전 환자에게 네프릴리신(Neprilysin) 억제제 사쿠비트릴(Sacubitril)과 레닌 안지오텐신계(Renin-Angiotensin System, novelRAS) 억제제 발사르탄(Valsartan)의 병합 요법인 LCZ696과 RAS 억제제

인 에날라프릴(Enalapril)을 비교하여 심장 마비로 인한 심혈관 관련 사망 또는 입원의 복합적 결과의 위험을 연구하는 임상시험이다(McMurray et al., 2014). 임상시험 설계에서 중간분석은 예상된 전체 사건의 1/3, 1/2, 그리고 2/3가 발생한 후에 실행하며, 비교 결과에 근거하여 LCZ696이 Enalapril보다 탁월한 효과가 나타나면 임상시험을 잠재적으로 중단하기로 했다. 고정된 전체 사건 수를 관찰한 후의 단일분석을 실행하는 임상시험과 비교할 때, 약물 효능에 대한 중지 규칙을 가진 중간분석 추가는 비슷한 임상시험 성공 확률을 유지하면서도 예상 표본 수와 예상 소요 기간을 줄였다. PARADIGM-HF는 세 번째 중간분석 후에 Enalapril에 비해 LCZ696의 우월성에 대한 예정된 중지 경계가 넘어섰기 때문에 임상시험은 중단되었다. 따라서 그룹순차 설계는 고정표본 설계에서 가능했던 것보다도 더 신속한 유익성 결정을 용이하게 했다.

- 9–가 인간 유두종 바이러스(nine-valent Human Papilloma Virus, HPV) 백신의 안전성과 유효성을 평가하기 위해 어뎁티브 용량 선택 임상시험이 실행되었다(Chen et al., 2015). 이 임상시험에서는 피험자들은 9–가 HPV 백신의 3가지 용량 또는 활성대조군인 4–가 HPV 백신 중 하나로 무작위 배정되었다. 중간분석은 임상시험의 두 번째 단계로 나아갈 세 가지 용량 정량 중 하나를 선택하기 위해 실행되었다. 임상시험의 목표는 적절한 복용량을 선택하고, 그 용량의 안전성과 효능을 적시에 확인하는 것이었다.
- STAMPEDE는 표준 안드로겐 차단 요법(Androgen Deprivation Therapy, ADT)과 하나 이상의 승인된 치료와 ADT를 병용한 여러 치료들을 비교함으로써 전립선암의 여러 치료법을 임상 실무에 알려주고 동시에 평가하기 위해 설계된 임상시험이었다(Sydes et al., 2012). 임상시험 계획에는 비교 결과를 바탕으로 효과가 별로 없는 치료는 잠재적으로 중단하기 위한 중간분석이 포함되었다. 치료 집단을 잠재적으로 종료시킬 수 있는 순차적 분석과 함께 공통 대조군을 사용하면 여러 번의 개별 임상시험에서 얻을 수 있는 것보다 더 효율적으로 여러 치료법을 동시에 평가할 수 있다.
- PREVAIL II는 에볼라 바이러스 질환 환자의 치료를 위해 현재의 표준치료와 표준치료에 지맵(ZMapp)을 추가한 치료법을 비교 평가하기 위한 임상시험이었다(Davey et al., 2016 : Dodd et al., 2016). 이 임상시험에서는 새로운

(novel) 베이지안 어뎁티브 설계를 활용하였는데, 중간분석 및 최종분석에서의 유효성을 결정하기 위한 결정 규칙은 표준치료에 ZMapp을 추가하는 것이 28일 사망률을 감소시키는 베이지안 사후확률(bayesian posterior probability)을 기반으로 하였으며, ZMapp을 추가하여 28일 사망률을 감소시킬 수 있었다. 중간분석은 매 2명의 환자가 완료된 후에 계획되었으며 최소한 그룹당 12명의 환자가 등록될 때까지 어떤 잠정적 조치는 취하지 않았다. 이 설계는 또한 실험 약제를 새로운 치료 집단으로 추가할 수 있는 가능성과 임상시험 중에 현재의 표준치료 약제 대신에 효과가 있다고 판단되는 약제로 보완하거나 대체할 수 있는 가능성을 허용했다.

D. 제한사항

어뎁티브 설계를 사용하는 임상시험과 관련된 몇몇 제한 사항은 다음과 같다.

- 어뎁티브 설계는 잘못된 결론 도출의 기회를 증가시키지 않고, 추정치에 대한 편향을 유발하지 않도록 특정 분석방법을 필요로 한다. 복잡한 어뎁티브 설계의 경우에 그런 방법의 사용은 용이하지 않을 수도 있고, 종종 시뮬레이션은 아주 중요하다(6.A절).
- 어떤 면에서 효율성을 얻는다는 것은 다른 측면에서의 손실에 의해 상쇄될 수 있다. 예를 들어, 어뎁티브 설계로 제한이나 최소 및 예상 표본 수가 줄어들 수 있지만, 유사한 비-어뎁티브 설계에 비해 최대 표본 수가 증가될 수 있다.[8] 뿐만 아니라, 어뎁티브 설계 변경을 사전에 계획한다는 것은 설계 단계에서 더 많은 노력이 필요하므로 임상시험의 계획과 실행 사이의 중간시간(leading time)이 길어진다.
- 어뎁티브 설계의 사용은 적절한 임상시험 시행 및 임상시험의 순수성을 보장하는데 있어 실행 계획상의 문제가 추가된다. 특히 비교 중간결과에 대한 접근을 적절하게 제한하는 방법은 복잡할 수 있으며 임상시험 비용이 추가될 수 있다. 또한 어뎁티브 의사 결정이 최신의 신뢰성 있는 결과에 기초할 수 있도

8 최소 및 최대 표본 수는 만일 임상시험이 여러 번 반복되는 경우에 어뎁티브 설계 하에서 선택될 수 있는 최소 및 최대 표본 수이다.

록 고품질 중간 데이터를 적시에 이용 가능하게 하는 것은 어려운 일이다.

- 어뎁션을 통한 효율성 향상의 기회는 중요한 과학적 제약이나 특정 임상환경에 의해 제한될 수 있다. 예를 들어, 신빙성 있는 안전성 평가를 위해 최소한의 표본 수가 필요시 될 수 있다. 또한 임상시험 기간 중 모든 또는 대다수의 환자가 임상시험에 등록하는 데 걸리는 시간보다도 주관심의 제1 결과변수 확인에 더 많은 시간이 걸리는 경우에 특정한 유형의 어뎁션에는 제한적인 효용성이 있을 수 있다
- 임상시험 설계에서 어뎁티브 변경으로 인한 결과들은 어뎁션 이전의 결과와는 다를 수 있으므로, 결과의 해석에 어려움을 초래할 수 있다.

E. 어뎁션 선택

일반적으로, 임상시험 설계에서 어뎁션 요소를 사용할지 또는 사용하지 않을지는 앞 절에서 기술한 잠재적 장단점을 비롯한 많은 요인에 따라 결정된다. 또한 다양한 비과학적 고려 사항도 있을 수 있다. 간략하게 말하면, 임상시험을 설계하는 것은 복잡한 과정이며, 일반적 혹은 특정 환경에서 어뎁티브 설계의 사용을 요구하거나 제한하는 것이 이 지침서의 의도는 아니다. 그러나 FDA는 의뢰자가 다양한 연구 설계 옵션을 모색하기를 권장하고, EOP2(End-of-Phase-2) 또는 C-타입 미팅과 같은 규제 회의에서 해당 FDA 검토 부서와 그들의 고려 사항을 논의할 것을 권장한다.

3. 어뎁티브 설계 원리

일반적으로 효율성에 대한 실질적인 증거를 제공하기 위해 제안된 어뎁티브 임상시험의 설계, 실행, 그리고 분석은 4가지 핵심 원칙을 충족해야 한다. 잘못된 결론 도출 가능성이 적절히 통제되고, 치료 효과의 측정은 충분히 신뢰할 수 있어야 하며, 설계의 세부사항이 완전히 사전에 정해져야 하며, 임상시험의 순수성이 적절하게 유지되어야 한다. 효율성에 대한 실질적인 증거를 제공하려는 모든 임상시험은 이 4가지 원칙을 충족시켜야 하며, 다음 절은 어뎁티브 설계와 관련된 특정한 고려 사항을 개괄한다.

A. 잘못된 결론의 확률 제어

임상시험은 약물 시판 결정에서 핵심적인 역할을 하기 때문에 고려 중인 임상시험 설계로 인한 약물의 안전성이나 효율성에 대한 잘못된 결론이나, 안전성 혹은 효율성이 부족하다는 잘못된 결론, 또는 혜택-위험에 대한 전반적인 평가에 기여하는 임상적 매개변수에 대한 허위 측정으로 잘못된 결론을 초래할 가능성을 평가하는 것이 중요하다. 예를 들어, 어뎁티브의 특징이 1형 오류율을 부풀릴 수 있는 여러 가지 상황이 있다. 가장 확실한 예로는 다중 통계 가설 검정이 실행되는 경우이다. 계획된 피험자의 50%가 임상시험을 완료한 후에 약물 효능으로 임상시험을 잠정적으로 중단하려는 예비 테스트가 실행되는 그룹 순차 설계를 생각해 보자. 만일 임상시험이 조기에 중단되지 않는다면, 계획된 피험자의 100%가 임상시험을 완료하면 최종 테스트가 실행된다. 만일 이 2개의 테스트가 각각 기존의 0.025 단측 유의수준에서 실행되었지만 약물이 효과적이지 않다면, 임상시험 전체1형 오류의 가능성은 2.5%를 초과할 것이다. 이것은 아주 잘 알려진 문제이며, 임상시험 전체 1형 오류 확률이 2.5%로 제어되도록 중간분석 및 최종분석에 적절한 유의수준을 결정하는 다양한 방법이 있다(Jennison & Turnbull, 1999).

다중 가설 검정이 어뎁티브 설계 특징에서 잘못된 결론을 초래하는 유일한 것만은 아니다. 전반적인 임상시험 모집단 및 하위집단의 데이터를 임상시험 중간에 검토하고, 그 시점에서 더 큰 치료 효과를 가진 모집단을 계속될 연구를 위해 선택하는 어뎁티브 환자 모집단 선택에 대한 나이브한 접근 방식을 고려해보자. 만일 최종분석이 0.025 유의수준에서 선택된 모집단에서 수행되고, 환자 모집단을 선택하는데 사용된 것과 동일한 데이터가 포함된 경우에 1형 오류율은 2.5%를 초과할 것이다. 다른 어뎁티브 설계 특징들도 여전히 민감한 1형 오류율 인플레이션을 초래할 수 있다.

그러므로 귀무가설 검정을 포함한 임상시험을 위한 어뎁티브 설계 제안은 1형 오류율 인플레이션의 가능성을 다루어야 한다. 간단한 그룹 순차 설계와 같은 경우에(5.A절), 통계 이론을 사용하여 1형 오류율을 원하는 수준에서 제어되도록 하는 유의수준을 도출할 수 있다. 비-비교 중간결과를 기반으로 한 표본 수 재계산과 같은 경우는(4절), 기존 0.025 유의수준에서 분석하면 1형 오류율에 미치는 영향이 미미하다는 것을 보여줄 수 있다(Kieser & Friede, 2003). 많은 베이지안 어뎁티브 설계와 같은 경우에도(6.B절), 잘못된 결론 도출 가능성을 평가하기 위해 시뮬레이션을 사용하는 것이 중요할 수 있다(6.A절).

B. 치료 효과 추정

임상시험은 혜택-위험 평가가 용이하고, 신약에 라벨을 붙일 수 있도록 충분히 신뢰할 만한 치료 효과 측정치를 산출하여, 증거 기반으로 임상에 실제 실행을 가능하게 하는 것이 중요하다. 일부 어뎁티브 설계 특징은 치료 효과와 그와 관련된 변수의 측정에 통계적 편향을 유발할 수 있다. 예를 들어, 위의 3.A절에서 언급된 1형 오류율 인플레이션의 두 경우 각각은 편향된 측정치를 줄 수 있다.

특히, 어뎁션을 고려하지 않은 표본 평균과 같은 기존의 임상시험 끝(end-of-trial)의 치료 효과 측정치는 모집단의 참 치료 효과를 과대평가하는 경향이 있다. 이것은 어뎁션의 기초인 1차 결과변수뿐만 아니라 1차 결과변수와 관련된 2차 결과변수에 대해서도 마찬가지이다. 또한 1차 결과변수와 2차 결과변수에 대한 신뢰구간은 참 치료 효과를 올바르게 커버하지 못할 수도 있다.

일부 설계의 경우, 어뎁션과 관련된 편향을 줄이거나 제거하고, 평균 제곱 오차(mean squared error)와 같은 측정을 개선하기 위해 추정치를 조정하는 방법이 있다(예 : Jennison & Turnbull, 1999 : Wassmer & Brannath, 2016)[9]. 이러한 방법은 전향적으로 계획되어야 하며, 이 방법이 이용 가능할 때 결과 보고에 사용되어야 한다. 어뎁티브 설계에서의 편향된 측정은 현재 1형 오류율 인플레이션보다 덜 연구된 상황이며, 다른 설계에서는 이 방법이 사용될 수 없을 수도 있다. 이러한 다른 설계의 경우, 측정의 편향 정도를 평가해야 하며, 치료 효과 측정치와 관련된 신뢰구간은 그 해석에 있어 적절한 주의를 기울여야 한다.

C. 임상시험 계획

일반적으로 모든 임상시험에서와 같이[10] 어뎁티브 설계의 세부사항은 임상시험

---

9 평균 제곱 오차(mean squared error)는 편향(bias)과 가변성(variability)을 통합하는 측정치의 성능에 대한 평가이다.

10 FDA 업계를 위한 지침 『임상시험의 통계원칙(E9 Statistical Principles for Clinical Trials. 1998년 9월)』에서는 모든 임상시험에 대해 설계 및 분석 계획의 사전 서술을 권장하고 있다.

시작 전에 완전히 명시되고, 이에 따라 문서화될 것으로 기대된다(8.B절 참조). 예정된 계획에는 중간분석의 예상된 횟수와 시기, 어뎁션 유형, 사용될 통계 추론 방법, 그리고 어뎁션 결정을 관리하는 특정 알고리즘에 대한 사전 규정이 포함되어야 한다. 완전한 사전 명시는 여러 가지 이유에서 중요하다. 첫째, 여러 어뎁션 유형에 있어 만일 어뎁티브 의사결정의 측면이 계획되지 않는다면, 데이터가 수집되었을 때 잘못된 결론 도출의 가능성을 제어하고 신뢰할 수 있는 측정치를 산출할 적절한 통계 방법이 실현되지 않을 수 있다. 둘째, 완전한 사전 명시는 어뎁션 결정이 계획되지 않은 방식으로 축적된 지식에 기초하지 않았음에 대한 확신을 높인다. 예를 들어, 어뎁티브 의사결정 관련자(예 : 모니터링 위원)가 비교 중간 분석 결과에 접근할 수 있는 분산의 전체 비-비교 중간분석 측정치(pooled, non-comparative interim estimates)를 기반으로 계획된 표본 수 재계산 임상시험을 고려해 보자(4절 참조).

표본 수 변경을 위한 정확한 규칙을 포함하는 사전 명시는 어뎁션이 비교 결과에 대한 정보에 의해 영향을 받았을 수 있다는 우려를 감소시키고, 비교 중간결과(5.B절)에 근거한 변경을 설명하기 위한 통계적 조정의 사용을 배제한다.

마지막으로, 완전한 사전 명시는 설계 단계에서 신중하게 계획을 세우도록 독려하고, 비교 중간 데이터에 대한 불필요한 의뢰자의 접근을 제거할 수 있으며, DSMB가 어뎁티브 임상시험 실행하는데 포함된다면 그들의 주요 책임이 효율적으로 환자의 안전성과 임상시험의 순수성 유지에 초점을 맞추도록 할 수 있다.

비록 어뎁션을 관리하는 규칙의 사전 명시를 권장하더라도, 모니터링 위원회의 권고사항은 데이터의 전체성에 기초하여 예상 알고리즘에서 벗어나는 경우가 있을 수 있다. 이러한 융통성이 요구되는 경우, 사전 명시된 계획은 예상 알고리즘으로부터의 편차 가능성을 인지하고, 그러한 편차로 이어질 수 있는 요인의 개요를 설명하고, 알고리즘에 대한 엄격한 준수에 의존하지 않는 시험 및 추정 방법을 제안해야 한다. 완전히 예기치 못한 상황이 발생하면 가능한 빨리 FDA와 설계 변경 가능성을 논의할 것을 권장한다.

D. 임상시험 운영 및 청렴 유지

어뎁티브 설계는 추가적인 임상시험 운영 문제를 일으킬 수 있다. 축적하는 데이터에 대한 지식은 임상시험 과정과 실행에 영향을 미칠 수 있으며, 예측하기 어렵고 조정할 수 없는 방식으로 의뢰자, 연구자 및 임상시험 참가자의 행동에 영향을 줄 수 있다. 그러므로 일반적으로 어뎁티브 시험뿐만 아니라 모든 임상시험에서 비교 중간분석 결과에 대한 접근은 임상 시험을 수행 및 관리 관련자와 무관한 독립적인 전문가로 제한하도록 강력히 권고한다.[11] 비교 중간결과의 기밀 유지는 임상시험이 어뎁티브 기능을 포함할 때 특히 어렵다. 어뎁티브 임상시험에서 발생할 수 있는 두 가지 이슈의 예는 다음과 같다.

- 임상시험 연구자가 부적절하게 중간분석의 비교 결과에 접근할 수 있는 경우, 신뢰할 수 없는 데이터에 기초한 작거나 바람직하지 않은 측정 치료 효과에 대한 지식(정보)이 무효과라고 믿는 증거로 잘못 해석될 수 있으며, 이로 인해 임상시험 프로토콜 순응의 감소 및 환자 유치 노력의 감소로 이어지고 임상시험의 나머지 기간 동안에 누락 데이터의 양을 증가시킬 수 있다.
- 비교 결과에 근거한 표본 수 재계산 설계의 중간 분석(5.B절) 후에, 타깃된 표본 수가 증가하였다는 정보는 연구자와 잠재적 임상시험 대상자에게 예상보다 작은 중간 치료 효과를 나타낸다고 해석될 수 있어 차후 임상시험 등록을 저해하고 임상시험 성공을 위험에 빠뜨릴 수 있다.

일반적으로 이러한 문제 및 기타 유사한 문제들은 데이터를 수집한 후에는 조정할 수 없기 때문에 어뎁티브 설계 임상시험 계획은 임상시험 실행에서의 문제 원인과 결과 및 이러한 문제를 피하기 위한 계획의 고려가 포함되어야 한다. 계획서는 임상시험 기간 동안 정보와 문서에 대한 접근을 제어하는 과정을 기술해야 한다. 이것은 7절에서 더 자세히 논의된다.

4. 비-비교 데이터를 기반으로 한 어뎁티브 설계

이 절에서는 어뎁션이 비-비교 데이터 분석에 전적으로 기초하는 어뎁티브 임상시험 설계, 즉 치료 집단 배정에 관한 정보를 통합하지 않는 어뎁티브 임상시

11 이 권고는 FDA 업계를 위한 지침 『임상시험의 통계원칙(E9 Statistical Principles for Clinical Trials, 1998년 9월)』에도 수록되어 있다.

험 설계를 다룬다. 이러한 분석은 때때로 블라인드 또는 마스크 분석이라 부른다. 일반적으로 비-비교 데이터에 기초하여 적절하게 사전에 명시된 어뎁션은 1형 오류율에 영향을 미치지 않거나 미미한 영향을 미친다. 이것은 사건(event) 확률이나 결과 변수의 변동성에 대한 불확실성이 높은 여러 상황에 특히 매력적인 선택이다.

축적된 결과 데이터는 임상시험 어뎁션을 위한 유용한 기초를 제공할 수 있다. 치료 배정을 사용하지 않고서 결과 데이터를 분석하는 것을 통합분석(pooled analysis)이라 부른다. 통합된 결과 데이터에 기반한 어뎁티브 설계에서 가장 널리 사용되는 카테고리는 표본 수 어뎁션(블라인드된 표본 수 재계산이라고도 불린다)을 포함한다. 임상시험에서의 표본 수 계산은 다음과 같은 몇몇 요인에 달려있다. 원하는 유의수준, 원하는 검정력, 치료 배정으로 인한 가정된 혹은 목표로 삼는 결과 차이, 그리고 주요 관심사는 아니지만 통계적 비교에 영향을 줄 수 있는 추가적인 장애모수(nuisance parameter) 치료 반응과 같은 이항적 결과를 사용하는 임상시험에서 대조군에서의 반응이나 사건 확률은 일반적으로 불필요한 매개변수로 간주된다.

증상 점수와 같은 연속적 결과를 사용하는 임상시험에서 그 점수의 분산도 불필요한 매개변수이다. 불필요한 매개변수에 대한 누적 정보를 사용하여 원하는 검정력이 유지되도록 미리 명시된 알고리즘에 따라서 표본 수가 조정된다. 경우에 따라서는, 매개변수 자체가 치료 배정에 대한 지식에 의존하기 때문에 이러한 테크닉에는 불필요한 매개변수값을 측정하기 위한 통계적 모델링이 필요하다(Gould & Shih, 1992). 이러한 어뎁션은 일반적으로 1형 오류율을 부풀리지 않는다. 그러나 비열등성 또는 동등성에 대한 가설 검정을 하는 임상시험에서는 제한된 유형 1형 오류율 인플레이션의 가능성이 있다(Friede & Kieser, 2003). 의뢰자들은 이러한 시나리오에서 인플레이션의 정도를 평가해야 한다.

통합 결과 데이터에 기초한 어뎁션의 또 다른 예로는 예후 강화 전략에서 바이오마커 혹은 다른 기본적(baseline) 특성의 예후 정도에 대한 계획된 중간 재평가가 있다.[12] 예를 들어, 임상시험은 최종 사건 수를 증가시키기 위해 특정 바이오

12 FDA 초안 지침 『Enrichment Strategies for Clinical Trials to Support Approval of Human Drugs and Biological Products(2019년 3월)』에서 부가 논의 참조.

마커를 가진 환자들의 많은 등록을 목표로 할 수 있지만, 중간 통합 결과 데이터는 문제의 바이오마커가 통합 사건발생률(pooled event rate)에 예상되는 효과를 가지지 못한다는 것을 암시할 수 있으며, 이는 결과적으로 환자 모집 전략에 변화를 줄 수 있다.

5. 비교 데이터에 기초한 어뎁티브 설계

이 절에서는 비교 데이터의 중간분석에 기초하여 임상시험을 중단하거나 설계를 수정하기 위한 사전 명시된 규칙을 가진 여러 유형의 임상시험 설계에 대해 논의한다. 이러한 분석은 언블라인드 또는 마스크 없는 분석이라고 부르기도 한다. 일반적으로 이 절에 적용되는 몇몇 중요한 개념은 다음과 같다. 첫째, 비-비교 데이터에 기초한 어뎁션과 달리, 비교 데이터에 기초한 어뎁션은 일반적으로 1형 오류율을 직접적으로 증가시키고, 치료 효과 측정치의 편향을 유발한다. 따라서, 어뎁티브 임상시험 설계시에 통계 방법을 고려해야 한다. 둘째, 비교 중간분석을 기반으로 어뎁션이 이루어질 때, 적절한 임상시험 실행을 보장하는 추가적인 조치가 취해져야 한다. 이것은 7절에서 더 자세히 논의된다. 마지막으로, 중지 혹은 어뎁션 규칙은 치료 효과, 고정 표본 p-값, 임상시험 성공의 조건부 확률, 약물이 효과적이라는 베이지안 사후 확률, 혹은 임상시험 성공의 베이지안 예측 확률과 같은 여러 다양한 척도로 명시될 수 있다. 연구 설계의 운영 특성이[13] 적절하게 평가되는 한, 척도 선택은 상대적으로 그리 중요하지 않다.

A. 그룹 순차 설계

그룹 순차 임상시험은 임상시험 중지를 위해 미리 명시된 기준을 가지고 비교 데이터에 대한 한번 혹은 그 이상의 전향적으로 계획된 중간분석을 허용하는 설계이다. 순차적 분석을 포함하는 것은 예상 표본 수와 임상시험 시간을 줄이고, 안전하고 효과적인 신치료의 승인을 가속화함으로써 윤리 및 효율성의 장점을 제공

13 임상시험 운영 특성은 주어진 설계와 함께 임상시험의 속성이다. 예를 들면, 관심 있는 속성은 1형 오류율, 검정력, 예상되는 최소 및 최대 표본 수, 치료 효과 측정의 편향, 신뢰구간 범위(i.e. 임상시험을 여러 번 반복한다면 신뢰구간이 참 치료 효과를 포함할 확률) 등을 포함할 수 있다.

할 수 있다.

예를 들어, 단일 중간분석과 유효성을 위해 일반적으로 이용되는 중지 경계를 갖는 그룹 순차 설계는 비교 가능한 비-어뎁티브 고정 표본 임상시험에 비해서 임상시험의 예상 표본 수를 대략 15%까지 줄일 수 있다.[14]

그룹 순차 설계에는 규제 결정을 지원할 수 있는 효능에 대한 충분한 증거가 있거나, 임상시험이 효능을 입증하지 못할 증거가 있을 시의 임상시험 중단 규칙을 포함할 수 있는데, 이를 흔히 무익성으로 인한 임상시험 중단이라고 불린다. 그룹 순차 임상시험에서 유효성에 대한 다중 통계 가설을 각각 기존의 0.025 단측 유의수준에서 검정하는 것은 1형 오류율을 부풀리고, 따라서 잘못된 결론을 도출할 확률이 증가된다. 1형 오류율이 적절하게 제어되도록 중간분석 및 최종분석에서 적절한 중지 경계를 결정하는 다양한 방법이 존재한다.

예를 들어, O'Brien-Fleming 접근법은 효능으로 임상시험을 중단하기 위해서는 매우 설득력 있는 초기 결과를 필요로 한다(O'Brien & Fleming, 1979). Pocock가 제안한 것과 같은 대안 접근법은 설득력 있는 초기 결과를 덜 요구하며 임상시험이 조기 중지될 확률이 높다(Pocock, 1977). 이 접근법과 다른 접근법들은 중간분석의 수와 특정 표본 수, 또는 중간분석이 일어날 수 있는 사건 목표 수에 대한 전향적 계획에 달려있다.

Lan-DeMets alpha-spending[15] 접근 방법은 중간분석의 수와 타이밍을 결정할 수 있는 융통성을 제공하면서 임상시험 전반에 걸쳐 1형 오류율을 사용하는 방법에 대한 함수를 지정함으로써 조기 중지에 필요한 증거의 다양한 등급을 고려한다(Lan & DeMets, 1983).

타이밍의 유연성은 특정 중간 표본 수 또는 사건 수보다는 특정 시간에 모니터링 미팅의 일정을 잡는데 도움이 된다. 분석 횟수에서의 유연성은 예상보다 빠르거나 느린 환자 등록률을 수용하는데 도움이 될 수 있다. 그러나 만일 중간분석 시간이 축적된 비교 결과에 따라 선택된다면, 1형 오류율을 부풀릴 수 있다. 예를

14 결과에 대한 정보를 최대 환자 수의 절반에서 사용할 수 있고, 유효성에 대한 O'Brien–Fleming 중지 경계를 이용하는 중간분석을 가진 그룹 순차 설계는 모든 환자가 등록되고 그 결과를 확인하기로 계획된 단일분석을 사용한 설계와 비교할 때,(90% 검정력인)대립가설 하에서 임상시험의 예상 표본 수를 약 15% 줄인다.

15 임상 시험의 1형 오류율은 종종 그리스 문자 α(알파)로 표시된다.

들어, 현재의 중간분석 결과가 중지 경계에 가까워서 다음 중간분석을 원래 계획보다 더 빨리 실행하도록 조정하는 것은 적절하지 않다. 이러한 Lan-DeMets 알파-소비 접근법의 잠재적 이슈로 인해 의뢰자는 임상시험이 시작한 후의 중간분석 횟수 또는 타이밍을 변경하기 위한 의사결정 프레임워크뿐만 아니라 목표한 중간분석 횟수와 대략적인 중간분석 실행 일정과 같은 추가 보호 수단을 제공해야 한다. 의사결정 프레임워크는 측정된 치료 효과와는 통계적으로 독립적인 정보[예 : 등록률 또는 물류 일정관리(scheduling)]를 기반으로 해야 한다. 예를 들어, 만일 환자 등록이 사전에 지정한 목표보다 상당히 느리다면, 의사결정 프레임워크는 추가 분석을 계획하면서 반년마다 중간분석을 명시할 수 있다.

그룹 순차 임상시험의 적절한 설계, 수행 및 분석을 보장하기 위한 추가 고려사항이 많이 있다. 첫째, 그룹 순차 방법이 타당하기 위해서는 전향적 분석 계획을 준수하고 중지 기준이 충족되는 경우에만 효능 임상시험을 종료하는 것이 중요하다. 둘째, 무익성으로 임상시험을 조기 중단하는 지침은 적절하게 이행되어야 한다. 임상시험 설계는 종종 비-바인딩 무익성(nonbinding futility) 규칙을 채택하는데, 무익성 조기 중단 기준은 사용 가능한 중간결과의 전체에 따라 따를 수도 있고 따르지 않을 수도 있는 지침이다. 고정 표본수 임상시험 혹은 유효성을 위한 적절한 그룹 순차 중지 규칙을 가진 임상시험에 그런 비-바인딩 무익성 지침을 추가하는 것은 1형 오류율을 증가시키지 않으며, 종종 적합하다. 대안적으로 그룹 순차 설계는 무익성 기준에 충족된다면 임상시험이 항상 중단해야 하는 바인딩 무익성(binding futility) 규칙을 포함할 수 있다. 바인딩 무익성은 유효성 분석에서 몇몇 장점(예 : 유효성 결정을 위한 완화된 임계값)을 제공할 수 있지만, 1형 오류율은 중지 규칙을 준수하는 경우에만 제어된다.

따라서 만일 임상시험이 명시된 바인딩 무익성 규칙을 충족했음에도 불구하고 임상시험이 계속된다면, 규제 기관은 그 임상시험이 최종 분석의 결과와 상관없이 효능의 증거를 제시하지 못했을 가능성이 높다고 간주할 것이다. 일부 DMC는 비-바인딩 무익성 지침의 유연성을 선호할 수도 있다.

셋째, 유효성으로 조기 종료된 임상시험은 안전성 평가와 잠재적으로 중요한 2차 유효성 결과 변수에 대한 표본 수가 작다. 따라서, 유효성으로 조기 종료하는 것은 일반적으로 강력한 윤리적 이유(예 : 1차 결과변수가 생존 또는 회복 불가능한 질병) 혹은 조기 종료가 예상되는 치료 효과 크기나 치료 효과의 증거의 강도 측면에서 아주 설득력 높은 결과를 요구하는 상황에서 보전된다. 어떤 경우에는 초기 그룹 순차적 중간분석을 얼마나 빨리 수행할지 또는 안전성에 대한 신뢰성 있는 평가를 위해 예상되는 최소 표본 수 때문에 중간분석을 해야 할지에 대한 제한이 있을 수 있다. 예를 들어 예방 백신 임상시험에서는 종종 이런 일이 발생한다.

마지막으로, 그룹 순차 설계가 사용될 때, 표본 평균과 같은 치료 효과의 기존 고정 표본 측정치는 실제 값보다 더 큰 치료 효과로 편향되는 경향이 있다. 마찬가지로, 신뢰구간은 원하는 범위(coverage) 확률을 가지지 못한다. 따라서 그룹 순차 중지 규칙을 적절하게 조정하는 추정치와 신뢰구간을 계산하는 여러 방법이 있다(Jennison & Turnbull, 1999). 임상시험 결과의 과학적, 통계적 신뢰성을 보장하고 중요한 이익-위험 고려 사항을 용이하게 하기 위하여, 그룹 순차 설계를 적절하게 설명하는 측정치와 신뢰구간을 계산하는 접근 방법을 미리 계획하고, 결과 보고에 사용해야 한다.

B. 표본수에 대한 어뎁션

어뎁션 접근의 하나는 치료 배정 정보에 활용할 분석에서 나온 장애모수(nuisance parameter, 통계적 추론에서 추론의 대상이 아닌 알 수 없는 모수)의 중간 측정치에 기초하여 표본 수 변경을 전향적으로 계획하는 것이다. 예를 들면, 개별 치료 집단의 변량 값을 통합하여 연속적 결과변수의 변량을 측정하거나 혹은 제어 집단에서 나온 데이터에만 기초하여 제어 집단의 이항 결과변수를 측정하는 테크닉들이 있다. 이러한 접근 방식들은 일반적으로 1형 오류율에 영향을 주지 않거나 영향이 미미하다. 그러나 장애모수의 비-비교의 통합 중간 측정치를 기초로 하는 어뎁션과는 달리(4절), 이러한 어뎁션들은 치료 배정 정보를 포함하므로 임상시험의 순수성을 유지하기 위한 추가 단계가 필요하다(7절).

또 다른 어뎁션 접근의 하나로 비교 중간분석 결과에(즉, 치료 효과의 중간 측정치에) 기초하여 표본 수 변경을 전향적으로 계획하는 것이 있다. 이것은 언블라인드된 표본 수 어뎁션 또는 블라인드된 표본 수 재계산이라도 불린다. 표본 수 결정은 제어 집단에서의 이벤트율(반응률), 제1 결과변수의 가변성, 1형 오류율, 가설에서 정한 치료 효과 크기 및 이 치료 효과를 검출하기 위한 검정력 등과 같은 여러 요소에 달려있다. 4절에서는 설계 단계에서 결과 변수 혹은 제어 집단에서의 이벤트율(반응률)의 가변성의 불확실성을 다루기 위해 비-비교 중간분석 결과를 기반으로 한 잠재적 어뎁션을 기술한다.

반대로, 실제 치료 효과 크기에 대해 상당한 불확실성이 있는 경우에 비교 중간분석 결과를 기반으로 한 표본수 어뎁션을 가진 설계가 사용될 수 있다. 그룹 순차 임상시험과 마찬가지로 비교 중간분석 결과를 기반으로 한 표본 수 어뎁션을 가진 설계는 타당한 효과 크기 범위 내에서 적절한 검정력을 제공할 수 있으므로, 치료 효과의 실제 크기가 가정된 것보다는 작지만 여전히 임상적으로 의미가 있다면 임상시험은 적절한 검정력을 갖게 될 것이다. 또한, 일부 설정에서 표본 수 변경을 위해 미리 명시된 규칙을 추가하면 특정 운영 특성과 관련하여 효율성 이점을 제공할 수 있다.

적절한 조정 없이 임상시험의 표본 수를 무차별적으로 수정하면 1형 오류율이 높아질 수 있다. 중간분석의 치료 효과 측정이 최종 표본 수 수정을 위해 사용되는 한 번의 중간분석을 갖는 설계를 고려해 보기로 하자. 만약 임상시험이 끝난 시점에서 전형적인 0.025 유의수준으로 가설검정을 실시하면, 1형 오류율이 두 배 이상으로 증가할 수 있다(Proschan & Hunsberger, 1995).[16] 따라서, 이러한 유형의 어뎁션 설계가 있을 때, 1형 오류율을 적절하게 제어하기 위해서는 사용 가능한 다양한 방법 중 하나를 사용해야 한다. 예를 들어, 가설 검정 접근법은 미리 계획된 방식 혹은 조건부 1형 오류율의 보전을 통하여 임상시험의 다른 각각 단계들에서 나온 테스트 통계 혹은 p-값의 통합을 기반으로 하여 개발되었다(Bauer & Kohne 1994 : Fisher 1998 : Cui et al., 1999 : Denne, 2001 : Müller & Schäfer, 2001 : Chow & Chang, 2011). 이러한 접근법은 미래의 중간분석의 수 및 간격과 같이 최대 표본 수 이외의 샘플링 계획의 측면에 대한 어뎁션도 수용한다.

그룹 순차 설계에 관한 5.A절에서 논의된 어뎁션 계획의 준수, 안전성 평가 및 치료 효과의 측정에 관한 추가 고려 사항은 비교 데이터를 기반으로 한 표본 수 어뎁션을 갖는 설계에도 적용된다. 참고로, 향후 계획에는 사용될 통계적 가설검정 방법뿐만 아니라 표본 수 수정을 관장하는 특정 규칙의 사전 명시도 포함되어

---

16 이행된 두 차례 분석을 조정하기 위해서 본페로니(Bonferroni) 방법을 이용하는 것은 적절치 못하다는 것을 의미한다.

야 한다. 마지막으로, 표본 수의 어뎁션이 있을 때, 임상시험의 순수성 유지에 추가적인 어려움이 있다. 예를 들어, 표본 수 수정 규칙은 종종 임상시험 종료 시 통계적으로 유의한 치료 효과의 조건부 확률을 원하는 수준(종종 조건부 검정력이라고 지칭) 혹은 그 비슷한 기대 수준을 유지하는 것에 기반한다. 이 시나리오에서 어뎁션 규칙과 어뎁티브로 선택된 표본 수에 대한 지식은 치료 효과의 중간 추정치를 비교적 간단한 후향 연산(back-calculation)을 할 수 있게 한다. 따라서 임상시험의 순수성을 유지되도록 이러한 세부 지식을 가진 담당자를 제한하는 추가 단계를 거쳐야 한다(추가 논의는 7절 참조).

이 절에서 논의한 원칙은 어뎁티브 설계가 비교 중간분석 결과를 기반으로 한 총 이벤트(반응) 수를 전향적으로 계획된 수정을 허용하는 특정 이벤트까지의 시간 결과변수(생존분석)을 사용한 임상시험에도 적용된다.

그러나 6.C절에서 더 자세히 논의되는 몇 가지 특별한 추가 고려 사항이 있다.

C. 환자 모집단에 대한 어뎁션(예 : 어뎁티브 강화)

많은 상황에서 임상시험 환자 모집단의 특정 하위집단에서 치료 효과가 더 커질 것으로 예상할 수 있다. 예를 들어, 이 부분 집단은 인구학적 특성 혹은 약물의 작용 기전과 관련이 있다고 생각되는 유전적 또는 생리학적 지표에 의해 정의될 수 있다. 그러한 상황에서, 비교 중간분석 결과에 기반한 환자 모집단에 대한 어뎁티브 변경을 허용하는 설계가 고려될 수 있다. 예를 들어, 임상시험은 중간분석을 통해 전체 모집단을 대상으로 등록할 수 있으며, 전체 환자 모집단에 등록을 계속할지, 혹은 앞으로는 표적 하위집단에만 등록을 제한할지 여부를 미리 정한 기준에 따라 결정할 수 있다. 중간분석 전후에 축적된 데이터는 표적 집단에서의 치료 효과에 대한 추론을 도출하기 위하여 통합될 수 있다. 종종 어뎁티브 강화(adaptive enrichment)[17]설계라고 불리는 이런 유형의 설계는 비-어뎁티브 설계보다는 이점을 줄 수 있다. 특히 이러한 어뎁티브 설계는 전체 모집단의 비-어

---

17 어뎁티브 강화(adaptive enrichment)란 이 용어는 예를 들어 산업체를 위한 FDA 초안 지침인 『인체 의약품 및 생물학적 제제의 승인을 지원하는 임상시험을 위한 강화전략(Enrichment Strategies for Clinical Trials to Support Approval of Human Drugs and Biological Products. 2019년 3월)』에서 사용된다.

뎁티브 고정 표본 설계와 같은 표본 수에서 더 큰 검정력[18]을 제공할 수 있다. 또한, 표적 하위집단에 등록을 제한하는 임상시험과는 달리, 어뎁티브 설계는 비-표적(보완적인complementary) 하위집단에서 실험 치료의 평가를 가능하게 한다.

환자 모집단에 대한 어뎁티브 수정을 허용하는 설계에는 (1) 비교 중간분석 결과를 기반으로 주요 분석에서 평가된 모집단 및 등록된 인구 집단과 같은 설계 특징의 변경, (2) 표적 하위집단(subpopulation)과 전체 모집단과 같은 여러 집단의 가설검정을 포함한다. 따라서 통계적 가설검정 방법은 두 가지 다중성의 원천을 모두 고려해야 한다. 예를 들어, 적절한 다중검정 절차를 사용하면서, 미리 계획된 방식으로 임상시험의 여러 단계에서 나온 테스트 통계치 또는 p-값을 통합하는 것이 하나의 접근 방법이다(Wassmer & Brannath, 2016). 이러한 접근 방법은 잠재적으로 표본 수 또는 특정 하위집단에서 등록된 환자의 비율(예 : 하위집합에 대한 등록을 완전히 제한하는 대신에 하위집단의 비율을 증가)에 대한 어뎁션을 수용할 수도 있다.

그룹 순차 설계와 표본 수에 대한 어뎁티브 수정의 설계에 대해 이전에 논의된 것 이외에도 여러 중요한 고려 사항이 있다. 첫째, 어뎁티브 강화 설계(Adaptive Enrichment Design)의 경우, 환자 모집단에 대한 제안된 어뎁티브 변경은 이익-위험 프로파일이 특정 하위집단에서 가장 유리할 것이라는 이전의 임상시험(예 : 초기 임상단계) 및 또는 강력한 생물학적 타당성(plausibility)에 의해 동기 부여되어야 한다.

둘째, 치료 효과를 수정할 것으로 생각되는 베이스라인 특성이 본질적으로 이항이 아닐 경우라면, 하위집단을 정의하는데 사용되는 임계값은 적절하게 타당성이 전제되어야 한다. 셋째, 표적 하위집단의 식별은 시험관 내 동반 진단 기기 또는 테스트의 사용에 따라 달라질 수 있다. 이 시나리오에서 진단 기기는 적절한 성능을 가지는 특징을 갖추어야 한다.[19] 마지막으로, 보완적 하위 모집단에서 치

18 이 맥락에서 검정력(power)은, 예를 들어, 표적 집단이나 전체 모집단에서 참 치료효과를 성공적으로 식별하는 확률로 정의될 수 있다.

19 산업체를 위한 FDA 지침 In Vitro Companion Diagnostic Devices(2014년 8월)참조. FDA 직원을 위한 FDA지침 『Principles for Codevelopment of an In Vitro Companion Diagnostic Devices with a Therapeutic Product(2016년 7월)』 참조. 이 지침서는 최종으로 되면, 이 주제에 대한 FDA의 현재 생각을 나타낼 것이다. 가장 최신의 지침에 대해서는 FDA 지침(https://www.fda.gov/RegulatoryInformation/Guidances/default.htm.) 확인.

료 효과를 특정하도록 설계되어야 하는 임상시험의 범위는 강화에 대한 병태생리학적 또는 경험적 근거, 약물의 독성, 하위 모집단을 정의하는 베이스라인 마커의 분포, 하위 모집단을 정의하는 임계값에 대한 정당화, 그리고 표적 하위 모집단에 대한 승인이 제한적일 경우 보완적인 하위 모집단에서의 오프라벨(off-label) 사용 가능성과 같은 여러 요인들에 달려 있다.

D. 치료 집단 선택에 대한 어뎁션

또 다른 어뎁션 방법은 비교 중간분석 결과를 바탕으로 임상시험에 포함될 치료 집단에 대한 변경을 전향적으로 계획하는 것이다. 치료 집단들의 추가 혹은 종료가 변경에 포함될 수 있다. 이러한 종류의 설계는 초기 임상시험 탐색적 용량-범위 임상시험에서 자주 사용되었다. 어뎁티브 용량-범위 임상시험은 여러 용량으로 시작하여, 비-어뎁션 설계와 관련하여 용량-반응 관계의 개선된 특성을 제공하고 향후 확증 임상시험에 평가할 용량들 혹은 최적 용량의 선택을 할 목적으로 비교 데이터에 기초한 중간분석을 지속적인 평가를 위한 용량을 선택에 통합한다.

예를 들어, 지속적 재평가 방법(Continual Reassessment Method, CRM)은 신약의 최대 내약 용량을 신뢰성 있고 효율적으로 추정하기 위하여 관찰된 독성을 기초로 초기 단계 임상시험에서 평가된 용량을 어뎁티브로 높여가는 접근법이다(Le Tourneau et al., 2009). 어뎁티브 치료 집단 선택은 유효성에 대한 실질적인 증거를 제공하려는 임상시험에서도 가능하다. 예를 들어, 두 가지 용량 중 하나 또는 모두가 유리한 이익-위험 프로파일을 가질 가능성이 있는 환경에서 용량 중 하나를 조기 종료할 수 있는 순차적 분석을 가진 어뎁티브 설계는 다른 비-어뎁티브 설계보다 더 효율적인 방식으로 과학적 목적을 달성할 수 있다. 이러한 어뎁티브 설계는 원칙적으로 등록될 추가 환자의 수(표본 수) 및 계속 이행될 치료 집단에 대한 무작위 비율과 같은 설계의 추가 측면에 대한 중간 변경을 허용한다.

약물 효율성에 대한 실질적인 증거를 제공하려는 임상시험의 경우, 통계 가설 검정 방법은 임상시험에서 평가된 여러 용량 중에서 최적 용량 혹은 최적 용량의 어뎁션 선택뿐만 아니라 임상시험의 조기 중지 혹은 미래의 표본 수를 수정하는 가능성과 같은 추가 어뎁티브 수정을 고려해야 한다.

효율성 또는 무익성으로 특정 투여량에 대한 환자 등록을 잠재적으로 중단하기 위한 중간분석을 포함한 하나 이상의 용량이 있는 단순 설계의 경우, 전형적인 그룹 순차적 검정 방법은 평가된 여러 용량들에 대한 1형 오차율을 제어하기 위한 다중검정 접근법과 함께 사용될 수 있다. 만일 설계가 표본 수 수정과 같은 추가 어뎁션을 허용한다면, 표본 수 및 모집단 어뎁션에 대해 설명했던 것과 같은 방법이 사용되어야 한다. 다른 어뎁티브 설계와 마찬가지로, 사전 계획이 중요하며, 검정 방법뿐만 아니라 치료 집단 선택 및 기타 잠재적 중간 수정에 대한 특정 어뎁션 규칙의 사전 명시도 포함해야 한다. 3절에 설명된 원칙을 따를 경우, 일반적으로 용량 선택 및 선택된 용량(전체 데이터를 기반으로)의 유효성 확인을 통합한 심리스 설계가 고려될 수 있다.

어뎁티브 치료군 선택의 특별한 경우는 질병에 대한 적절한 제어를 위해 하나 이상의 실험 치료법을 비교하기 위해 설계된 일종의 어뎁티브 플랫폼 임상시험(platform trial)의 상황에서 일어난다(예 : Woodcock & LaVange, 2017). 효율성 향상을 위해 자주 결합되는 이러한 임상시험의 두 가지 특징은 공통 제어 집단의 사용과 지속적 연구를 위한 중간분석에서 유망한 치료법을 선택하는 전향적으로 계획된 어뎁션의 사용이다. 이러한 임상시험은 하나 이상의 의뢰자로부터의 연구 조사원을 포함할 수 있고, 정해지지 않은 기간 동안 수행될 수 있으며, 종종 복잡한 어뎁션을 포함하기 때문에, 그런 임상시험들은 일반적으로 FDA와의 광범위한 논의가 이루어져야 한다.

E. 환자 배정에 대한 어뎁션(Adaptations to Patient Allocation)

이 절에서는 환자 배정에 대한 다음과 같은 2가지 유형의 어뎁션을 고려한다(베이스라인 데이터의 비교에 기반한 어뎁션과 결과 데이터의 비교에 기반한 어뎁션). 첫 번째 유형은 공변수-어뎁티브 치료 배정(covariate-adaptive treatment assignment)으로, 환자의 치료 배정이 일부분 혹은 전적으로 환자 자신의 베이스라인 특성과 이전에 등록한 환자의 베이스라인 특성 및 치료 배정에 의존한 기술이다. 이러한 접근법은 베이스라인 공변수에 대한 치료 집단 간의 균형을 증진하기 위하여 사용된다. 공변수-어뎁티브 무작위(covariate-adaptive randomization)로 잘 알려진 예는 잠재적인 예후 공변수에서의 치료 집단 간 차이를 최소화하는 방식으로 연이은 환자 각각에게 치료를 배정하는 최소화(minimization)방법이 있다(Pocock & Simon, 1975). 공변수-어뎁티브 치료 배정 기법은 적절한 방법(일반적으로 randomization or permutation 테스트)으로 분석할 때 1형 오류율을 직접적으로 증가시키지 않는다. 이러한 기법은 단순 무작위에 비해 치료 배정의 예측 가능성을 높일 수 있지만, 이 예측 가능성은 완벽하게 결정론적인 치료 배정을 방지하기 위해 추가 무작위 요소를 사용하여 완화될 수 있다.

두 번째 유형은 반응-어뎁티브 무작위(response-adaptive randomization)로, 이전에 등록한 피험자들의 누적 결과 데이터에 기초하여 새로 등록한 피험자가 치료 집단에 배정될 확률이 임상시험 과정 동안 달라진다. 다양한 반응-어뎁티브 무작위 기법이 있으며, 그 중 일부는 승자(play the winner) 설계와 같은 이름으로 표현된다. 반응-어뎁티브 무작위의 사용을 위해 통계적, 윤리적, 실용주의적 근거가 제시되는 경우가 있다.

통계적으로, 반응-어뎁티브 기술은 경우에 따라 검정 통계량의 변량을 최소화할 수 있으므로 짧은 임상시험, 더 적은 표본 수와 더 큰 통계 검정력으로 이어진다. 반응-어뎁티브 무작위 배정에 대한 윤리적 주장은 설계 특성이 더 많은 피험자를 더 유망한 치료 집단에 배정할 수 있다는 것이다. 마지막으로, 실용적 주장은 이 설계 특징을 가진 임상시험은 잠재적 임상시험 참여자에게 매력적일 수 있기 때문에 환자 모집을 용이하게 하고 속도를 높일 수 있다는 것이다. 반응-어뎁티브 무작위에 대한 논의는 논란의 여지가 있으며, 일부 연구자들은 결정적이지 않은 중간분석 결과를 진행 중인 임상시험에서의 무작위 배정 변경에 사용해서는 안 되며, 통계적 효율성은 무작위 비율 조정을 정당화하기 위한 두 집단 임상시험에서 크게 향상되지 않는다고 생각한다(Hey and Kimmelman, 2015 및 동반 논평).

적절한 통계 분석기술을 사용할 때 반응-어뎁티브 무작위만으로는 일반적으로 임상시험의 1형 오류율이 증가하지 않는다. 분석방법이 임상시험의 설계를 적절하게 고려한다는 것을 보장하는 것이 중요하다. 마지막으로, 결과 데이터를 기반으로 하는 많은 다른 어뎁티브 기술과 마찬가지로, 반응-어뎁티브 무작위는 결과 변수가 비교적 단시간에 확인되는 임상시험에 가장 효과적이다.

F. 결과변수 선택에 대한 어뎁션(Adaptations to Endpoint Selection)

이것은 비교 중간분석 결과에 기초한 제1 결과변수의 선택에 대한 어뎁티브 변경을 허용하는 설계이다. 그러한 설계는 FDA가 허용할 수 있는 제1 결과변수로 간주되는 여러 환자 결과에서의 치료 효과 크기에 대한 불확실성이 동기가 될 수 있다. 다른 어뎁티브 설계와 마찬가지로, 어뎁션 규칙은 미리 명시되어야 하며, 통계적 가설검정 방법은 어뎁티브 결과변수 선택을 고려해야 한다. 결과변수 선택은 중요한 임상적 고려 사항을 포함하기 때문에 그러한 설계를 고려할 때는 FDA의 검토 부서와 초기에 논의할 것을 권장한다.

G. 다중 설계 특징에 대한 어뎁션(Adaptations to Multiple Design Features)

이 지침서에서 논의된 어뎁티브 설계 기능의 두 가지 이상을 결합하는 것은 임상시험을 더 복잡하게 할 수 있다. 이러한 복잡한 설계에도 보다 단순한 어뎁션 설계와 동일한 일반 원칙이 적용된다. 다중 어뎁티브 특징을 포함하는 설계에 대한 1형 오류율 및 기타 운영상 특징을 평가하는 것이 특히 어려울 수 있다. 임상시험 시뮬레이션(6.A절)은 임상시험 설계를 평가하는 데에 있어 중요한 경우가 많다.

6. 특별한 고려 사항 및 주제 (SPECIAL CONSIDERATIONS AND TOPICS)

A. 어뎁티브 설계 계획의 시뮬레이션 (Simulations in Adaptive Design Planning)

임상시험 시뮬레이션은 일반적으로 임상시험 계획 및 설계에 있어 중요한 역할을 하며, 어뎁티브 임상시험에서 특히 중요하다. 예를 들어, 중간분석의 횟수와 시기를 선택하거나 유효성 또는 무익성을 선언하기 위한 검정 통계의 적절한 임계값을 결정하는데 시뮬레이션이 사용될 수 있다. 시뮬레이션은 대안 설계의 성능을 비교하는 데도 유용할 수 있다. 어뎁티브 임상시험 설계에서의 시뮬레이션의 주요 용도는 임상시험 운영특성(operating characteristics)을 평가하고 이러한 운영 특성이 원하는 수준을 충족시키는지를 입증하는 것이다.

전통적 비-어뎁티브 임상시험은1형 오류율이 원하는 수준으로 제어됨을 보장하고, 임상시험 검정력의 측정값을 구하기 위한 통계 이론에 일반적으로 의존해 왔다. 가장 간단한 경우, 고정 표본 수 임상시험 설계에서 단일 결과변수를 테스트할 때, 일반적으로 최종 임상시험 통계량이 특정 점근선적인(asymtotic) 확률 분포를 가지며[20], 추론 및 운영 특성이 이 분포의 속성에 근거하다는 것을 보여준다. 전통적 그룹 순차 설계와 같은 많은 어뎁티브 설계에서, 수학적으로 점근선적인 확률 분포와 그 분포에 대한 기본 추론 및 계획을 도출하는 것도 마찬가지로 가능하다.

그러나 일부 어뎁티브 설계의 경우, 검정 통계량과 관련된 분포를 도출할 수 없거나, 혹은 분포 자체가 계산상 다루기가 쉽지 않다. 이는 분석 시점을 결정하기 위해 예측 확률 모델을 사용하는 설계 혹은 여러 요소를 어뎁트하는 설계와 같이 보다 복잡한 어뎁티브 설계의 경우에 그러하다. 이러한 경우, 임상시험 시뮬레이션을 통해 임상시험 운영 특성을 추정할 수 있다. 예를 들어, 1형 오류율 및 검정력에 대해 이 접근법의 기본 논리는 다양한 가정에 기초하여 임상시험의 많은 사례를 시뮬레이션하고, 각 조건 하에서 치료 효과의 결론을 뒷받침하는 미리 결정된 기준에 충족하는 시뮬레이션 비율을 평가하는 것이다.

1형 오류율을 측정하기 위한 시뮬레이션의 경우, 가상의 임상시험이 귀무가설과 호환되는 일련의 가정 하에 시뮬레이션 한다. 그러한 가정의 각 세트 하에서 거짓 양성 결론을 내는 시뮬레이션된 임상시험의 비율은 이러한 가정하에서의 1형 오류율 측정값으로 간주된다. 거의 모든 경우에, 귀무가설과 잠재적으로 호환할 수 있는 무수한 수의 시나리오가 있다. 1형 오류율을 측정할 때 고려해야 할 시나리오를 식별하는 것은 어려울 수 있고 또한 의학적 및 수학적 고려 사항의 결합에 달려있다.

이러한 시나리오에는 장애모수(nuisance parameter)에 관한 다양한 가정을 포함할 수 있다. 이러한 잡다한 매개변수에는 증상 범위의 변량 또는 대조군에서의 반응률과 같은 통계적 매개변수와 임상시험에 대한 환자 모집 속도와 같은 운영 매개변수를 포함할 수 있다. 예를 들어, 매우 낮은 생존율을 보이는(예 : 6개월

20 검정 통계량의 점근적 분포(Asymptotic distribution of a test statistic)는 표본 수가 커질 때, 그 통계량의 대략적인 확률 분포다.

의 중간 생존 시간) 종양 지표에서 실험 치료법과 위약(placebo) 간 2년의 사망률을 비교하는 임상시험을 고려해보자. 귀무가설은 두 집단에서의 동일한 사망률이다.

이 귀무가설과 일치하는 가능한 시나리오에는 5%, 50%, 99%, 99.01% 등의 동일한 사망률이 포함된다. 귀무가설과 호환되는 모든 시나리오를 시뮬레이션하는 것은 불가능하지만, 잠재적 거짓 양성(false positives)의 그럴듯한 범위를 적절하게 나타내는 제한된 시나리오 세트를 결정하는 것이 가능할 수 있다. 이 예에서 의학 전문가들은 예를 들어 질병에 대한 문헌 및 임상경험을 토대로 위약 집단의 2년 이내 사망률이 75% 미만인 시나리오를 쉽게 배제할 수 있다. 수학적 고려 사항도 1형 오류율 측정을 위해 시뮬레이션해야 하는 시나리오를 결정하는데 중요한 역할을 할 수 있다. 특정 시나리오는 모노톤(monotonicity, 단조성)에 기반한 다른 시나리오보다 반드시 낮은 1형 오류율을 가진다고 주장할 수 있다.

많은 경우 임상적, 수학적 고려를 한 후에도 귀무가설(null assumptions)의 모든 경우에 대한 1형 오류율을 측정하는 것은 불가능하다. 그럴듯한 값의 범위에서 시뮬레이션을 수행하고, 최대 1형 오류율이 다루는 범위 내에서 원하는 레벨을 초과하지 않을 것 같은 시뮬레이션에서의 결과 전체를 근거로 논하는 것이 일반적이다. 위의 예제에서 시뮬레이션은 위약 및 실험 치료 사망률을 75, 80, 85, 90, 95, 99%로 두고 실행될 수 있다. 만일 각 시나리오에서 측정된 1형 오류율이 0.025 이하라면, 이는 위약 집단의 사망률이75%와 99% 사이를 가진 모든 시나리오에서 1형 오류율이 적절하게 통제되었다는 충분한 증거로 간주될 수 있다. 그러나 어떤 접근법을 사용하더라도 임상시험 종료 시점의 평가에서는 통계적 추론이 적절한지 고려해야 하며, 그 결론이 잡다한 매개변수에 대한 누적된 정보에 비추어 정당화되는지를 고려해야 한다. 이 예제에서 만일 관찰된 위약 사망률이 예기치 않게 50% 였다면, 추가적인 시뮬레이션이 필요하다.

또 다른 복잡한 요소는 다중 결과변수의 존재이다. 만일 의뢰자가 여러 임상 결과변수를 테스트하고 모든 결과변수에서 집단별(familywise) 1형 오류율을 제어하려 할 때, 귀무가설 시나리오는 각 개인에 대한 모든 결과변수를 시뮬레이션해야 하며, 이는 여러 결과변수의 상관성 구조에 대한 정보가 필요할 수 있다. 일반적으로 이것은 임상시험 시뮬레이션에서 다루기에는 너무 복잡한 문제이다. 그러나 어떤 경우에는 여러 결과변수들 간의 독립성을 가정하는 것이 1형 오류율의 상한 경계를 줄 것이라고 주장할 수 있다. 예를 들어, 다중 테스트를 제어하기 위하여 본페로니(Bonferroni) 또는 홈(Holm) 접근 방식을 사용하는 경우에도 마찬가지이다[21].

시뮬레이션 실험(반복)의 수에 달려있는 시뮬레이션된 운영 특성의 정확도를 고려하는 것이 중요하다. 제안된 임상시험 설계에 대한 이해와 검토를 용이하게 하기 위하여 시뮬레이션 반복 횟수는 충분해야 한다. 예를 들어, 시나리오 당 100,000회 반복을 사용하면, 대략 ±0.1%의 폭으로 측정된 1형 오류율에 대한 95% 신뢰구간을 확보할 수 있으며, 이는 대부분의 경우 충분하다. 이것은 측정된 1형 오류율의 매우 작은 차이를 식별할 수 있으며, 이는 경우에 따라 중요할 수 있다. 일반적으로 다른 시뮬레이션 시나리오에 대해 서로 다른 임의의 난수 생성값(random seeds, 정의된 범위 내에서 무작위로 추출된 수)를 사용하는 것이 바람직하고, 그렇게 하면 시나리오 전반에 걸쳐 일관되게 비정상적인 결과를 피할 수 있다. 어떤 경우에는 1형 오류율 측정에 적은 반복으로도 충분한 경우도 있다. 예를 들어, 만일 특별하게 미세한 시나리오 범위가 탐색되고 모든 시나리오가 원하는 수준 이하의 측정된 1형 오류율을 갖는다면, 10,000번의 반복을 사용하는 것으로 충분할 수 있다. 또한, 만일 1형 오류율 측정치에 대한 95% 신뢰구간의 상한값이 원하는 수준보다 낮다면, 일반적으로 보다 적은 횟수의 시뮬레이션이 사용될 수 있다.

임상시험 시뮬레이션은 복잡한 어뎁티브 설계에서 검정력이나 예상 표본 수, 예상 시간 및 치료 효과 측정치의 편향과 같은 기타 관련 운영 특성을 측정하는 데 사용될 수도 있다. 이들을 측정하는 데에도 1형 오류율 측정에서와 유사한 고려 사항이 적용된다. 그러나 1형 오류율 측정치에 대해 기대되는 정확도 수준이 일반적으로 다른 운영 특성에는 필요하지 않으므로, 검정력 및 기타 운영 특성에 대해서는 일반적으로 더 적은 반복 횟수와 함께 드문드문한 시나리오 세트(a sparser set of scenarios)를 조사하는 것이 적절하다.

---

21 검정 통계량의 점근적 분포(Asymptotic distribution of a test statistic)는 표본 수가 커질 때, 그 통계량의 대략적인 확률 분포다. 본페로니(Bonferroni), 홀름(Holm) 및 기타 여러 검사 방법에 대한 추가 논의는 FDA의 산업체를 위한 지침 초안『임상시험에서의 다중종점(Multiple endpoints in Clinical trials. 2017년 1월)』에서 찾을 수 있다. 이 지침서가 최종으로 되면, 이 주제에 대한 FDA의 현재 생각을 나타낼 것이다.

B. 베이지안 어뎁티브 설계(Bayesian Adaptive Designs)

'베이지안 어뎁티브 설계(Bayesian Adaptive Design)'라는 용어는 베이지안 통계적 추론 및/또는 계산을 다양한 방식으로 사용하는 폭넓고 다양한 임상시험 설계를 언급하는데 사용되었다(Berry et al., 2010). 베이지안 어뎁티브 설계 특징의 몇 가지 예는 다음과 같다.

- 중간분석을 위한 타이밍 및 결정 규칙을 결정하기 위해 임상시험 외부의 정보를 통합할 수 있는 예측 통계 모형의 사용
- 용량의 증가 및 선택을 조절하기 위해 가정된 용량-반응 관계의 사용
- 임상시험의 효율성 향상을 위해 정보를 제공하는 사전 분포(prior distribution)를 통하여(예 : 이전 임상시험, 자연사 연구(natural history studies) 및 질병 등록(registry)와 같은) 외부 소스에서 나온 정보의 명백한 활용
- 임상시험 성공 기준을 형성하기 위한 사후 확률 분포(posterior probability distribution)의 사용

일반적으로, 베이지안 특징이 없는 어뎁티브 설계와 베이지안 어뎁티브 설계에 동일한 원칙이 적용된다. 베이지안 어뎁티브 특징을 사용하는 임상시험 설계는 약물의 효율성 결론을 지지하기 위하여 빈도주의자(frequentist) 혹은 베이지안 추론 절차에 의존한다. 빈도주의자의 추론은 알려진 검정력과 1형 오류 확률을 가지고 수행된 가설검정으로 특화되고, 종종 비-정보적 사전 분포(non-informative prior distribution)에 의존하는 Bayesian 계산 테크닉과 함께 사용된다. 베이지안 추론은 약물이 효율적이라는 직접적으로 posterior 확률에 기초한 결론을 도출함으로써 특징되며, 빈도주의자의 추론과는 중요한 차이를 가지고 있다(Berger and Wolpert, 1988). 외부 정보를 명시적으로 빌리는 임상시험과 같이 정보적 사전 분포를 가진 베이지안 추론을 사용하는 임상시험의 경우, 베이지안의 통계적 속성은 1형 오류율보다 더 유익하다. FDA의 산업체를 위한 지침 초안인 『Interacting with the FDA on Complex Innovative Clinical Trial Designs for Drugs and Biological Product(2019년 9월)』는 베이지안 추론을 사용하는 임상시험 설계 제안서의 검토를 용이하게 하기 위하여 어떤 정보를 FDA에 제출해야 하는지에 대한 권고 사항을 제공하고 있다.

대부분의 베이지안 어뎁티브 설계의 공통된 특징 중 하나는 운영 특성을 측정하기 위해 시뮬레이션(6.A절)을 사용해야 한다는 것이다. 많은 베이지안 방법 그 자체는 방대한 연산(마르코브 연쇄 몬테카를로 MCMC 및 기타 기법)에 의존하기 때문에 임상시험 시뮬레이션은 베이지안 어뎁티브 설계에서 특히 자원-집중적(resource-intensive)일 수 있다.

C. 생존분석 설정에서의 적응 (Adaptations in Time-to-Event Settings)

제1 결과변수가 사망까지의 시간 혹은 종양 반응까지의 시간과 같은 특정한 사건의 발생까지의 시간인 어뎁티브 임상시험에는 특정한 추가 고려 사항이 있다. 이러한 임상시험에서 검정력은 피험자 수보다는 사건 수에 달려있다. 따라서 고정된 피험자 수가 아닌 고정된 사건 수를 목표로 하는 것이 일반적이다. 이러한 임상시험에서의 표본 수 조정은 사건의 수를 수정하기 위한 목적을 가지고 있으므로 피험자 수의 변경, 각 피험자의 추적 기간의 변경 혹은 두 가지 형태 모두를 취할 수 있다. 또한, 사건까지의 시간(생존분석) 설정에서 중간분석은 대리변수 또는 중간결과에 대한 정보를 활용할 수 있으며, 이런 접근법의 사용은 데이터 분석에서 적절하게 설명되어야 한다(자세한 내용은 다음 절 참조).

D. 잠재적 대리변수 또는 중간결과변수에 근거한 어뎁션

대부분의 어뎁티브 설계는 제1 결과 변수 또는 결과 변수들의 지속적인 모니터링에 의존한다. 그러나 제1 결과변수와 상관관계가 있는 잠재적 대리결과변수 또는 중간결과 변수가[22] 존재하고, 제1 결과변수 자체가 확인하기 어렵거나 느린 경우에 어뎁티브 설계는 잠재적 대리결과변수 또는 중간결과변수를 기반으로 할 수 있다. 예를 들어, 제1 결과 변수가 전체 생존율이고, 생존기간의 중앙값이 2년이 넘고, 종양 반응(완전 혹은 부분 반응)이 임상적 혜택을 예측할 수 있는 암에 대한 치료의 임상시험을 고려해보자. 이 경우에, 표본 수 재평가 또는 기타 다른 어

22 이 지침서의 목적을 위해 잠재적 대리결과변수는 후보 대리결과변수, 합리적으로 비슷한 대리결과변수, 혹은 검증된 대리결과변수일 수 있는 결과변수를 말하며, 중간결과변수는 중간 임상적 결과변수를 말한다. 추가적인 용어의 정의는 『The Biomarkers, EndpointS, and other Tools(BEST) Resource』 참조.

뎁티브 기능을 사망률보다는 종양 반응에 기초하는 것이 합리적일 수 있다. 유효성에 대한 최종 평가는 여전히 제1 결과변수(이 예제에서는 전체 생존)에 기초할 것이다. 비슷하게, 제1 결과변수가 치료 6개월차에서의 환자 증상 측정일 경우, 어뎁티브 설계는 환자 증상의 2개월 차 측정에 기초할 수 있다. 이러한 접근법은 잠재적 대리결과변수 혹은 중간결과변수와 제 1 결과변수 사이의 상관성에 대한 가정을 포함하며, 1형 오류율 또는 다른 임상시험 운영 특성의 평가는 이 상관성의 오인(misspecification)의 가능한 영향을 고려해야 한다. 다른 접근 방식들은 제1 결과변수와 잠재적 대리결과변수 혹은 중간결과변수 사이의 상관성에 대한 가정에 의존하지 않는다(Jnkins et al., 2011 : Irle et al., 2012 : Magirr et al., 2016).

이벤트까지의 시간(생존분석) 혹은 종단적 결과변수를 가진 어뎁티브 설계 임상시험에 있어서 중간분석에서 대리결과변수 혹은 중간결과변수 정보를 사용하는 것은 적절한 통계분석 테크닉이 사용되지 않는다면 효율성에 대한 잘못된 결론을 내릴 가능성이 높다. 예를 들어, 이벤트까지의 시간 결과변수를 가진 임상시험에서 중간분석 시에 미래 사건 시간을 예측하는데 관찰되지 않은 피험자의 대리결과변수 정보를 사용하는 것은 1형 오류율 인플레이션으로 이어질 수 있다(Bauer and Posch, 2004). 비교 중간분석 결과에 대한 접근 제한 및 제1 결과변수에만 의존하는 어뎁션 규칙의 사전 명시와 같은 추가적인 보호 조치는 그러한 계획되지 않은 접근이 수행되지 않았다는 확신을 높이는데 도움을 줄 수 있다(추가 논의는 7절 참조).

E. 제2 결과변수(Secondary Endpoints)

대부분의 임상시험은 제1 결과변수 외에도 하나 이상의 제2 결과변수가 지정되고,[23] 어뎁티브 설계는 이러한 제2 결과변수 분석에 영향을 미칠 수 있다.

그룹 순차 설계를 고려해 보면, 제1 결과변수에 대한 다중 분석이 1형 오류율을 부풀릴 수 있고 해당 결과변수에 대한 치료 효과를 편향된 측정으로 유도할

23 임상시험에서 다중 결과변수 평가에 대한 일반적 고려 사항에 대한 논의에 대해서는 산업계의 FDA 지침 『임상시험에서의 다중 결과변수(Multiple Endpoints in Clinical Trials. 2017년 1월)』 참조. 이 지침서가 최종으로 되면, 이 주제에 대한 FDA의 현재 생각을 나타낼 것이다.

수 있음이 널리 알려져 있다. 그러나 1형 오류율 인플레이션과 편향된 측정은 제1 결과변수와 상관관계가 있는 다른 결과변수에도 적용될 수 있다는 것은 충분히 인식되고 있지 않다(Hung et al., 2007). 임상시험에서 대부분의 제2 결과변수는 제1 결과변수와 상관관계가 있으며, 때로는 아주 높은 상관관계가 있다. 그룹 순차 접근법과 같은 몇몇 설계의 경우, 어뎁션을 위한 제2 결과변수 분석을 조정하는 방법이 있다(Glimm et al., 2009). 그러한 조정이 없을 때, 제2 결과변수의 분석 결과 해석에 적절한 주의를 기울여야 한다.

F. 안전성 고려 사항(Safety Considerations)

어뎁티브 설계 임상시험 계획은 종종 효율성을 입증하기 위한 결과에 초점을 맞추지만, 안전성 목표 또한 중요한 역할을 한다. 첫째, 효능 결과변수보다는 안전성에 대해 어뎁션이 계획되는 경우가 있다. 일례로, CRM이나 다른 어뎁티브 기법을 사용하여 최대 내약 용량을 확인하려는 종양학에서의 초기 단계 용량-범위 임상시험이 있다. 또 다른 예제로는 로타바이러스 백신 RotaTeq(Heyse et al., 2008)의 2006 년 승인의 기본 토대를 형성한 로타바이러스 효능 및 안전 임상시험(REST)이 있다. REST는 10만 명의 영아 중 심각한 위장 상태인 장중첩증(intussusception)의 위험을 평가하기 위해 설계된 그룹 순차적 임상시험이었으며, 그 중 일부는 효능 평가에 사용되었다.

둘째, 제품 승인을 지원하기 위한 충분한 안전성 정보의 획득은 보통 효능 결과변수를 어뎁트(adapt)하는 임상시험에서 주요 관심사이다. 효과의 확실한 증거를 얻기 위해 조기 중단한 임상시험은 임상시험 약물에 대한 신뢰성 있는 이익-위험 평가를 보여주기 위하여 충분한 안전성 데이터를 여전히 수집할 필요가 있다. 이러한 이유로 중간분석의 횟수, 타이밍 및 중지 경계를 계획할 때 안전성 데이터베이스의 크기도 고려해야 한다. 특히 중간분석 타이밍은 신뢰성 있는 안전성 평가를 위해 최소 환자 수와 최소한의 노출 시간으로 제한될 수 있다.

마지막으로, 어뎁션이 임상시험 피험자들을 불필요한 위험에 빠뜨릴 수 있는지를 고려하는 것이 중요하다. 이것은 초기 단계의 용량-증가 임상시험에서 특히 문제가 될 수 있다.

피험자의 연속적인 코호트가 급격히 증가하는 용량을 투약하는 어뎁션 규칙은 안전하지 않은 고용량을 받게 할 수 있으며, 이는 점진적으로 용량을 확대하는 설계를 하면 피했을 수 있다. 이는 특히 임상시험 약물의 작용이 지연되어 심각한 부작용이 발생할 가능성이 있는 경우에 특히 해당된다. 이러한 이유로, 어뎁티브 용량-증가 임상시험에서 특정 어뎁션 규칙을 선택할 때 약물 증가 속도를 고려해야 된다.

G. 초기 단계 탐색적 임상시험의 어뎁티브 설계

약물 개발에서 탐색적 임상시험은 의약품 연구 방법(예 : 복용량, 요법, 모집단, 병행 치료 또는 결과변수)에 대해 향후 결정을 가이드하는 광범위한 약물 사용의 측면에 대한 정보를 얻으려는 의도이다. 약물 효과의 여러 측면을 순차적으로 검토하는 일련의 개별적인 초기 임상시험 또는 여러 측면을 동시에 평가하려는 보다 복잡한 임상시험이 있을 수 있다. 어뎁티브 설계가 제공하는 유연성은 광범위한 선택 사항에 대한 초기 평가를 허용함으로써 약물 개발의 탐색 기간에 특히 유용할 수 있다. 투여, 노출, 약역학, 환자 반응의 가변성 또는 반응 수정자의 다양한 측면을 배우는 초기 약물 개발 임상시험에서의 어뎁티브 설계 사용은 설계 및 후속 단계 임상시험의 성공 가능성을 향상시킬 수 있는 기회를 의뢰자에게 제공한다.

탐색적 임상시험은 비록 일반적으로 통계적 엄격성이나 운영 특성의 관점에서 유효성에 대한 실질적인 증거를 제공하려는 임상시험과 동일한 규제적 기대를 가지지는 않지만, 탐색적 임상시험에서 잘못된 결론에 대한 잠재성을 알고있는 것은 중요하다. 예를 들어, 탐색적 다중 투여량 비교 임상시험의 결함은 후속 확증적 임상시험에서 최적이 아닌 용량을 선택할 수 있고, 그 결과로 효과성을 보이지 못하는 실패 혹은 불필요하게 과도한 독성이 발견될 수 있다. 따라서, 탐색적 임상시험을 위한 어뎁티브 임상시험 설계에 대한 좋은 원칙을 따르는 것은 약물 개발 프로그램에 악영향을 미칠 위험을 줄일 수 있다.

H. 비교 중간분석 결과에 근거한 계획되지 않은 설계 변경

임상시험 데이터가 비교 중간분석에서 검토될 때, 어뎁션을 기준으로 전향적으로 계획되지 않은 데이터 분석은 일부 특정 설계 변경(예 : 일부 하위집합에 대한 분석 제한, 치료군 제거, 표본 수 조정, 제1 결과변수 변경 또는 분석 방법 변경)이 윤리적으로 중요하거나 혹은 통계적으로 유의한 최종 임상시험 결과의 가능성을 높일 수 있다는 것을 예기치 않게 암시하는 것으로 나타날 수 있다. 예를 들어, 다중 집단 임상시험 중 어느 한 집단에서 예기치 않은 치료 순응 부족이 나타나면 그 치료 집단을 제거하는 동기가 될 수 있다. 비-전향적으로 계획된 분석에 근거한 이러한 변경은 1형 오류율 제어와 임상시험 결과의 해석에 어려움을 야기할 수 있다. 의뢰자는 환자의 안전성이 손상되지 않는다면, FDA와의 미팅에서 고려 중인 변경사항을 논의하기 전에 그런 변경사항을 이행하지 않기를 강력히 권장한다.

I. 외부의 정보를 기반으로 한 임상시험 설계 변경

약물 개발 프로그램 과정에서 진행되고 있는 임상시험 이외의 곳에서 일어나는 예기치 않은 사건은 진행 중인 임상시험과 관련된 중요한 새로운 정보를 제공할 수 있으며 임상시험 설계의 수정을 유도할 수 있다. 예를 들어, 타 임상 연구(아마도 다른 환자 집단에서)에서 일어난 예상치 못한 안전성에 관한 정보, 질병 병태 생리, 질병 아형(subtype)을 확인한 환자 특성에 관한 새로운 정보, 약물에 대한 약리, 약동학적 반응에 대한 새로운 정보 혹은, 진행 중인 임상시험이 설계될 때 알려진 것과는 다른 정보 등이 있다. 이것이 발생하면, 예를 들어, 기존의 임상시험을 종료하고 수정된 설계로 새로운 임상시험을 시작하는 등, 어떤 방식으로든 임상시험 설계를 수정해야 할 이유가 있을 수 있다. 심각한 안전성 문제가 있는 경우, 특히 대규모 시험에서는 임상시험 설계를 수정하는 것이 임상시험을 계속 진행되도록 하는데 매우 중요할 수 있다. 임상시험 외부의 정보만을 기반으로 한 동기 부여가 있는(well-motivated) 설계 변경은 통계적 추론의 유효성에 영향을 미치지 않으며 규제 기관에게 종종 수용 가능한 것으로 간주된다. 실질적으로, 의뢰자가 비교 중간분석 결과에 완전히 블라인드 된 경우를 제외하고는 전적으로 외부 정보를 근거로 임상시험 변경을 결정하기란 매우 어렵다. 이것이 비교 중간분석 결과에 대한 접근 제한이 중요한 이유 중 하나이다(자세한 내용은 7절 참조).

7. 임상시험의 순수성 유지(Maintaining Trial Integrity)

일반적으로, 비교 중간분석 결과에 대한 접근은 임상시험 수행 또는 관리에 관련된 인원으로부터 무관하고 관련 전문지식을 가진 개인에게만 국한할 것을 강력히 권고한다. 환자, 연구 조사관 및 직원, 의뢰자가 비교 중간분석 결과에 액세스할 수 없도록 보장하는 것은 두 가지 중요한 목적이 있다.

첫째, 계획되지 않은 잠재적 설계 변경이 어떤 식으로든 데이터 축적에 의한 동기가 없다는 가장 큰 확신을 제공한다. 예를 들어, 임상시험 관리 인력에 의한 비교 중간분석 결과에 대한 지식은 규제자로 하여금 임상시험 외부의 정보에 의해 겉으로 보기에는 동기가 적절한 프로토콜 수정안이 어떤 식으로든 축적된 비교 데이터 액세스에 영향을 받았는지 아닌지에 대한 판단을 어렵게 만들 수 있다. 만일 설계 변경이 비교 중간분석 결과에 영향을 받았다고 생각되면, 잘못된 결론 도출의 가능성을 제어하며 신뢰할 수 있는 측정치를 산출하기 위한 적절한 통계 방법을 알지 못할 수 있고, 시행이 어려울 수 있으며, 또는 임상시험의 효율성을 크게 감소시킬 수 있다.

둘째, 비교 중간분석 결과에 대한 접근 제한은 양질의 임상시험 수행을 보장한다. 임상시험 연구원의 축적된 데이터에 대한 지식은 환자의 모집률, 순응도, 유지율 또는 결과변수 평가에 악영향을 미칠 수 있으며, 임상시험이 적시에 목표를 안정적으로 달성할 수 있는 능력에 손상을 준다(Fleming et al., 2008). 임상시험 실행과 관련된 문제는 예측하기 어렵고 일반적으로 통계 분석에서 조정하기도 어렵다. 따라서, 어뎁티브 설계를 사용한 임상시험은 엄격한 계획, 신중한 구현 및 비교 중간분석 결과의 기밀 유지와 임상시험 순수성 유지를 위한 접근 방법에 대해 포괄적으로 문서화되어야 한다.

어뎁티브 설계 임상시험에서 비교 데이터에 대한 접근을 제한하는 기밀 유지 계획을 구현하기 위한 여러 잠재적 모델이 있다. DMC가 존재한다면, DMC를 제외하고 전용 독립 어뎁션 기구가 설립될 수 있다. 대안적으로, DMC의 1차적인 책임은 환자의 안전성과 임상시험의 순수성을 보장하는 데 있어야 하지만, 어뎁티브 의사 결정 역할이 DMC에 할당될 수 있다.[24] 이 후자 모델은 그룹 순차 설계

---

24 임상시험에서 DMC의 역할, 책임 및 운영절차에 대한 자세한 논의는 임상시험 의뢰자에 대한 FDA 지침서 『임

및 간단한 어뎁션 알고리즘을 사용하는 다른 단순한 어뎁티브 설계에 가장 적합할 수 있다. 두 가지 접근법 모두 지지하는 주장이 있다. 예를 들어, 별도의 기관을 사용하면 각 위원회에 보다 관련성이 높은 전문가를 포함시킬 수 있고, DMC는 효과적으로 주요 책임 부분에 포커스를 둘 수 있다. 반면에 두 가지 목적을 위해 DMC와 같은 단일 기관을 사용하는 것은 다수의 모니터링 그룹 간의 정보 공유 및 상호 작용을 결정하는 실행 계획상의 문제를 피할 수 있다.

선택된 방법에 관계없이, 어뎁션 권고안을 작성하는 위원회는 적응 방법론, 데이터 모니터링 계획 및 의사 결정 규칙에 대해 잘 아는 통계 전문가를 포함하여 적절한 전문지식을 갖춘 회원으로 구성해야 한다. 또한, 이 위원회의 책임은 신중하게 설계되고 사전 명시된 어뎁션 계획을 적절하게 구현하는 것에 기반한 어뎁션 권고 또는 결정을 내리는 것이지, 비교 중간분석 결과를 검토한 후 어뎁트(adapt)할 잠재적 설계 측면을 확인하는 것이 아니다. 그러므로, DMC 및/또는 어뎁션 위원회는 가상 시나리오나 어뎁션 계획에 의해 지시된 조치가 모든 관련 당사자들에 의해 합리적이라고 간주되는지에 대해 의뢰자와의 광범위한 논의가 이루어지는 임상시험 설계 단계에 참여하는 것이 중요하다.

중간분석 결과를 준비하고 DMC 또는 어뎁션 위원회에 보고할 책임이 있는 사람은 그 직원이 의뢰자 조직 내에 있는지, 계약 연구기관(CRO)과 같은 다른 조직에 있는지, 혹은 둘 다에 해당되는지에 관계없이 임상시험을 관리하고 실행하는 직원과 물리적으로, 업무 조직적으로 분리되어 있음을 보장해야 한다. 이것은 임상시험의 일상적 관리와 실행에 관련된 사람들이 치료 배정 혹은 비교 결과에 우연히라도 접근할 수 없도록 보장하는데 도움이 된다. 마찬가지로, 위에서 인용한 이유로 DMC 또는 어뎁션 위원회가 의뢰자에게 하는 권고는 일반적으로 중간분석 결과의 세부사항이 배제되어야 한다.

일반적으로 어떤 의뢰자 대표자도 비교 중간분석 결과에 접근할 수 없는 것이 권장되지만, 특정 의뢰자 인력에게는 제한된 접근이 허용될 수 있는 특별한 상황이 있다. 예를 들어, 일부 어뎁티브 임상시험에는 일반적으로 비-어뎁티브 환경에서 의뢰자의 책임이며 약물 개발 프로그램에 중요한 장기적 영향을 미치는 용

상시험 데이터 모니터링위원회의 설립 및 운영(Establishment and Operation of Clinical Trial Data Monitoring Committees. 2006년3월)」 참조.

량 선택과 같은 결정이 포함될 수 있다. 의뢰자 인력에 대한 제한된 접근은, 예를 들어 만일 소수의 의뢰자 대리인이 참여하는 경우, 접근이 허용된 개인은 임상시험 실행 또는 관리에 개입하지 않으며, 적절한 절차를 통해 비교 중간분석 결과가 환자, 연구조사관 및 임상시험 운영위원회와 같은 핵심 당사자들에게는 노출되지 않음이 보장되는 그러한 상황에서는 정당화될 수 있다. 그러나 의뢰자의 비교 중간분석 결과에 대한 접근을 완전히 제한함으로써 임상시험 순수성의 위험을 가장 쉽게 최소화할 수 있으며, 이는 설계 단계에서 의뢰자와 DMC 또는 어뎁션 위원회 간의 광범위한 계획 및 논의를 통해 대부분의 경우 달성할 수 있다.

적절한 접근 제한은 기밀 유지 및 확인을 위해 신중하게 계획된 절차뿐만 아니라 운영 절차에 대한 모니터링 및 준수의 문서화를 수반한다. 일반적 접근 방법에는 중간 데이터에 접근할 수 있는 사람에 대한 기밀 유지 계약서 사용이 포함된다. 임상시험 요원이 임상시험 치료 배정을 추측할 수 있는 정보를 포함하는 모든 데이터에 대한 접근을 차단하는 물류 또는 물리적 방화벽의 사용과 기밀 데이터에 누가 접근할 권한이 있는지, 접근이 발생한 시기 및 관련 데이터 유형 및 결과를 식별하는 데이터 접근 계획의 개발 및 사용에 대해 설명한다. 중요 문서에 대해서는 8절에서 자세히 논의된다.

어뎁션 결정에 대한 지식은 중간분석 결과에 관한 정보를 전달하는 어뎁티브 임상시험에도 잠재성이 있다. 예를 들어, 표본 수 변경 알고리즘과 어뎁티브로 선택된 표본 수에 대한 지식을 통해 치료 효과의 중간 측정치를 역 계산할 수 있다. 그러므로 관찰자가 추론할 수 있는 정보를 가능한 최소화하기 위한 조치가 취해져야 한다.

비록 프로토콜이 몇몇 소수에만 용이한 DMC 또는 어뎁티브 설계 헌장과 같은 특정 알고리즘에 대한 세부사항과 함께 일반적인 접근법만을 개략적으로 설명할 수 있지만, 어뎁션 규칙의 사전 명시는 여전히 중요한다. 중간분석 후에 유포되는 정보의 정도에 대한 세심한 고려와 계획도 중요하다. 일반적으로 연구 조사자와 임상시험 피험자는 어뎁티브 변경에 대한 지식으로부터 최대한 차단되어야 한다. 예를 들어, 중간분석 후 표본 수가 증가하면 특정 최종 표본 수에 대한 통보 대신 목표 등록 번호에 도달하지 못했다고 임상시험 사이트에 통보할 수 있다. 연속적 어뎁션 결정 임계치가 아닌 이항 범주를 사용하는 것은 임상시험 순수성에 대한 위험을 최소화하는데 도움이 되도록 유추할 수 있는 지식을 제한하는 또 다른 가능한 접근법이다.

8. 규제 고려 사항(Regulatory Considerations)

A. FDA와의 상호교류

임상시험 의뢰자와 FDA 간의 상호 교류의 목적과 성격은 약물 개발 단계에 따라 다르다. 일부 어뎁티브 임상시험의 복잡성 증가와 운영 특성에 관한 불확실성은 평소보다 더 빠르고 광범위한 상호교류를 보증할 수 있다. 약물 개발 초기에 FDA의 임상시험 계획 검토는 일반적으로 약리학적 활동이나 효능에 대한 추론의 타당성보다는 임상시험 피험자의 안전성에 초점을 맞춘다. 그러나 자원이 허락하는 한, FDA는 탐색적 프로토콜을 검토하여 후반 임상시험의 설계를 가이드할 수 있도록 수집된 정보의 적합성을 검토한다. 초기 단계 탐색적 임상시험에서 어뎁티브 설계 요소에 대해 질문이 있는 의뢰자는 이러한 질문을 다루는 미팅(또는 서면 답변만)을 요청하여 FDA의 피드백을 구해야 한다. 예를 들면, 어뎁티브 임상시험 계획에 대한 논의는 C형 미팅을 요청하는 근거가 될 수 있다. 약물 개발 초기에 이러한 요청을 처리할 수 있는 FDA의 능력은 제한적일 수 있으며, 경쟁 하의 작업 우선순위 및 개발 프로그램의 특성에 따라 달라질 수 있다.

약물 개발 후반 단계에서 FDA는 임상시험이 규제적 결정을 알리기에 충분히 신뢰할 만한 결과를 제공할 수 있도록 설계 및 분석 계획을 평가하는데 있어서 보다 광범위한 역할을 하게 된다. 후기 임상시험에서 FDA로부터 공식적이고 실질적인 피드백을 얻기 위한 규제적 메커니즘은 잘 정립되어 있으며, 예를 들어 EOP2(End of Phase 2) 미팅이 포함된다. 약물과 그 약물의 용도, 어뎁티브 특징에 관한 기존 지식에 따라, EOP2 미팅은 의뢰자가 피드백을 얻는데 적절한 환경이 될 수도 있고, FDA와의 조기 상호교류가 권장될 수도 있다(예 : C형 또는 EOP2A 미팅에서). 조기 상호교류를 통해 제품 개발 속도를 늦추지 않고도 반복적인 논의 시간을 확보할 수 있다.

복잡한 어뎁티브 설계에 대한 FDA의 검토는 종종 포괄적 컴퓨터 시뮬레이션을 필요로 하는 설계 운영 특성에 대한 평가를 어렵게 하고 또한 평가에 대한 학문 분야 및 FDA 사무소 간의 논의를 증가시키는 경우가 있다. 이는 FDA가 단기간 내에 그러한 설계를 적절히 검토하는 것을 어렵게 한다. 특수한 프로토콜 평가(special protocol assessment, SPA)와 관련된 타임라인(45일 내 응답) 및 약정을 감안할 때, FDA와 의뢰자 간에 제안된 임상시험과 설계에 대한 광범위한 논의가 있었을 경우에만 복잡한 어뎁티브 설계 임상시험을 위한 SPA 제출을 권장한다.

제안된 후기 단계의 어뎁티브 임상시험에 대한 FDA 검토는 설계 및 분석 계획이 본 지침서에 요약된 핵심 원칙을 충족시키는지에 대한 고려 사항을 포함한다. 특히, 의뢰자는 어뎁티브 설계의 세부사항을 사전에 정하고, 잘못된 결론 도출의 가능성을 어떻게 적절히 통제할 것인지, 치료 효과에 대한 추정은 충분히 신뢰할 수 있으며, 임상시험 순수성이 적절하게 유지될 것인지를 설명해야 한다. 나아가, 의뢰자가 다양한 어뎁티브 및 비-어뎁티브 설계 옵션을 탐색하고, 제안된 어뎁티브 설계 시 고려해야 할 사항을 규제 기관과 논의하는 것이 좋은 관행이다.

FDA는 임상시험 설계에 대한 제안된 변경(일반적으로 프로토콜 개정을 통한)을 임상시험 과정 중에는 보고받아야 하지만, 전향적으로 계획된 어뎁티브 의사결정에는 일반적으로 관여하지 않는다. 이는 전형적으로 의뢰자의 책임이며, 어뎁티브 설계를 실행하기 위해 구성된 위원회(예 : DMC)의 사용을 통해 이루어진다. 모니터링 위원회의 공개회의 회의록은 진행 중인 임상시험 중에 규제 기관에 의해 요청될 수 있지만, 비공개 회의록이나 비교 중간분석 결과에 대한 기타 논의 또는 정보는 환자의 안전성이 위험에 처해있는 특별한 경우를 제외하고는 임상시험이 끝날 때까지 기밀로 유지되어야 한다.

B. 어뎁티브 시험 시행 전 문서

철저한 FDA 평가를 위해, 어뎁티브 설계 임상시험을 위한 문서화된 계획은 비-어뎁티브 설계를 사용하는 임상시험 때보다 확실히 복잡하다. ICH 지침 E9 임상시험을 위한 통계원칙(E9 Statistical Principles for Clinical Trials)에서 논의된 것과 같이 비-어뎁티브 임상시험 프로토콜 및 통계분석 계획의 일반적인 구성요소 외에도 어뎁티브 설계 임상시험을 시작하기 이전에 규제 기관에 제출하는 문서에는 다음과 같은 것이 포함되어야 한다.

- 선택된 설계의 근거는 다른 절에서 논의했듯이, 대안적 어뎁티브 및 비-어뎁티브 설계와 비교해서 제안된 설계의 중요한 운영 특성을 평가하고, 그런 정보를 FDA에 제출하는 것이 유용할 수 있다. 그러나 설계의 궁극적인 선택은

의뢰자의 책임이다.

- 중간분석의 예상 횟수와 시기, 변경될 수 있는 설계의 특정 측면과 어뎁션 결정을 내리는데 사용될 구체적인 규칙을 포함하는 모니터링 및 어뎁션 계획에 대한 자세한 서술
- 해당된다면, 어뎁티브 설계를 구현할 책임이 있는 DMC 및/또는 전용 어뎁션 위원회와 같은 기관의 역할에 대한 정보
- 중간분석 결과를 산출하고, 어뎁션 결정을 가이드하며, 가설검정을 수행하고, 치료 효과를 측정하며, 임상시험 종료 시 치료 효과 측정치의 불확실성을 추정하는데 사용될 통계적 방법을 사전 명시하고, 중간분석 및 최종분석 수행에 사용될 소프트웨어가 미리 명시되어야 한다. 만일 새로운 혹은 상업적 소프트웨어가 사용된다면, 수행될 통계적 절차에 애매모호성이 없음을 보장하기 위하여 충분한 정보를 임상시험 시행 이전에 FDA에 제출해야 한다. 이러한 정보에는, 해당되는 경우, 컴퓨터 코드를 포함할 수 있다.
- 일반적으로 1형 오류율, 검정력, 예상 최소 & 최대 표본 수, 치료 효과 측정의 편향, 신뢰구간의 범위를 포함하는 설계 운영 특성의 평가 및 논의가 포함되어야 한다. 그러한 평가는 분석적 계산 및/또는 컴퓨터 시뮬레이션으로 이루어질 수 있다. 만일 운영 특성이 분석적으로 평가된다면, 방법론에 대한 적절한 세부정보(예 : 참고문헌 혹은 증거)를 제출해야 한다.
- 시뮬레이션이 위에서 정의된 임상시험 운영 특성을 평가하기 위한 일차적 혹은 유일한 테크닉인 경우에 다음과 같은 사항을 포함하여 자세한 시뮬레이션 보고서를 제출해야 한다.
  - 임상시험 설계에 대한 전반적 서술
  - 원래의 표본 수로 실시한 실증임상시험(positive trial), 첫 번째 중간분석 이후의 무익성으로 중지된 임상시험, 표본 수를 증가시킨 후 실시한 실증임상시험 등과 같은 여러 결론을 가진 소수의 가상 임상시험을 묘사한 사례 연구
  - 시뮬레이션 시나리오에 사용된 일련의 매개변수 구성 배열과 그 선택의 타당성에 대한 정당성을 포함한 서술
  - 각 시나리오를 위해 평가된 시뮬레이션(반복) 임상시험의 수와 이 횟수의 적절성에 대한 논리적 근거

- 다양한 시나리오 하에서 측정된 운영 특성을 자세하게 보인 시뮬레이션 결과
- 시뮬레이션 코드. FDA 검토자는 임상시험 운영 특성을 평가하는데 사용된 시뮬레이션 연구를 검증해야 하므로, 시뮬레이션에 사용된 소프트웨어 패키지를 문서화하고, 만일 사용자 자신이 개발한 소프트웨어를 사용했다면, 시뮬레이션에 사용된 코드를 제공하는 것이 중요하다. 만일 코드가 제공되면, 읽을 수 있어야 하며 적절하게 주석을 달 수 있어야 한다. 그 코드에는 시뮬레이션 결과를 생성하는데 사용된 랜덤시드(random seeds)가 포함되어야 한다. 널리 사용되는 통계 프로그래밍 언어로 작성된 코드를 제공하는 것도 도움이 된다. 시뮬레이션 결과를 생성하는데 다른 언어가 사용된 경우에도(일반적으로 계산 효율성을 이유로) 시뮬레이션 검토를 용이하게 하기 위해 널리 사용되는 통계 프로그래밍 언어로 실행 가능한 버전의 코드를 제공하는 것이 유용할 수 있다. 경우에 따라서, 수식이나 시뮬레이션 코드 사용 지침과 같은 추가 세부 정보를 포함하는 것이 중요하다.
- 전반적인 결론을 제시하는 요약

• 계획된 어뎁션이 있을 때 임상시험의 순수성을 유지하는 방법을 정의하는 포괄적인 서면 데이터 접근 계획. 이 문서는 다음에 관한 정보를 포함해야 한다. (1) 중간분석을 수행할 인력, (2) 중간분석 결과에 접근할 직원, (3) 그 접근이 통제되는 방법, (4) 어뎁티브 결정이 내려지는 방법, (5) 어뎁션 결정에 따른 유포될 정보 유형과 유포될 대상. 데이터 접근 계획은 어떤 상황에서, 어떤 정보가 의뢰자 또는 연구 조사자에게 전달되도록 허용되는지 기술해야 한다. 또한, 의뢰자는 데이터 접근 계획의 준수를 평가하고 어뎁션 결정을 내리는 DMC 또는 어뎁션 위원회의 모든 중간 회의를 문서화하는 절차를 수립할 것이 권장된다. 예를 들어, 중간 회의는 검토, 토론 및 결정된 사항을 기술한 서면 의사록을 문서화해야 한다.

이 서면 문서는 임상시험 프로토콜 및/또는 통계분석 계획(SAP), DMC 헌장 또는 어뎁션 위원회 헌장과 같은 별도의 문서에 포함될 수 있다. 비록 서로 다른 유형의 정보가 서로 다른 문서에 포함될 수 있지만, 위에서 설명한 모든 중요한 정보는 심사 부서가 임상시험을 시작하기 전에 피드백을 제공할 충분한 시간을 갖도록 설계 단계에서 FDA에 제출되어야 한다.

C. 완료된 임상시험 평가 및 보고

어뎁티브 설계를 사용한 임상시험에 달려있는 FDA 마케팅 승인 신청 프로그램에는 FDA가 임상시험 결과를 철저히 검토할 수 있도록 충분한 정보와 문서를 포함해야 한다. 특히 신약승인신청(New Drug Application, NDA) 또는 생물학적 제제 신약 허가 심사 신청(Biologics License Application, BLA)[25]의 일반적인 내용 외에도 다음과 같은 내용이 포함되어야 한다.

- 모든 향후 계획, 관련 위원회 헌장(예 : DMC 또는 어뎁션 위원회 헌장) 및 위에서 서술한 지원 자료(예 : 참고 문헌, 프로그래밍 코드 및 시뮬레이션 보고서).
- 임상시험 순수성을 유지하기 위해 계획된 어뎁션 규칙 및 데이터 액세스 계획에 요약된 절차의 준수에 대한 정보.
- 어뎁티브 과정에 관여하는 모든 관련 위원회의 중간 논의에 대한 심의 및 참가자 기록(예 : 폐쇄 및 개방 DMC 또는 어뎁션 위원회 회의록, 운영 위원회 혹은 집행 위원회 회의록).
- 어뎁션 결정을 위해 사용된 중간분석 또는 분석들의 결과.
- 제안된 패키지 삽입물의 14절에 어뎁티브 설계 및 임상시험 결과에 대한 적절한 보고. 예를 들어, 시험 요약은 활용된 어뎁티브 설계를 설명해야 한다. 또한, 치료 효과 추정치는 설계를 적절히 고려해야 하며, 조정되지 않은 표본 평균과 같은 나이브한 추정치를 사용하는 경우 편향 정도를 평가해야 하며, 추정치에는 해석에 대한 적절한 주의사항이 제시되어야 한다.

FDA에 제출하는 임상시험 요약에는 더 제한된 정보(예 : 데이터베이스 사본이 제외된 보고서 및 다른 기타 측면에 대한 덜 상세한 정보)로도 신약임상시험계획서(IND)내에 약물개발 과정 동안 진행 중인 논의를 지원하기에 충분할 수 있다.

---

25 예를 들어, 산업체를 위한 FDA 지침 『전자 형식의 규제 제출 – 특정 인간의 의약품 제품 응용 및 eCTD 사용 관련 제출(Providing Regulatory Submissions in Electronic Format – Certain Human Pharmaceutical Product Applications and Related Submissions Using the eCTD Specifications. 2019년7월)』 참조. 이 지침서가 최종으로 되면, 이 주제에 대한 FDA의 현재 생각을 나타낼 것이다.

참고문헌

- Bauer, P and K Kohne, 1994, Evaluation of Experiments with Adaptive Interim Analyses.Biometrics, Dec 1:1029–1041.
- Bauer, P and M Posch, 2004, Letter to the Editor. Statistics in Medicine, Apr 30; 23(8):1333–1334.
- Berry, S, BP Carlin, JJ Lee, and P Muller, 2010, Bayesian Adaptive Methods for Clinical Trials, CRC Press; July 19.
- Bolland, K, MR Sooriyarachchi, and J Whitehead, 1998, Sample Size Review in a Head Injury Trial with Ordered Categorical Responses, Statistics in Medicine, Dec 30; 17(24):2835–2847.
- Chen, YJ, R Gesser, and A Luxembourg, 2015, A Seamless Phase IIB/III Adaptive Outcome Trial: Design Rationale and Implementation Challenges, Clinical Trials, Feb 1; 12(1):84–90.
- Chow, SC and M Chang, 2011, Adaptive Design Methods in Clinical Trials, CRC Press; Dec 1.
- Cui, L, HM Hung, and SJ Wang, 1999, Modification of Sample Size in Group Sequential Clinical Trials, Biometrics, Sep 1; 55(3):853–857.
- Davey Jr, RT, L Dodd, MA Proschan, J Neaton, JN Nordwall, JS Koopmeiners, J Beigel, J Tierney, HC Lane, AS Fauci, MB Massaquoi, F Sahr, and D Malvy, 2016, A Randomized, Controlled Trial of ZMapp for Ebola Virus Infection, New England Journal of Medicine, Oct 13;375(15):1448–1456.
- Denne, JS, 2001, Sample Size Recalculation Using Conditional Power, Statistics in Medicine,Sep 15; 20(17-18):2645–2660.
- Dodd, LE, MA Proschan, J Neuhaus, JS Koopmeiners, J Neaton, JD Beigel, K Barrett, HC Lane, and RT Davey, 2016, Design of a Randomized Controlled Trial for Ebola Virus Disease Medical Countermeasures: PREVAIL II, the Ebola MCM Study, Journal of Infectious Diseases, Jun 15; 213(12):1906–1913.
- Fisher, LD, 2008, Self-designing Clinical Trials, Statistics in Medicine, Jul 30; 17(14):1551–1562.
- Fleming, TR, K Sharples, J McCall, A Moore, A Rodgers, and R Stewart, 2008, Maintaining Confidentiality of Interim Data to Enhance Trial Integrity and Credibility, Clinical Trials, April; 5(2):157–167.
- Glimm, E, W Maurer, and F Bretz, 2010, Hierarchical Testing of Multiple Endpoints in Group sequential Trials, Statistics in Medicine, Jan 30; 29(2):219–228.
- Gould, AL and WJ Shih, 1992, Sample Size Re-estimation Without Unblinding for Normally Distributed Outcomes with Unknown Variance, Communications in Statistics – Theory andMethods, Oct 1; 21(10): 2833–2853.
- Hey, SP and J Kimmelman, 2015, Are Outcome-adaptive Allocation Trials Ethical? ClinicalTrials, Feb 3; 12(2):102-106.
- Heyse, JF, BJ Kuter, MJ Dallas, and P Heaton,2008, Evaluating the Safety of a Rotavirus Vaccine: The REST of the story, Clinical Trials, 5(2):131–139.
- Hung, HMJ, S-J Wang, and R O'Neill, 2007, Statistical Considerations for Testing Multiple Endpoints in Group Sequential or Adaptive Clinical Trials, Journal of BiopharmaceuticalStatistics, Nov 14; 17(6):1201–1210.

- Jennison, C and BW Turnbull, 1999, Group Sequential Methods with Applications to Clinical Trials. CRC Press, Sep 15.
- Kieser, M and T Friede, 2003, Simple Procedures for Blinded Sample Size Adjustment that do not Affect the Type I Error Rate, 2003, Statistics in Medicine, Dec 15; 22(23):3571–3581.
- Lan, KG and DL DeMets, 1983, Discrete Sequential Boundaries for Clinical Trials, Biometrika, Dec 1; 70(3):659–663.
- Le Tourneau, C, JJ Lee, and LL Siu, 2009, Dose Escalation Methods in Phase I Cancer Clinical Trials, Journal of the National Cancer Institute, May 20; 101(10):708–720.
- McMurray, JJ, M Packer, AS Desai, J Gong, MP Lefkowitz, AR Rizkala, JL Rouleau, VC Shi, 1330 SD Solomon, K Swedberg, and MR Zile, 2014, Angiotensin–Neprilysin Inhibition Versus Enalapril in Heart Failure, 2014, New England Journal of Medicine, Sep 11; 371(11):993–1004.
- Müller, HH and H Schäfer, 2001, Adaptive Group Sequential Designs for Clinical Trials: Combining the Advantages of Adaptive and of Classical Group Sequential Approaches, Biometrics, Sep 1; 57(3):886–891.
- O'Brien, PC and TR Fleming. A Multiple Testing Procedure for Clinical Trials, 1979, Biometrics, Sep 1; 549–556.
- Pocock, SJ, 1977, Group Sequential Methods in the Design and Analysis of Clinical Trials, Biometrika, Aug 1; 64(2):191–199.
- Pocock, SJ and R Simon, 1975, Sequential Treatment Assignment with Balancing for Prognostic Factors in the Controlled Clinical Trial, Biometrics, Mar 1; 31(1):103–115.
- Proschan, MA and SA Hunsberger, 1995, Designed Extension of Studies based on Conditional Power, Biometrics, Dec 1:1315–1324.
- Sydes, MR, MK Parmar, MD Mason, NW Clarke, C Amos, J Anderson, J de Bono, DPDearnaley, J Dwyer, C Green, and G Jovic, 2012, Flexible Trial Design in Practice-stopping Arms for Lack-of-benefit and Adding Research Arms Mid-trial in STAMPEDE: A Multi-arm Multi-stage Randomized Controlled Trial, Trials, Sep 15; 13(1):1.
- Tanner, MA, 1996, Tools for Statistical Inference: Methods for the Exploration of PosteriorDistributions and Likelihood Functions, New York: Springer.
- Wassmer, G and W Brannath, 2016, Group Sequential and Confirmatory Adaptive Designs inClinical Trials, Springer series in pharmaceutical statistics, New York: Springer.
- Woodcock, J and LM LaVange, 2017, Master Protocols to Study Multiple Therapies, Multiple Diseases, or Both, New England Journal of Medicine, Jul 6; 377(1):62–70.

부록 2

의료기기 임상연구를 위한 어뎁티브 설계

Adaptive Designs for Medical Device Clinical Studies*

이 지침은 이 주제에 대한 식품의약품안전청(FDA 또는 Agency)의 현재 생각을 나타낸다. 이 지침서는 어떤 개인에 대한 어떠한 권리도 설정하지 않으며, FDA 또는 일반인에게 구속력을 가지지 않는다. 적용 가능한 법령 및 규정의 요구 사항을 충족하는 경우에 대안적 접근 방법을 사용할 수 있다. 대안적 접근 방법에 대해 논의하려면 이 지침서 제목 페이지에 열거된 담당 FDA 직원에게 문의하는 것을 권고한다.

* https://www.fda.gov/media/92671/download

차례

1. 소개 및 범위

의료기기 임상연구를 위한 어뎁티브 설계는 연구의 순수성 및 유효성을 손상시키지 않으면서 축적된 연구 데이터를 근거로 전향적으로 계획된 변경을 허용하는 임상연구 설계로 정의된다. 어뎁티브 설계는 올바르게 구현된다면, 필요한 자원이 축소되고, 연구 완성 시간을 줄이며 연구 성공 가능성을 높일 수 있다. 이 지침은 의료기기 개발 프로그램에서 사용될 때, 임상연구를 위한 어뎁티브 설계를 계획하고 구현하는 방법에 대한 지침을 의뢰자 및 FDA(Food and Drug Administration) 직원에게 제공한다.

이 문서는 의료기기 임상연구를 위한 어뎁티브 설계를 다루고 있으며, 다음과 같은 여러 시판 전 의료기기 승인 서류 제출에 적용된다.

- 시판 전 승인 신청서(Premarket Approval Applications, PMA) 제출
- 시판 전 신고서(Premarket Notification, 510(K)) 제출
- De Novo 자동 분류 III 평가서(Evaluation of Automatic Class III Designation) 제출
- 인도주의적 장치 면제(Humanitarian Device Exemption, HDE) 신청
- 임상시험용 의료기기에 대한 적용 면제 청구(Exemption Requests for Investigational Devices, IDE) 제출

이 지침은 타당성 연구에서 탐색(pivotal) 임상연구에 이르기까지 의료기기의 임상개발 프로그램 전반에 걸쳐 적용될 수 있다. 이 지침은 승인되지 않은 진단 테스트를 동반한 의약품의 공동 개발 혹은 조합 제품의 임상연구에는 적용되지 않는다. 그러나 기본 원칙은 그러한 연구에도 적용될 수 있다.

이 지침을 포함하여 FDA의 지침 문서들은 법적으로 집행 가능한 책임을 규정하지 않는다. 대신, 이 문서는 특정한 주제에 대한 FDA의 현재 견해를 기술하고, 특정 규제 또는 법규 요구 사항이 인용된 경우가 아닌 이상 권고사항으로만 보아야 한다. FDA지침에서 '사용해야 한다(should)'는 표현은 필수가 아니라 제안 내지 권장된다는 뜻이다.

2. 어뎁티브 설계란 무엇인가?

A. 정의

의료기기 임상연구를 위한 어뎁티브 설계는 연구의 순수성과 타당성을 손상시키지 않으면서 누적된 연구 데이터를 근거로 전향적으로 계획된 변경을 허용하는 임상연구 설계로 정의된다.[1] 거의 모든 경우에 연구의 순수성과 타당성을 보존하기 위해 변경사항은 임상연구 시작 이전에 임상연구 프로토콜에 따라 사전 계획되고 기술되어야 한다. 그러나 어떤 특정한 상황에서, 만일 변경이 치료에 의한 결과변수에 대한 어떤 지식도 없이 내려진다면, 연구가 시작된 후에 설계를 변경하는 것은 과학적으로 타당할 수 있다.[2] 다른 유형의 어뎁티브 연구 설계 변경(예 : 연구 설계, 연구 실행, 통계적 가설 혹은 분석에 대한 변경)뿐만 아니라 그들의 장점과 한계는 6절에서 논의된다.

B. 계획

견고한 임상연구는 설계부터 데이터 분석 계획에 이르기까지 연구의 모든 요소를 고려하여 광범위한 계획이 필요하다. 어뎁티브 연구 설계 계획은 연구 과정 동안에 누적될 데이터를 근거로 예상되는 변경에 초점을 맞춘다. 적절한 사전 계획을 통해 의뢰자는 연구의 축적된 데이터를 사용하여 과학적으로 타당한 방식으로 연구의 다양한 측면을 변경할 수 있다. 그러나 계획되지 않은 변경은 과학적 타당성을 약화시킬 수 있고, 따라서 그 연구는 향후 제품 출시 신청을 뒷받침하기에 적합하지 않을 수도 있는 실질적인 위험이 있다. 의뢰자는 연구 과정에서 발생할 수 있는 여러 가능한 시나리오를 근거로 변경을 예상하고 계획해야 한다. 다음 어뎁티브 변경 사례는 전향적으로 계획된 어뎁티브 연구 설계의 몇 가지 장점을 강조한다.

---

1 이 정의에서 순수성이란 연구 결과의 신뢰성을 의미하며, 타당성은 과학적으로 견고한 추론을 할 수 있음을 의미한다.

2 코딩된 치료 집단(예 : 치료 집단 A 및 B에 대해 알려진 결과)의 결과변수에 대한 지식은 어떤 치료가 연구용인지가 밝혀지지 않더라도 과학적 타당성을 약화시킬 수 있다.

- **사례 1** : 의뢰자는 자가 뼈 이식술(autologous bone graft)과 비교하여 고안된 새로운 뼈 이식술 장치의 비열등성을 입증하기 위하여 무작위 실험을 실시했다. 즉, 이 연구는 새로운 기기가 자가이식보다 “델타(delta)” 이상으로 나쁘지 않다는 것을 보여주기 위해 설계되었다. 여기서 “델타"는 사전 명시된 임상적으로 결정된 마진(margin)이다. 연구 설계는 두 치료법의 유합률(fusion rates)은 동일하다고 가정했다. 임의의, 전향적으로 계획된, 총 유합 결과변수를 평가하기 위한 중간분석(치료 그룹에 블라인드된(마스크된))은 필요하다면 표본수를 조정할 수 있도록 연구 설계에 포함되었다.
- **사례 2** : 경추 전방 고정술의 표준 치료에 대한 인공 경추 디스크의 비열등성을 입증하기 위해 무작위 시험이 실행되었다. 이 연구는 500명의 환자를 대상으로 하기로 했지만, 340명의 피험자가 24개월 추적 기간에 이르렀을 때 계획된 중간분석에서 성공을 입증했다. PMA가 FDA에 제출되었고, 이처럼 더 적은 데이터를 기반으로 승인되었다. 이를 “그룹 순차 설계(group sequential design)"라고 하며, 많은 경우에서 더 짧고 더 작은 임상시험으로 이어졌다(보다 자세한 내용은 6.A절 참조).
- **사례 3** : 의뢰자는 상처 치료기기와 표준 치료를 비교하는 무작위 2집단 언블라인드된 연구를 실시하였으며, 제1결과 변수는 드레인(drain) 제거까지의 시간이다. 연구 시작 시에, 드레인 제거 평균 시간에서의 측정값 차이의 변동성(즉, 차이의 표준 오차)에 대한 불확실성이 있었기 때문에, 의뢰자는 드레인 제거까지 평균 시간에서의 차이에 대한 측정 표준오차가 합의된 특정 임계값에 도달할 때까지 연구를 계속하는 설계를 선택했다. 결과적으로, 연구는 미리 정해진 정보가 얻어질 때까지만 수행되어야 했다. 처음에 표준 편차가 알려지지 않은 수행 목표를 가진 연구에서도 유사한 접근법을 취할 수 있다.
- **사례 4** : 의뢰자는 고형 종양을 발견하기 위한 임상시험용 이미징 시스템을 이미 승인된 기기를 대조군과 기준 표준으로 사용하여 비교하는 진단 임상 연구를 실행했다. 연구 목표는 이미 승인된 기기에 대한 비열등성을 입증하는 것이다. 주요 비교는 기존 기기와 비교하여 새 기기의 민감도와 특이성(sensitivity and specificity)을 모두 포함한다. 신기기와 구기기 모두, 동일한 케이스 또는 다른 케이스를 잘못 분류하는지 여부, 관심 표적 상태의 유발률(종양 존재 또는 부재)에 달려 있기 때문에 표본 수 예측 능력이 제한적이다.

따라서, 중간분석은 (a) 무익성으로 인한 중지가 정당한지 혹은 (b) 환자가 추가로 더 등록되어야 하는지를 결정하는데 사용될 수 있다.

- **사례 5** : 의뢰자는 수술기기에 대한 그룹 순차 임상시험을 설계하여 각 중간분석에서 당뇨병 환자와 비-당뇨 환자뿐만 아니라 전체적인 효과에 대해 별도의 테스트를 실시한다. 사전 명시된 규칙에 따라, 한 번의 중간분석에서 당뇨병 환자에게 효과가 나타나지 않았다. 이 연구에 대한 추가 등록은 비-당뇨병 환자에게만 국한되며, 이 기기는 비-당뇨병 환자에게만 승인을 얻는다. 이를 "어뎁티브 강화/심화(adaptive enrichment)"라고 하며, 6H절에서 더 논의된다.

어뎁티브 설계는 빈도주의자(frequentist) 또는 베이지안 통계 방법론을 사용할 수 있다. 그러나 편향 제어, 블라인딩 및 연구 설계의 운영 특성과 같은 문제에 관해 이 지침에서 논의된 기본 원칙은 사용된 통계 방법에 관계없이 동일하다.

C. 어뎁티브 설계의 장점

어뎁티브 연구 설계는 고정(비-어뎁티브) 설계와 비교할 때 여러 가지 뚜렷한 장점을 가질 수 있다.

- 어뎁티브 연구 설계를 통해 여러 가지 방법을 이용하여 더 효율적으로 시간, 자금 및 자원을 절약할 수 있다. 임상시험의 중간분석 단계에서는 사전 계획된 방식으로 실험기기의 효율성을 위해 연구를 조기 중단할 수 있다. 2개 혹은 그 이상의 연구기기를 사용한 임상시험은 누적된 데이터를 기반으로 이들 중 하나를 연구에서 중단시키는 것을 계획할 수 있다. 사전 계획된 중간분석을 이용하는 단일 또는 다중 집단 임상시험은 기기의 무익성으로 연구가 조기 중지될 수 있다.
- 어뎁티브 설계는 우월성 또는 비열등성 연구 여부에 관계없이 표본 수 재계산(Sample Size Reassessment, SSR)을 이용하여 임상시험 성공 가능성을 높일 수 있다. 임상시험에서 축적한 데이터를 바탕으로 계획된 표본 수 재계산을 통해 표본 수 조정을 할 수 있으며, 이는 실패할 가능성이 있었던 검정력 낮은 연구의 성공 가능성이 높여줄 수 있다. 이 접근법을 사용하면 의미 있지만 원래 예상했던 것보다 작은 치료 효과가 있는 임상시험에서 중간 과정을 수정할 수 있다. 이는 안전성과 효율성의 합리적 확증을 보장하는 의료기기의 시기적절

한 평가와 마케팅을 촉진한다.

- 어뎁티브 설계는 시판 전에서 시판 후의 후속 조치로의 전환을 촉진할 수 있다. 예를 들어, 유리한 단기 연구 결과를 입증하는 사전 계획된 중간분석은 시판 후 단계로 이관되고 결과적으로 지속적인 후속 조치를 하면서 제품 출시 신청을 성공할 수 있다. (더 자세한 정보는 FDA 지침 "시판 전 승인 대상 의료기기에 대한 시판 전 및 시판 후 데이터 수집 간의 균형(Balancing Premarket and Postmarket Data Collection for Devices Subject to Premarket Approval)"[3] 참조).
- 치료 집단의 결과에 대해 충분하게 블라인드된 경우에, 거짓 양성 오류율(false positive error rate)을 부풀리지 않고 계획된 변경을 할 수 있다.
- 특정 유형의 어뎁티브 설계는 환자에게 더 나은 결과를 가져다 줄 가능성이 가장 높은 치료에 배정될 확률을 높임으로써 환자 보호를 강화할 수 있다.
- 어뎁티브 설계에는 연구 중에 환자 모집단을 변경하는 계획을 포함할 수 있는데, 예를 들면, 실패한 연구를 안전성 및 효율성을 모두 지원하는 데이터가 있는 보다 표적화된 지표로 변환할 수 있다. 이러한 어뎁션은 의료기기 사용으로 유리한 유익성-위해성 프로파일을 가질 가능성이 더 높은 환자들을 식별하는데 도움이 될 수 있다. 그러한 어뎁션은 연구 결과를 해석할 때 고려해야 하는 연구 모집단을 효과적으로 강화한다.
- 어뎁티브 연구는 제품 개발 동안에 중요한 의사 결정을 개선하거나, 출시 시간을 향상시킬 잠재성과 더불어 성공적 연구의 기회를 증가시킨다.

전반적으로, 어뎁티브 설계는 보다 신속한 기기 개발 의사결정을 가능하게 할 수 있으므로 임상연구에서 자원에 대한 보다 효율적인 투자를 가능하게 한다. 윤리적 관점에서 어뎁티브 설계는 연구에 등록한 피험자의 치료를 최적화하고, 가능한 한 초기 단계에서 비효율적이거나 안전하지 않은 치료 및 중재로부터 피험자를 보호할 수 있다.

[3] www.fda.gov/downloads/MedicalDevices/DeviceRegulationandGuidance/GuidanceDocument s/UCM393994.pdf

D. 어뎁티브 설계의 한계(Limitations of Adaptive Designs)

다음은 어뎁티브 설계 연구와 관련된 몇 가지 제한 사항이다. 사전 계획된 연구 설계 변경은 설계 단계에서 더 많은 노력이 필요하지만, 그 투자는 연구 실행 중에 큰 이익을 얻을 수 있다. 지나치게 복잡한 어뎁티브 연구 설계는 계획하기가 어렵고, 비용이 많이 들며, 물류적으로 이행하기 어렵고, 또한 전반적인 결과를 해석하기 어렵다(다양한 유형의 계획된 변경 혹은 어뎁션 및 그 장점과 한계에 대한 심층적인 논의는 6절 참조).

- 만일 어뎁티브 설계가 올바르게 실행되지 않는다면, 어뎁티브 설계에 운영 편향 또는 통계적 편향이 개입되어 연구기기의 진정한 효과를 규정하기 어렵게 만들 수 있다(자세한 내용은 8.A 참조).
- 어뎁션으로 인해 연구가 변경되면 어뎁션 이전의 결과와 어뎁션 후 결과가 충분히 유사하지 않을 수 있고, 이것은 연구 결과의 해석을 혼동시킬 수 있다(9.B 참조).
- 최대 표본 수 및/또는 연구 기간은 비-어뎁티브 설계보다 클 수 있다.

E. 학습 패러다임으로서의 어뎁티브 연구

어뎁티브 설계는 연구 과정에서 연구 결과를 학습하고 누적된 결과 데이터를 기반으로 사전 계획된 변경을 허용할 수 있다. 이러한 어뎁션은 기기 개발의 초기 실행가능성 연구 중 자연스러운 과정이지만, 그러한 어뎁션은 탐색(pivotal) 연구와 차후 실행가능성/타당성 연구를 위해서는 잘 계획할 필요가 있다. 만일 연구의 한두 가지 측면에 대한 불확실성이 있다면, 어뎁티브 연구는 탐색(pivotal) 단계에서 특히 유용할 수 있다. 경우에 따라 어뎁티브 설계는 실행가능성 연구(또는 2차 실행가능성 연구)의 필요성을 없애고, 대신 불확실성을 어뎁티브 탐색(pivotal) 연구에서 과학적으로 해결할 수 있다. 일반적으로, 어뎁티브 연구는 계획 입안자로 하여금 연구 실행 동안에 소수의 불확실성에 대해 배우고, 연구 순수성을 유지하면서 누적된 데이터를 기반으로 사전 계획되고 과학적으로 타당한 변경을 이행할 수 있게 한다. 그러나 만일 불확실성이 많다면, 어뎁티브 설계는 계획 및 구현이 어려울 수 있다. 그러한 경우에, 실제로 탐색(pivotal) 임상시험에

착수하기 전에 이러한 불확실성의 일부를 해결하기 위하여 하나의(또는 그 이상의) 추가 타당성 연구를 수행하는 것이 더 효율적이며, 전체 성공 가능성을 증가시킬 수 있다.

의료기기는 종종 선형적 방식으로 개발된다. 즉, 실행가능성(feasibility)은 임상적 성능에 관한 탐색에 뒤따른다. 조기 실행가능성 연구는 연구 중에 발생할 수 있는 많은 변경사항이 있을 수 있으며 이는 계획되지 않은 것일 수 있다. 이러한 연구에서 기기 개발에 유용한 결론을 도출하기 위한 공식적 통계 원칙을 적용할 필요는 없을 수 있다. 반대로, 일부 고전적(후기 단계) 실행가능성 연구와 대부분의 탐색(pivotal) 연구에서는 강력한 통계적 타당성이 중요하며, 계획되지 않은 변경은 연구의 목적을 훼손할 수 있다(탐색(pivotal) 임상 조사에 대한 보다 일반적인 정보는 FDA 지침 "의료기기의 피보탈 임상 조사에 대한 설계 고려 사항(Design Considerations for Pivotal Clinical Investigations for Medical Devices)"[4] 참조).

이 지침서에 서술된 대부분의 어뎁션은 탐색(pivotal) 연구에 더 유용하고 적절하지만, 어뎁티브 설계는 일부 후기 실행가능성 연구에 적용될 수 있다. 예를 들어, 어뎁티브 실행가능성 연구는 통계적 정확성을 높이고, 기기 성능을 더 정확하게 예측할 수 있게 하여 탐색(pivotal) 단계에서 의사 결정 및 차후 성공 가능성을 높일 수 있다. 6.K절에서 설명한 바와 같이, 실행가능성 단계에서의 어뎁션 계획은 심리스(seamless) 실행가능성– 탐색(pivotal) 연구 전환을 촉진할 수 있다. 의뢰자는 어뎁티브 여부에 상관없이 탐색(pivotal) 연구의 적절한 설계를 안내하기 위해 실행가능성 연구에서 나온 정보를 건설적으로 활용할 수 있다.

F. 어뎁티브가 아닌 연구 설계 변경

다음은 어뎁티브가 아닌 경우 변경의 예이다.

- 만일 치료 집단 결과변수의 블라인드(마스크)가 손상된 연구에서(비록 오직 코드화된 치료 집단 결과라 할지라도) 중간분석(또는 최종분석)에서의 계획되

---

4 www.fda.gov/MedicalDevices/DeviceRegulationandGuidance/GuidanceDocuments/u cm373750.htm

지 않은 발견을 기반으로 연구 설계의 변경이나 수정을 한다면, 그것은 사후적(post-hoc)이고 어뎁티브가 아니다. 그러한 변경은 일반적으로 거짓 양성율이 제어되지 않고, 강한 운영편향의[5] 가능성이 높기 때문에 과학적 타당성을 위태롭게 한다. 그러한 결함 있는 연구에서 나온 결과는 유효하지 않을 수 있다.

- 본 지침서에서 내린 정의에 따르면 전적으로 연구의 외부 출처에서 나온 정보를 기초로 한 변경은 어뎁티브 설계가 아니다. 이러한 변경은 7.B절에서 상세히 논의될 것이다.

3. 어뎁티브 설계를 선택해야 하는 경우

여러 가지 요인이 어뎁티브 설계를 선택할지의 여부를 결정하는데 기여한다. 가장 중요한 고려 사항은 첫째, 어뎁티브 설계가 실현 가능한지의 여부와 둘째, 어뎁티브 설계가 비-어뎁티브(기존) 설계보다 더 적합한지의 여부이다.

A. 어뎁티브 설계는 실현 가능한가?

어뎁티브 설계는 일반적으로 어뎁션이 발생할 소수의 결과변수가 있는 경우와 제1 결과변수의 타이밍에 어뎁션을 구현할 시간이 있는 경우에 가능하다.

- 제1 결과변수의 확인까지의 시간이 긴 등록 기간에 비해 짧은 경우, 연구는 어뎁션을 하기에 잘 맞다.
- 피험자들이 빠르게 등록되는 경우, 연구 설계 변경을 실행하기에 충분한 시간이 없을 수 있다. 이런 경우에 대안적으로, 의뢰자는 연구 변경을 구현하기 위하여 피험자 등록 속도를 늦추는 것을 고려할 수 있다.
- 등록 및 확인 시간이 길지만, 중간 시점에서 제1 결과변수의 측정이 최종 시점을 예측할 수 있을 때 어뎁티브 설계가 실현 가능할 수 있다(베이지안 어뎁티브 설계에 대한 논의는 6.C절 참조).
- 연구가 여러 개의 1차 및 2차 결과변수를 사용하여 설계될 때, 어뎁티브 설계

---

5 이 지침의 목적상, 운영 편향은 연구 참여자(연구 조사자, 환자, 보호자)의 일부 또는 전체가 치료 집단의 연구결과에 접근할 수 있고, 이 정보가 연구의 운영에 영향을 준다면 발생하는 편향이다.

하에서 1형 오류율(또는 거짓 양성)에 대한 적절한 통계적 제어가 확인되기 어려울 수 있다.

- 연구 표본 수가 주로 안전성 문제(예 : 의료기기와 연관된 중요한 희귀 부작용 있음)에 의해 주도되는 경우, 유효성 결과변수에 대한 표본 수의 어뎁션은 실현 가능하지 않을 수 있다.

B. 어뎁티브 설계가 유리한지를 결정하는 방법

어뎁티브 설계가 선택 사항이라는 점을 감안할 때, 비-어뎁티브 설계와는 달리 어뎁티브 설계를 선택할 것인지의 여부는 여전히 의문이 남아 있다. 의뢰자가 탐색(pivotal) 연구를 계획할 때 어뎁티브 설계의 선택이 고려되어야 한다. 어뎁티브 또는 비-어뎁티브 설계든 특정한 상황에 맞는 최적의 설계를 선택할 것을 추천한다. 어뎁티브 연구 설계를 추구할지의 여부를 결정하기 위해 일부의 낙관적인 시나리오와 일부의 그렇지 않은 시나리오를 포함한 다수의 현실적 시나리오를 선택하는 것이 도움이 될 수 있다. 각 시나리오와 특정 어뎁티브 설계에 대해, 각 시나리오의 가능성을 측정하고, 그 설계의 성공 가능성, 연구의 평균 크기 및 운영 특성(4.A절에서 논의한 1형 오류율 및 통계적 검정력)을 계산하고, 그것을 비-어뎁티브 설계의 특성과 대조하는 것은 어렵다. 비-어뎁티브 설계의 경우, 이러한 계산은 일반적으로 간단한다. 어뎁티브 설계에서 이 수치들을 분석하는 테크닉이나 컴퓨터 시뮬레이션을 사용하여 계산하는 방법에 대한 주제는 나중에 논의된다. 궁극적으로, 어뎁티브 설계 대신에 비-어뎁티브 설계로 진행하는 결정은 예상되는 매개변수 값에 대한 의뢰자의 확신과 연구 실패의 위험을 감수하는 의지에 달려있다.

비-어뎁티브 설계의 경우, 표본 수 계산은 일반적으로 여러 매개변수의 가정된 값을 기반으로 한다. 임상시험 설계에 사용된 매개변수에 관한 가정이 다소 불확실할 때, 연구는 중간 데이터에 기초하여 표본 수를 재계산하는 어뎁티브 접근법에서 혜택을 얻을 수 있다. 기본적인 문제는 이러한 매개변수 값의 선택에 대한 신뢰의 정도이다. 예를 들어, 연구가 다소 낙관적인 치료 효과에 대해 계획되었지만 관찰된 치료 효과가 80%에 불과해도 임상적으로 여전히 중요하다고 가정한다. 낙관적인 치료 효과를 기대하는 비-어뎁티브 설계에서는 효율성 결과변수에서 성공할 확률이 계획보다 작고 허용할 수 없을 정도로 낮을 수 있다. 이 경우에 보다 더 낙관적인 효과 크기에 기반한 비-어뎁티브 설계는 의뢰자에게는 실패한 연구로 이어질 가능성이 더 크다. 대조적으로, 표본 수를 재계산하기 위한 중간분석을 가진 어뎁티브 설계는 작지만 일관되고 임상적으로 의미 있는 효과 크기로 저검정력 연구를 바로잡을 수 있어 연구의 성공 기회를 증가시킨다. 어뎁티브 설계는 연구를 하는 동안에 누적된 데이터로부터 학습함으로써 이러한 불확실성을 방지할 수 있다.

만일 임상시험을 설계하는데 필요한 매개변수에 대해 거의 알지 못한다면, 어뎁티브 설계가 실현 가능할지라도 비효율적 일 수 있다. 이 경우에, 비-어뎁티브 설계도 고위험도를 지니고 있으며, 탐색(pivotal) 임상시험에 착수하기 전에 추가 실현가능성 조사가 필요할 수 있다.

실현가능성 및 탐색(pivotal) 연구를 결합하는 것이 대안일 수 있다(심리스 설계에 대한 논의는 6.K절 참조).

C. 예상되는 후회

실패에 이르게 할 수 있는 특정 연구 결과를 예상하여 나중에 후회할지도 모르는 계획 결정이 무엇인지를 물어보는 것은 때때로 도움된다. 이 개념을 "예상되는 후회(anticipated regret)"라고 한다. 예를 들어, 만일 연구가 목표는 간신히 놓쳤지만 여전히 임상적으로 중요한 효과를 가지며 돌이켜 보건대 표본 수가 15% 더 큰 경우 성공할 가능성이 높았다면, 연구 도중에 표본 수를 재계산 할 수 있는 어뎁티브 표본 수 설계를 계획했어야 했음을 시사할 수 있다. 후회할 만한 것을 예측하고 어뎁션 계획을 세우는 능력은 연구의 성공 가능성을 상당히 증가시킬 수 있다. 예상되는 후회에 의존하는 어뎁티브 설계는 연구의 불확실성을 줄이고 연구를 훨씬 더 예측 가능하게 만든다. 그러한 계획은 연구의 성공에 대한 잠재적인 위협에 대한 보험으로 생각할 수 있다. 분석 공식 또는 컴퓨터 시뮬레이션을 사용하여 어뎁티브 설계를 비-어뎁티브 설계와 비교함으로써 그러한 보험과 관련된 비용을 계산할 수 있다.

4. 임상연구 설계에서의 어뎁션 원리

모든 임상연구와 특히 어뎁티브 연구의 설계에는 두 가지 기본 원칙이 있다. (1) 잘못된 결론(긍정적 및 부정적)의 가능성에 대한 통제와 (2) 운영 편향의 최소화 원칙이다. 이러한 원칙은 임상연구가 타당한 과학적 증거를 산출한다는 것을 보장하기 위해 핵심적이다. 만일 잘못된 긍정적인 결론의 가능성이 용납되지 않을 정도로 크다면, 그 연구는 기기 효율성의 결론을 뒷받침할 수 있는 충분히 강력한 증거를 제공하지 못할 것이다. 반대로, 만일 잘못된 부정적인 결론의 가능성이 크다면, 기기가 실제로 효과적이어도 그 연구는 실패할 수 있다. 간단히 말하면, 이러한 원칙을 따르지 않는 연구는 타당하지 않거나 부적절한 증거를 생성할 수 있다. 아래의 두 하위 절에서 이 원칙들을 자세히 살펴볼 것이다.

A. 잘못된 결론의 가능성 제어

과학적 타당성을 보장하기 위해 의료기기 임상연구는 잘못된 결론의 가능성을 제어하도록 설계되어야 한다. 예를 들어, 신기기를 대조 기기와 비교하는 우월성 연구에서 잘못된 긍정적 결론은 사실과 다르게 신기기가 대조 기기보다 우수하다고 결정하는 것이다. 그런 잘못된 결론의 가능성을 최소화할 수 없다는 것은 연구의 과학적 타당성을 위협하며, 해결되어야 할 필요가 있다. 잘못된 부정적 결론은 사실과 다르게 신기기가 대조 기기보다 우수하다고 결정하지 못하는 것이다. 이러한 유형의 오류의 제어 실패는 기기의 진정한 효율성을 입증하지 못하는 연구로 이어질 수 있다.

어뎁티브 설계에서, 거짓 양성(false positive) 결론 비율의 제어는 주요한 통계적 난제가 될 수 있으며, 이 오류율의 증가는 다양한 출처에서 발생할 수 있다. 가장 일반적으로 거짓 양성율의 증가는 "다중성(multiplicity)"으로 인해 발생하는데, 이는 연구 동안에 적절한 통계적 사전 계획 없이 연구 데이터를 여러 번 검사 및 분석하고 명목상의 통계적 유의성이 달성된 것으로 나타나는 시점에서 연구가 중단될 때 발생한다. 데이터에 대한 이러한 다중 검토로 잘못된 긍정적 결론의 가능성을 통제하기 위하여 통계적 조정이 필요할 수 있다. 어뎁티브 설계에는 다른 다중성의 출처가 있다. 다중 결과변수, 다중 하위집단, 다중 노출(또는 투약량) 또는 중간분석에서 삭제되거나 추가될 수 있는 이러한 기능들의 조합이 있다. 다양성의 또 다른 유형은 중간분석에서 통계적 조정 없이 표본 수가 증가하는 것이다. 이것도 잘못된 결론을 제어할 수 없게 할 수도 있다. 이러한 유형의 오류는 사전 계획을 통해 잘 제어될 수 있다.

의뢰자와 FDA 모두 연구 설계의 운영 특성을 이해하는 것이 유리하다. 운영 특성에는 거짓 양성 및 거짓 음성 결론이 나올 가능성이 포함된다. 전자는 실제로는 그렇지 않았을 때 기기가 효과적이라고 잘못 판단하는 것으로, 1형 오류율이라고 불린다. 2형 오류(또는 거짓 음성)는 실제로 기기가 효과 있음에도 기기가 효과가 있다고 결론 내리기에 실패하는 것이다. 연구의(통계적) 검정력은 기기가 효과적이라고 정확하게 결론 내릴 확률이며, 1에서 2형 오류율을 뺀 것이다. 운영 특성에는 설계의 다른 중요한 속성도 포함될 수 있으며, 예를 들어 예상 표본 수 또는 중간분석에서 무익성 혹은 성공으로 인한 연구 중지 확률 등이 포함될 수 있다. 규제 기관 서류 제출을 위한 어뎁티브 연구 설계의 운영 특성 평가에는 보통 두 가지 접근법이 있다(분석적 방법 & 시뮬레이션 연구). 분석적 통계 방법은 빈도주의자(frequentist) 어뎁티브 연구 설계에서 자주 사용되며, 다른 시나리오하에서 비-어뎁티브 및 단순 어뎁티브 설계에 대한 1형 오류와 통계적 검정력의 대략적 확률을 제공할 수 있다. 시뮬레이션은 복잡한 빈도주의자 및 베이지안 어뎁티브 설계의 운영 특성을 얻기 위하여 이용될 수 있다. 분석적 방법과 시뮬레이션 연구는 1형 오류율과 어뎁티브 연구 설계의 검정력을 평가할 때 상호 보완적일 수 있다. FDA는 규제 관행을 준수하면서 의뢰자에게 모든 연구 설계에서 1형 오류율을 제어하고 적절한 검정력을 유지할 것을 권고한다.

B. 운영 편향의 최소화

어뎁티브 설계를 가진 연구에서 흔히 접하게 되는 편향의 한 가지 유형은 임상시험 수행 시 발생할 수 있는 운영 편향이다(주석 4에서 운영 편향 정의됨). 편향의 존재는 임상연구의 결과를 왜곡시키고 과학적 타당성을 손상시킬 수 있기 때문에 통계 편향뿐만 아니라 운영 편향을 감소시키고 제거하는 것이 중요하다. 예를 들어, 두 집단 연구에서 만일 중간분석을 수행하여 계획된 방식으로 표본 수를 늘린다면, 연구 현장에서 조사자, 연구 피험자 및/또는 제3의 평가자들은 표본 수 증가 사실, 표본 수 증가 크기 혹은 증가 이유가 그들에게 알려질 경우 의식적으로 혹은 무의식적으로 다르게 행동할 수 있다. 결과적으로, 편향이 임상연구에 도입될 수 있다. 연구의 크기가 증가했다는 정보는 참여자, 현장 조사자 또는 블라인드된 의뢰자가 중간 치료 효과의 크기를 측정하는데 도움이 될 수 있으며, 이는 이후 다양한 방식으로 연구 진행에 영향을 미칠 수 있다. 마찬가지로, 만일 환자의 치료 배정이 블라인드 되지 않으면, 연구 조사자는 의도하지 않게 무의식적으로 연구 대상자 등록 여부에 대한 결정을 변경하거나 조사군의 피험자를 대조군의 피험자와는 다르게 취급하기 시작할 수 있다. 이러한 행동의 그 어느 것도 운영 편향으로 이어질 수 있다. 운영 편향은 임상연구의 과학적 순수성에 중대한 위협이 될 수 있으며, 그것은 통계적 조정에 의해 극복될 수는 없다. 만일 지정된 연구 데이터 분석가가 연구를 수행하는 동안 어뎁티브 임상시험의 전체 언블라인드된 결과에 접근할 수 있다면, 표준 운영 절차를 따라 이 정보를 연구 의뢰자 및 연구 조사자로부터 격리하는 것이 중요하다. 나아가, 언블라인드된 데이터에 대한 합법적인 접근 권한을 가진 사람들이 이러한 데이터에 대한 정보를 다른 사람들과 공유하지 못하도록 하는 안전장치가 마련되어 있음을 규제 기관 및 기타 이해관계자들에게 확인하는 것이 중요하다. 운영 편향과 방화벽의[6] 이러한 개념은 이 문서의 10.B절에서 논의될 것이다.

5. 블라인드 파기 없이 어뎁티브로 설계된 연구

비교 연구의 경우에 데이터 블라인딩이 분명하게 유지될 때, 베이스라인에서 피험자의 인구학적 특성 및/또는 전체 결과변수 결과에만 기초하여 한 어뎁션은 1형 오류율 제어 또는 편향 측면에서 어떤 어려움을 주지 않는다. 반면에, 치료 집단의 결과에 근거한 변경(코딩이 되었든 혹은 완전히 블라인드 되었든)은 문제가 될 수 있다. 이 절에서 "블라인드 파기(breaking the blind)"는 치료 집단에 따른 결과에 접근할 수 있는 것을 의미한다.

그것은 어느 누구도 다음과 같은 것을 알 수 없다는 것을 의미하지 않는다. 1) 그룹의 인구 통계학적 분석, 2) 두 개 혹은 그 이상의 집단이 있는 경우 전체 결합

6 이 지침의 목적 상, "방화벽(firewall)"은 통계적 편향 및 운영 편향을 제어하기 위한 정보 흐름에 대한 충분한 제한이 유지된다는 것을 보장하고 문서화하는 프로세스 또는 절차로 정의된다.

된 결과, 또는 3) 어떤 피험자가 어느 집단에 배정되었는지(피험자나 집단에 의한 결과가 가려지거나 블라인드가 유지되는 한)에 대한 즉, 결과와 치료 집단에 대한 정보가 있는 사람은 블라인드 되지 않는다.

연구에 등록된 피험자의 인구학적 혹은 베이스라인 측정치에 기초한 어뎁션의 예는 대조군과 치료군 사이의 더 나은 균형을 얻기 위해 개별 기준으로 배정 규칙을 변경하는 것이다. 이것은 어떤 개별 피험자들이 다른 치료 집단들에 배정되었는지에 대한 정보는 허용하지만 치료 효과 또는 안전성 결과에 대한 정보는 허용하지 않는다는 점에 유의한다. 이를 공변수 어뎁티브 무작위 혹은 공변수 조정된 무작위라고 하며 두 집단 간에 더 나은 균형을 만들기 위해 누적된 베이스라인 데이터를 사용한다.

널리 사용되고 있는 종합적 결과에 기초한 어뎁션의 고전적 예제는 연구에서 환자 수가 아닌 총 임상적 사건 수에 의한 사건까지의 발생 시간 연구 또는 생존 연구에 힘을 실어주는 것이다. 이 연구는 원하는 수의 사건이 관찰될 때까지 계속된다. 그런 연구의 경우에, 최대 수가 사전에 지정될 수 있지만, 정확한 피험자 수는 미리 계획할 수 없다. 비록 비교 집단 각각에서의 그 사건 수는 언블라인드이거나 코드화된 방식으로 연구 조사자에게 드러나지는 않지만, 종합적(집계된) 결과의 형태로 연구 결과의 누적된 증거, 이 경우에는 총 사건 수를 사용한다. 총 사건 수에 대한 정보는 총 환자 수의 변경 혹은 연구 기간의 연장으로 이어질 수 있다.

블라인드 파기 없이 다중 치료 집단에서 집계된 결과를 사용하는 또 다른 예제로, 통합(pooled)된 전체 성공률을 관찰할 수 있으며, 가설된 크기만큼 차이가 있는 두 집단을 가정할 때 제어 집단 비율과 조사 집단 비율에 대한 원래의 가정은 타당하지 않고 표본 수 변경은 가치 있다고 추론할 수 있다. 또 다른 예제로서, 연속적 결과변수에 대한 전체 분산을 계산하고 평균에서의 가정된 차이를 바탕으로 표본 수 조정을 할 수 있다.

이전의 두 예제에서, 잠재적 결정을 내리기 위해, 사용할 집계된 정보의 양을 미리 결정하고, 그 정보의 양이 얻어질 때까지 연구는 계속된다.

비교 연구(또는 단일 집단 연구에서의 결과)의 경우에 만일 블라인드가 유지되어서 코딩되거나 언블라인드된 치료 집단의 결과변수에 대한 정보 없이 어뎁션에 대한 결정이 이루어진다면, 그러한 어뎁티브 설계는 이론적 과학적 어려움을 야기하지 않는다. 의뢰자는 블라인드가 파기되지 않은 연구에서 베이스라인 데이터와 집계된 결과를 사용하는 어뎁션을 고려할 것을 권장하며, 그런 연구는 적절한 경우[7] 승인된 IDE(Investigational Device Exemption, 임상시험용 의료기기 적용 면제) 하에서 수행할 것을 강력하게 권고한다.

그러한 어뎁션이 연구 시작 시에 미리 계획되는 것이 강력히 선호되지만, 연구 실행 중에 변경을 할 수도 있다. 그러한 경우, FDA는 의뢰자가 그러한 접근 방법이 적절하고 바람직한 이유에 대한 과학적 근거를 정당화하고, 언블라인드 데이터에(코딩된 치료 집단 혹은 완전히 언블라인드된 치료 집단에 의해) 접근할 수 없다는 것과 데이터 접근이 철저히 보호되고 있음을 입증할 수 있을 것이라고 기대한다.

6. 언블라인드된 데이터를 활용한 어뎁션

이 절에서는 누적한 언블라인드 결과에 기반을 둔 어뎁티브 설계를 고려한다. 이러한 설계는 신중한 계획이 필요하다. 의뢰자는 일반적으로 어뎁티브 설계를 착수하기 전에 FDA와 상의하고, 특히 어뎁션의 유형에 대해 상의하도록 장려한다. 그룹 순차 설계, 표본 수 어뎁션 및 표본 수 재계산을 가진 그룹 순차 설계가 가장 널리 사용되고 있다.

A. 그룹 순차 설계

그룹 순차 설계는 치료 집단별 결과의 중간분석을 가능하게 하고, 성공 또는 무익성으로 연구의 조기 중지를 가능하게 한다. 이러한 설계는 통계 커뮤니티와 임상시험 커뮤니티에서 오랫동안 신뢰되어 왔다. 이러한 설계는 일반적으로 연구의 성공 혹은 무익성을 선언하기 위해 연구 중지 가능성을 가지고 언블라인드된 데이터의 1회 이상의 중간 검토를 규정한다. 그들은 그룹 순차 설계의 정확한 특성을 결정하기 위한 사전 계획이 요구되며, 연구의 전체 1형 오류율을 제어하면서 비-어뎁티브 표본 수 설계에 비해 더 많은 유연성을 도입한다.

---

7 IDE는 의뢰자가 연구에서 심각한 위험 기기를 연구조사에 사용하려고 할 때, 의뢰자가 21 CFR 50.24에 따라 사전 동의 예외를 포함한 연구조사를 실행하려 할 때, 또는 FDA가 의뢰자에게 연구조사를 위해서 신청서가 필요하다고 통보할 때 21 CFR 812.20(a)(1)

그룹 순차 연구는 빈도주의자 혹은 베이지안일 수 있다. 만일 기기가 예상보다 성능이 우수하고 충분한 안전성 데이터가 있는 경우, 이 어뎁티브 설계는 성공으로 조기 중지할 수 있어 시간과 자원을 절약할 수 있다. 이러한 설계에는 중간분석과 유의수준 알파에 대한 적절한 조정을 설명하는 사전 명시된 통계분석계획이 포함되어야 한다.

예를 들어, O'Brien-Fleming 계획은 고정된 시간에 사전 결정된 일정한 잠정적 횟수의 검토(look)를 실행하며, 각 검토에서 유의수준 알파의 정해진 비율을 규정한다. 반대로, Lan–DeMets의 알파소비방식(alpha-spending approach)을 사용하면 지정된 것이 임상시험의 여러 시점에서 알파소비에 대한 함수이기 때문에 더 많은 유연성이 허용된다. 초기에 알파소비 함수가 지정되면, 검토 횟수(최대 허용치까지)와 그 시기가 유연해진다. 만일 기기가 예상보다 성능이 좋을 가능성이 실제로 있다면, 의뢰자는 비–어뎁티브 설계에서는 조기 중지가 과학적으로 타당하지 않기 때문에 성공으로 연구를 중지할 가능성을 허용하기 위해 그룹 순차 설계를 사용하는 것을 고려해야 한다. 의뢰자는 연구가 중간 검토에서 매우 인상적인 결과를 가질 가능성이 있고, 임상시험을 중지하는 것이 윤리적 결정이라고 믿는다면, 바람직한 접근 방법은 그룹 순차 임상시험에서와 같이 과학적으로 타당한 중간 검토를 허용하는 어뎁티브 임상시험을 설계하는 것이다. 의뢰자는 임상시험 데이터 모니터링 위원회(DMC)를 활용하여 안전하고 기밀한 방식으로 데이터를 검토하고 그룹 순차 설계를 구현하는 것이 권장된다(DMC는 섹션 9.A 참조).

그룹 순차적 연구의 단점은 누적 데이터 및 연구 중간분석이 전체 코호트를 등록해야 하는지 혹은 성공 또는 무익성으로 조기 중단될 수 있는지를 결정하기 때문에 의뢰자는 어느 정도의 불확실성을 받아들일 필요가 있다는 것이다. 또 다른 단점은 현장 또는 의뢰자가 치료 효과 크기가 연구를 중단할 만큼 충분히 크지 않다고 결론을 내릴 수 있으므로 중간분석에서 임상시험을 계속하기로 결정한 후에는 운영 편향의 가능성이 있다는 것이다.

B. 표본수 재계산

사전 정의된 엔드포인트(endpoint)를 충족시키지 못했던 결론을 내린 연구의 연장으로 단순히 대상이나 표본을 추가하는 것이 과학적으로 검증된 임상 조사방법이라는 것은 일반적인 오류이다. 잘못된 긍정적인 결론의 가능성은 더 이상 잘 통제되지 않기 때문에 사전에 지정되지 않은 방식으로 마지막에 연구를 단순히 확장하는 접근법은 과학적으로 타당하지도, 권장되지 않는다. 대조적으로, 어뎁티브 설계는 표본 수 재계산을 허용하고 가설 검정에서 1형 오류 또는 그에 상응하는 구간 추정에 대한 신뢰 계수를 적절히 제어할 수 있다. 이것은 계획된 표본 수가 적절한지 평가하기 위해 연구의 특정 부분이 완료된 후 사전 명시된 분석을 통해 수행될 수 있으며, 그렇지 않을 경우 미리 지정된 방식으로 표본 수를 증가시킬 수 있다. 그러한 전략은 잘못된 긍정적인 결론의 기회를 제어하고 과학적으로 유효한 추론을 도출할 수 있다.

그러한 표본 수 재계산(SSR)을 사용하는 어뎁티브 설계는 특히 변량 또는 효과 크기와 관련해서 큰 불확실성이 있는 상황에서 검정력이 부족한 연구를 피하는데 도움된다. 사전 계획된 표본 수 재계산을 가진 연구 설계에서, 언블라인드된 치료 집단 결과의 비교에 따라서 잠재적으로 표본 수를 조정하기 위한 1회 혹은 그 이상의 사전 계획된 중간 검토가 이행된다. 이것은 5절에서 고려된 블라인드된 표본 수 재계산과는 대조적이다. 임상적으로 중요한 효과 크기에 관한 논의는 결과 데이터가 나온 후가 아니라 연구 계획 단계에서 일어나야 한다는 것이 중요하다. 결과적으로, 어뎁티브 표본 수 재계산(SSR) 연구 설계는 이미 실패한 연구를 변경하거나 구제하기 위한 것이 아니라, 대신 애초에 실패한 연구가 일어나지 않도록 방지하는데 도움이 될 수 있다. 구체적으로, 연구 계획자는 계획 단계에서 더 작은 효과 크기가 미치는 영향에 대한 예상되는 후회 질문(regret question)을 제기해야 하고, 연구기기의 성능에 대해 지나치게 낙관적이지 않은 현실적인 평가를 연구 계획에 반영해야 한다.

표본 수 재계산에는 여러 가지 통계 테크닉이 있다. 몇몇 방법은 조건부 검정력과 다른 예측 확률(즉, 2가지 다른 형태의 확률적 축소(stochastic curtailment))을 사용한다. 표본 수 재계산은 단일 중간분석을 사용하여 간단한 연구로 수행할 수도 있고, 연구 중 사전 명시된 시간에 1회 이상 수행할 수도 있다. 치료 효과에 있어서 임상적으로 중요한 최소 차이에 대해 연구 개시 이전에 의뢰자와 FDA가 합의할 것을 권장한다. 특정 차이가 임상적으로 중요한지 여부에 관한 결정은 초기에 이루어져야 하며, 중간분석 유효성 결과에 영향을 받지 않아야 한다.

표본 수의 재계산을 계획할 때는 재계산 시점을 신중히 고려해야 한다. 만일 재계산이 너무 늦게 수행된다면, 비효율적일 수 있다. 조기 검토는 연구 수행의 초기 단계 동안 내재된 가변성(variability)으로 인해 차선의 표본 수로의 결정을 초래할 수 있다. 다른 시나리오 하에서 수행된 분석적 계산 혹은 컴퓨터 시뮬레이션은 표본 수 재계산을 위한 최적의 시점을 선택하는데 도움이 될 수 있다(시뮬레이션에 대한 더 많은 논의는 7.C절 참조). 1형 오류율의 실질적 제어는 채택된 표본 수 조정 방법과 어뎁션 전후의 데이터 결합에 사용된 사전 계획된 분석에 달려있다.

일부 상황에서, 만일 제1 결과변수를 관찰하는데 시간이 오래 걸리는 경우(예 : 2년차 결과변수) 표본 수 조정은 효과가 없을 수 있다. 그러한 경우, 표본 수 어뎁션은 대신 제1 결과변수와 연관된 것으로 알려진 중간(intermediate) 결과변수를 기반으로 할 수 있다. 대리 결과변수와 중간 결과변수의 사용에 대한 더 자세한 정보는 FDA 지침 "생명을 위협하거나 혹은 비가역적으로 쇠약하게 하는 질병이나 상태에 대한 충족되지 않은 의학적 니즈를 위한 시판 전 승인 및 De Novo 의료기기를 위한 신속 액세스(Expedited Access for Premarket Approval and De Novo Medical Devices Intended for Unmet Medical Need for Life Threatening or Irreversibly Debilitating Diseases or Conditions)"[8]에 대한 내용을 참조한다.

중간 결과변수와 최종 결과변수의 축적한 데이터로부터 학습하는 베이지안 모델의 사용은 통계적 접근법 중 하나로 다음 절에서 논의된다.

경우에 따라 표본 수 재계산은 그룹 순차 설계보다 선호될 수 있다. 표본 수 재계산은 일반적으로 표본 수의 증가가 작으면 상대적으로 더 효율적이다. 만일 중간분석에서 표본 수가 크게 증가해야 한다면, 선택된 통계 방법과 관계없이 표본 수 재계산은 아주 비효율적이며 치료 효과 크기에 대해 좀 더 현실적인 기대를 가지고 그룹 순차 설계를 구성하는 것이 더 나은 전략일 것이다. 처음에는 치료 효과 크기를 알 수 없지만, 예상 범위가 좁은 경우에 표본 수 재계산 전략이 더 타당할 수 있다.

---

8 www.fda.gov/downloads/MedicalDevices/DeviceRegulationandGuidance/GuidanceD ocuments/UCM393978.pdf

C. 베이지안 표본 수 어뎁션

임상시험 표본 수를 결정하는 몇 가지 요소들인 효과 크기, 제1 결과변수의 표본 측정값의 변동성, 다른 곳에서 가져온 사전 정보(prior)의 양과 같은 것은 설계 단계에서 잘 알려지지 않았기 때문에 많은 베이지안 설계는 표본 수 어뎁션을 포함한다. 효과 크기와 사전 정보(prior)의 양이 증가하면 표본 수는 감소하고 표본들의 변동성이 증가하면 표본 수도 증가한다.

베이지안 계층 모델을 사용하여 현재 연구 데이터를 사전 데이터와 결합하는 경우, 이전에 가져온 사전 정보의 양은 연구 시작 전에 알 수 없고, 현재 연구 데이터와 사전 데이터 간의 유사성에 따라서도 달라지며, 그 유사성은 현재 임상시험에서 나온 데이터를 누적하면서 연구된다. 사전 데이터가 있든 없든 간에, 베이지안 임상시험 설계에는 자주 초기 측정에서 나온 최종 임상적 결과변수를 예측하는 수학적 모델을 포함한다. 이 경우에 예측 가능성은 설계 단계에서 알려지지 않은 초기 측정과 최종 결과 사이의 상관관계에 따라 달라진다. 이러한 모든 요소는 데이터가 누적되고 정보가 수집됨에 따라 표본 수가 조정된다.

임상시험 기간 동안에 얻은 결과를 제1 결과변수와 연관하는 수학적 모델을 구축하고, 누적한 데이터를 사용하여 모델의 매개변수를 측정할 수 있는 경우, 그 결과는 제1 결과변수를 예측하는데 사용될 수 있다.

예측이 좋을수록 필요한 표본 수가 작아지고, 잘 설계된 베이지안 연구는 정보가 누적될 때 표본 수가 조정되는 방식으로 계획해야 한다. 위에서 언급했듯이, 이 아이디어는 FDA 지침 문서 "생명을 위협하거나 혹은 비가역적으로 쇠약하게 하는 질병이나 상태에 대한 충족되지 않은 의학적 니즈를 위한 시판 전 승인 및 De Novo 의료기기를 위한 신속 액세스(Expedited Access for Premarket Approval and De Novo Medical Devices Intended for Unmet Medical Need for Life Threatening or Irreversibly Debilitating Diseases or Conditions)"[9]에 대한 내용을 참조한다.

사전 계획된 베이지안 어뎁티브 설계는 표본 수 어뎁션, 초기 임상시험 성공 및 무익성을 위한 중간분석을 포함할 수 있다. 중간분석에서 임상시험 성공의 예

9 www.fda.gov/MedicalDevices/DeviceRegulationandGuidance/GuidanceDocuments/U CM393978

측 확률은 그 시점까지 누적된 데이터를 기반으로 계산된다. 만일 그 확률이 충분히 높으면(즉, 사전 명시된 값 이상), 임상시험은 조기 성공을 위해 중단될 수 있다. 만일 그 확률이 너무 낮으면(즉, 사전 명시된 값 미만), 임상시험은 무익성으로 중단될 수 있다. 만일 확률이 이러한 값 사이에 있다면, 임상시험의 지속이 보장된다(또 다른 사전 명시된 값보다 위거나 혹은 아래라면 또는, 환자 모집을 종료하거나 종료 없이). 이러한 작업에 대한 합리적인 임계값을 결정하기 위해 시뮬레이션이 필요하다.

베이지안 어뎁티브 설계는 운영 특성의 평가를 위한 시뮬레이션을 고려해야 한다. 그 설계의 성능은 미리 선택된 설계 매개변수에 달려있다. 시뮬레이션은 조기 성공, 무익성 혹은 새로운 환자의 모집 중지를 위한 예측 확률의 임계값을 결정하는데 사용된다. 그러한 시뮬레이션을 수행하는 방법에 대한 자세한 정보, 시뮬레이션에 관해서는 7.C절을 참조하고, 더 자세한 논의는 FDA의 "의료기기 임상시험에서의 베이지안 통계 사용 지침(Guidance for the Use of Bayesian Statistics in Medical Device Clinical Trials.)"[10]을 참조한다.

D. 표본 수 재평가를 통한 그룹 순차 설계

일반적인 어뎁티브 설계는 성공으로 임상시험의 조기 중지뿐만 아니라 표본 수를 재계산하고 사전 명시된 계획에 따라 표본 수를 증가시키기 위해 그룹 순차 설계와 중간 검토를 결합한다. 이러한 설계는 복잡한 반면에 특정 상황에서 추가적인 이점을 제공한다.

E. 치료 집단 제거

하나 이상의 실험 집단이 있는 연구에서, 적절한 계획을 가지고 연구 과정에서 저조한 효능이 나타난 실험 집단 중 하나를 제거하는 계획을 세울 수 있다. 그러한 집단을 제거하는 것은 연구의 효율을 높이고, 가장 유익하고 성공적일 것으로 가능성이 큰 방향으로 연구 측면에 자원을 집중시킬 수 있다.

---

10 www.fda.gov/medicaldevices/deviceregulationandguidance/guidancedocuments/ucm 071072.htm

F. 무작위 비율 변경

치료 결과에 근거하여 대조군과 치료군 간의 무작위 배정 비율을 변경할 수 있는 어뎁티브 무작위 배정 계획을 반응 어뎁티브 무작위(response adaptive randomization) 배정이라고 한다. 반응 어뎁티브 무작위는 환자가 덜 효과적이거나 덜 안전한 약품에 노출될 가능성을 줄임으로써 윤리적인 우려를 경감할 수 있고, 연구의 효율성을 향상시킬 수 있다(예 : 제어군의 충분한 정보에 기초하여 어뎁트하는 베이지안 접근 방식). 이러한 어뎁티브 설계는 연구 과정에서 보다 더 효과적이거나 더 안전한 것으로 밝혀진 치료에 계획적으로 배정함으로써 환자 보호를 강화할 수 있다. 반응 어뎁티브 무작위는 때때로 약간 더 큰 연구로 이어질 수 있지만 연구 조사자와 환자 등록을 용이하게 할 수 있다.

G. 우월성과 비열등성 조사

활성 대조군에 대한 신치료의 우월성과 비열등성을 모두 조사하는 연구를 계획할 수 있다. 두 가지의 다른 전략이 사용되며, 하나는 우월성 임상시험으로 연구를 계획하고 비열등성의 대비책(fallback, 만일의 사태에 대한 일보 후퇴) 가설을 가지는 것이다. 다른 하나는 본래의 연구를 비열등성으로 계획(규모를 정하는 것)하지만 우월성에 대한 조사를 허용하는 것이다

우월성 가설이 실패한 경우에 비열등성을 조사하기 위해 설계된 우월성 연구는 전향적으로 계획되어야 한다. 특히, 비열등성 마진(margin)은 사전 명시되어야 하며, 언블라인딩 이전에 미리 합의되어야 한다. 추가로, 전향적 계획은 우월성 주장에 대한 변경과 함께 표본 수 재계산을 포함할 수 있다.

일반적으로 만일 원래의 계획이 비열등성에 대한 것이라면, 우월성 마진이 이미 사전 명시되어 있으므로 추가적인 사전 계획 없이도 우월성을 조사하는 것이 가능하다. 그러나 연구 계획자는 중간 과정 결과가 우월성 주장에 도달할 수 있다고 충분히 확신할 수 있는 경우에 사전 계획된 중간 평가와 사전 명시된 표본 수 재계산을 통합하고자 할 수 있다. 그러한 어뎁션은 사전에 명시되어야 하고 적절한 분석이 제공되어야 한다.

H. 어뎁티브 강화

어뎁티브 설계의 또 다른 유형은 1회 혹은 그 이상의 중간검토에서 언블라인드된 데이터를 사용하여 실험기기에 대해 다른 반응을 가질 수 있는 사전 명시된 환자 하위 집단을 조사하는 계획이다. 이러한 분석은 사전 계획된 방식으로 중간분석 후에 피험자의 포함/제외 기준을 변경하기 위해 사용될 수 있다. 예를 들어, 성별과 같은 인구학적 요인으로 인한 다른 치료 효과가 있을 것으로 예상되는 경우를 가정해보자. 사전 계획된 중간검토에서 그 효과 차이를 평가할 수 있었으며, 그 시점 후로 이 임상시험은 잠재적으로 남성 혹은 여성만을 포함하도록 변경될 수 있다. 또 다른 유형의 어뎁션은 중간 데이터가 두 집단을 통합(pooling)해서는 안 된다는 것을 암시하는 경우에 남성과 여성에 대해 별도로 분석을 수행할 수 있는 충분한 표본을 확보하도록 표본 수 재계산을 통합하는 것이다. 사전 계획된 방법은 또한 모집단 지표를 좁히기 위한 결정에 따라 표본의 크기를 바꿀 수 있다. 모든 경우에 있어서 오류 발견의 가능성(전체 1형 오류율)이 전향적인 방법으로 잘 제어되는 것이 중요하다.

I. 전체 정보에 근거한 어뎁션 계획

이 새로운 유형의 설계에 대한 중지 규칙은 언블라인드된 데이터의 정보량을 기반으로 하고, 이 정보는 일반적으로 제1 결과변수의 분산으로 측정된다. 즉, 연구는 사전 명시된 양의 정보가 얻어질 때까지 계속된다. 중지 규칙은 사용 가능한 정보의 양에만 근거하기 때문에 반복되는 검토와 관련된 불이익은 없다. 예를 들어, 중단 시기에 대한 결정은 연구 집단과 대조 집단의 평균 반응의 차이에 대한 측정된 평균의 표준오차에 근거할 수 있다. 일반적으로, 이는 차이에 대한 고정된 신뢰구간 폭이 달성되었을 때 중지하는 것과 일치한다. 이 전체 정보 접근법은 비-어뎁티브 설계 연구에서 가질 수 있는 매개변수의 설정 오류(misspecification)를 방지한다. 이 연구는 항상 올바르게 검정력이 주어지고, 조기 검토에 대한 통계적 불이익(penalty)는 없다. 이 설계는 때로는 너무 크고 때로는 충분히 크지 않은 비-어뎁티브 연구 설계의 문제를 겪지 않는다. 사실상, 연구가 항상 "적당한 크기"라는 것을 보장할 수 있다. 이 접근법은 특히 단일 집단 연구 및 진단기기에 대한 일부 연구에서 특히 유용할 수 있다.

이 설계에서는 사전 명시된 중지 규칙을 꼼꼼하게 준수하는 것이 중요하다. 의도적으로 표본 수를 초과하는 것은 합의했던 것보다 작은 변량으로 이어져서 임상적으로 중요하지 않은 차이에 대해 통계적으로 유의한 결과가 나올 가능성을 증가시킨다. 또한 이 전체 정보 접근법은 1형 오류율을 제어하지만 초과 실행의 경우에는 해당하지 않는다(그런 방식에서, 6.B절에서 논의되었던 계획되지 않은 연구 확장과 비슷).

J. 기기 또는 결과변수의 어뎁션

사전 계획된 의료기기 또는 결과변수 어뎁션은 탐색(pivotal) 연구에서는 거의 없다. 다른 한편으로, 의료기기 혹은 결과변수에 대한 계획되지 않은 변경은 실행가능성 연구, 특히 초기 실행가능성 연구에서 자주 발생한다(의료기기 혹은 결과변수의 계획되지 않은 변경에 대해서는 7.B절 참조). 계획된 변경에 대해서는 연구계획 담당자는 변경 사항(또는 예상되는 변경 유형)을 사전 명시하고, 미리 FDA와의 적절한 협의로 사전 명시된 통계분석계획에 변경을 설명해야 한다.

K. 심리스(Seamless) 연구

의료기기 개발 및 평가 계획에는 기기 또는 연구에 중요한 변경 사항이 없는 경우, 사전 계획된 방식으로 탐색(pivotal) 연구로 원활하게 전환되는 타당성/실행가능성 연구를 포함할 수 있다. 예를 들어, 심리스 연구의 실행가능성 부분에는 여러 가능한 기기 형태가 포함될 수 있다. 그 구성은 실현가능성 단계에서 가장 유리한 결과를 보여준 형태만으로 탐색(pivotal) 연구로(원활하게) 계속된다. 그런 경우, 만일 연구가 "추론적으로 심리스" 되도록 설계된다면, 모든 데이터는 최종 분석에 포함될 수 있다. 실행가능성 및 탐색(pivotal) 연구 단계들을 결합하기 위한 사전 연구 계획은 실행가능성 데이터가 언블라인드 방식으로 접근되기 전에 이루어져야 한다. 그 계획은 결합된 두 단계에 대한 전체 1형 오류를 제어해야 한다. 만일 두 연구가 운영 목적을 위해 결합되었지만 추론적으로 구분된다면, 이는 어뎁티브 설계로 간주되지 않는다.

7. 특별 고려사항

A. 사전 계획되지 않은 탐색(Pivotal) 임상연구의 변경 : 블라인드 데이터 사용

특정 상황에서는 미리 계획을 세우지 않았더라도 연구 설계에 과학적으로 타당한 여러 변경을 접할 수 있다. 그러한 변경은 치료 집단의 결과변수의 결과를 완전하게 마스킹하고 의뢰자(또는 FDA)를 대표하는 누구도 치료 집단으로 코딩되거나 언블라인드된 결과에 접근할 수 없도록 해야 한다. 코딩된 또는 언블라인드된 치료 집단의 결과변수가 엄격하게 보호되는 연구 실행 시의 주요 장점은 전적으로 외부 정보에 근거하여 연구를 변경하는 것이 합리적으로 가능하다는 것이다. 예를 들어, 만일 독립적인 통계학자와 DMC만이 코딩된 혹은 언블라인드된 치료 집단의 결과에 접근할 수 있고, 의뢰자는 그 결과가 통계학자와 DMC에게만 한정된다는 증거를 제공할 수 있다면, 의뢰자 또는 운영위원회는 전적으로 연구 외부에서 나온 정보를 바탕으로 한 연구 설계에 대해서 과학적으로 타당한 변경을 제안할 수 있다. DMC를 포함해서 치료 집단의 결과 데이터에 접근할 수 있는 사람들이 연구 변경에 관해서 제안하거나 의견을 제공하는 것은 적절하지 않다는 것을 유의해야 한다. 중간분석의 결과로 계획되지 않은 수정이 제안될 때마다 그 제안이 어디에서 발생하는지에 상관없이 1형 오류의 인플레이션이 발생할 수 있다. 부적절한 정보 공개를 막기 위한 방화벽에 대한 논의는 10.B절에서 더 자세히 논의된다. 적절한 상황 하에서 계획되지 않은 연구 변경은 과학적으로 실행 가능해야 하고, 시행 전에 승인을 위해 FDA와 상의되어야 한다.

B. 사전 계획되지 않은 탐색(Pivotal) 임상연구의 변경 : 언블라인드 데이터 사용

만일 결과변수의 결과가 블라인드 혹은 마스크되지 않았다면(오픈라벨 연구에서처럼), 연구 설계 변경은 연구의 과학적 순수성이 저해될 수 있다는 사실 때문에 문제가 된다. 의뢰자는 이러한 변경을 시행하지 않아야 하고, 만일 그런 변경이 고려되고 있다면 FDA와의 면담을 강력히 권장한다.

일반적으로 프로토콜 또는 통계분석계획(SAP)에 대해 제안된 변경이 연구에서 생성된 데이터 혹은 정보의 타당성, 또는 계획의 과학적 건전성에 영향을 준다면 문제가 될 수 있다. IDE 하에서 실행된 연구의 경우, 연구에서 생성된 데이터/정보의 타당성 또는 계획의 과학적 건전성이 영향을 받는 경우, 그러한 변경은 일반적으로 IDE 보완을 통해 사전 승인이 요구된다.

21 CFR 812.35(a)(2)-(4)에 명시된 특정 기준을 충족할 때, 비상시 사용을 위한 변경, 5일 이내에 FDA에 통보된 변경 사항, 그리고 연간 보고서에 제출되는 변경들에 대한 사전 승인 요구에 대한 예외가 있음을 주지한다. 데이터에 근거한 의료기기 핵심 성능에 대한 변경은 가능하다면 타당성 연구에 제한되어야 한다. 중대한 기기변경은 탐색(pivotal) 임상시험 데이터의 과학적 타당성과 기기 변경 전과 변경 후의 데이터 결합의 정당성을 훼손할 수 있으므로 탐색(pivotal) 연구에 허용되는 기기 변경의 범위에는 제한이 있다. 의뢰자는 기기 개조의 공개가 지연되면 검토 시간이 더 길어지고, 또한 연구의 성공 가능성이 낮아질 수 있기 때문에 연구 동안에 기기 변경 가능성에 대해 FDA에 의뢰하는 것이 좋다. 탐색(pivotal) 연구보다는 실행가능성 연구에 더 적절한 "진화하는" 기기 변경(예 : 진화 알고리즘)에 의해 추가적인 복잡성이 도입된다. 예를 들어, 진단기기의 알고리즘을 평가, 변경 및 완료하기 위해 탐색(pivotal) 연구 데이터를 사용하면 편향된 성능 결과가 발생할 수 있으므로, 제1형 오류율을 제어하기 위해 사전 계획된 분석을 시행하지 않는 한 권장되지 않는다. 서로 다른 기기 버전에서 나온 데이터 통합(pooling)이 수용 가능한지 여부를 결정할 때, 기기 버전에 따른 결과 간의 동질성(안전성과 효율성 모두)에 대한 분석은 중요하며, 8.B절에서 보다 더 광범위하게 논의될 것이다.

C. 어뎁티브 설계 계획의 시뮬레이션

컴퓨터 시뮬레이션은 어뎁티브 설계에서 중요한 역할을 할 수 있으며 다른 시나리오에서 연구 설계의 운영 특성을 제공할 수 있다. 시뮬레이션은 중간분석의 다양한 횟수와 타이밍을 가지고 다른 시나리오를 평가할 수 있으며 비-어뎁티브 설계에 비해 하나의 어뎁티브 설계 혹은 다른 어뎁티브 설계의 장단점을 저울질하는데 사용할 수 있다. 시뮬레이션을 통해 필요한 표본 수, 운영 특성 및 임상시험 설계 선택과 그리고 분석 방법으로는 얻어질 수 없는 환자 특성 사이의 상호관계에 대한 통찰력을 제공할 수 있다. 어뎁티브 연구 설계를 계획하는데 사용되는 컴퓨터 시뮬레이션에는 한계가 있다. 첫째, 그들의 유용성과 품질은 현실적인 시나리오를 모델링하는 능력에 달려 있다. 둘째, 발견하기 어려운 의뢰자의 시뮬레이션 소프트웨어 코드에서 프로그래밍 오류는 부실한 연구 설계 선택으로 이어질 수 있다. 셋째, 다중 결과변수 또는 복잡한 귀무가설 경계와 같은 복잡한 연구 설계는 수행하기 어려울 수 있다.

그럼에도 불구하고, 복잡하기는 하지만 어뎁티브 설계 임상시험을 위한 시뮬레이션은 장려된다. 잘 짜여진 프로그래밍과 임상시험 설계에 대해 신중한 고려는 시뮬레이션 오류를 방지할 수 있다. 충분히 넓은 범위의 관련 시나리오를 다룰 수 있는 경우, 시뮬레이션은 어뎁티브 임상시험 설계, 실행 및 분석에 대한 유용한 통찰력을 제공할 수 있다. 시뮬레이션은 분석 방법이 일반적으로 제공할 수 있는 것보다 매개변수 공간(장애(nuisance) 매개변수 포함)의 더 세세한 적용 범위와 운영 특성에 대해 보다 자세한 설명을 제공할 수 있다.[11]

D. 안전성 결과변수에 대한 어뎁티브 설계

많은 어뎁티브 연구 설계가 효율성 결과변수에 중점을 두고 있지만, 안전성 결과변수에 대한 어뎁티브 임상 연구를 설계하는 것도 가능하다. 예를 들어, 의료기기가 전체적으로 심각한 부작용 발생률이 8% 미만이라는 것을 입증하기 위해서 어뎁티브 설계가 개발될 수 있다. 특히, 심각한 부작용 발생률이 8%보다 훨씬 작으면 그룹 순차 접근법은 1회 혹은 그 이상의 중간 검토와 성공적인 조기 연구 종료를 허용하기 위해 사용될 수 있다. 대안으로, 만일 미리 지정된 환자 수에 부작용이 없으면 연구를 중지할 수 있지만, 하나 혹은 그 이상의 반응으로 후반 단계로 연구를 지속할 수 있도록 허용하는 중지 규칙을 개발할 수 있다. 이 가상의 예제에서 사전 계획된 규칙은 심각한 부작용 발생율이 최대 8%라는 잘못된 결론의 가능성을 제어했음을 설명할 필요가 있다.

E. 오픈라벨 무작위 연구에 대한 어뎁티브 설계

약물 임상시험들과는 달리, 많은 과학적으로 검증된 의료기기 연구는 블라인드

---

11 베이지안 맥락에서의 시뮬레이션에 대한 논의는 FDA(2010)의 『의료기기 임상시험에서의 베이지안 통계 사용지침(2010년 2월 5일 발행)』에서 찾아 볼 수 있다– 부록, 40p http://www.fda.gov/medicaldevices/deviceregulationandguidance/guidancedocuments/ucm071072.htm

되지 않거나 될 수 없다. 예를 들어, 의료기기는 환자와 의료진에게 특정 기기(또는 어떤 기기)가 사용되고 있는지를 확인할 수 있는 눈에 띄는 부품 혹은 치료 기능(예 : 전기 자극)을 가질 수 있다. 어떤 경우에는 환자, 제3 평가자 혹은 의료인까지도 블라인드 될 수 있지만, 그것이 가능하지 않는 경우가 많다. 블라인딩이 발생하지 않는 연구를 "오픈라벨(open-label)"이라고 한다.

오픈라벨 연구에 어뎁티브 설계를 사용하는 것은 환자 또는 임상시험 요원이 치료 배정을 알고 의식적으로 또는 무의식적으로 그들이 행동하는 방식을 변화할 때 운영 편향이 도입될 수 있기 때문에 추가적인 어려움이 있다. 이러한 편향의 잠재성은 어뎁티브 임상시험에만 국한되는 것이 아니라 일반적으로 오픈라벨 연구(open-label study)에 적용된다. 그러나 임상시험 중반에 변경할 가능성이 있는 어뎁티브 설계에서는 각별한 주의가 필요할 수 있다. 어뎁티브 설계를 통합하는 오픈라벨 연구의 경우에 사전 명시된 어뎁션의 중요성은 매우 크다. 설계 단계에서 임상시험의 운영 특성에 대한 적절한 점검과 함께 모든 가능한 의도된 변경과 그에 상응하는 어뎁션을 상세하게 기술해야 한다. 예를 들어, 고전 그룹 순차 설계의 경우 임상시험을 시작하기 전에 중간분석의 횟수와 타이밍, 그리고 해당 알파소비 함수를 프로토콜에 명확히 미리 명시해야 한다. 이러한 사전 명시는 오픈라벨 임상시험에서 운영 편향의 문제를 해결하지는 못할지라도 사전 명시된 프로토콜은 중간 임상시험 결과에 근거하여 계획되지 않은 변경이 이루어질 가능성을 크게 감소시킨다. 계획 단계에서 예상하지 못한 계획되지 않은 변경이 오픈라벨 연구 과정에서 일어난다면 문제가 될 수 있다.

F. 관측 비교 연구에 대한 어뎁티브 설계

어뎁티브 설계는 과거 대조 또는 비무작위 동시 발생 대조로 설계된 연구에서도 사용될 수 있다. 전형적으로, 대조군과 비교하여 치료군에서의 베이스라인 공변수의 비교가 수행된다. 어뎁티브 설계에서 이러한 비교는 사전 명시되어야 하며, 비교 가능성 평가를 수행하는 요원은 모든 집단의 결과변수에 대해 블라인드/마스크된 방식으로 수행되어야 한다. 만일 비교 가능성 평가에서 대조군은 조사기기를 가진 치료군과 비교될 수 없다는 것이 나타나면, 대조군의 수정 또는 변경이 가능할 수 있다. 만일 대조군이 적절하다고 하더라도 결과 데이터에 대한 언블라인드된 접근이 발생하지 않는 한 표본 수 및 검정력 측정은 재계산되고 변경될 수 있다.

G. 제어 집단 없는 단일 집단 연구에 대한 어뎁티브 설계

가능하다면 무작위 동시 발생 제어 임상시험을 실시하기 위해 모든 노력을 기울여야 하지만 때로는 의료기기 임상시험에서 플라시보(위장)기기 또는 활성 대조기기를 제어 집단으로 사용하는 것이 윤리적이거나 실현 가능하지 않기 때문에 치료 집단을 기기의 성능 목표에 비교할 때가 있다. 단일 집단 연구에 의해 도입될 수 있는 추가적 편향(운영 편향 포함)이 있지만 사전 명시된 어뎁티브 설계는 여전히 가능할 수 있다. 운영 편향을 제어하기 위해 결과 데이터에 대한 정보를 신중하게 제한해야 한다. 각 임상 현장에서 들어오는 모든 환자(연구에 포함되지 않은 환자 포함)의 스크리닝 기록(screening log)은 그 어떤 공공연한 선택이 발생하지 않았음을 보장할 수 있으며, 임상시험 결과에 대한 조작 가능성을 줄이는 데 도움된다.

8. 진단기기에 대한 추가 고려사항

이 지침의 다른 절에서 논의된 문제는 일반적으로 진단기기에도 적용되지만, 진단기기에 대한 어뎁티브 연구 설계에는 몇 가지 문제가 있다. 일반적인 설계 고려사항에 대한 전반적인 논의는 FDA 지침 “의료기기의 피보탈 임상조사에 대한 설계 고려사항(Design Considerations for Pivotal Clinical Investigations for Medical Devices)”에서 확인할 수 있으며 진단기기의 어뎁티브 설계를 고려할 때 검토하는 것이 유용하다. 진단 성능은 종종 가설 검정보다는 측정값 및 신뢰구간 접근법을 사용하여 평가된다. 앞에서 설명한 어뎁티브 설계 방법은 진단 연구를 위한 적절한 신뢰구간으로 전환될 수 있다. 1절에서 언급했듯이, 이 지침은 조합 제품이나 승인되지 않은 진단 테스트를 통한 의약품의 공동 개발에 대한 임상시험에는 적용되지 않는다. 그러나 근본적인 원칙은 그러한 연구에도 적용될 수 있다.

환자 등록 속도가 느리거나 또는 긴 추적 시간으로 연구 완료에 어려움을 겪을 수 있는 치료용 기기의 연구와 달리, 진단기기의 많은 임상 성능 연구는 등록이 매우 빠른 횡단 연구이다. 따라서, 많은 경우에 있어서, 치료용 기기에 대한 어뎁티브 연구를 추구하는 이유는 진단기기의 연구와 관련이 없을 수도 있다.

그럼에도 불구하고, 진단기기는 범위에 있어서 이질적이며, 환자에게 침습적이거나 혹은 위험을 초래할 수 있는 기기(예를 들어, 수술 중에 사용되는 기기)를 포함한다. 이 경우, 적은 수의 환자가 비효과적이거나 덜 안전한 기기에 노출될 수 있기 때문에 어뎁티브 설계가 유리할 수 있다. 느린 환자 모집을 가지는 희귀 질병의 환자를 대상으로 진단 평가를 하는 진단 임상 결과 연구 역시 어뎁티브 설계의 이점을 누릴 수 있다.

A. 유병률 및 전체 질병 스펙트럼에 대한 어뎁션

어떤 연구들은 질병의 유병률에 어뎁티브 하도록 설계될 수 있다. 예를 들어, 질병과 비질병 대상자가 필요한 수만큼 등록될 때까지 유병률을 모니터링(임상 연구기기가 아닌 임상적 표준을[12] 사용하면서) 할 수 있다.

일부 진단기기 연구에서 특정 중요 하위 집단의 유병률 빈도는 예상보다 적을 수 있다. 전향적 어뎁티브 연구는 계획된 중간검토를 사용해서 적절한 하위 집단 대표성 보장을 평가하고 적용할 수 있다. 이러한 어뎁션은 만일 초기 질병의 환자가 더 많이 발견될 경우, 다른 환자의 혼합을 얻기 위한 새로운 임상 현장들의 포함을 수반할 수 있는데, 예를 들면 전문클리닉이 아닌 가정의학(family medicine) 진료소를 포함시키는 것이다. 임상 표준기기 결과만이 집단에 어뎁션 결정을 한다고 알려질 때, 신뢰수준에 대한 조정은 필요하지 않다. 기기 성능이 가설 테스트에 의해 측정될 때도 유사한 접근법이 사용될 수 있다. 언제나 그렇듯이, 필요한 블라인딩을 유지하기 위한 절차의 사전 명시와 신중한 문서화가 권고된다(11.C절 참조).

B. 비교 기기에 대한 중간분석 측정치에 근거한 블라인드된 표본 수 재평가

일부 진단기기 연구는 이미 조사되었거나 승인된 장치와 새로운 연구 진단기기

12 이 지침의 목적상, 임상 표준기기는 표적 상태와 관련하여 피험자의 실제 상태를 확립하기 위한 최선의 이용 가능한 방법으로 정의된다(FDA 지침 『의료기기의 피보탈 임상조사에 대한 설계 고려사항(Design Considerations for Pivotal Clinical Investigations for Medical Devices)』 참조).

(또는 새로운 표시를 위한 시판된 진단기기)를 비교하기 위해 설계된다. 경우에 따라, 어뎁티브 연구 설계는 중간분석과 잠재적 표본 수 조정을 사전 명시하여 연구 효율성과 성공 가능성을 높일 수 있다. 예를 들어, 만일 연구 또는 사용하려는 모집단이 이전에 연구된 모집단과 다른 유병률을 갖는다면, 연구 어뎁션은 관련 표적 조건을 가진 대상자 수가 충분함을 확인할 수 있다. 적절한 사전 명시와 잘 문서화된 블라인딩을 가진다면, 그러한 어뎁션은 신뢰구간 계산에서 통계적 다중성 조정이 필요하지 않을 것이다. 그러나 표본 수를 증가시키는 근거가 성능에 기반하고 사전 명시되지 않은 경우에 연구의 과학적 순수성을 유지하기 위해 다중성 조정이 필요할 수 있다.

진단기기를 평가하는 연구에서 다른 어뎁티브 설계도 가능하다. 의뢰자는 어뎁티브 설계 제출에 앞서 FDA와 협의할 것을 권장한다.

9. 어뎁티브 설계의 데이터 분석 원리

이전 절에서는 운영 편향과 잘못된 결론의 위험을 제어하기 위한 어뎁티브 연구의 설계 단계 중에 전향적 계획의 중요성에 초점을 맞춘 반면에 이번 절에서는 어뎁티브 설계 연구에서 나온 데이터 분석의 특정 난제 중 일부를 고려한다. 그러나 상세한 논의는 이 지침의 범위를 벗어난다.

A. 측정치 편향 제어

제 1형 오류율이 잘 제어되는 경우에도 어뎁티브 설계에 대한 치료 효과의 추정치는 종종 편향된다. 예를 들어, 만일 그룹 순차 설계에서 중지 경계를 넘어서고 연구가 성공으로 중간분석에서 중지된다면, 치료 효과의 나이브(naïve)한 측정값은 연구의 전체 1형 오류율이 제어된다 해도 상향 편향된다. 같은 유형의 편향이 많은 신뢰구간에서 발생한다. 경우에 따라 편향 크기를 시뮬레이션으로 추정할 수 있다. 이 편향을 조정하려는 노력은(비편향 측정, 편향-조정 측정, 반복 신뢰구간) 통계분석계획에서 전향적으로 계획될 수 있다.

B. 변경 후 결과의 동질성

계획되었든 계획되지 않았든 연구 수행 과정에서 변경된 연구는 연구 참여자, 연구기기 성능, 연구 결과 또는 연구 변경 전후의 중요한 연구 측면들에서 감지할 만한 차이가 있는지를 결정하기 위해 분석되어야 한다. 그러한 분석은 미묘한 운영 편향을 발견하지 못할 수도 있지만 환자 특성이나 결과에 있어서 전반적인 변화를 탐지할 수 있다. 일부 어뎁션은 변화를 가져올 것으로 예상될 수 있다(예를 들어, 관심의 모집단에서 변화가 있을 때). 다른 경우에는 어떤 차이를 예상하거나 바라지 않았음에도 변경 전후의 차이가 관찰될 수 있다. 이러한 결과는 연구 운영 편향의 표시가 될 수 있으며 연구의 과학적 타당성과 해석을 훼손할 수 있다. 이것은 비-어뎁티브 설계 연구에서도 문제가 될 수 있다.

C. 어뎁션이 행해지지 않은 경우

만일 어뎁티브 할 것으로 설계된 연구 과정에서 어뎁션이 행해지지 않았어도, FDA는 여전히 그 연구는 어뎁티브인 것으로 간주할 것이다. 따라서 그 연구는 사전 명시된 분석 계획에 따라 분석되어야 하며 FDA에 그대로 보고되어야 한다.

10. 어뎁티브 연구의 과제

A. 임상시험 데이터 모니터링 위원회(DMC)

임상시험 데이터 모니터링 위원회(DMC)는 임상시험 피험자의 안전성 보호에 있어서 중요한 역할을 한다. 경우에 따라, DMC는 모든 사전 명시된 연구 어뎁션 결정을 이행하기 위한 적절한 실체로서 전향적으로 선정될 수 있다. 다른 단체가 어뎁션의 물류/로지스틱스를 담당하는 경우에도 DMC는 임상시험 피험자를 보호해야 하며 어뎁티브 임상시험 중에 그들의 안전을 모니터링해야 한다. 어뎁션이 연구 계획의 일부인 경우, DMC멤버는 어뎁티브 연구 설계에 필요한 전문 지식과 경험을 보유한 전문가들로 적절히 구성되어야 한다. 어뎁션이 언블라인드된 결과의 중간분석을 기반으로 하는 경우, 임상시험 혹은 데이터 검토를 시작하기 전에 사전 명시되고 잘 문서화된 견고한 절차가 마련되어 있어야 한다. 다음의 중대한 측면을 포함하지만 그것에만 국한되지 않는다. (1) 의뢰자와 DMC간의 상호 교류가 연구 순수성에 부정적인 영향을 줄 가능성이 있기 때문에 언블라인드된 중간 데이터/분석에 대한 접근을 관리하기 위한 견고한 방화벽 보장, (2) 구현된 어뎁티브 변화에 대한 지식을 연구 조사원과 피험자에게 최대한 방어(shield)

하도록 한다. DMC 헌장에는 어댑티브 설계 프로토콜 구현과 관련된 표준 운영 절차에 대한 완전한 설명이 포함되어야 한다. 프로토콜에는 DMC의 역할이 명시되어야 하며, DMC가 어뎁션의 수행/분석에 어떻게 참여할 것인지에 특히 중점을 두어야 한다. DMC가 중간분석을 검토할지의 여부와 설계의 어뎁션을 수행할 사람이 누구인지에 대한 설명이 제시되어야 한다.

어뎁티브 설계 임상시험 중 어뎁션을 관리하기 위한 DMC의 사용은 수용 가능한 선택일 수 있지만, 의뢰자는 어뎁션 결정에 대한 책임을 대신에 독립적인 통계 학자, 임상시험 수탁 기관(CRO) 혹은 기타 독립적인 임상시험 기관에 할당하는 것을 고려할 수 있다. 어떤 경우에도, 연구의 기본 타당성 및 순수성은 적절한 의사 결정 및 구현에 달려 있으며 어뎁티브 설계를 계획할 때 항상 최우선이어야 한다.

비록 DMC가 연구 수행 중에 어뎁티브 설계 또는 기본 연구 유형(예 : 비-어뎁티브 연구에서 어뎁티브 연구로의)에 대한 변경을 권고할 수 있지만, 일단 DMC가 코딩되거나 언블라인드된 결과에 접근하게 되면 그러한 권고는 연구의 과학적 순수성을 위태롭게 할 수 있다. 근본적으로, DMC는 연구에서 피험자를 보호하도록 되어 있으며, 항상 그에 따라 임상시험에서 피험자를 보호하기 위해 행동해야 한다(자세한 정보는 FDA 지침 "임상시험 의뢰자를 위한 임상시험 데이터 모니터링 위원회의 수립 및 운영(The Establishment and Operation of Clinical Trial Data Monitoring Committees for Clinical Trial Sponsors)"[13]을 참조).

B. 운영 편향 최소화 테크닉

운영 편향은 어뎁티브 설계에서 주요 관심사이다. 그것은 그룹 순차 설정에서도 존재할 수 있다. 일반적으로 어뎁티브 설계 연구의 운영 편향을 줄이기 위해서는 코드화된 또는 언블라인드된 치료 집단의 결과에 대한 접근을 제한해야 한다. 이를 수행하는 한 가지 방법은 그러한 데이터에 대한 접근이 절대적으로 필수적인 사람들에게만 제한된다는 것을 보장하는 방화벽을 세우는 것이다. 이것은 만일 의뢰자가 연구 과정에서 설계에 대한 과학적으로 타당한 변경을 제안할 수 있

13 http://www.fda.gov/downloads/RegulatoryInformation/Guidances/ucm127073.pdf

는 능력을 유지하기를 원한다면 수행되어야 한다. 또한 운영 편향을 제한하고 어뎁션 유형에 따라 어뎁션 알고리즘의 정확한 세부사항은 연구 조사자 공유 프로토콜과는 분리하여 어뎁티브 설계에 대한 상세한 통계분석계획(SAP)에 배치하는 것이 권장된다. 이 정보는 DMC, 임상시험 심사 위원회(IRB) 및 FDA와 공유할 수 있다. 이는 연구의 과학적 순수성을 유지하는데 도움을 줄 수 있으며, 연구 관찰자가 어뎁션 프로토콜에 대한 지식을 기반으로 중간 연구 결과를 "역공학(reverse engineer : 역설계)"하는 것을 감소시킬 수 있다.

운영 편향을 피하는 것의 중요성을 보여주는 몇 가지 사례가 있다. 사전 명시된 표본 수 재계산을 실시한 연구에서, 표본 수 조정 프로토콜 및 표본 수 조정에 대한 지식을 가진 사람은 어뎁션 당시 관찰된 치료 효과를 쉽게 계산할 수 있다. 어뎁티브 무작위 비율 연구에서, 각 치료 집단의 상대적인 성능은 프로토콜 및 관찰된 연구 변경의 지식으로 추론될 수 있다. 그룹 순차 설계와 같은 고전적 어뎁티브 설계에서도 연구가 중간분석에서 멈추지 않고 다음 단계로 계속 진행되기 때문에 큰 치료 효과가 관찰되지 않았다는 추론을 통해 편향이 도입될 수 있다.

이러한 정보 유출을 완전히 제거할 수는 없지만, 해당 정보에 대한 접근 권한이 있어야 하는 사람만이 임상시험 변경에 대해 알 수 있도록 정보를 제어하는데 특별한 주의를 기울여야 한다. 예를 들어, 만일 중간분석 후에 연구 표본 수가 증가된다면, 임상 연구 현장 직원은 환자 등록을 계속할 수 있고 최종 등록 수에 도달하지 않았다는 것을 통보를 받을 수 있다. 또한 프로토콜은 역계산(back calculation)을 덜 유익하게 하기 위해 정확하게 계산된 변경 대신에 카테고리로 분류된 표본 수 변경을 명시할 수 있다. 어뎁티브 무작위 설계에서, 중앙 집중화된 무작위 메커니즘이 사용될 때, 각 임상 현장은 무작위 비율 변화를 통지를 받기보다는 다음 피험자에 대한 치료 배정을 통보받을 수 있다. 그룹 순차 임상시험의 경우, 모든 주임 연구 조사관(PI)이 중간분석이 수행되었고, 임상시험이 다음 단계로 계속하기로 결정되었음을 알 필요가 없다. 드러나지 않게 실행되는 심리스 분석은 그 연구가 프로토콜을 준수하며 중간분석과 관련된 편향을 최소화한다는 것을 보장한다. 마찬가지로, 제1 결과변수의 어뎁티브 선택이나 혹은 가설의 어뎁티브 변경을 설계한 임상시험의 경우에 필요한 모든 변수가 사전 계획된 프로토콜에 따라 수집된다고 가정할 때, 변경의 결정을 각 임상 현장에 전달할 필요는 없다. 어뎁티브 설계의 실행에서 효율적이고 잘 문서화된 방화벽은 임상시험 변경이 과학적으로 타당하며 데이터 및 임상시험의 순수성을 유지하고 규제 목적을 위해 수용될 수 있는 가능성을 높인다.

C. 임상시험 심사 위원회(IRB)

임상시험 심사 위원회(Institutional Review Board, IRB)의 감독은(21 CFR part 56) 인간 대상 연구 피험자가 연구 수행 전과 연구 진행 중에 적절한 보호를 받도록 보장하는 중요한 구성 요소이다. 연구 의뢰자가 연구 중에 IRB와 관련된 중대한 지연을 최소화하거나 피하기 위해 어뎁티브 임상연구의 시작에 앞서 미리 취할 수 있는 몇 가지 단계가 있다. IRB 승인을 얻기 위한 첫 단계로서, 의뢰자는 연구의 어뎁티브 특성을 명확하게 기술하며, 연구의 위험을 정확하게 반영하고 기타 다른 사전 동의 요구 사항을 충족하는 피험자 사전 동의서(informed consent document)를 제공해야 한다. 잠재적인 계획된 어뎁션은 IRB에 설명되어야 하며, 의뢰자는 검토를 위해 IRB에 제출될 프로토콜 개정안의 상황을 명확하게 설명할 것을 권장한다.

어뎁티브 설계 임상연구에 대한 IRB의 친숙성은 IRB가 그런 연구와 연구 변경을 검토할 수 있는 효율성에 영향을 줄 수 있다. 예를 들어, 일부 IRB는 어뎁션이 이루어질 때 전체 위원회 검토를 위해 연구 프로토콜을 다시 제출하도록 요구할 수 있다. 만일 첫 승인 과정에서 사전 명시된 어뎁션이 IRB에게 공개되지 않으면, 의뢰자는 연구 진행에 지장을 줄 수 있는 IRB 관련 중대한 지연을 감수해야 한다. 연구의 어뎁티브 성격과 관련 위험을 최초의 사전 동의서에 공개하지 않으면 IRB 명령으로 연구 대상자의 재동의, 연구 변경, 또는 확인된 위험과 관련하여 대상자에게 통보될 수 있다. 선진적인 계획과 IRB와의 원활한 커뮤니케이션은 이러한 IRB 관련한 잠재적인 문제를 경감할 수 있다.

D. 물류 문제(실행 계획상의 문제)

어뎁티브 임상연구 수행은 몇 가지 물류적(실행 계획상의) 문제를 야기한다. 어뎁티브 설계가 적절하게 구현되도록 하기 위해서는 견고한 인프라가 필요하다. 연구의 관리 및 실행에 참여할 모든 당사자는 어뎁티브 설계의 원칙을 정확하게 이해해야 한다. 효율적이고 신뢰할 수 있는 데이터 관리가 우선시되어야 한다. 표본

수가 중간에 변경되면 충분한 수의 연구기기가 적시에 사용될 수 있는지와 관련된 문제를 야기할 수 있다. 결과변수의 결과가 충분히 블라인드되거나 마스크 되어 있는지를 확인하기 위한 강력하고 포괄적인 표준 운영 절차가 사용되어야 한다.

11. 규제 고려사항

A. FDA와의 상호 교류

FDA는 IDE 프로그램을 통해 임상연구 프로토콜의 시기적절한 평가를 위해 노력하고 있다. 의뢰자–FDA의 상호 교류 및 커뮤니케이션을 통해 FDA는 의뢰자의 계획과 의료기기 개발 전략을 이해하고, 의뢰자가 연구의 효율성을 극대화하고 성공 가능성을 높이는 것과 관련하여 FDA의 권고 사항을 이해할 수 있도록 하는 최선이면서 가장 효율적인 방법이다.

연구 의뢰자가 FDA 평가를 위해 IDE를 직접 제출할 수도 있지만, 연구 계획 단계에서 관련 FDA 검토 부서와 통계 직원과의 상호 교류를 통해 성공 가능성은 높아지게 된다. 이러한 "사전 심사(pre-submission)" 미팅은 관점에 대한 대화와 상호교환을 촉진하고, 의뢰자가 탐색(pivotal) 어뎁티브 설계 임상연구에 대한 FDA의 기대 사항을 이해할 수 있도록 하기 위한 것이다. "의료기기 제출에 대한 피드백 요청 : 미국식품의약품청 직원과의 사전 심사 프로그램 및 미팅(Requests for Feedback on Medical Device Submissions : The Pre-Submission Program and Meetings with Food and Drug Administration Staff)"[14]의 FDA 지침은 제안된 어뎁티브 설계 임상연구와 관련된 특정 질문에 대한 FDA의 의견을 구할 때 의뢰자가 따라야 할 절차를 간략히 설명한다.

의뢰자는 이 사전 심사 프로그램을 사용하여 21 CFR 812.3에서 정의했던 IDE 응용프로그램의 FDA 승인이 필요한 심각한 위험(Significant Risk, SR) 기기의 조사 연구뿐만 아니라 IRB 감독만 필요한 비심각한 위험(Non-Significant Risk, NSR) 기기의 연구 혹은 미국 이외의 지역에서 수행되는 기기 연구(OUS)에 대한 FDA 피드백을 얻는데 사용할 수 있다. 미국에서 수행된 SR 기기의 연구를 위

14 http://www.fda.gov/downloads/MedicalDevices/DeviceRegulationandGuidance/Guidance Documents/UCM311176.pdf

해 통계분석계획(SAP)을 포함한 어뎁티브 설계 임상연구 프로토콜은 승인된 IDE 및/또는 후속 IDE 보충 자료에 기록된다. 특정 NSR 및 OUS 기기 연구의 경우, 의뢰자는 사전 심사에서 얻은 FDA 피드백을 통합한 제출물로서 연구 프로토콜의 최종 버전을 제출할 수 있지만, 반드시 그렇게 할 필요는 없다. 이러한 문서는 의뢰자와 FDA가 제안한 연구에 대한 상호 이해를 보장하는데 도움이 될 수 있다.

SR 기기가 포함된 어뎁티브 설계 임상연구 수행 과정에서 계획된 어뎁션 과정 및/또는 연구 순수성을 유지하기 위한 절차로부터의 이탈에 대해 적시에 FDA에게 통보되어야 한다.[15] FDA는 또한 승인된 조사 프로토콜에서 설정되고 설명된 연구 방화벽의 위반에 대해 알고 있어야 한다.

B. 의뢰자 모니터링

의뢰자는 특별히 중요하고 전통적(비-어뎁티브) 임상시험 설계에는 나타나지 않는 어뎁티브 연구의 특정 측면에 초점을 맞춘 위험 기반 모니터링 계획을 마련하는 것이 좋다. FDA는 "임상조사에 대한 산업체 감독 지침 : 모니터링에 대한 위험 기반 접근법(Guidance for Industry Oversight of Clinical Investigations : A Risk-Based Approach to Monitoring)"[16]이라는 지침을 발표했는데, 이 지침에서 FDA는 어뎁티브 여부와 상관없이 모든 임상조사에 대해 의뢰자가 중요한 연구 매개변수에 초점을 맞추고, 연구를 감독하기 위한 모니터링 기술(예 : 현장 모니터링 및 중앙 모니터링)의 결합에 의존하는 위험 기반 모니터링 접근법을 고려하도록 권고한다.

어뎁티브 연구에서 만일 사전 계획된 변경이 발생할 경우에 적절한 모니터링을 보장하기 위해 의뢰자는 미리 결정된 모니터링 계획을 마련해야 한다. 어뎁션이 계획될 때, 의뢰자는 블라인딩이 적절히 유지됨을 보장하기 위해 블라인딩 절차의 적절한 문서화와 집행을 검증할 수 있도록 사전 계획된 연구 현장 방문과 같은 절차를 채택하는 것을 고려해야 한다. 또한 모니터링 계획에는 데이터 방화벽이 침해되지 않았으며 통계분석계획(SAP)에 따라 통계적 변경이 이루어졌는지를

15 이러한 변경 사항이 IDE Supplement에 언제 제출되어야 하는지를 설명하는 21 CFR 812.30을 참조

16 http://www.fda.gov/RegulatoryInformation/Guidances/ucm373750.htm

확인하는 절차가 포함되어야 한다.

C. 연구 블라인딩(마스킹) 보호 모범 사례

의뢰자는 FDA에 미리 어뎁티브 연구의 수행 중에 직원이 적절하게 블라인딩 혹은 마스크된다는 것을 보장할 방화벽에 대한 충분한 증거와 문서화된 정책 및 정보를 제공해야 한다. 연구 데이터의 언블라인드된 중간분석 후에 발생하는 연구설계의 계획되지 않은 변경은 어뎁티브로 간주되지 않으며 대부분의 경우 연구의 과학적 타당성을 훼손할 수 있다(추가적인 원칙과 세부 사항은 “의료기기의 피보탈 임상조사에 대한 설계 고려사항(Design Considerations for Pivotal Clinical Investigations for Medical Devices)”에 제공되며, 특히 9절의 “임상연구의 품질 유지(Sustaining the Quality of Clinical Studies)”와 임상 데이터 처리, 연구 실행 및 연구 분석, 그리고 탐색(pivotal) 연구에 대한 예상된 변화에 대해서는 하위 절을 참조).

D. FDA 어뎁티브 설계 제출 내용

어뎁티브 연구 설계를 위한 FDA 제출서에는 임상연구가 어뎁티브 설계를 채택하고 있음을 명확하게 명시해야 하고, 제안된 어뎁션에 대한 세부사항을 제공해야 한다. 제공된 정보는 어뎁션이 언제, 어떻게, 그리고 왜 수행되는지를 다루어야 한다. 어뎁션은 적어도 프로토콜에서는 전반적으로 기술되어야 하고 설계의 운영 특성을 포함해야 하는 통계분석계획에는 자세하게 기술되어야 한다.

제출서에는 연구 모니터링(11.B절 참조) 및 DMC의 역할(10.A절 참조)과 관련된 주요 문제도 다루어야 한다. FDA에 안전성과 효율성의 증거로 제출될 최종 연구 보고서에 포함되도록 의사 결정 포인트는 명시되고 문서화되어야 한다.

만일 방화벽이 설계의 일부인 경우에, 방화벽에 대한 메커니즘 및 구현 계획이 제시되어야 한다. 연구 조사자에게 제공되는 정보를 제한하고자 하는 의도가 있는 경우, 통계분석계획(SAP)이 널리 배포되지 않은 상태에서 일반적인 임상 프로토콜과 별도의 상세한 통계분석계획(SAP)을 사용할 수 있다. 컴퓨터 시스템은 모니터링, 문서화, 접근 제한에 사용될 수 있고, 감사 추적 및 방화벽을 제공할 수 있다.

어뎁티브 연구가 종료된 후 FDA에 제출되어야 하는 문서에는 어뎁션이 어떻게 수행되었는지에 대한 설명, 연구 데이터, 어뎁션 전후 하위 집단에 대한 베이스라인 특성, 사전 명시된 통계 분석, 프로토콜의 어뎁션 계획에서 발생한 어떤 이탈이 무엇인지, 그런 이탈이 추가 분석에서 어떻게 다루어졌는지에 대한 설명을 포함해야 한다.

12. 결론

연구 조사용 의료기기에 대한 어뎁티브 임상시험 설계는 사전 명시되고 용의주도하며 과학적으로 타당한 방식으로 수행될 때 효율성을 증진시키고, 연구 성공 가능성을 높인다. 어뎁티브 연구는 또한 연구에 등록한 피험자의 치료를 최적화하고, 가능한 가장 초기 단계에서 비효율적이거나 안전하지 않은 치료와 개입으로부터 환자를 보호할 수 있다. 연구 기간 동안 변경을 정당화할 수 있는 상황에 대해 철두철미한 예상을 가지고 설계된, 잘 계획된 어뎁티브 연구는 연구가 의료기기의 효율성을 입증할 가능성을 상당히 높일 수 있다. FDA가 조사 의료기기의 혜택과 위험을 평가하기 위해 연구가 신뢰할 수 있는 타당한 과학적 증거를 제공할 수 있도록 어뎁티브로 설계된 연구의 적절한 실행을 보장하기 위한 절차가 마련되어야 한다. 의뢰자는 사전에 적절한 FDA 검토 부서와 어뎁티브 임상연구 설계 계획을 논의할 것을 강력히 권장한다. FDA는 시기적절하고 효율적인 방식으로 그러한 상호 교류를 가능하게 하는 메커니즘을 확립했다.

참고문헌

- Campbell, G., Yue, L., Gao, Y., Ho, M., Li, H., Mukhi, V., Thompson, L. (2012) Quality Statistical Review Checklist of Investigational Device Exemption (IDE) Submissions for Therapeutic and Aesthetic Medical Devices, Proceedings of the Joint Statistical Meetings, Biopharmaceutical Section, Alexandria, VA, American Statistical Association, 845-861.
- Group Sequential Methods
- Lan, K.K.G., and DeMets, D.L. (1983), "Discrete sequential boundaries for clinical trials." Biometrika 70, 659-663.

- Lan, K.K.G., and DeMets, D.L. (1987), "Group sequential procedures: calendar versus information time." Statistics in Medicine, 8, 1191-98.
- O'Brien, P.C., and Fleming, T.R. (1979), "A multiple testing procedure for clinical trials." Biometrics 35, 549-556.
- Pocock, S.J. (1977), "Group sequential methods in the design and analysis of clinical trials." Biometrika, 64, 191-199.
- Rosenberger, W.F., Stallard, N., Ivanova, A., Harper, C.N., and Ricks, M.L. (2001). "Optimal adaptive designs for binary response trials." Biometrics 57, 909-913.
- Sample Size Reassessment (With or Without Group Sequential)
- Bauer, P., and Koenig, F. (2006), "The reassessment of trial perspectives from interim data— a critical view," Statistics in Medicine 25, 23–36.
- Chen, Y.H.J., DeMets, D.L., and Lan, K.K.G. (2004), "Increasing the sample size when the unblinded interim result is promising," Statistics in Medicine 23, 1023–1038.
- Cui, L., Hung, H.M., and Wang, S. (1999). "Modification of sample size in group sequential clinical trials." Biometrics 55, 853-857.
- Denne, J.S. (2001), "Sample size recalculation using conditional power," Statistics in Medicine, 20, 2645–2660.
- Gao, P., Ware, J.H., and Mehta, C. (2008), "Sample size re-estimation for adaptive sequential design in clinical trials." Journal of Biopharmaceutical Statistics 18, 1184-1196.
- Jennison, C., and Turnbull, B.W. (2006) "Adaptive and nonadaptive group sequential tests," Biometrika 93(1), 1-21.
- Lehmacher, W., and Wassmer, G. (1999), "Adaptive sample size calculations in group sequential trials," Biometrics 55, 1286–1290.
- Li, G., Shih, W.J., Xie, T., and Lu, J. (2002), "A sample size adjustment procedure for clinical trials based on conditional power," Biostatistics 3, 277–287.
- Mehta, C.R., and Pocock, S.J. (2011), "Adaptive increase in sample size when interim results are promising: A practical guide with examples." Statistics in Medicine 30, 3267-3284.
- Müller, H., and Schäfer, H. (2001), "Adaptive group sequential designs for clinical trials: Combining the advantages of adaptive and of classical group sequential approaches." Biometrics 57, 886-891.
- Proschan, M.A. and Hunsberger, S.A. (1995), "Designed extension of studies based on conditional power." Biometrics 51, 1315-1324.
- Tsiatis, A.A., and Mehta, C. (2003), "On the inefficiency of the adaptive design for monitoring clinical trials," Biometrika 90, 367–378.
- Information based adaptation
- Mehta, C.R., and Tsiatis, A.A. (2001), "Flexible sample size considerations using information based interim monitoring," Drug Information Journal 35:1095-1112.
- Covariate Adaptive Randomization
- Efron, B. (1971), "Forcing a sequential experiment to be balanced," Biometrika 58, 403-417.
- Response Randomization

- Hu, F., and Rosenberger, W. (2006). The Theory of Response-Adaptive Randomization in Clinical Trials. New York: Wiley.
- Berry, D.A., Eick, S.G. (1995), "Adaptive assignment versus balanced randomization in clinical trials: a decision analysis," Statistics in Medicine 14, 231-246.
- Bayesian (Adaptive) Design
- Berry, S.M., Carlin, B.P., Lee, J.J., and Muller, P. (2010). Bayesian Adaptive Methods for
- Clinical Trials. Boca Raton, FL: CRC Press.
- Campbell, G. (2013), "Similarities and differences of Bayesian designs and adaptive designs for medical devices: A regulatory view," Statistics in Biopharmaceutical Research, 5, 356368.
- DMC
- Food and Drug Administration. (2006). "The Establishment and Operation of Clinical Trial Data Monitoring Committees for Clinical Trial Sponsors" (issued March, 2006). http://www.fda.gov/downloads/RegulatoryInformation/Guidances/ucm127073.pdf
- Antonijevic Z, Gallo P, Chuang-Stein C, Dragalin V, Loewy J, Menon S, Miller E, Morgan C, & Sanchez M (2013). "Views on Emerging Issues Pertaining to Data Monitoring Committees for Adaptive Trials," Therapeutic Innovation & Regulatory Science, 47: 495502.
- Sanchez-Kam M, Gallo P, Loewy J, Menon S, Antonijevic Z, Christensen J, Chuang-Stein C, & Laage T (2014). "A Practical Guide to Data Monitoring Committees in Adaptive Trials," Therapeutic Innovation & Regulatory Science, 48: 316-326.

찾아보기

사

아

자

차

타

파

하

A

B

C

T

U

기호 및 번호